Hans Christoph Niesel

—

Kokain – Opium – Cannabis ... oder?
Schmerz – Mensch – Gesellschaft

Hans Christoph Niesel

Kokain – Opium – Cannabis ... oder?
Schmerz – Mensch – Gesellschaft

Königshausen & Neumann

Bibliografische Information der Deutschen Nationalbibliothek
Die Deutsche Nationalbibliothek verzeichnet diese Publikation in der Deutschen Nationalbibliografie; detaillierte bibliografische Daten sind im Internet über
http://dnb.d-nb.de abrufbar.

Gedruckt auf säurefreiem, alterungsbeständigem Papier
Umschlag: skh-softics/coverart
Umschlagabbildung: BlackWhaleMedia: Abstrakter Hintergrund © envato.com

Printed in Germany

ISBN 978-3-8260-7975-7
eISBN 978-3-8260-7976-4

www.koenigshausen-neumann.de
www.ebook.de
www.buchhandel.de
www.buchkatalog.de

Inhalt

Schmerz fühlen und erleben, eine menschliche Eigenschaft.
Schmerz half dem Menschen, den Wert des Feuers zu erkennen.
Schmerz trennt uns vom Leben.
Willkürlicher Schmerz wird für Macht missbraucht.
Von den Naturstoffen bis zur Gegenwart der Medikamente und Therapien.
Menschen und ihre Ideen zum Heilen. Wer hilft uns im Schmerz an Leib und Seele.
Ein Blick auf die Schmerz-Zivilisations-Geschichte

Einführung

Wenn ich mich einem so umfassenden Themas zuwende, bitte ich gleichzeitig um Verständnis. Mehr als 55 Jahre habe ich ärztlich handeln dürfen. Meine Lehrer, denen ich unendlich dankbar bin, führten mich, oft auch sehr geduldig, in den Umgang mit den explodierenden Neuerungen, dem Handwerk in der Medizin und dem Offenbleiben für die Anliegen der Patienten ein. Meine Rechtfertigung liegt auch in den Erfahrungen dieser Jahrzehnte. Arbeiten als Chirurg und als Anästhesist kennzeichnet immer die Rücksicht auf den Schmerz und die Sicherheit des anvertrauten Patienten. Ohne Schmerz zu verhindern, kann nicht die maximale Sorgfalt realisiert werden, Schmerzvermeidung schließt auch das Steuern der vegetativen Funktionen ein. Das Wort Sympathie veranschaulicht sowohl unser Mitfühlen, stellt über das sympathische Nervensystem gleichzeitig die Verbindung zu vitalen Körperreaktionen her. Und das überträgt sich in den gesamten Bereich der Intensivmedizin. Auch dort fordert die begleitende Hilfe zum Gesundwerden das Abwehren von Schmerz, Angst und überschießender Abwehr. Diese Erfahrungen haben sich in den vergangenen Jahrzehnten in die Behandlung von Schmerzen, auch außerhalb der operativen Medizin, schrittweise integrieren lassen. Ohne intensive Forschung und ein langes Lernen wäre das alles für uns Menschen nicht geschehen.

Doch über dieser Betrachtung darf man nicht die handelnden Menschen aus dem Blick verlieren. Es sind an erster Stelle diejenigen, die Stunde um Stunde den Kranken betreuen. Nur Pflegende sind so kontinuierlich mit den besonderen Ansprüchen des hilflosen und vom Leid geplagten Patienten verbunden. Von ihnen zu sprechen, sehe ich als besondere Verpflichtung. Und ihre Leistung verbindet die gesamte Medizin mit gesellschaftlichen Bedingungen. Der Begriff Gesellschaft meint hierbei auch Staaten und Religionen. Das zwingt zu der Frage, welche Strömungen in Philosophie, Soziologie und Ökonomie nehmen Einfluss auf den Umgang mit dem kranken Menschen. Es berührte mich immer emotional, wie stark gesellschaftliche Grundeinstellungen in unseren Beruf einfließen. Ich denke, meine Darstellung der Zusammenhänge beleuchtet diese Hintergründe. Denn in mein Leben projiziert sich auch das Erleben von zwei Diktaturen, die in die Medizin hineinwirkten. Man bleibt offen dafür, die Bedeutung gesellschaftlicher Einflüsse wahrzunehmen, die das Pflegen der Kranken fördern oder beeinträchtigen. Zuletzt will ich betonen: wir verloren in der Medizin aus den Augen, die Verbindung von Psyche und Körper als Grundlage für den langfristigen Erfolg zu verstehen. Diese Thematik berührt Betrachtungen über die Frau in der Geschichte der Schmerzbehandlung und, viel verdrängt, aber entscheidend auch Frauenrechte. Doch wir haben sehr viel gelernt und das wird zum Thema. Leserinnen und Leser sollten, wenn ihnen Inhalte zu abstrakt, wissenschaftlich wirken, diese getrost überlesen. Es sollte beleuchtet werden, wie umfassend heute das Wissen über Einzelheiten ist. Das Spannende ist aber das Verstehen der Zusammenhänge.

Naturstoffe gegen den Schmerz-Paracelsus von Hohenheim

Die Natur schenkt uns wichtige Arzneimittel. Unsere Vorfahren, sehr fest in ihre natürliche Umwelt eingebunden, reichten Erfahrungen mit Pflanzen, deren Bestandteilen und Wirkungen sie beobachteten, weiter. Dieses Wissen von der Natur bildet den Grund menschheitseigenen Intellekts und Überlebens. Dabei führen das Sehen, Hören, Spüren von Empfindungungen des „Anderen" zum Bewußtwerden des Selbst. Bewußtwerden von Gefühlen und auch Leiden erheben menschliche Wahrnehmung weit über Reflexe und Instinkte hinaus. Gerade das Leiden und besonders der Schmerz rufen den Anderen zu Hilfe. So können wir gut verstehen, dass das Suchen nach helfenden Naturstoffen eine sehr frühe Kulturhandlung ist. Das Lernen, Gutes bei Krankheiten möglich zu machen, Schmerzen und Gefahren zu erkennen, begleitet die Menschheit bei den Geschenken der Natur, die auch zum Suchtmittel werden können: Opium, Cocain und Cannabis. Für diese Substanzen gilt der Satz des Theophrastus Bombast von Hohenheim (1493–1541), er ist uns eher geläufig als Paracelsus: „Alle Ding' sind Gift und nichts ohn' Gift – allein die Dosis macht, dass ein Ding' kein Gift ist. Sola dosis facit venenum". Wieviel, wann und in welcher Form nutzt man die Natur, für wen sind diese Substanzen und ihre Abkömmlinge hilfreich. Fraglos suchte Paracelsus sich offene oder geheime Rezepturen. Er mischte Opium mit Wein, vermutlich unter Zusatz von anderen verstärkenden Stoffen, wie einem Extrakt aus Bilsenkraut. Alchemie als uralte Suche nach chemischen Substanzen, die als Allheilmittel dienen können, schien in dieser Mischung gelungen und wurde über Jahrhunderte nachgeahmt. Aber, es handelt sich nur um Symptome bessernde oder verdeckende Substanzen. Wir bezeichnen das als Tonikum, nicht als Heilmittel. Wir unterscheiden heute sehr deutlich. Diese Opiumtinktur, das Laudanum („Lobenswertes"), bot er wie den „Stein der Weisen" an, ein Allheilmittel („Panacea").

Ein Mythos – Krebsschmerz und Morphinsucht

Viele Einwände standen einer geordneten Verwendung von Morphin, dem wirksamsten Bestandteil von Opium, im Weg: Risiko von Sucht, Dosissteigerung wegen Gewöhnung, Nebenwirkungen wie Atemdepression. Sogar die Vorstellung von Opium als letztem Mittel vor dem Lebensende.

Wie sieht die Wirklichkeit aus? Ist das Vergangenheit oder nur überlieferte Ängste in unseren Köpfen? Um die Realität zu verstehen, versuchen wir die Vergangenheit in unsere Vorstellung zu bringen. Wie sah früher die Realität in der Betreuung aus. Der schwer krebskranke Patient wird, nach Ende eines langen Sprechstundentages von seinem besorgten Hausarzt aufgesucht. In der Reihe der Ärzte, die versucht haben, den Krebs zu „besiegen", ist er der letzte Verantwortliche, der die Betreuung übernimmt. Er kennt den Patienten und weiß um den Schmerz, der vom Tumor im Körper ausgeht. Er hat die Morphinampulle dabei und bald nach der Injektion schläft der Kranke beruhigt und schmerzfrei ein. Aber fünf Stunden später wacht er auf. Die Wirkung der Morphininjektion lässt nach. Der Schmerz im Bauch kehrt zurück, lässt keinen Schlaf zu. Das ganze Haus, auch die Familienangehörigen schlafen nach einem langen Tag, auch mit großer Zuwendung zum Kranken. In dieser nächtlichen Stille, geweckt durch den Schmerz nach Ende der Spritzenwirkung, setzen die traurigen Gedanken des Kranken wieder ein. Die Angst vor dem drohenden Ende, vom „Abschiednehmen", wie Gesunde das nennen mögen, alles übertönt vom wellenartigen Schmerz, vom Schwitzen, vom Zittern, vom Gefühl von Hilflosigkeit, Verlassensein. Wenn der Kranke jetzt mitten in der Nacht stöhnt, verzweifelt schreit und nach einer nächsten „Spritze" verlangt, hat der schreckliche Satz, „er ist schon süchtig" die regelmäßige Schmerzbetreuung in Verruf gebracht. Gleichzeitig sind Geschehnisse dieser Art zum Leitbild für Krebserkrankungen in das kollektive Gedächtnis von Generationen eingedrungen. Das fehlende Verständnis für die Angst und das Leiden des Patienten verband sich mit einer erschreckenden Unkenntnis über die Schmerzmedikamente, selbst bei den Anwendern. Diese Unkenntnis überlagert auch das Wissen um die großen Chancen einer erfolgreichen Krebsbehandlung. Diesem Mythos müssen wir begegnen.

Rückblick

1945 im Frühjahr bei Kriegsende. Ich erlebe als 9-jähriger das Zerbrechen einer Diktatur, die Millionen ins Leiden und Sterben trieb. Meine große Schwester Charlotte, wir riefen sie „Lotti", damals noch Schülerin am Lyceum in Stralsund betreut Patienten in Deutschlands größtem Marine-Lazarett als Hilfsschwester.

Ich vergesse Ihre besorgte Stimme nicht: „Die armen verwundeten Soldaten. Sie schreien vor Schmerzen, sie weinen. Es gibt nicht mehr genug Morphium für die Patienten und zuerst wird den Zivilisten Erleichterung verschafft. Für die verletzten Soldaten reicht der Vorrat nicht aus!". Diese Worte vergaß ich nicht. Besonders auch, als ich später das Buch von Rene Fülöp-Miller lese „Kampf gegen Schmerz und Tod". Meine spätere Entscheidung, Medizin zu studieren, hängt ebenso damit zusammen wie mit den schmerzgeplagten Patienten, die nachts an der Haustür klingelten, um unseren Vater um Hilfe beim quälenden Zahnschmerz zu bitten.

Die Frage, ob wir dem Schmerz dort begegnen, wo er ausgelöst wird, im Körper oder dort, wo er registriert wird, im Gehirn, beleuchtet das Suchen ärztlicher Forschung nach dem richtigen und auch einem gut wirkenden Weg.

Schmerzfrei wird täglich Millionen von Menschen bei kleinen und großen Operationen in örtlicher Betäubung zur Gesundheit verholfen, mit Hilfe von chemischen Abkömmlingen des Kokain. Die Entdeckung dieser Erfindung ist erzählenswert. Sie zeigt uns die Widersprüche von guten und gefährlichen Seiten natürlicher Stoffe.

Kokain – Siegmund Freud, Karl Koller und der Graue Star

Das menschliche Auge verbindet uns mit der Welt und ihren Lebewesen. Dieses lebenswichtige Organ lässt das Licht, die Bilder, durch eine feine, 0,6 mm dicke Membran, Hornhaut genannt, zum Augenhintergrund. Diese Oberfläche des wichtigen Sinnesorgans wird durch feinstes Empfinden geschützt, erkennbar auch am Lidschlag, der das Auge vor Austrocknung bewahrt und für eine klare Sicht das Befeuchten sichert. Operative Eingriffe an dieser Stelle, beim grauen Star unvermeidbar, erfordern eine Ausschaltung der Empfindung (Sensibilität). Wie konnte das gelingen?

Ein spanischer Priester, Tomaso Ortiz, beschreibt einen südamerikanischen Strauch, von den Bergbewohnern (auf Aymara) als „Baum" bezeichnet, das ist die Bedeutung von Coca, und berichtet bereits 1499 über die Wirkung des Kauens von Kokablättern und dem zentralen Effekt.

Die stimulierende, das Hungergefühl unterdrückende Eigenschaft, bei den Bergarbeitern Südamerikas, noch heute unter extremen Arbeitsbedingungen aus sozialer Not missbraucht, tauchte also sehr früh über die erobernden Spanier im Wissen der Europäer auf. Dabei wird beim Kauen von Cocablättern unter Zusatz von Kalk und anderen Hilfsstoffen der Wirkstoff Kokain, chemisch ein Alkaloid, in Ecgonin umgewandelt. Ecgonin verursacht keine

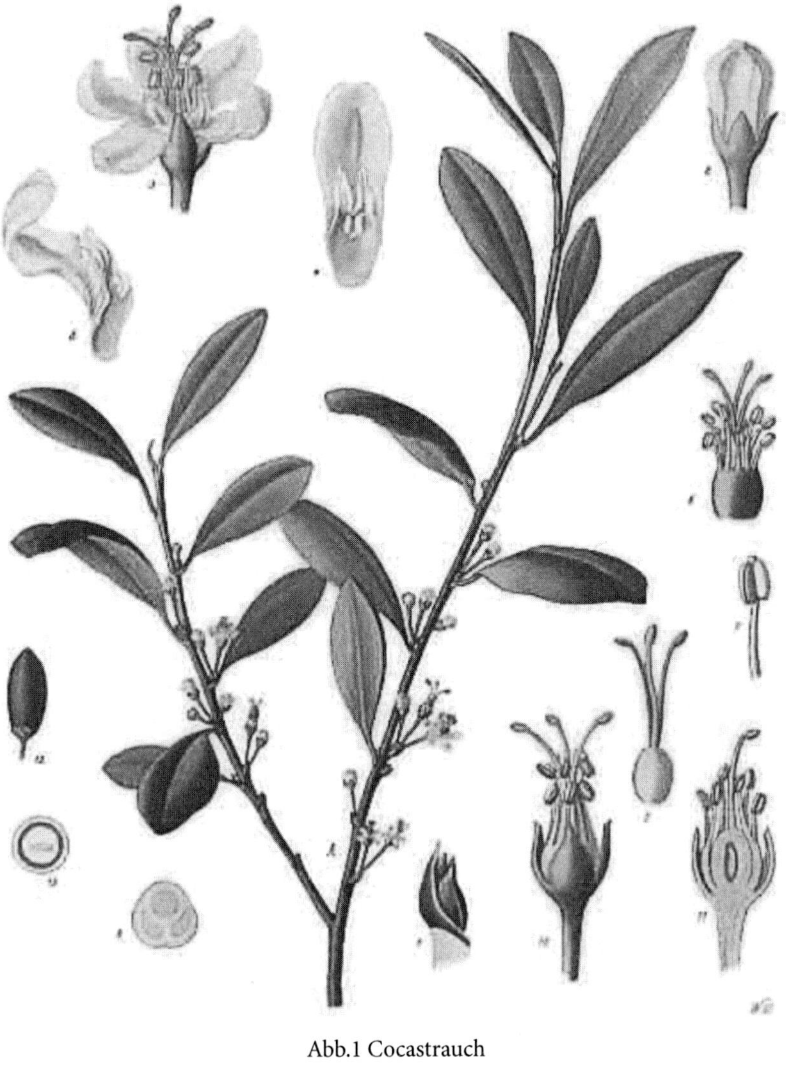

Abb.1 Cocastrauch

Sucht. Daher wird nach dem stimulierenden Kauen von Cocablättern, im Gegensatz zu der Reinsubstanz Kokain, dessen typische gefährlichen Sucht nicht beobachtet, selbst bei jahrelangem Einsatz. Unter der Herrschaft der peruanischen Inkas besaß der Cocastrauch zunächst den Nimbus einer göttlichen Pflanze. Nur wenigen Auserwählten wie Priestern, aber auch Kämpfern vor einer Schlacht blieb der Gebrauch vorbehalten. Der immergrüne Strauch, der wissenschaftliche Name lautet Erythroxylum coca Lamarck, wächst ursprünglich am Ostabhang der Anden in Kolumbien, Bolivien und Peru. Den Chemikern Albert Niemann (1834–1861) und Wilhelm Lossen (1838–1906) gelang es, den Wirkstoff aus den Blättern zu extrahieren (1865). Diese Base nannten sie Cocain. Die Cocablätter hatte übrigens der österreichische Naturforscher Carl von Scherzer von einer Weltumseglung mit der Fregatte „Novara“ mitgebracht. Der peruanische Generalarzt Moreno y Maiz veröffentlicht 1868 eine Beschreibung der Injektion einer Cocain-Lösung am Oberschenkel eines Ochsenfrosches und beschrieb eine Sensibilitätsveränderung. Dabei handelte es sich vermutlich um eine Betäubung des Ischiasnerven. Heute klingt es sonderbar, wenn damals versucht wurde, mit Kokain Rheumatismus, Cholera, Angina pectoris und sogar Lues zu behandeln!

In Wien der 80er Jahre des 19.Jahrhunderts arbeiteten 2 junge Ärzte gemeinsam, Karl Koller und Sigmund Freud. Sigmund Freud wandte sich in dieser Zeit bereits der Suche nach Behandlungsmöglichkeiten psychischer Störungen zu. Auf der Suche nach Pharmazeutika experimentierte er mit Kokain, auch in einer Selbstanwendung. Er wollte das stimulierende Element von Kokain in das Behandlungsmodell bei Depressionen und Morphiumsucht, übrigens auch der „Hysterie“(!) einfügen. Die Gefühlsveränderung im Mund, die beim Kauen entsteht, verspürte er wohl, empfand sie aber nicht als beachtenswert. Er versuchte, seinem ärztlichen Kollegen Ernst Fleischl Edler von Marxow zu helfen, der an schweren Neuromschmerzen des Daumens litt. Diese Schmerzen entwickelten sich nach einer Amputation in Folge einer Infektion mit Leichengift während einer Sektion. Es scheint wie der Versuch, Teufel mit Beelzebub auszutreiben und es misslang. Fleischl, Edler von Marxow, fiel aus seiner Morphiumsucht in die Kokainabhängigkeit. Dieser ideenreiche Arzt, der unter anderem die ersten Schritte zur Aufzeichnung elektrischer Hirntätigkeit(EEG) machte, starb letztendlich sehr früh an dessen Folgen.

Die Experimentierfreude und Risikobereitschaft dieser Epoche klingt aus einem Brief Freuds, aus Anlass von Leibschmerzen, an Martha Bernay, seine spätere Ehefrau, im Juni 1884: *„…und wenn Du unartig bist, wirst Du sehen, wer stärker ist, ein kleines, sanftes Mädchen, das nichts ißt oder ein großer, wilder Mann, der Cocain im Leib hat*“. Ihre Antwort klingt bewundernd: *„Du schrecklich wilder Mann… Laß Dein Giftzeug nur zu Hause.*“ Später dann: *„Wundere Dich nicht, Geliebter, über mein Verzagtsein, ich hab ja kein Coca bei der Hand und bin ganz down.*“ Übrigens trank Siegmund Freud das sehr teure Kokain in Wasser gelöst, also mit verzögertem Wirkungsbeginn. Wenn er dies auch im Zusammenhang mit „depressiven Gemütszuständen“ einnahm, erklärt eine solche Einnahmeform, dass sich für die noch vor ihm liegenden Jahrzehnte keine Hinweise für eine Abhängigkeit finden. Dagegen brachte ihm das Tabakrauchen ein trauriges Ende mit einem Zungenkrebs.

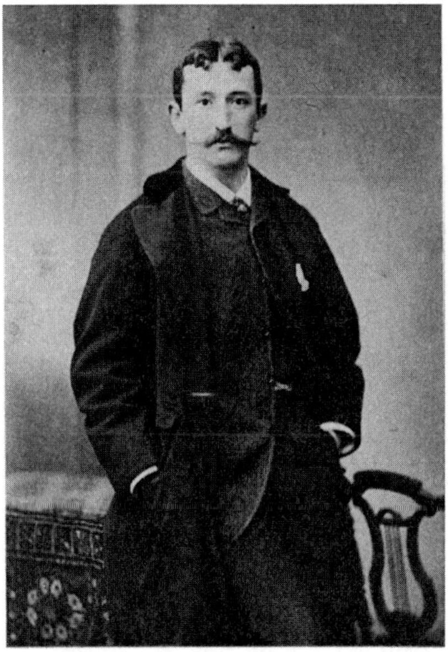

Abb.2 Der junge Forscher. Karl Koller 1883 in Wien.

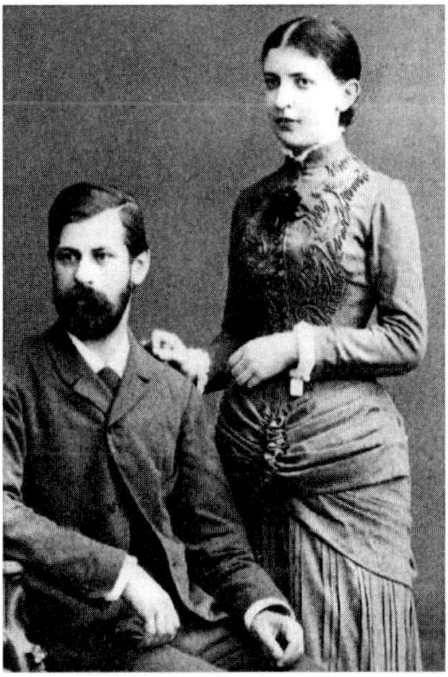

Abb.3 Sigmund Freud und seine Verlobte Martha Bernays, um 1884

Die erste Operation des grauen Stars in Kokainanästhesie, einer örtlichen Schmerzfreiheit (Lokalanästhesie)

Das pharmakologische Wissen um Kokain besaß in dieser Gruppe ideenreicher Mediziner sein Freund, der junge Augenarzt, der sich im physiologischen und pathologischen Institut der Universität systematisch mit Experimenten zur örtlichen Betäubung des Auges befasste, Carl Koller. Koller nutzte das Wissen über einen Schmerz betäubenden Effekt von Kokain jetzt auf der Hornhaut eines Frosches. Er probierte bereits zuvor verschiedene Substanzen vergeblich aus. Das mit Kokainflüssigkeit beträufelte Auge verlor den Lidschlag, ohne negative Nachwirkung. Der Lidschlag stellte sich später unverändert wieder ein. Koller wagte nach einem erfolgreichen Selbstversuch die Operation eines Grauen Stars, also der Extraktion der trüben, undurchsichtig gewordenen Linse. Ein Patient, überzeugt durch gutes Zureden, vielleicht aber auch überredet, ließ sich 1883 als erster Mensch in Lokalanästhesie operieren. Carl Koller, der junge Erfinder dieser örtlichen Betäubung arbeitete damals ohne jedes Einkommen, harte Zeiten für junge Leute. So fehlte ihm das Geld zu einer Reise nach Heidelberg, um dort auf dem Kongress der Augenärzte diese Entdeckung zu präsentieren. Ein Freund, Dr. Josef Brettauer aus Triest, das damals zu Österreich-Ungarn gehörte, der auf der Durchreise in Wien Halt machte, sprang hilfsbereit ein und verlas den von Koller schriftlich vorbereiteten Vortrag. Offenbar erfassten die Zuhörer auf dem Ophthalmologenkongress beim Verlesen des Textes von Carl Koller mit dem Titel „Vorläufige Mittheilung über locale Anästhesierung am Auge", welche bahnbrechende Entdeckung ihnen vorgetragen wurde. Die Antwort auf die sich in wenigen Wochen in aller Welt verbreitende, besonders auch über die allgemeine Presse, muss überwältigend genannt werden. In New York griff als erster William Stewart Halsted die Erfindung auf. Da er sein Studium in Deutschland absolvierte, konnte er den Vortrag im Original lesen. Dieser erfolgreiche US-Chirurg, einer der „Big Four" aus dem Johns-Hopkins-Hospital ist wohl eher bekannt für die Erfindung der Gummihandschuhe. Er erfand diese für Caroline Hampton, die infolge der chemischen Handdesinfektion an Ekzemen litt. Caroline Hampton hatte sich nicht in familiärer Tradition verheiraten lassen, sondern den Pflegeberuf ergriffen. Diese imponierende Frau, zur leitenden Operationsschwester avanciert, wurde seine spätere Frau. Halsted stellt auch das realistische Vorbild für den Chefchirurgen Dr. John Thackery in der amerikanischen Serie „The Knick". Thackery ringt mit den Folgen der Cocainsucht, die er sich nach der Injektion von Cocain infolge einer schweren Nervenverletzung zugezogen hatte. Das entspricht den Tatsachen!

Für Siegmund Freud, der während dieser Ereignisse seine Verlobte besucht hatte, bedeutete der große Erfolg Kollers eine solche Niederlage, dass er sich zunehmend nur noch der nichtmedikamentösen Behandlung psychischer Krankheiten zuwandte. Die jetzt in Vordergrund rückende Psychoanalyse begründete seinen, teilweise auch umstrittenen Erfolg. Fraglos ist aber die systematische Öffnung der Medizin für psychische Störungen als Aufgabe ein entscheidender Schritt zur Etablierung von Psychotherapie und Psychologie. Ihm wurde dafür auch der Nobelpreis verliehen. Koller andererseits wurde mehrfach für diesen Preis vorgeschlagen, erhielt ihn jedoch nicht. In einem Briefwechsel schreibt Sigmund Freud, der während der entscheidenden Experimente und der Erstanwendung einer Lokalanästhesie seine Braut Martha Bernays in Hamburg besuchte, an Koller später: *„Du Karl hast für die Menschheit mehr erreicht!"* Eine Bescheidenheit, die er aber nur im Briefwechsel äußert, von dem mir Kollers Tochter Hortense Koller-Becker Jahrzehnte später berichtet. Aber es deutet an, wie tief Carl Kollers Entdeckung und Erfindung Freud berührte. Beispielsweise wird in Deutschland die Mehrzahl von den jährlich etwa 800 000 Operationen des Grauen Star in örtlicher Betäubung erfolgreich durchgeführt. Das geschieht nicht mehr unter Verwendung von Kokainlösung, sondern mithilfe in der pharmazeutischen Forschung neu entwickelter Lokalanästhetika, zunächst im Tierexperiment sorgfältig auf die gute Verträglichkeit überprüft.

Wenn auch die Psychoanalyse zur Schmerzbewältigung kaum etwas beitrug, bildet die Psychotherapie, im weitesten Sinne, eine zentrale Herausforderung im Umgang mit schmerzleidenden Menschen. Sie wurde, doch mit großer Verzögerung, erst spät in den Therapieschatz zum Begleiten chronisch Schmerzkranker aufgenommen. So half Freud indirekt, wenn auch erst nach seinem Tod, dem erhofften Effekt schrittweise näher zu kommen.

Anmerkung: Die persönlichen Äußerungen, Briefwechsel und Fotos zwischen Karl Koller und Sigmund Freud stellte mir Kollers Tochter, Frau Hortense Koller-Becker, in unserem Briefwechsel zur Verfügung.

Von den Anden bis zu Coca-Cola, das Gift Kokain wird durch Novocain ersetzt

Letztendlich: Kokain wird durch besondere Aspekte gekennzeichnet. Zunächst einmal ist das Cocablatt zum Kauen zu verwenden. Doch seine suchtauslösende Wirkung ist zum Glück für die „Nutzer" während der schweren Arbeit in den Anden eher gering einzuschätzen. Dagegen ist das reine Kokain wirklich ein „Sauzeug", um es mit einem derben Wort zu benennen. Wie zerstörerisch kann ein Reinprodukt, verglichen mit der naturnahen, ursprünglichen Verwendung, werden? Das Abhängigkeitspotential führt zu gesellschaftlichen Katastrophen.

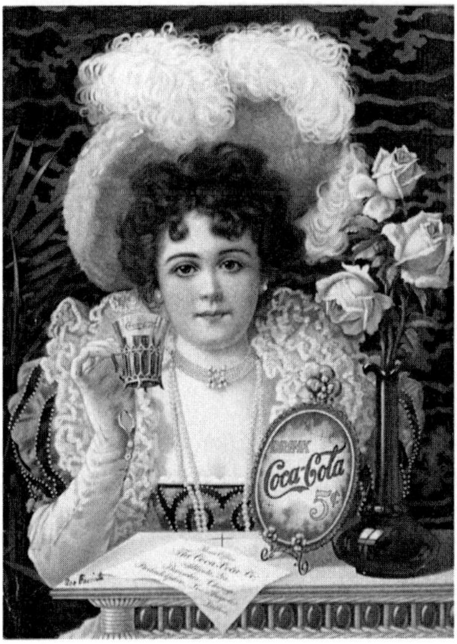

Abb.4 Coca-Cola-Werbung um 1900 im Limonadenladen

Die wie eine Mode sich ausbreitende gesellschaftliche Verführung begann in den USA. Zunächst unterlag der Gebrauch von Cocablättern keiner Einschränkung. John Stith Pemberton (1831–1888) ein Pharmazeut, morphiumsüchtig, hoffte auf Besserung. Welche Illusionen sind mit Moden verbunden! Er versuchte sich mit Hilfe eines Energiegetränkes, welches sowohl einen bitteren Extrakt aus der Colanuß und als auch Coffein enthielt, das gegen Kopfschmerzen und Müdigkeit helfen sollte, Erleichterung zu verschaffen.

Seine Kenntnis von dem subjektiv scheinbar helfenden Effekt von Kokain und der betäubenden Wirkung unter dem Zusatz von Gewürzen (Nelken, Koriander, Vanille u.a.), führte zu einer Getränkemischung, einer Limonade. Diese Limonade, sie entwickelte sich zu einem absoluten Marketingclou, nannte er Coca-Cola. Dieses Wort, so aktuell modisch klingend, zog die beeinflussbaren Durstigen an. Nachdem jedoch Kokain als Problemsubstanz öffentlich in Ungnade fiel, ersetzten Coffein und Zucker den Anteil von Kokain. Beides sind Substanzen, die in gewisser Weise auch süchtig machen. Bitterstoffe aus dem Cocablatt werden auch heute noch in der Rezeptur dieser Limonade zugesetzt. Der verführerisch anziehende Name ist geblieben und der weltweite Umsatz immens. Neue Ideen haben Absatzstrategen für Modegetränke auch in der Gegenwart nicht entwickelt. Coffein in z.T. heroischen Dosierungen sowie Zucker binden Verbraucher auch gegenwärtig und sichern die Konstanz der Nachfrage. Sogenannte Energy-Drinks stellen der Kritiklosigkeit der Konsumenten ein unverändert schlechtes Zeugnis aus. Ob die Deklarierung daran etwas ändert, bleibt eine Frage. Bemerkenswert ist auch aus Sicht des Arztes, dass die Spitzenverbraucher von Coca-Cola überdurchschnittlich häufig unter einer Schilddrüsenunterfunktion leiden. Coffein kann diesen Mangel an Schilddrüsenhormon überspielen. Der hohe Zuckergehalt lässt an den Spruch erinnern: „Zucker wird zum neuen Tabak".

Das Kauen dieser Blätter entwickelte sich zu einer Modeerscheinung. Aber dies erklärt sich auch aus der hilflosen Medizin. Anstelle von Behandlungen gegen die Ursachen von Krankheiten, verordneten Ärzte Opium, Cannabis und Kokain. Der prominente Autor des Klassikers „Die Schatzinsel" Robert Louis Stevenson(1850–1894) begann mit Haschisch. Später schloss sich die ärztliche Verordnung von Kokain in der oralen Form an. Seine Horrorgeschichte „Strange Case of Dr Jekyll and Mr Hyde" soll unter Kokaineinfluss entstanden sein, auch ein Marketingeffekt? Stevenson starb, typischerweise für Kokain, sehr jung an einem Schlaganfall.

Cocablätter im Silberbergwerk in Potosi, Symbol des stimulierenden Coca-Effekts

Warum unterscheidet sich dieser europäisch-nordamerikanische Gebrauch von der Verwendung der Cocablätter in den Anden? Beim Kauen von Cocablättern ist die aufgenommene Substanzmenge geringer, anders zusammengesetzt und die Wirkung tritt protrahierter ein. Der Zusatz von Kalk, zwecks besserer Löslichkeit während des Kauens, beeinflusst die chemische Struktur. Der dann aufgenommene Wirkstoff Ecgonin, Hauptbestandteil von Kokain, weist zwar die anregende Wirkung auf, lässt andererseits aber psychische Abhängigkeit nicht zu dem großen Problem werden. Abgesehen von der direkten Notwendigkeit, Arbeitsleistung über das biologisch begrenzte Maß hinaus zu aktivieren, ist also ein suchterzeugender Effekt nicht vergleichbar wie bei der Einnahme von Kokain als Reinsubstanz in Form von Rauchen, Schnupfen oder Injektion. Außerdem wird gegenwärtig das Nebenwirkungsrisiko durch Beimengungen wie Amphetamin, Coffein, LSD, Codein oder Schmerzmittel wie ASS oder Paracetamol erhöht. Die Beimengungen sollen die Intensität der Sofortwirkung verstärken. So lassen sich das Marketing erweitern und die illegalen Umsätze steigern.

Coca wird auch das „Aspirin der Anden" genannt. Die Ergiebigkeit der Blätter des immergrünen Strauches liegt bei 1% Reinsubstanz. Ein Gebrauch lässt sich archäologisch bis zu 5000 Jahre zurückverfolgen. Der Stimulationseffekt von Coca wird als Hilfsmittel gegen die Höhenkrankheit geschätzt. Einen vergleichbaren Effekt schreiben manche Empfehlungen dem Aspirin zu, daher der Vergleich. Ob dies wirklich zutrifft, wie auch bei anderen Schmerzmitteln offeriert, ist nicht systematisch geprüft und fraglich. Das in unserer gegenwärtigen Sprache oft zu hörende Wort „Doping" ist deutlich jünger als die Geschichte der Cocablätter. Das Aufputschen mit Substanzen, aber auch Worten, muss begleitend für die Menschheitsgeschichte verstanden werden. Der gewohnte Begriffsinhalt von „dopen", aus dem Afrikaans, ins Englische übernommen, also das Stimulieren, trifft diesen Gebrauch in den Bergen nicht wirklich.

Die Leistungsfähigkeit von Hochlandbewohnern, besonders des Herz-Kreislaufsystems erweist sich als besser, vergleicht man dies mit Flachlandbewohnern. Spanier, als Eroberer aus dem Flachland kommend, litten erheblich unter dem niedrigeren Sauerstoffdruck in der Höhe. Umso mehr bewunderten sie die Ausdauer der laufenden Boten des Inkareiches. Diese nutzten das Kauen von Cocablättern als leistungssteigernd, also die Schwächephasen überbrückend. Dies als Doping im gegenwärtigen Gebrauch des Wortes zu bezeichnen, trifft nicht die ganze Realität, weil das Kauen von Cocablättern anders bewertet werden sollte als der Missbrauch der Reinsubstanz Kokain. Unabhängig davon, weiß man inzwischen, dass Hochlandbewohner den hochaktiven körpereigenen Botenstoff Stickstoffmonoxid (NO) in einer höheren Konzentration aufweisen. Damit passen sie sehr wirksam das Kreislaufsystem in der Lunge durch eine Erweiterung der Gefäße an eine notwendige höhere Sauerstoffaufnahme.

Parallel zur Modeentwicklung bzw. als Vorgänger zu Coca-Cola muss der Genuss von Mariani-Wein eingeordnet werden, einer Mischung aus Bordeauxwein und Extrakten des Cocastrauchs, also der natürlichen Form des Ecgonins. Ab 1865 ein Genussmittel wohlhabender Kreise, Künstler, Komponisten, auch der Queen Victoria von Großbritannien. Kokain in seiner empfohlenen Verwendung bei „Melancholie", in der Hochphase nach 1884, stellt eine weitere Variante eines pharmakologischen Traumtanzes dar. Denn Melancholie, umgangssprachlich damals Trübsinn genannt, ist nur ein anderes Wort für Depression. Übrigens in der Galenischen Humoralpathologie als „Schwarzgalligkeit“ erklärt. Darin verbirgt sich das Verbinden von Körpersäften mit der Psyche. Die Bezeichnungen während der Menschheitsgeschichte wechseln mit den Erklärungsmodellen.

Kokain wird zum Gift

Ein grundsätzlicher Unterschied zu der Verwendung in den südamerikanischen Anden liegt in der Form der Zufuhr. Wie bei Morphin tritt der berauschende und stimulierende Effekt bei intravenöser Zufuhr, vergleichbar beim „Schnupfen“, sowie beim Inhalieren als Rauch oder sogar vaginaler Applikation fast unmittelbar ein. Diese toxische Wirkung durch die extrem hohe Körperüberflutung wirkt dann als Dopingmittel und ist von Abhängigkeit, Sucht gefolgt. So erklärt sich, dass eigentlich intelligente Menschen unter der Vorstellung Leistung zu verbessern, dieser Sucht verfallen. Infolgedessen versteht man auch, dass Regionen wie Kalifornien, auch oder besonders im Silicon Valley, sich zu Zentren der suchtauslösenden Verwendung entwickeln. Diese angeblich zukunftsorientierten, für innovativ gehaltenen Menschen finanzieren gleichzeitig die Drogenkartelle. Eigentlich müsste dort der Krieg gegen die Drogen beginnen, nicht bei den Bauern in Südamerika. Die Verwendung von Natursubstanzen und ihrer chemischen Abkömmlinge entwickelt sich zu einem gesellschaftlichen Problem. Enhancement oder wohlklingender, doch bezeichnender ist das Wort „Neuro-Enhancement“, wird Charakteristikum einer sich selbst überfordernden Generation, welche Illusion mit Wirklichkeit verwechselt. Durch chemische Substanzen einen gesunden Menschen zu „verbessern“ oder zu „steigern“ stellt die nutzende Person unter die Diagnose, nicht zu eigenständiger Verbesserung fähig zu sein. Sekundärfolgen wie die Zuordnung zum Begriff Burn-Out, vor 50 Jahren durch den Roman von Graham Greene geprägt, müssen auch unter diesem Aspekt betrachtet werden. Die freizeitorientierte Gesellschaft muss in der Arbeitsorganisation mit einer helfenden Kommunikation noch sehr viel lernen.

Wie lässt sich ein Unterschied zwischen dem Kauen von Cocablättern, die zum Wirksamwerden immer einen Kalkzusatz verlangen, und dem jetzigen Kokainmissbrauch verstehen? Beim intravenösen Injizieren und beim Inhalieren, also Rauchen, nimmt die giftige Substanz den kürzesten Weg in das zentrale Nervensystem. Daher treten die psychischen Effekte, gesteigertes Wachsein, Euphorie, Sinnesveränderung, Hemmungsverlust und vermeintliche Kreativität infolge Realitätsverlustes unmittelbar auf, gerne als „Kick“ bezeichnet. Beim Schnupfen und beim Rauchen beginnen die Wirkungen nur wenig verzögerter. Es sind die Reaktionen, die über eine Veränderung der Aufnahme von Neurotransmittern, den Botenstoffen, erklärt werden können. Diesem Verlauf folgt später der Übergang eventuell in Halluzinationen und eine depressive Phase mit Aktivitätsverlust. Das Schnupfen verursacht auch die typische „Schniefnase", eine Folge der massiven Gefäßveränderung bei der nasalen Applikation. Schlimmstenfalls endet das nasale Koksen dann in einer Perforation der Nasenscheidewand, leider nicht selten.

Das körperliche Risiko liegt für Kokain in einer massiven Steigerung der Sympathikusaktivität. Das bedeutet anfänglichen Blutdruckanstieg, später als Zeichen des Herzversagens Blutdruckabfall, Herzrhythmusstörungen, gefolgt von Angst, Unruhe und Psychosen. Diese Reaktionen können relativ kurzfristig, noch während der psychisch aktiven Phase, aber auch deutlich verzögert eintreten. Im Gegensatz zu Opium, das die Pupillen verengt, erweitert Kokain diese. Der sich steigernde Bedarf bei missbräuchlicher Verwendung erhöht das Intoxikationsrisiko, das von einer zunehmenden, massiven Aktivierung des Sympathikus gekennzeichnet ist. Möglich werden Herzmuskelversagen durch Koronarspasmen, Hirnblutungen, Nierenversagen sowie Psychosen. Das Potential für eine psychische Abhängigkeit ist hoch, besonders wegen des extremen Verlangens(Craving) nach der erneuten Einnahme, also dem Risiko des rückfällig Werdens.

Selbst unter ärztlicher Überwachung, als man Kokain noch als örtliches Betäubungsmittel nutzte, kam es nicht selten zu tödlichen Zwischenfällen. Das veranlasste verantwortungsbewusste Chirurgen zu der Anregung an die chemische Industrie, nach ungefährlichen Varianten zu suchen.

Von weltweit mehr als 20 Millionen Katarakt-Operationen, wie erwähnt davon etwa 800000 in Deutschland, wird der größte Teil heute in Karl Kollers örtlicher Betäubung durchgeführt. Jedoch schon lange nicht mehr unter Verwendung von Kokain. Denn diese Natursubstanz weist, wie beschrieben, ein hohes Risiko für tödliche Zwischenfälle auf. Kurz nach der Einführung mussten Ärzte diese Gefahr mit Erschütterung beobachten. Die Öffentlichkeit registrierte diese Gefahr ebenso und die publizierten Kommentare, noch stärker aber bei den Narkosemitteln, machten verständlich, dass die pharmakologisch interessierten Chemiker unmittelbar versuchten, über die chemische Analyse der Natursubstanz hinaus den betäubenden, guten Effekt der chemischen Verbindung zu herauszufinden.

Erfolg: Neue Pharmaka ersetzen Kokain

Zunächst suchte man nach verwandten Substanzen, die auch eine Betäubung der Hornhaut am Augapfel schonender und besser verträglich zuließ. Man prüfte neue Medikamente am Auge von Kaninchen. Die Abbildung zeigt eine solche Situation. Der mit solchen Experimenten nicht Vertraute muss sich bewusst machen, dass man diese Prüfung nicht probierenderweise beim Menschen durchführen darf. Da man aber möglichst nahe an der Wirklichkeit prüfen muss, werden diese Kaninchen sehr sorgfältig betreut. Nur so erfasst man auch das leiseste Unbehagen, um die gesuchte menschliche Verträglichkeit zu erreichen. Die Hornhaut ist direkt mit dem Gehirn verbunden. Ich erinnere mich noch gut an den geradezu liebevollen Umgang mit den Versuchskaninchen, wenn wir die Wirkung von Botenstoffen am vegetativen Nervensystem untersuchten. Untersucher und Tierpfleger zogen am gleichen Strang zugunsten des Tierwohls, immer an die Parallelen zum Menschen denkend.

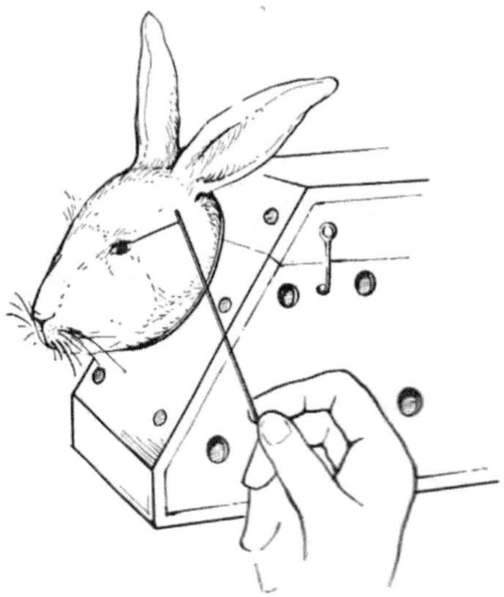

Abb.: 5 Prüfung von örtlicher Betäubung im Tierexperiment.

1904 gelang den Chemikern Alfred Einhorn (1856–1917) und Emil Uhlfelder (1871–1935) in den Farbwerken Hoechst eine Synthese einer chemisch vereinfachten Substanz, dem Novocain. Sein internationaler Freiname lautet Procain. Der Name drückt das Neue „Novo" und den Ursprung „cain" vom Kokain aus. Diese Substanz öffnete den Weg zur weiteren Suche. Chemisch gelang die Synthese von mehr als 1500 örtlich betäubenden Medikamenten. Die wesentlich besseren lösten Novocain ab. Dessen derzeitige Verwendung beschränkt sich auf ein spezifisches Behandlungsgebiet der Schmerztherapie, die Neuraltherapie. Diese ist heute ein Teilgebietes der schmerztherapeutischen Lokalanästhesie. Procain (Novocain) wird noch von deren Vertretern gelegentlich als „Goldstandard" gepriesen. Nicht die betäubende, sondern die entzündungshemmende Wirkung steht hier im Mittelpunkt. Die neuen Varianten weisen wesentliche Vorteile auf. Novocain erzeugt Empfindungslosigkeit nur für 20 Minuten, länger nur unter Zusatz des im gleichen Jahrzehnt entdeckten und von Chemikern synthetisierten Adrenalin. Effektivere Lokalanästhetika, wie Lidocain, in Schweden während des Krieges 1944 patentiert, erreichen sichere, operationsgerechte Schmerzfreiheit bis zu 2 und mehr Stunden, die neueste Substanz Ropivacain, bis zu 10 Stunden. Die Versuche, das Gift von maritimen Lebewesen, insbesondere des japanischen Kugelfisches, als Basis für Medikamente von längerer Wirkungsdauer bei Schmerzen weiter zu entwickeln, sind gescheitert. Man hoffte auf Schmerzfreiheit bis zu 24 Stunden, aber es lässt sich nicht gut bis an die Schmerznerven transportieren. Woher kennt man diesen interessanten Naturstoff? Er findet sich in den Eierstöcken des Kugelfisches. Die hohe Toxizität des Giftes des Ku-

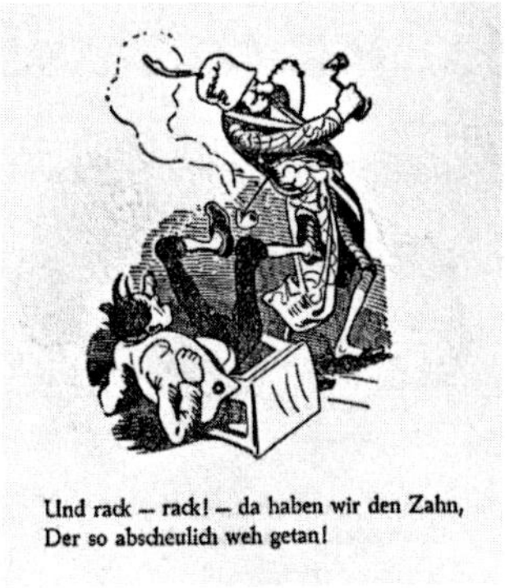
Und rack – rack! – da haben wir den Zahn,
Der so abscheulich weh getan!

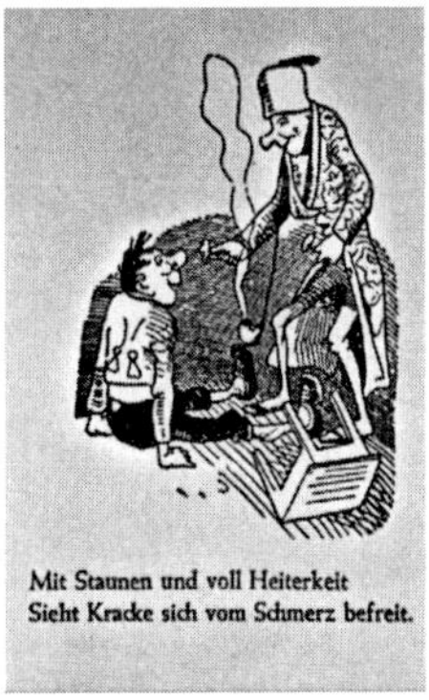
Mit Staunen und voll Heiterkeit
Sieht Kracke sich vom Schmerz befreit.

Abb. 6a-b) Wilhelm Busch und die Zahnextraktion – Symbol für den Akutschmerz

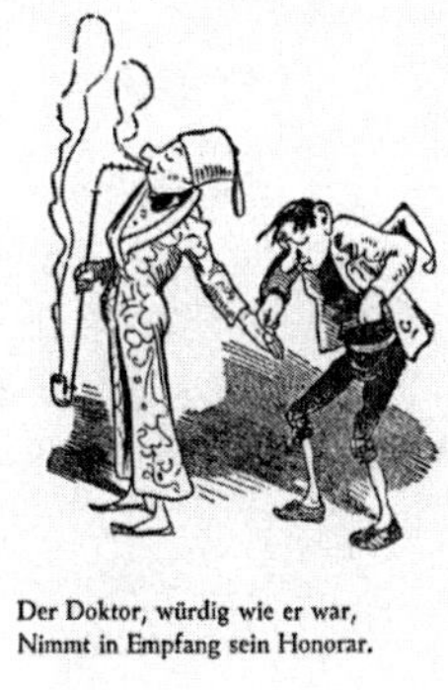
Der Doktor, würdig wie er war,
Nimmt in Empfang sein Honorar.

Abb:6c) Der feine, kritische Humor Busch's

gelfisches muss während der Zubereitung der japanischen Speise Fugu beachtet werden. Der Schauder des Kostens eines solchen Lebensmittels zeigt uns die Wege grenzwertigen menschlichen Genießens. Chemische Abkömmlinge, die gut verträglich wären, konnten bisher nicht erfunden werden. Filmserien wie „Death in Paradise“ oder „Columbo“ haben das Schaurige als kriminelles Thema genutzt.

Diese neuen Abkömmlinge traten einen Siegeszug durch die der Welt an. Als örtliche Betäubung, in der Form der Regionalanästhesie (Spinal-, Periduralanästhesie, Leitungsanästhesie, Betäubung von Arm, Bein, Haut) wenden Anästhesisten und Chirurgen die Abkömmlinge der Natursubstanz täglich bis zu 10 Millionen Mal (!) bei dem größten Teil aller Operationen und Untersuchungen weltweit an. Die Schmerzfreiheit und Sicherheit für die Patienten überzeugen.

Schmerzempfinden, akuter, chronischer Schmerz – von Wilhelm Busch bis zu Jurek Becker

Kokain, der gefährliche, aber hochwirksame Naturstoff, konnte durch wissenschaftliche Forschung und Erfindergeist von neuen, sicheren Medikamenten ersetzt werden, um den lokalen Schmerz zu verhindern. Doch offen bleibt die Frage, warum spüren wir Schmerzen, wie können wir diese außer mit örtlicher Betäubung behandeln?

Im Laufe des Lebens begleitet uns das Kennenlernen und Erleben von Schmerzen. Auch Kindern ist das geläufig. Bereits im frühen Kindesalter wird Erinnerung an Schmerzen gespeichert, jedoch kaum von Eltern oder Ärzten erkennbar. Denn je nach Intensität und Dauer wird, meistens unbewusst, eine Erinnerung, das Schmerzhafte im Ereignis, in unserem komplexen Nervenzellgeflecht abgelegt und glücklicherweise scheinbar vergessen. Ein sorgfältiger Umgang ist daher auch bei den Kleinen notwendig. Man beobachtete beispielsweise die unbewusste Erinnerung im Zusammenhang mit der Durchführung von Beschneidungen (bzw. Phimosenoperationen) von sehr kleinen Säuglingen, bei denen diese leider ohne örtliche Betäubung durchgeführt wurden. Ihr Schreien unterscheidet sich bei späteren Eingriffen, z.B. auch beim Impfen. Eine Schmerzausschaltung auch beim kleinsten Säugling zuverlässig vorzunehmen, muss als zwingend angesehen werden.

Wilhelm Busch beschrieb den akuten Schmerz, dieses Gequältwerden und die Erleichterung, wenn die Schmerzursache beseitigt werden kann. Spöttisch, verbunden mit dem Bild des Arztes, der dafür sein Honorar erhält, zeichnet und untermalt Busch das Leiden und die Befreiung vom Schmerz.
In „Kritik des Herzens“ verfeinert Busch das Erleben:

> „Ich saß vergnüglich bei dem Wein
> Und schenkte eben wieder ein.
> Auf einmal fuhr mir in den Zeh
> Ein sonderbar pikantes Weh.
> Ich schob mein Glas sogleich beiseit
> Und hinkte in die Einsamkeit
> Und wußte, was ich nicht gewußt:
> Der Schmerz ist Herr und Sklavin ist die Lust.“

Akuter Schmerz und der Begriff „chronischer Schmerz“

In der Beschreibung von Schmerzverläufen definiert man, als Versuch, Ordnung in Zahlen festzuhalten, „das chronische Schmerzsyndrom“. Damit sind im allgemeinen Sprachgebrauch also chronische Schmerzen gemeint, wenn diese länger als 6 Monate anhalten. Inzwischen ordnet man relativierend das chronisch Werden in einen Zeitraum von 3 bis 6 Monaten ein. Zu Recht fragt sich ein Nachdenklicher, ist das sinnvoll. In der Regel hat der Schmerz irgendwann begonnen, schleichend oder plötzlich, warum hält er aber an, warum lässt er sich nicht beseitigen, was ist die Ursache? Gerade bei der Ursache ist das Antworten so ungewiss. Wir halten es gegenwärtig für selbstverständlich, eine naturwissenschaftliche Antwort geben zu können. Doch die Geschichte dieser Betrachtung stellt uns vor die Frage, wie richtig ist das gegenwärtige

Schmerzbild durch das Wissen gesichert. Wenn Menschen in der Antike Schmerz als Strafe der Götter auffassten, entsprach dies auch dem damals aktuellen Wissen. Die Götter gaben Glück, Leben und Tod. Wer sich mit ihnen gut stellte, verband damit die Hoffnung auf Erfolg oder Besserung bei bestehendem Leiden oder in der Not. Das erschien in der vorherrschenden Erklärungswelt auch plausibel. Bezüglich des Schmerzes haben wir auch in jüngster Wissenschaftsentwicklung sehr viel lernen müssen. Denn die Modelle zum Erklären, anfänglich wurde alles auf elektrische Leitungs- und Empfindungssysteme zurückgeführt, haben sich so weit entwickelt, dass wir eingestehen müssen, erst auf einem Weg zum Erklären zu sein, keineswegs am Ziel.

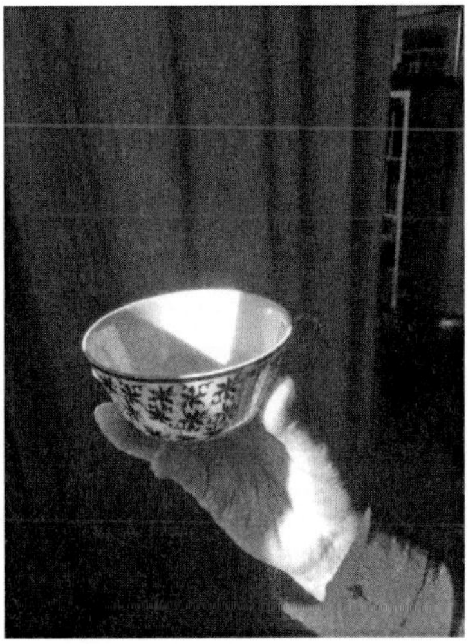

Abb.7 Der zu heiße Tee in der Schale, was passiert dann? Hitzeschmerz in der Hand

Wie können wir Schmerzwahrnehmung beschreiben? Stellen wir uns die wertvolle, edle Teeschale in der Hand einer Nutzerin vor. Versehentlich gießt die Gastgeberin sehr heißen, frischen Tee in diese Schale. Fast in Sekundenteilen wird die Hitze an die Haut der Finger gelangen, und, ohne dass man dem begegnen kann, weichen die Finger dieser Hitze aus, lassen die Tasse los. Der Hitzereflex lässt sich kaum vermeiden, wenn der Tee heißer als 45° ist. Die wertvolle Tasse fällt zu Boden und zerspringt. Wer ist unglücklicher? Gastgeberin oder Gast? Doch lassen wir jetzt eine andere Vorstellung zu: Der Gast, besonders wenn es eine Dame ist, kennt den Wert dieses schönen Porzellans. Jetzt wird sie, sich zwingend, die Schale schnellstens auf einen Beistelltisch setzen. Sie beherrscht ihren Reflex intellektuell. Doch, kurz danach setzt ein brennender, ziehender Schmerz an Fingern und Daumen ein, viel länger anhaltend als die anfängliche plötzliche Hitzeempfindung.

Bei diesem Beispiel dient der plötzliche Reizschmerz, hitzebedingt, kurz und schützend der Abwehr. Als Kontrast hierzu lässt die Verarbeitung dieses Reizes im zentralen Nervensystem, dem Gehirn, mit seinen möglichen Werturteilen, auch ein Beherrschen dieses Abwehrreflexes zu. Das schützt die Teeschale vor dem Zerbrechen und die Gastgeberin vor dem Schmerz über den Verlust des Porzellans. Aber das Brennen in Daumen und Fingern quält nicht nur Minuten. Schmerzen können Sekunden, Stunden, Tage und viel länger anhalten.

Vorausgeschickt sei eine Botschaft. Wir wissen sehr viel über unsere Nerven. Das Nervensystem von der Haut bis in das Gehirn ist sorgfältig untersucht, besonders diese Reaktionen und deren feine Unterschiede. Der plötzlich empfundene Schmerz wird über schnellleitende Nerven als Reiz transportiert. Auch der Reiz für die schützende Handbewegung, der Hitze auszuweichen, abzuwehren, muss sehr schnell geleitet werden. Eine spezielle Gruppe an Nerven dagegen leitet langsam den langanhaltenden Schmerz, der das Brennen, den Hitzeschmerz zum Bewußtwerden bringt. Wenn die Haut einen Schaden erleidet, erinnert daher ein Brennschmerz über kurze oder auch längere Zeit an das Ereignis.

Akuter, plötzlicher und anhaltender, am Ende auch Dauerschmerz, stellen uns als Patienten und alle Behandler, Ärzte wie Pflegende und Therapeuten vor große Herausforderungen. Es bleibt die Aufgabe des Gehirns, des zentralen Nervensystems, unseres Bewusstseins oder auch des Unbewussten, wie wir das Ereignis und die Folgen verarbeiten.

Das Thema begleitet, weit über den menschlichen und damit ärztlichen Alltag hinaus, Gestaltungsinhalte der Kunst. Als Muster sei die Statuengruppe des Laokoon, sie ist vermutlich jedem geläufig, genannt. Gotthold Ephraim Lessing(1729–1781) widmete dieser Plastik ein Werk und, Johann Joachim Winckelmann folgend, Schönheitsempfinden in der Kunst mit dem Schmerz verknüpfend. Von ärztlicher Sicht her ist Winckelmanns (1716–1768) Beschreibung, Lessing zitiert dies, eine Analyse wert: „Diese Seele schildert sich in dem Gesicht des Laokoons, und nicht in dem Gesicht allein, bei dem heftigsten Leiden. Der Schmerz, welcher sich in allen Muskeln und Sehnen des Körpers entdecket und den ganz allein, ohne das Gesicht und andere Teile zu betrachten, an dem schmerzlich eingezogenen Unterleibe beinahe selbst zu empfinden glaubt; dieser Schmerz, sage ich, äußert sich dennoch mit keiner Wut in dem Gesichte und in der ganzen Stellung."

Wie geht ein anderer Literat, Überlebender des Holocaust, mit schmerzhaftem Leid um? Der Roman „Schlaflose Tage" von Jurek Becker(1937–1997) durfte vor 1989 nicht erscheinen. In einer sozialistisch geprägten Welt wie in der ehemaligen DDR ließ sich ein Zusammenhang von Leid, Psyche und Gesellschaft nicht einordnen, denn es konnte nicht sein, was die Partei nicht verstand. Das Wahrnehmen des Körperlichen, mit dem Beginn von Herzschmerzen, löst bei dem Lehrer Karl Simrock eine neue, bisher nie empfundene Beobachtung der Menschen in seiner Umgebung aus, kritische und selbstbeobachtende Interpretation des sozialen Umfeldes.

Jurek Beckers Roman wirkt, flüchtig gelesen, eher wie ein politisch gefärbter Roman. Doch aus der ärztlichen Erfahrung heraus wird dieses Erleben von Schmerzen verständlich für das Mitfühlen, Wahrnehmen des Selbst und der Beziehung zur Umgebung. Was der Leidende empfindet, ist für ihn Wirklichkeit und die darauffolgenden Reaktionen müssen so verstanden werden.

Novalis (Georg Philipp Friedrich von Hardenberg (1772–1801) drückt das Leiden am Schmerz viel zerstörerischer aus. Wenn man seine Krankengeschichte begleitet, verstehen wir seine Beobachtung des Fühlens und Empfindens. Das Endliche unseres Lebens wird in die Schmerzempfindung hinein gezeichnet:

„Im höchsten Schmerz tritt zuweilen eine Paralysis der Empfindsamkeit ein. Die Seele zersetzt sich. Daher der tödliche Frost, die freie Denkkraft, der schmetternde Witz dieser Art von Verzweiflung. Keine Neigung ist mehr vorhanden; der Mensch steht wie eine verderbliche Macht allein. Unverbunden mit der übrigen Welt verzehrt er sich allmählich selbst... .“(Aus „Fragmente“). Der Text erstaunt nicht, denn wir wissen, von ärztlicher Seite ließ sich nur die Linderung seiner Beschwerden möglich machen, aber keine wirkliche Heilung der Schwindsucht. Laudanum und dessen Erleben finden sich dann in den „Hymnen an die Nacht“. Das ist keine romantisches Ausweichen in Drogen, wie von manchen Interpreten behauptet. Diese Vorstellungen verdrängen eine unerbittliche Wirklichkeit, die bei Novalis zusätzlich noch vom Eindruck des frühen Todes seiner Verlobten im Alter von 15 Jahren geprägt wird.

Vom seinem Temperament her, jedoch noch klarer von seiner Ausbildung zum „Apotheker erster Klasse“, versteht man sehr gut, wie Theodor Fontane (1819 - 1898) den Schmerz umdichtet:

„Und Dolor Tyrannus also sprach:
'Ihr lieben Ärzte, gemach, gemach,
Immer enger wollt ihr mich umziehn
Mit Opium, Morphium, Kokain,
Immer reicher stellt sich Euch zur Wahl
Äther, Chloroform, Chloral,
Und doch, ob Brom, ob Jod, ob Od,
Der Schmerz ist ewig wie der Tod.“

Der Vers von Theodor Fontane erinnert uns als Ärzte an Grenzen, die nicht nur zu seiner Zeit, sowohl auffordern, nach Fortschritt wie auch nach selbstkritischem Denken zu fragen.

Künstler besitzen ein feines Gefühl und das Ausdrucksvermögen für menschliches Empfinden. Leonardo da Vinci stellt um 1480 zwei konträre Gefühle gegenüber, nein, er verbindet sie:

„Die Lust und der Schmerz sind als Zwillinge dargestellt, weil das Eine nicht ohne das Andere ist, sie hängen zusammen, sie wenden den Rükken zueinander, weil sie Gegensätze sind... Es wird ihnen derselbe Körper zugrunde gelegt, weil sie dieselbe Grundlage haben, der Lust liegt die Mühsal mit dem Leid zugrunde, und dem Leid liegen allerlei ausschweifende Lüste zugrunde.“
(Schizzi allegorici del Piacere e del Dolore, um 1480?).

Entzündung, die „Gene“, Schmerzleitung im Nerven, Gedächtnis

Der Schmerz ist eines der vier Zeichen einer örtlichen Entzündung, die der römische Medizin-Enzyklopädist Aulus Cornelius Celsus (ca.25 v.Chr.- 50 n.Chr.) beschrieb: Tumor (Schwellung), Calor (Überwärmung), Rubor (Rötung), Dolor (Schmerz). Der griechische, vorwiegend im Römischen Reich tätige Arzt Aelius Galenos von Pergamon (ca.128–199 evtl. 216?), benannt nach dem dort für den Gott der Heilkunde Asklepios erbauten Heiligtum, fügte noch ein fünftes Zeichen hinzu, die gestörte Funktion („functio laesa“). Wie gut können wir das nachvollziehen, denn das „schmerzende“ Bein trägt uns nicht mehr richtig.

Diese klassisch genannten Entzündungszeichen sind biochemisch gekennzeichnet durch eine Aufeinanderfolge von Gewebsreaktionen, die wir als Entzündungskaskade bezeichnen. Dies ist ein örtlicher oder auch allgemein wirkender Vorgang, der unsere teleologische Erklärung eines Sinns des Schmerzes unterstreichen könnte. Denn besonders Schmerz macht uns als Menschen auf gestörte Körperfunktionen aufmerksam. Das dramatisch Hinterhältige am Krebs liegt in dem Fehlen dieser typischen Zeichen.

Doch stellte bereits sehr früh, z.B. der Chirurg René Leriche (1879–1955), zu Recht die Frage, welchen Sinn der Schmerz bei einer akuten Blinddarmentzündung(Appendizitis) gab, als noch keine chirurgischen Maßnahmen zur wirksamen Behandlung zur Verfügung standen. Die übrigen 3 Symptome verweisen auf das biologische Phänomen, dass die Entzündungskaskade unter Aktivierung von Abwehrzellen, mit einer Durchblutungssteigerung den Versuch der Heilung und der Abwehr startet, dies oft mit spontanem Erfolg. Doch die überschießende Entzündungsreaktion kann auch in einer Katastrophe enden, beispielsweise in Gerinnungsstörungen oder in einer unaufhaltsamen Sepsis. Der Schmerz vermittelt innerhalb dieses Geschehens auch die Aufgabe, die betroffenen Körperpartien ruhig zu stellen. Dieses Ruhigstellen ist eine natürliche Hemmung, um Heilung zu ermöglichen. Gleichzeitig liegt darin auch eine Gefahr. Ruhigstellen bedeutet auch Passivität, beispielsweise der Muskeln. Das wiederum trägt zum Chronischwerden eines Schmerzes bei.

Eine entzündliche Gewebsveränderung führt zu einem Absenken der Erregungsschwelle der Schmerzrezeptoren. Das bedeutet, im entzündeten Bereich wird der Körper schmerzempfindlicher. Ein durch Rheuma entzündetes Gelenk, oder ein Kniegelenk nach einer Verletzung reagieren deutlich mit Schmerzen, wenn wir diese Gelenke bewegen. Die Funktion der Nerven wird verändert, auf die Schmerzsignale wird stärker reagiert. Dieses Überempfinden wird in der Medizin als Hyperalgesie bezeichnet. Jeder, der von einem stärkeren Sonnenbrand geplagt wurde, erfährt diese Überempfindlichkeit beim Duschen. Eine gewohnte Temperatur wird plötzlich schmerzhaft gefühlt.

Diese als „Plastizität" definierte Formbarkeit des schmerzaufnehmenden und -leitenden Systems beruht auf molekularen Veränderungen. Diese Vorgänge modifizieren oder modulieren sowohl Nervenendigungen, als auch die leitenden Nervenfasern, die Überleitungszonen im Rückenmark und schließlich das Zentrale Nervensystem. Dabei spielt neben anderen Substanzen auch das Enzymsystem der Cyclooxygenasen (COX) eine wichtige Rolle. Diese Enzyme finden sich entwicklungsgeschichtlich in allen Tieren. Viele der üblichen Schmerzmittel, ob Diclofenac, Aspirin oder Ibuprofen beeinflussen diese Enzyme, sie wirken auch bei Tieren. Sie werden als nichtsteroidale Antirheumatika (NSAR) bezeichnet, NSAID lautet das internationale Kürzel (non-steroidal anti-inflammatory drug). Die überschießende Ausschüttung von COX-Varianten wird durch diese Medikamente gehemmt. Das erklärt den Rückgang der Entzündung und zugleich die Besserung des Schmerzen. Anfänglich konnte dies gerade bei rheumatischen Erkrankungen an Gelenken und Muskeln beobachtet werden.

Symptome bessern, bedeutet aber nicht unbedingt auch Krankheit bessern. Als Patient erwartet man, dass der Arzt die Schmerzen erleichtert. Der gute Arzt sieht zuerst seine zwingende Aufgabe darin, die Ursache des Schmerzes zu finden und durch die wirksame, ursächliche Behandlung den Schmerz zu erleichtern bzw. zu beseitigen. Daher steht die Behandlung der Krankheit an erster Stelle und jede Schmerztherapie muss diesem Ziel dienen. Das ist eine sehr anspruchsvolle Verpflichtung für die Medizin. Es ist nicht einfach, Schmerzen in die Ursachenkette einzuordnen. Das Wissen ließ sich erst schrittweise sammeln.

Das Ende des englischen Königs George III. verbinden alle Darstellungen mit dem Bild einer „Geisteskrankheit". Den damals unverstandenen Psychosen gingen jedoch schwere allgemeine Symptome voraus, beherrscht von krampfartigen Leibschmerzen, Koliken, und Schmerzen in den Extremitäten. Man kannte sein Leiden noch nicht, denn es war vermutlich die schwere Stoffwechselkrankheit Porphyrie (Purpurkrankheit). Bei Nichterkennen des Zusammenhanges kann die Gabe von einzelnen, falschen Medikamenten, insbesondere auch Schmerzmitteln zu dramatischer Verschlechterung führen. Morphin wird dagegen gut vertragen und hilft gegen den Schmerz, aber die Ursache wird nur durch die Korrektur der Stoffwechselstörung selbst gebessert.

Vermitteln Gene unsere individuellen Schmerzempfindungen?

Ob das Schmerzempfinden individuell unterschiedlich ist, lässt sich nicht einfach beantworten. Kulturelle Lebensbedingungen beeinflussen sehr wesentlich das menschliche Reagieren. Doch wer unter Schmerzen leidet, wünscht sich, dass er Schmerzen nicht empfinde. Aber wie leben Menschen, die von der Natur mit „Schmerzlosigkeit" getroffen sind. Seltene Einzelbeobachtungen zeigen, dass diese „schmerzlosen“ Menschen keine normale Lebenserwartung haben. Nein, sie sterben sehr früh. Schmerzempfindung, besonders auch unbewusst, steuert alle unsere Bewegungen und Handlungen. Muskeln, Bänder und Faszien (Muskelbinden) sind in einem Gegeneinander von Spannung und Entspannung eingespielt. Sie verfügen über sensorische Kontrolle von Temperatur, Schmerz, chemischer Reaktion und Druck durch entsprechende Nervenendigungen (Rezeptoren). Dadurch werden auch Gelenkbewegungen sorgfältig reguliert. Inzwischen sind etwa 100 Menschen in der Welt dokumentiert, die Schmerzen auf Grund einer genetischen Variation nicht spüren. Als die Jüngste fand sich darunter ein erst 4 Jahre altes Mädchen. Haut-, Muskelverletzungen, Knochenbrüche werden von ihnen nicht als schmerzhaft beschrieben.

Da die Klärung der Ursachen möglicherweise helfen könnte, weitere Schmerzmedikamente zu erfinden, die etwas Ähnliches nachahmen, führte man sehr genaue Untersuchungen durch. Beispielsweise begann nach Berichten aus Pakistan über einen jugendlichen Fakir, er liefe über glühende Kohlen, in dessen familiären Umfeld eine sorgfältige Forschung. 6 weitere Mitglieder der Familie wiesen vergleichbare Analgesie auf, dagegen bestand für andere Sinnesempfindungen, also Temperatur, Berührung ein normales Empfinden.

Was steckt hinter einer solchen genetischen Besonderheit? Die Suche nach einer Erklärung kann uns vielleicht neue Wege weisen. Bisher sind Veränderungen (Mutationen) an 2 Genen entdeckt worden, die den Bau von Eiweißstoffen(Proteinen) steuern, deren abstrakt lautende Bezeichnung lautet *SCN11A* und *SCN9A*. In diesen extrem seltenen Variationen verläuft der Transport des lebenswichtigen Minerals Natrium in der Zellwand abweichend von den bekannten Regeln. Sowohl ein Zuviel wie ein Zuwenig in diesem Mineralstoffwechsel verändert die Leitung von elektrischen Erregungen in Nervenzellen. Notwendig ist dieser Transport, um Nervenreize, wie diejenigen für den Schmerz, zu leiten. Wichtig wird hierzu der Hinweis, dass es sich um spontane, nicht vererbliche Mutationen handelt. Dieses Beispiel ordnet sich in unser Wissen um „seltene Krankheiten“ (engl. orphan diseases) ein. Von den etwa 17000 weltweit beschriebenen wird in Deutschland mit etwa 8000 dieser seltenen Krankheiten gerechnet. Nur mit Hilfe eine konsequenten Datenanalyse aller Menschen wäre dem Einzelnen zu helfen, der meist nichts von seiner Gefahr weiß.

Wie geht der Körper dieser Menschen mit dem Nichterkennen von Schmerzen um? Die fehlende Schmerzempfindung führt zu einer Überbeanspruchung von Gelenken und Muskeln, über das biologisch sinnvolle, Schädigungen vermeidende Grenzempfinden hinaus. Die Gelenke werden als Folge der Überlastung geschädigt. Weil die warnende Schmerzwirkung fehlt, ist die Lebenserwartung dieser unglücklichen, „schmerzfreien“ Menschen deutlich verkürzt. Zusätzlich konnte man, vorsätzliche, sogar sehr schwere, Selbstverletzungen beobachten, als einem Versuch „Schmerz kennenzulernen!“. Welche Folgen eines „schmerzfreien“ Daseins?

Beim sorgfältigen Suchen nach dem Mechanismus des Mineraltransportes in den Zellen konnten anthropologische Genetiker am Max-Planck-Institut Leipzig bzw. am Karolinska Institutet Stockholm die Varianten genauer entschlüsseln. (H. Zeberg, S. Pääbo et al.). Der auf den Mineralstofftransport reagierende Natrium-Kanal – Nav1.7 – ist entscheidend für die Impulsaufnahme und Weiterleitung des Schmerzes in der Körperperipherie. Der Natriumkanal öffnet leichter und länger, daher ist die Schmerzempfindung stärker. In der Variante des Neandertalers, und auch eines asiatischen Verwandten, des Denisow-Menschen (wesentlich früher vor 500.000 Jahren), ist die Empfindungsfähigkeit erhöht, infolge der anderen genetischen Codierung der verantwortlichen Aminosäuren im Bereich dieses Proteins. Menschen, die diese Variante aufweisen, haben eine niedrigere Schmerzschwelle. Da sich moderne Menschen und Neandertaler gemischt haben, ist diese genetische Variante heute nachweisbar. Bei Afrikanern und Europäern findet sie sich nicht, dagegen bei 0,9% bis 7,8% von Menschen in Asien und zwischen 0,5% und 23% in Amerika. Für das Interpretieren solcher Ergebnisse gilt äußerste Vorsicht. Sie entsprechen einem ersten Schritt auf der Suche nach genetisch erklärbaren Unterschieden bei uns Menschen. Denn wir müssen es gleichzeitig für möglich halten, dass eine höhere Sensibilität auch mit Vorteilen im Tastsinn verbunden sein kann! Gleichzeitig steckt aber in diesem winzig kleinen Natriumkanal auch die potentielle Möglichkeit der Blockierens. Denn wenn eine Substanz nur dort wirkte, wäre Schmerzfreiheit zu erwarten, ohne Nebenwirkung an anderer Stelle. Die Zukunft wird es vielleicht zeigen. (Chandra et al. 2020)

Diese Natriumkanäle sind überlebenswichtige, auch im Tier- und Pflanzenreich selbstverständliche Leitungs- und Informationssysteme. An den Natrium-Kanälen wirken auch alle örtlichen Betäubungsmittel, Lokalanästhetika, die ja ursprünglich vom Kokain abgeleitet wurden, aber auch antiepileptisch wirkende Medikamente. In dieser Gruppe wurde mit Carbamazepin ein wichtiges Basisschmerzmittel für die Trigeminusneuralgie entwickelt.

Da man sogar bei Trägern solcher Mutationen nach Bandscheibenoperationen seltener Schmerzen beobachtete, wird bereits jetzt versucht, dies Mutationsphänomen evtl. zu nutzen. Zunächst muss man jedoch bei anderen Lebewesen wie Mäusen und Fruchtfliegen(Taufliegen), die ein gleichgeartetes Zellwandleitungssystem aufweisen, experimentell eine Erklärung für diese Phänomene finden. Alles in der Hoffnung, aus dieser Kenntnis heraus, wirksame Behandlungsmethoden abzuleiten, die vergleichbar aber nebenwirkungsärmer sind. Zukunft beginnt immer in der Gegenwart.

Wohin solche Gedanken führen, äußert sich demgegenüber in dem Versuch, beispielsweise in militärisch induzierten Experimenten, eine entsprechende Schmerzreduktion durch injizierbare Mittel zu entwickeln. Das wür-

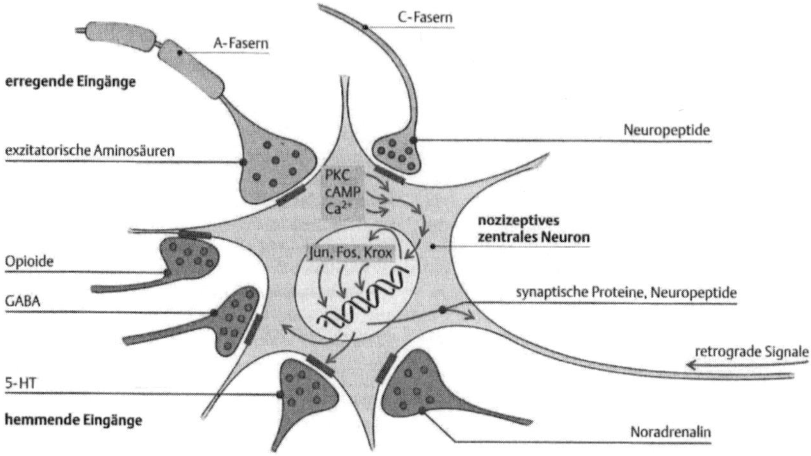

Abb. 8 Schmerzreize können zu tiefgreifenden biochemischen Veränderungen in der Nervenzelle führen. Die Gentranskription verändert sich. (M. Zimmermann in Niesel HC, H.van Aken 2003.) Die Erregung kommt links oben über die dicken A-Fasern. Die Gene im Zellinneren verbinden mit den weiterleitenden Fasern und können sich beim Schmerz verändern: Jun, Fox und Krox. Die C-Fasern sind für das Überleiten des quälenden anhaltenden Schmerz verantwortlich.

de bedeuten, dass ein verletzter Soldat trotz einer Verletzung weiterkämpfen könnte. Eigentlich kaum auszudenken, welche Steuerung des Menschen, sogar zu radikaler Handlungsfähigkeit, durch ein solches System, beschrieben als „Enhanced Human Operations(EHO)“, entwickelt werden könnte. Durch psychische Konditionierung zur Schmerz- und Angstreduzierung kann gegenwärtig eine Radikalisierung mit ideologischen Inhalten missbraucht werden. Was geschieht jedoch mit solchen Schmerzmitteln in der Zukunft?

Die wertvolle Sammeltasse ist noch in unserer Erinnerung: Heißer Tee oder Kaffee, dann akuter Schmerz mit Reflexhandlung, oder zentral gesteuertes Beherrschen. Was geschieht bei diesem Hitzereiz und welche Wege nimmt er? Warum hält er an?

Die Nervenendigungen, die den Schmerzreiz in der Peripherie des Körpers, in der Haut und auch tiefer gelegen Geweben, aufnehmen, bezeichnet man als Nozizeptoren, „Schaden (lat.noxa)“, empfindend. Scheinbar einfach aufgebaut, mikroskopisch betrachtet handelt es sich um freie Nervenendigungen in der Haut. Reize von unterschiedlicher Ursache – chemisch, thermisch(ab mehr als 43°), mechanisch – lösen in diesen Nervenendigungen elektrische Ausschläge, Potentiale aus. Besonders für den anhaltenden, chronischen Schmerz sind zusätzlich auch stumme Nozizeptoren zu finden. Sie können nach Aktivierung, beispielsweise durch Entzündungsvorgänge, verstärkende Impulse in das Reizsystem geben. Sie plagen uns in einem gereizten, oder entzündeten Gelenk. Nicht zu unterschätzen ist auch eine Störung an diesen Nervenendigungen, die den Juckreiz auslöst. Von seiner Empfindung her ist er mindestens von vergleichbar quälender Wirkung.

Diese Nozizeptoren stellten schon länger Forscher vor wesentliche Fragen. Warum kann eine Zelle physikalische Reize wahrnehmen, man möchte fast sagen messen? Denn Druck und Wärme sind physikalische Werte. Erinnern wir uns: Wenn wir uns am Körper einen Sonnenbrand zugezogen haben und jetzt berührt werden, dann empfinden wir diesen Druck viel deutlicher. Da gibt es also eine enge Beziehung. Sorgfältige, genauer gesagt sehr mühsame schrittweise Prüfungen an Nervenendigungen führten auch dort zur Entdeckung von Ionenkanälen in Zellwänden(Membranen). Vergleichbar sind diese mit denen, die uns bei den örtlichen Betäubungsmitteln begegneten. Jeder kennt die Chilischoten, sie sind scharf, aber warum? Zuviel Chilli gefällt uns auch nicht, wir nennen das Essen zu scharf, englisch hot, so nahebei liegen Schärfe und Hitze. Chilli enthält Capsaicin, von dem man eben schon länger weiß, dass es einerseits Schmerzen in der Haut auslösen, andererseits aber feinst dosiert auch reduzieren kann. Die Empfindung für den Chillireiz ließ sich experimentell mit einem Tarantelgift blockieren. Natur ist unvorstellbar agil und variabel. Diese Parallele betraf eine von vielen Untersuchungen, die dann am Ende zur Entdeckung eines reagierenden Proteins(Eiweiß) führte. Diese verschiedenen in der Zellmembran gelegenen Ionenkanäle sind korrekt gesagt Proteine, die wie eine Schiffsschleuse funktionieren und sie vermitteln Temperatur, Druck und auch Schmerz.

Sind wir offen für das Leiden am Schmerz, so verstehen wir gut, dass 2021 der Nobelpreis für Medizin und Physiologie an David Julius und Ardem Patapoutian für diese Entdeckung vergeben wurde. Ob es gelingt, Medikamente zu entwickeln, die diesen neuen Ansatz nutzen, zeigt erst die Zukunft. Als erstes wird vielleicht im Bereich dieser Rezeptoren eine Substanz als wirksam entwickelt, die den unstillbaren Juckreiz bessert. Das brächte für Betroffene eine sehr große Hilfe. Dahinter verbirgt sich auch die offene Frage, ob Juckreiz über die gleichen Nozizeptoren registriert wird wie Schmerz oder ob ein eigenes Messsystem auch dafür existiert.

Die örtliche Überempfindung für Schmerzen wäre der nächste Ansatzpunkt. Ähnlich wie beim Sonnenbrand kann bei Nervenschäden(Neuropathien) die geringste Berührung extreme Sensationen verursachen. Man bezeichnet dies als Allodynie, ein „Andersempfinden". Diese quälenden Sensationen entstehen nach Entzündungen, oder begleiten einen Diabetes. Bei dieser, zunehmend verbreiteten Stoffwechselkrankheit, kann die schützende Funktion der Nozizeptoren nachlassen. Störungen der Haut werden im Fuß nicht mehr registriert, nicht gefühlt. Gefolgt ist diese Störung von Hautverletzung und Entzündung, im Extremfall führt dies bis zur Amputation. Oder das Herz gibt kein

Signal bei einer Mangeldurchblutung, der Herzinfarkt wird nicht gefühlt. Den richtigen Weg zur Behandlung zu finden bleibt eine große Herausforderung. Vielleicht werden die beschriebenen Entdeckungen ein Schritt zu weiteren Möglichkeiten der Behandlung.

Wohin führt nun die Empfindung in diesen Nozizeptoren? Die Reize aus den Nervenendigungen, auch für das Andersempfinden, die Allodynie, bilden den Anfang. Der Reiz wird weitergeleitet und muss auch bewertet werden. Die Komplexität des Schmerzes verstehen wir erst durch kognitive, bewertende und fühlende, affektive, also leidende Komponenten. Zusätzlich ist immer die durch Reflexe gekennzeichnete motorische Komponente daran gekoppelt, also eine abwehrende und schützende Gegenaktion. Der vom Bewusstsein weitgehend unabhängige vegetative Anteil ist zusätzlich dadurch gekennzeichnet, dass er am gesamten Körper, also auch am Kreislauf, weitere Antworten auslösen kann.

Die vom Schaden gereizte Nervenendigung sendet elektrische Potentiale in das „Innere" des Körpers, nach zentral. Die Reize werden in den grauen Zellen am Hinterhorn des Rückenmarks umgeschaltet. Alle dorthin leitenden

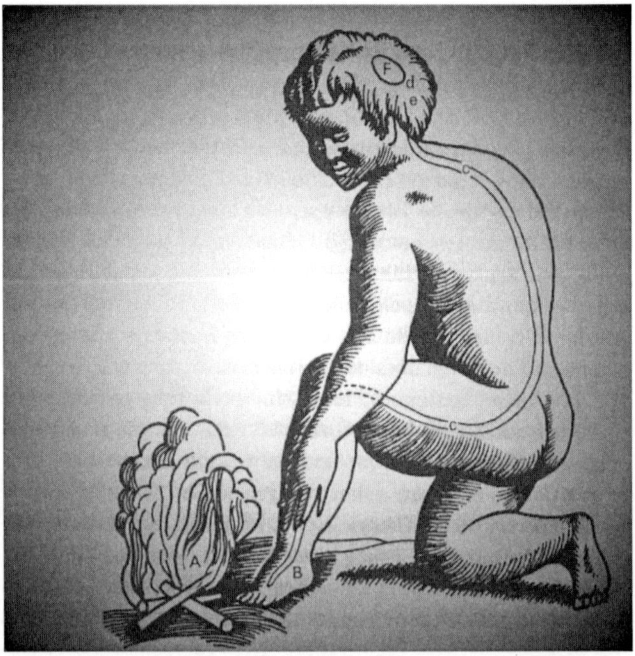

Abb. 9 Der Schmerzreiz am Fuß wird zum menschlichen Gehirn geleitet. Den Zusammenhang zeigt erstmalig dieses Bild des Philosophen und Naturwissenschaftlers René Descartes

Nerven sind untereinander durch Synapsen (s.u.) verbunden. Die Aufnahme der verschiedenen(polymodalen) Reize erfolgt auch an verschiedenen Stellen des Rückenmarks. So summieren sich unterschiedliche Reize zu einem für das Nervensystem vielfältigen Reizbild. Ins Bewusstsein dringen diese Reize durch die schnelle Weiterleitung im Rückenmark über aufsteigende schmerzleitende (nozizeptive) Bahnen, beispielsweise die Vorderseitenstrangbahn, blitzartig kann das ablaufen. Hirnzentren wie der Thalamus, verbinden diese Impulse mit anderen Zentren. Vereinfacht ausgedrückt: Es ist also wie eine Form von Verkehrsverbindung, überwacht durch Kontrollpunkte, aber auch gegenläufig verknüpft.

Von dem, was mit den Reizen aus der Peripherie in unserem Gehirn geschieht, besaß man zu Zeiten von Descartes keine Vorstellung. Das wichtige Schaltzentrum, der Thalamus (griechisch Kammer, Schlafraum) wurde erst 100 Jahre später identifiziert und seine Bedeutung nur schrittweise verstanden. Diese Ansammlung von Nervenzellkernen ist das Zentrum für das Umschalten von Reizwahrnehmung(Sensorik) und von Bewegungssteuerung(Motorik), vom Kleinhirn bis zum Großhirn reichend. Im Zentralen Nervensystem ist Alles mit Allem verbunden. Bei knapp 90 Milliarden Nervenzellen, ermittelt als Durchschnittszahl bei Männern (bitte nicht glauben, dass die Zahl etwas über Fähigkeiten aussagt!), sind diese über Synapsen, miteinander verbindende Haftungstellen, chemisch oder auch elektrisch verknüpft. Die Großhirnrinde, also der Anteil des Gehirns von wenigen Millimeter Stärke, der die Oberfläche des Gesamthirns bildet, gilt nach heutigem Wissensstand als Ort der Wahrnehmung und auch des Bewusstseins. Die etwa 15 Milliarden Nervenzellen alleine dieser für den Menschen so wichtigen Region weisen je bis zu 30 000 Synapsen auf, also 300 Billionen, vielleicht sogar bis zu 450 Billionen! Subcortical, unterhalb der Rinde, liegen wichtige „Kern“gebiete(Basalganglien), die als Verbindung dienen. Bei der Erstbeschreibung dieser Basalganglien haben die Anatomen zuerst die makroskopisch sichtbare Form zur Bezeichnung verwendet. Deswegen die schönen Namen: Geschwänzter Kern-Nucleus caudatus oder Putamen-Schalenkörper, Streifenkörper-Striatum, und weitere.

Entwicklungsgeschichtlich stellen diese Basalganglien für die Verarbeitung und Bewertung von Informationen einen großen Fortschritt dar, denn diese hochkomplexen Verbindungen sind gleichzeitig Bewertungs- und Belohnungssysteme. Das kann für Schmerzen sowie die automatische Steuerung unserer Bewegungen von großer Bedeutung werden. Bezogen auf die Motorik, weit über das Abwehren hinaus, laufen das Sprechen oder auch Schreien als Reaktion und Antworten auf Schmerzen über vergleichbare Automatismen. Der Thalamus (s.o.) stellt für den Eingang von Reizen mithilfe der Vernetzung und Informationsspeicherung eine sehr wichtige Auswahlregion, also eine Schleuse. Dieses Schleusen (engl. „gating“) hilft uns auch, die ankommenden Schmerzreize in dieser gigantischen Struktur zu steuern. Wenn dies nicht gelingt, dann wird nicht nur die Wahrnehmung, sondern auch die Verarbeitung gestört und greift dann auf das autonome, vegetative Nervensystem über.

Neurophysiologische Untersuchungstechniken brachten eine Fülle von Kenntnissen über die Aktivität in speziellen Regionen des Zentralnervensystems. Den Anfang machte das Elektroenzephalogramm (EEG), also das Registrieren elektrischer Ströme. Die Positronen-Emissions-Tomographie(PET) lässt die Durchblutung in einzelnen Regionen sichtbar werden, besonders auch die örtlichen Verhältnisse, speziell den regionalen cerebralen Blutfluss (rCBF). Die funktionelle Magnetresonanztomographie vermag mit Hilfe eines Signals des Sauerstoffgehaltes im Blut auf Nervenaktivitäten rückzuschließen. Magnetenzephalographie (MEG) erfasst über die magnetische Aktivität von Nervenzellen elektrische Zellsignale, sogar relativ zeitnah. Funktionszustände der Hirnrinde können zunehmend gut bewertetet werden. Tiefere Partien sind kaum zuverlässig erreichbar. Bisher dienen diese Verfahren überwiegend experimenteller Beobachtung und machen also nur Ausschnitte des Bewusstwerdens sichtbar. Den Zusammenhang mit dem Schmerz besser zu verstehen, wäre dann ein Ziel. Zurzeit ist jede Rückdeutung noch weitgehend als spekulativ anzusehen.

Wenn wir nach jetzigem Wissensstand, reduktionistisch eingeengt, als Bewusstsein biochemische und elektrische Signale in ihrer bisher noch unüberschaubaren Vielfältigkeit auffassen, dann stellt sich auch die Frage, was unter dem Einfluss von Schmerz geschieht. Wenn unser Bewusstsein von diesem „Überfluss" kontinuierlich einkommender Reizsignale überflutet wird, was läuft dann innerhalb der Netzwerkhierarchie unseres eingespielten Bewusstseins ab?

Ein entscheidender Schritt zur Beantwortung der Frage, was mit dem im Gehirn ankommenden Schmerzreiz geschieht, liegt auch darin, ob dieser Reiz gespeichert wird, also ob er bleibt oder ob er gelöscht werden kann, und dann wie? Die Suche nach dem Gedächtnis ist also ein wichtiger Teilaspekt, für den anhaltenden Dauerschmerz wird dies zum zentralen Aspekt der Forschung.

Entscheidende Rückschlüsse auf das Schmerzerlebnis und dessen Verarbeitung, gerade bei anhaltenden Schmerzen können nur indirekt daraus abgeleitet werden. Man wählte für bleibende Erinnerungen, besonders für Schmerzen, den Begriff „Engramme"? Was stellte man sich darunter vor und wie ist das mit aktueller Neurophysiologie vereinbar? Das aus der griechischen Sprache geformte Wort Engramm bedeutet das „Eingeschriebene". Das reichte bis zur Vorstellung eines einzelnen Neurons, das speichern könne. Und man erfand dafür das Wort vom „Großmutterneuron". Es blieb eine heute verlassene Vorstellung, da für das Erklären des Schmerzgedächtnisses nicht hilfreich.

Ursprünglich gehen die Vorstellungen vom Speichern der Erinnerungen auf Beobachtungen vom Gedächtnisverlust bei hirnoperierten, „verstümmel-

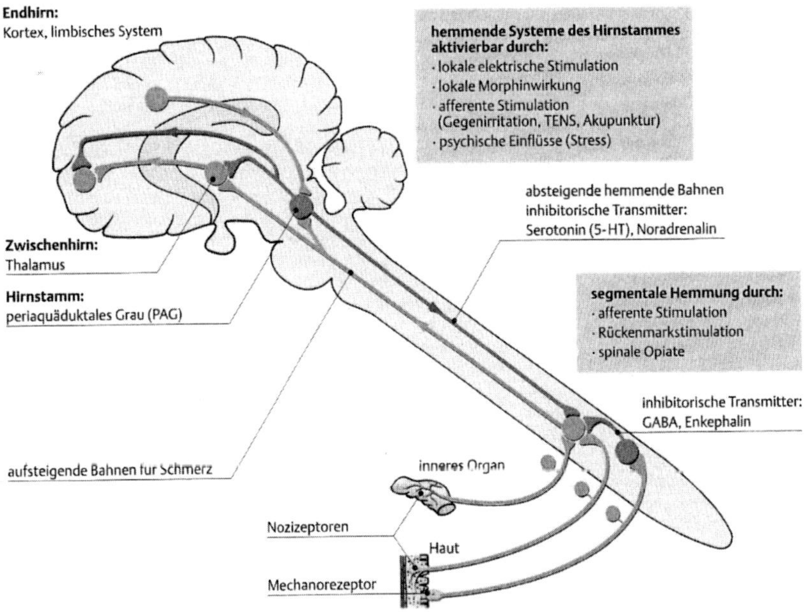

Abb.10 Descartes Bild mit modernen Strukturen. Schmerzleitung von der Haut oder dem Inneren Organ über die Nerven, das Rückenmark zum Gehirn, dem Zentralen Nervensystem. (M. Zimmermann in Niesel HC, H.van Aken 2003.) Von der Peripherie wird der Impuls über die aufsteigenden Bahnen geleitet, aber auch eine Möglichkeit zur Hemmung findet sich in dem biologischen Programm!

ten“ Patienten zurück. Sehr eingehende und systematische Untersuchungen ermöglichen heute eine Zuordnung für unterschiedliche Gedächtnisleistungen. Dem Kurzzeit- (auch Arbeitsgedächtnis) wird das Langzeitgedächtnis gegenübergestellt. Aber die unterschiedlichen Kategorien erfassen mehr: Das deklarative Gedächtnis, auch explizit(bestimmend, ausdrücklich) genannt, schließt semantisches, das Wissen von Tatsachen betreffend, und episodisches Gedächtnis ein, das Erlebte erinnernd. Das implizite(indirekte) Gedächtnis speichert, weitgehend unbewusst Abläufe, Ereignisse und Handlungen. Ein für das tägliche Leben sehr wichtiger Anteil betrifft das „prozedurale“ Gedächtnis, wir können „automatisch“ (aber gelernt) handeln, aber auch unbewusst Verbindungen knüpfen, zur Intuition fähig werden. Speicherort für das alles ist nicht ein Zentrum, sondern Erinnerungen, Gedächtnis werden dem medialen Schläfenlappen und Zwischenhirn (Diencephalon) sowie für das „Furchtgefühl“ auch dem Mandelkern (Amygdala) als neurophysiologisch fassbare Aktivität zugeordnet. Früher galt die Region des Hippocamus als Erinnerungsort. Der Name ist aus dessen Form abgeleitet, beim Sezieren wie ein

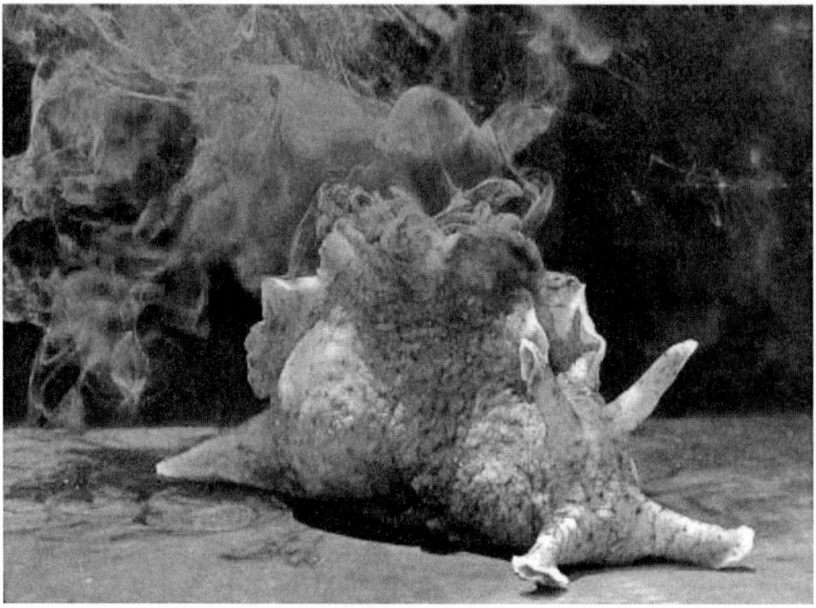

Abb. 11 Aplysia, der kalifornische Seehase, half, unser Schmerzgedächtnis besser zu verstehen

Seepferdchen (gr. Hippocampus) aussehend. Kommt jedoch Schmerz in dieses Gefüge, dann überlagert oder verdrängt dieser Schmerz die Gedächtnisfunktionen, die uns so selbstverständlich erscheinen. Der Schmerz und sein Erinnern konkurrieren mit unserem koordinierenden Gedächtnis, das wir als synaptische, also verbundene Plastizität bezeichnen. Doch versuchen wir das Einfache des Speicherns, des Gedächtnisses zu erklären. Die Natur gibt uns die Chance des Rekonstruierens. Aber das Forschen ist eine große Herausforderung. Wir können das verfolgen.

Die Frage lautet, wie ist es bei all diesen kompliziert beschriebenen Verbindungen möglich, dass ein Reiz, also entweder ein Bildmotiv oder der Schmerz als abrufbar, erinnerbar gespeichert wird. Von wesentlicher Bedeutung für diese Fragen gilt die Suche nach einer wichtigen Gedächtnisleistung, der Dauerspeicherung der Informationen. Eric Kandel, 2000 mit dem Nobelpreis ausgezeichnet, führte zur Klärung genial zu nennende neurophysiologische Experimente durch. Mit seinen Eltern nach dem Anschluss Österreichs 1938 in die USA erzwungenermaßen emigriert, suchte Kandel, anders als Siegmund Freud, nicht in der anwendungsorientierten Psychotherapie, wie er ursprünglich plante, sondern in der Biochemie nach Erklärungen für die Wirkung von Reizen auf das Nervensystem. Um eindeutige überprüfbare

Ergebnisse zu erzielen, realisierten neurophysiologische Forscher unter seiner Regie systematische Untersuchungen an einem einfachen biologischen Substrat, dem Nervensystem bzw. Einzelnerven des Kalifornischen Seehasen (Aplysia californica). Das ist kein Hase, sondern eine pazifische Meeresschnecke. Relativ einfach strukturierte Nerven machen es möglich, Reizfolgen zu beobachten und Wirkungen im biochemischen Bereich zu finden. Doch es gestaltete sich zu einem langen, systematischen Weg der experimentellen Neurowissenschaft.

Die klassische Form dieses Aufbewahrens von Reizzusammmenhängen nennt man Konditionierung. Dieser Begriff ist mit den Experimenten verbunden, die Pawlow vor 1904, dem Jahr seiner Nobelpreisverleihung, mit Hunden durchführte. Durch wiederholtes Verbinden von Reizen, einem Glockenton mit dem Anbieten von Futter, und der Antwort im Absondern von Sekret, konnte er einen Lern-, und Erinnerungseffekt nachweisen. Übrigens ergaben 20 Jahre später vorgenommene Experimente mit Morphin vergleichbare Resultate. Der von Morphin auslösbare Brechreiz trat nach optischer Konditionierung, der Hund sah eine gleichgeformte Spritze, diesmal aber mit Kochsalzlösung, ebenso auf. Hier handelt es sich um eine Wirkung, die man auch als ersten Hinweis auf Placebo-/Nocebo-Effekt ansehen kann. In welchem Umfeld wir ein Medikament einnehmen, kann über dessen Verträglichkeit entscheiden. Das betrifft auch die Konditionierung zur psychischen Abhängigkeit.

Heute sprechen wir umfassender von Neuroplastizität. Das klingt für uns besser vorstellbar. Versuchen wir das Agieren unseres Gedächtnis zu verfolgen, stellen wir fest, wie ziel-und zweckgerichtet alles funktioniert. So sichert sich das Leben mit Hilfe von Gedächtnis ab.

Ein kleiner Blick auf unser biochemisches Interagieren zeigt, wie Zellen und Botenstoffe zusammenwirken. Serotonin, ein wichtiger Neurotransmitter, kann Nervengewebe sensibilisieren. Erreicht ein Reiz die Nervenknoten (Ganglien), wird zur Speicherung im Kurzzeitgedächtnis, ein sekundärer Botenstoff, also ein Signale übertragender Stoff, cAMP (Cyclisches Adenosinmonophosphat) ausgeschüttet. Doch dieser Teil des Gedächtnisses führt nicht umsonst den Namen Kurzzeitgedächtnis. Erst durch Vermittlung eines Proteins, des Transkriptionsfaktor CREB (cAMP response element-binding protein), wird aus der kurzzeitig gespeicherten Information eine Langzeitinformation. Dieser Transkriptionsfaktor CREB vermehrt sogar die Zahl der Synapsen, den Kontaktstellen, die neuronale Informationen übertragen. Jede Nervenzelle besitzt etwa 1000 Synapsen, variierend zwischen wenigen und 100000. Das kann dann des Bewahren, das Erinnern der Nervenzellen verbessern und wird zur Grundlage für das Langzeitgedächtnis.

Dieses CREB besitzt übrigens einen Teilabschnitt, der wie ein Prion-Eiweiß reagiert. Man kann sich erinnern an ähnlich aktive Eiweiße bei BSE (Rinderwahn). Der richtige Stoff an richtiger Stelle das ist auch in der Biologie Voraussetzung für Erfolg. Ein weiteres Peptidhormon, Osteocalcin, für die Knochenregeneration wichtig, unterstützt ebenfalls Hirn- und Gedächtnisfunktionen.

Das Protein CREB vermag die Zahl der synaptischen Kontaktstellen zu steigern. Das ermöglicht den Nervenzellen den Übergang vom Kurzzeitspeichern zum Langzeitgedächtnis! Das Phänomen der synaptischen Plastizität mit Speichern und dadurch dem Erinnern und Lernen gilt für unser ganzes Leben, eingeschlossen ist der Schmerz.

Wiederholen – klassischer Schulunterricht

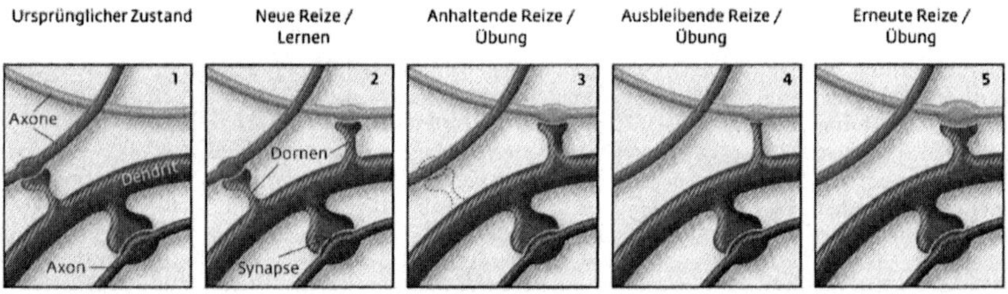

Abb. 12 Lernen, Erinnern. Die Wiederholung von Reizen bildet und stabilisiert neue Verbindungen (Synapsen). Lernen funktioniert auf diese Weise, aber auch das Erinnern von Schmerz. (Zeichnung Max-Planck-Institut). Neben der neuen Verbindung kann nur durch Übung auch die alte Verbindung der Nerven erhalten bleiben! Bleibt geduldig wie Kinder beim Üben, könnte die Devise lauten.

Vielleicht hilft uns, sich dabei an den anschaulichen Begriff Wiederholen zu erinnern. Die Beschreibung biochemisch verwirrend klingender Wissenschaft bestätigt die Notwendigkeit der Repetition. Es sollte erinnert werden, dass Wiederholen auch anstrengend ist, nach Energie, symbolisch und reell, verlangt. Dieser Zusammenhang gilt nicht nur für das „Behalten“ eines Wissens, heute meist als Information bezeichnet. Es kann auch das Problem des anhaltenden Schmerzes besser erklären. Der chronische Schmerz ist, soweit wir die Wege der Speicherung verstehen, nicht primär chronisch, sondern entsteht durch wiederkehrenden oder nicht abreißenden Reiz aus einem geschädigten Körperteil. Dieser induziert das Chronischwerden. Für die Interaktion von Patient und Arzt kann das Wissen um den Zusammenhang entscheidend werden. Schmerzen können, das sagt unsere Erfahrung, ohne aktive Maßnahmen abklingen. Aber sie können auch nicht abklingen. Dieses vielleicht für die Beteiligten nicht vorhersehbare Reagieren verlangt nach vertrauensvoller Kommunikation zwischen den Akteuren, denn man muss hierbei den Patienten auch als Akteur auffassen, der sein Befinden äußert oder offen äußern darf. Ich habe gerne in einer Vorlesung gesagt, „der Patient hat immer recht". Das bedeutet nicht, dass er nach wissenschaftlich fixierten Indikatoren das Richtige sagt, sondern dass seine Äußerungen seine Möglichkeit der Wahrnehmung und der Verarbeitung widerspiegeln. Es ist sein Standpunkt, seine Situationsanalyse. Hier verbinden sich Leib und Seele, wenn man es mit klassischen Begriffen ausdrücken möchte.

Elektrische und chemische Reizleitung und Erinnerung

Ursprünglich schrieb man die Reizübertragung allein den elektrischen Impulsen zu, aber bald registrierten experimentelle Untersucher auch eine chemische Signalübertragung. Die Fortschritte in der biochemischen Forschung ließen schrittweise die Faszination dieser Impulsübertragung sichtbar und gewissermaßen fühlbar werden. Denn die sogenannten Neurotransmitter, Botenstoffe, agieren in einem Tempo von Tausendstelsekunden mit Aufbau, Signalweitergabe und Abklingen der Wirkung, dem dann die unmittelbare Bereitschaft zur erneuten, gerichteten Signalübertragung folgt. Eine faszinierende Geschwindigkeit. Das gilt für alle Zellen, stellt aber für Nervenzellen die Grundlage für das Tempo unseres Empfindens, Reagierens und Denkens. Diese chemischen Synapsen mit einer Verbindung zur elektrischen Signalübertragung müssten jedoch für die Erklärung von Gedächtnis, auch für das Schmerzerinnern, zusätzliche Fähigkeit aufweisen. Während diese Verbindungen, Synapsen seit Ende des 19.Jhdts von dem Mediziner und Neurophysiologen Charles S. Sherrington beschrieben wurden, auf ihn geht auch der Begriff Nozizeptor zurück, stellte sich also weiterhin die ernsthafte Frage nach dem „Gedächtnis" dieses Reizes. Es geht um das Erinnern, besonders auch des Schmerzes.

Das zu deuten versucht Kandel in einem Interview auf die Frage, „Wäre es gut, wir könnten lästige oder böse Erinnerungen einfach löschen?" Eric Kandel darauf: „Das ist eine äußerst schwierige moralische Frage. Wenn wir Teile eines Gedächtnisses löschen, ändert das die komplette Persönlichkeit eines Menschen. Ein Mensch ist das, was er gelernt hat und was er erinnert. Wenn Sie ihm sein Gedächtnis nehmen, rauben Sie ihm praktisch die Existenz. Daher wäre ich hier extrem vorsichtig." Es klingt darin auch die für ihn persönliche Frage an, was ihm mit seiner Vertreibung als jüdischem Jungen aus Wien unter der nationalsozialistischen Herrschaft angetan wurde und wie dies heute beantwortet wird. Die Suche nach der Psyche und damit auch des Verhaltens des Menschen, so riet ihm ein Lehrer, beginne beim Suchen im Nerven als zentralem Funktionsteil des Gehirns.

Weitere zentrale Kerne registrieren im Gehirn diese Signale und verbinden mit verarbeitenden oder reagierenden Zentren. Der oben genannte Mandelkern ist z.B. einer von diesen Zentren, die auch für die folgende Angstreaktion verantwortlich werden. Angst, Furcht und Lust steuern unsere Affekte als Teil der Schmerzwahrnehmung.

Bevor aber alle diese registrierenden Vorgänge ablaufen, aktiviert der Organismus bereits seine Schutzreflexe. Diese nehmen in gewisser Weise den kürzesten Weg im Rückenmark und schalten den Reiz, bevor er uns bewusst wird, zu den motorischen, aktiv bewegenden Reflexbahnen. Der Wegziehreflex, das blitzschnelle Zurückziehen oder Abwehren, bedeutet für Lebewesen elementaren Überlebensschutz. Daher ist er auch im Tierreich deutlich sichtbar. Wie weit auch bei Tieren eine als Schmerz definierbare zentrale Verarbeitung besteht, führt zu kontroverse Antworten. Vielleicht stecken darin auch Projektionen unseres Empfindens in das Wesen Tier. Wie ein Mensch den Schmerz erlebt, wie er leidet, ist nur zu einem Teil von der Intensität des Reizes abhängig. Die zentrale Verarbeitung des Reizes kann wesentlich wichtiger für das Erleben werden. Eine entscheidende Komponente stellt deswegen die Verarbeitung von Affekten dar. Für psychosomatisch ausgerichtete Therapeuten erklären sich körperliche Spannungszustände als Antwort auf diese Affekte. Das lässt sich aus den beschriebenen Zusammenhängen nachvollziehen.

Die Schmerzleitung entspricht erstaunlicherweise dem Bild, das René Descartes, (lat. Cartesius,1596–1650) über seine Vorstellungen vom Empfinden der Schmerzen um 1632 verfasste. Dieses Cartesianische Leitungsbild erscheint uns, flüchtig betrachtet, mechanistisch. Doch für seine Zeit, das 17.Jahrhundert, wirkte das Verbinden von Peripherie, wo der Schmerz ausgelöst und Zentrum, wo er registriert wird, revolutionär. Er drückt das so aus: Schmerz entsteht, „wenn man am Ende eines Seilzuges zieht und die Glocke zum Klingen bringt, die am anderen Ende hängt“. Descartes Rationalismus lässt sich in den Ursprüngen auf seine scholastische Bildung zurückführen. Denn bei Thomas von Aquin wird die Einheit von Seele und Körper als untrennbar angesehen. Die Fortsetzung aristotelischer Betrachtung wird hier erkennbar. Die Seele beschreibt Bewusstsein und geistiges Gut aus der Aktivität von Form und Materie. Und Geistiges kann unsterblich sein, weil das Ende des Materiellen überlebend.

Ich denke, also bin ich.

Descartes verbindet mit seinem Wissen die scheinbar konkurrierenden Weltendeutungen der Theologen und Naturwissenschaftler. Vielleicht liegt die von ihm geäußerte Verbindung beider in der Ethik. Sein „cogito, ergo sum“ schließt ethische Verantwortung ein. Der Schmerz wird aus dem Deutungsbild als Strafe für Missetaten von Descartes zu einem von Naturwissenschaften zu erforschenden Rätsel gewandelt, dessen Deutung heute unverändert Fragen aufwirft.

Das Bewusstsein des Menschen ist mit dem Ich-Leid-Erfahren unmittelbar verknüpft. Das ist die Last für die „Krone der Schöpfung“. Die in neuronaler Projektion beobachtbare Darstellung von bewusstem Schmerz in der vorderen Hirnrinde (Cortex) schildert der Patient seinem Arzt. Diese aus dem Bewusstsein des Patienten kommende Beschreibung („mir tut das Knie weh“) ist dann nicht nur ein Abstraktum, sondern wird zu einem appellierenden Schrei an den Therapeuten. Dieser nimmt diesen subjektiv klingenden Ruf des Patienten als Information wahr, also Erlebnis und Effekt werden auf eine abstrakte Beschreibung reduziert.

Von manchen Neurophysiologen und Philosophen des Geistes wird der Dualismus von Descartes und auch Leibniz als überholt angesehen, und der Vorstellung von Spinoza, Körper und Seele seien eins, gefolgt. Doch vielleicht kann man eher Karl Poppers Erklärungsmodell nutzen und den geäußerten Schmerz des Patienten in dessen „Welt 2“ projizieren, die „psychophysische“. Er meint damit den Menschen als geistiges Wesen, das über das physische Sein hinaus eine Existenz aufweist. Diese bedarf der physischen (neurophysiologischen) Welt, ist aber mehr als nur ein Vorgang in dieser. Leib-Seele-Problem ist daher für den hilfsbereiten Arzt auch eines der Wahrnehmung der Erlebniswelt-Schmerz eines Patienten. Der geäußerte Schmerz des verstorbenen Krebskranken überdauert dessen Tod als Wort in seiner aufzubewahrenden Anamnese, auf Papier. Und dies ist erlebtes Leiden. Virtualität müssen wir dem folgend als real einstufen. Der in der täglichen Medizin als subjektiv aufzufassende Schmerz erhält damit seinen objektiven Hintergrund. Insofern helfen die Toten den Lebenden. Materiellen Charakter erhält ein Schmerz auch mit der Dokumentation. Karl Popper (1902–1994) erwartet von Wissenschaft, kritisch zu fragen und alles auf Fehler zu überprüfen, „Falsifikation“ wird zur stetigen Aufgabe. Das gilt auch für medizinische Entscheidungen, gerade gegenüber einem als subjektiv bezeichneten Phänomen. Das klingt sehr schnell wie irreal, noch gefährlicher, wenn der Untersucher das Wort „eingebildet“ zur Beschreibung wählt.

Der Philosoph Thomas Metzinger beschreibt die Begrenztheit von menschlicher Wahrnehmung mit dem Begriff „Ego-Tunnel“. Ganz besonders passt dieses Bild in die Situation des Schmerz Leidenden. Ohne Frage zwingt uns Schmerz in diese Enge. Auch als Therapierender muss ich diese Einengung zu verstehen suchen. Ich muss Erklärung und Therapiewege finden. Wenn ich „Schmerz“ nur als Sache betrachte, bin ich auch eingeengt wie in einem Tunnel. Es ist auch für den Arzt eine Herausforderung, diese Einengung zu verstehen, sonst bleiben wir in einem Tunnel von Wissen und damit Voreingenommenheit. Das betrifft besonders das Affektive im Schmerz.

Was ist Schmerz? Suchen nach Therapien

Das Fehlen von Wohlbefinden als Auffassung von Schmerz taucht sehr früh in der Geschichte als Naturvorstellung auf. Der normale Regelzustand verbindet sich in der griechischen Weltvorstellung mit Wohlbefinden und Gesundheit. Damit wird Schmerz eher als ein Mangel betrachtet. Sehen wir das gegenwärtig auch so?

Nach langer Diskussion definiert die Internationale Gesellschaft zur Erforschung des Schmerzes (International Association for the Study of Pain (IASP) im Jahr 1979:

> „Schmerz ist ein unangenehmes Sinnes-und Gefühlserlebnis, das mit aktueller oder potentieller Gewebsschädigung verknüpft ist oder mit Begriffen einer solchen Schädigung beschrieben wird."

Rückschauend blicken wir in die Vorgeschichte zurück. Voller Selbstkritik schrieb der Verfasser des bedeutendsten Lehrbuchs über die Chirurgie des Schmerzes René Leriche 1937: „Für die Ärzte, die in Berührung mit den Kranken leben, ist der Schmerz nur ein zufälliges, verdrießliches, beschwerliches, oft schwer zu unterdrückendes Symptom, das aber meist keinen großen Wert hat, weder für die Diagnostik noch für die Prognose. Die Zahl der Krankheiten, die er aufdeckt, ist sehr niedrig, und als Begleiter dient er häufig nur dazu, uns zu täuschen. Dagegen scheint er bei einigen chronischen Zuständen die ganze Krankheit zu sein, ohne den diese nicht existieren würde." Dieser deutlich standeskritischen Einschätzung gegenüber steht sein: „Ich möchte mich gegen diesen Irrtum wenden."

Kurz zuvor, im Jahr 1936, drückt der damals außerordentlich populäre Chirurg Ferdinand Sauerbruch, mit Hans Wenke als psychologischem Mitautor, das ist für damalige Zeit beachtenswert, den Zusammenhang so aus: "Als körperliche Empfindung ist er, der Schmerz, gleichwohl nicht auf den Bereich des Physischen eingeschränkt, sondern wirkt sich in allen Schichten der Seele und des Geistes aus."

Die Bedeutung der Psyche wird also genannt, aber der Umgang damit besteht nur in ungefähren Ideen. In der Praxis sehen Ärzte eher ihren Einfluss in ihrer positiven Wirkung als Persönlichkeit, die Menschen Vertrauen geben wollen. Vielleicht steckt doch etwas an Überzeugendem in dem Begriff „Halbgötter in Weiß". Ist dies ein Überbleibsel aus den Urzeiten des Abhängigseins von Göttern? Die Psychologie ist in den 30er und 40er Jahren des letzten Jahrhunderts von einer Mithilfe weit entfernt, weil die Psychoanalyse keine Hilfe im Leiden am Schmerz zu geben vermochte. Es vergehen noch Jahrzehnte, bis diese wichtige Seite mit anderen Prinzipien in der Behandlung des Schmerzes in ein Gesamtkonzept eingeschlossen werden konnte. Immer halte man sich vor Augen, das klingt in der oben genannten Definition an, Schmerz ist nicht somatisch, körperlich fassbar, sondern psychophysisch, damit mehrdimensional.

Schmerz im Nerven – Nobelpreise für die Forscher

Nicht jeden Leser wird interessieren, was in den Zellen und den Nerven abläuft. Doch zum Verstehen und für die Hoffnung auf Fortschritte, will ich den tieferen Hintergrund beschreiben. Wir haben für das Empfinden in unserem Bewußtwerden von Schmerzen das Leitungssystem im Körper. Dessen unmittelbaren Wege sind sorgfältig erforscht. Aber wo beginnen die Impulse und wie schnell bewegen sie sich? Für die Wahrnehmung unterschiedlicher Reize finden sich im gesamten Körper, in variierender Verteilung, eine Reihe von unterschiedlichen Nervenendigungen. Von diesen sind es die genannten Nozizeptoren, die einer Schmerzempfindung dienen. Die Nozizeptoren funktionieren universell ausgerichtet, man nennt das polymodal. Es werden beispielsweise Hitze, Kälte, Quetschung, chemische Reize von diesen, als „freie Nervenendigungen" bezeichneten, Fasern registriert. Die dazu gehörigen Fasern sind Teile eines langsam (C-Fasern) oder schnell leitenden(Aδ) Nervensystems. Die „stummen" oder „ruhenden" Nozizeptoren wirken als Teil der langsam leitenden C-Fasern. Darüber läuft alles an Reizen, was uns anhaltend quält!

Das Weiterleiten geschieht, weil zweckgesteuert, in diesen schnellen oder langsamen Nerven unterschiedlich. Die Leitungsgeschwindigkeit, das Tempo, variiert in den Nerven von 1m pro Sekunde in den C-Fasern, etwa 15 m/Sekunde in den Aδ-Fasern bis zu maximal 120m/Sekunde in unseren schnellsten Muskelnervenfasern-Aα. Wir sollten versuchen, uns dieses Tempo vorzustellen und zu fragen, wie ist so etwas möglich. Die schnellen Nerven sind die dicken, weil sie einen besonderen Aufbau ihrer Bedeckung durch Markscheiden besitzen. Warum fragt man sich. Um das Tempo der Überleitung zu erhöhen, leiten diese Nerven sprunghaft, saltatorisch, von einem Markscheidenring zum nächsten. Phantastisch effektiv kann man diese biologische Strategie nennen. Die höchste Leitungsgeschwindigkeit besitzen dabei Nerven, die unsere Muskelaktivität steuern. Menschen müssen, ähnlich wie Fluchttiere schnell reagieren können, daher dieses unglaubliche Tempo! Unsere Reaktionsfähigkeit, vom täglichen Leben bis zum Sport, findet erst darin eine Erklärung. Denken wir beispielsweise an den fliegenden Tischtennisball und seine Akteure. Die Kontaktaufnahme zwischen den Einzelzellen des Gehirns erfordert auch eine hohe Leitgeschwindigkeit, denn das Gehirn schafft seine universelle, grandiose Leistungsfähigkeit auch durch das Interagieren aller Funktionsteile, von Wahrnehmung bis Antwort.

Langsam dagegen wird ein Reiz in Schmerznervenfasern geleitet. Am langsamsten laufen die Reize in den vegetativen, automatischen Nerven. Unsere Abwehr läuft also schneller als das Bewußtwerden des Schmerzes! Geschwindigkeiten von diesem Tempo bedeuten, dass Reize, bezogen auf die Länge eines menschlichen Körper nur Bruchteile von Sekunden benötigen. Man konnte errechnen, dass innerhalb von 3 Sekunden ein Nervenreiz durch sämtliche Nervenbereiche von der Peripherie, Haut oder Gelenke z.B., und Zentralem Nervensystem geleitet wird, also damit auch alle zentral gesteuerten Interaktionen auslösen kann. Das bildet die Grundlage für eine „natürliche Intelligenz", viel breiter aufgestellt als eine suchende „Künstliche Intelligenz". Das Natürliche funktioniert, nebenbei bemerkt, viel energiesparender als das Artefizielle. Hinter der natürlichen Intelligenz verbirgt sich ein seit mehreren 100 Millionen Jahren laufender biologisch geprägter Auswahlprozess. So erklärt sich andererseits auch, dass das Hinterfragen von Problemen im Nervensystem besonders herausfordert, eben weil es aus vitalen Gründen komplex abläuft. Leider stützt sich die Mehrzahl von uns nicht auf dieses unvorstellbar reiche biologische Potential. Ein Potential, das eben gleichzeitig auch unsere vielen Muskeln steuern könnte. Wir lassen uns gerne fremdsteuern und tragen so der Entmündigung durch technische Hilfsmittel bei. Illusionen können beglücken?

Wie wirkt sich Schmerz im Gehirn aus, nach des Rätsels Lösung fragen wir uns zu Recht. Bei Untersuchungen von zentralen Ängsten vor einer Aufgabe, wie dem Beispiel Mathematikaufgaben zu lösen, konnten mittels funktioneller Magnetresonanztomographie (fMRT), also einem Verfahren, das über die Sauerstoffaufnahme (Oxygenierung) Funktionszustände sichtbar macht, dem Schmerz vergleichbare Reaktionen registriert werden. Das zeigt eindringlich, in welchem Zusammenhang wir die menschliche Schmerzreaktion zu verstehen haben. Denn die messbare Reaktion bei der Mathematikaufgabe entspricht dem Erlebnis beim Anfassen einer heißen Herdplatte. So können wir Kinder in den Anforderungen der Schule verstehen. Es kann wie ein Schmerz wirken.

Besonders der Reiz von Nozizeptoren durch Hitze weist auf die Gefahren von Hitzeschäden hin. Feuer gehört zu den zentralen Erfahrungen im Bewusstsein des Menschen. Der Umgang mit Feuer erzwang von unseren Vorfahren große Achtsamkeit und gezieltes Lernen und Umgehen mit physikalischen Gesetzen. Es ist ein anhaltender Lebensprozess, weil biologisches Leben für die Zellen nur innerhalb eines recht engen Temperaturbereiches möglich ist. Das betrifft sowohl das Gewebe, also die Eiweißstoffe wie auch die biochemischen Reaktionen. Diese erlauben nur geringe Schwankungen, Auskühlung oder Überwärmung bremsen oder töten das Leben. Das betont die lebenswichtige Funktion dieser schmerzempfinden Nervenendigungen. Es erklärt auch den anhaltenden Schmerz einer Verbrennung. Verbrennungsschäden der Haut sind sehr, sehr quälend und langanhaltend. Daher erfordert gerade die Versorgung von Verbrennungen den Einsatz von hochdosierten Schmerzmitteln. Beispielsweise wird ein Verbandswechsel oft nur während einer Anästhesie oder Narkose möglich, denn er wäre im Wachzustand unerträglich.

Wo ist der Schmerz? – Projektion des Schmerzes

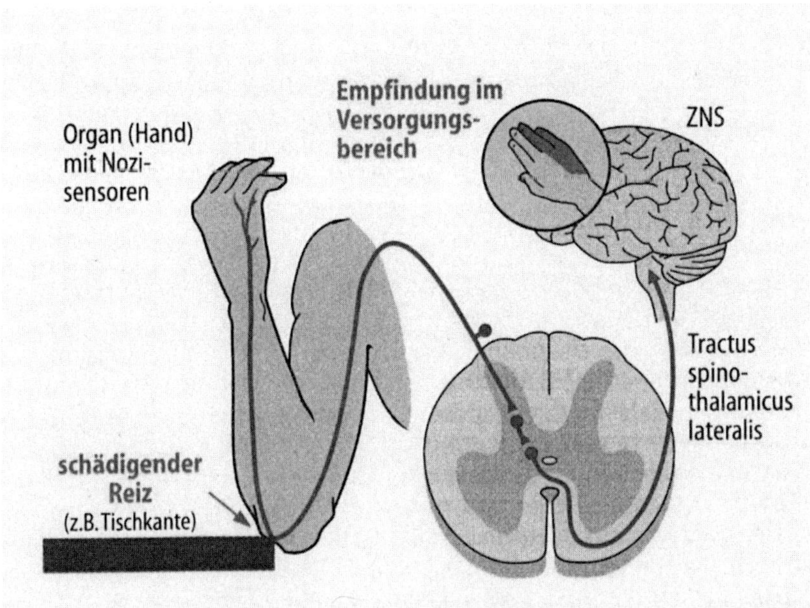

Abb. 13a Die Fehldeutung eines Reizes. Ort der Reizung muss nicht mit der Verortung im Gehirn übereinstimmen. Andere Beobachtungen ergänzen, zum Beispiel das Sehen sagt uns, wo der Reiz wirklich entstand.

Unsere Empfindungen an einem bestimmten Teil unseres Körpers entsprechen oft nicht dem wirklichen Ort der Ursache. Wird ein Nerv im seinem Verlauf gereizt, kann unsere Wahrnehmung den Ort der auslösenden Ursache oft nicht festlegen. Es handelt sich um eine Projektion in das Zentrale Nervensystem, die sich aber auf die gesamte Ausdehnung eines Nerven bezieht.

Die Sinneszellen verbinden nach einem segmentalen Ordnungsprinzip die Haut, das Bewegungssystem und die Eingeweide mit dem Rückenmark. So lassen sich die Leitsysteme von der Zehe, der Schulter oder einem Finger verfolgen. Diese segmentale Zuordnung wird beispielsweise bei der Nerven- und

Hautentzündung des Herpes zoster, der Gürtelrose, und den dabei verursachten Nervenschmerzen sichtbar. Nur am Kopf sind 12 Nerven unmittelbar nach zentral orientiert, dem kürzesten Weg folgend. Deutlich wird diese Anordnung am Nervus trigeminus, dem „Drillingsnerv“, der Stirn, Wange, Ober-und Unterkiefer versorgt.

Der englische Neurologe Sir Henry Head (1861–1940) konnte jedoch erstmalig beobachten, dass die Signale aus dem Inneren des Körpers, den Eingeweiden (lat. viscus) zusammen mit vegetativen Nerven verlaufen, also nicht nur segmental. Daher werden Schmerzen aus unserem Inneren anders übertragen. So empfinden wir Schmerzen aus der Herzregion eher in Schulter und Arm. Den inneren Organen ordnet die anatomische Orientierung bestimmte Zonen zu, die sich aus sorgfältiger Beobachtung ergaben. Man bezeichnet sie nach dem Erstbeschreiber als Head'sche Zonen. Umgekehrt nutzt man diese in Umkehrfolge kutiviszeral, von der Haut zum Inneren, bei vielen therapeutischen Maßnahmen. Der feuchtwarme Wickel, die Einreibung mit Salben, die Wärme bei Moxibustion, Massagen, manualtherapeutische Manipulationen, das Auflegen von Pflanzen usw. wirken über die sensorischen und die Schmerznerven in vielfältiger Weise. Die Gefäße werden erweitert, endogene Schmerzstoffe beeinflusst, die Muskel entspannt. Es geht uns besser. Und das wussten bereits unsere Vorfahren, die solche Behandlungen weit vor unserer Zeit erfunden und erprobt haben.

Vielfalt an Therapien, weil die Ursachen so vielfältig sind

Es gibt viele Namen für diese helfenden Maßnahmen. Man kann sie „Großmutters Rezept“, Alternativmedizin, Naturheilkunde, biologisch-dynamisch nennen. Auf diesem Gebiet spielt sich ein breites Marketing, ein Werben um Nutzer ab. Bei funktionellen Beschwerden, so nennt man diese glücklicherweise oft vorübergehenden Schmerzen und Beschwerden, erweisen sich alle diese vergleichbaren Verfahren als hilfreich. Für den Arzt, der sich dem Patienten im langanhaltenden Vertrauensverhältnis verbunden fühlt, gehört immer das Begleiten dazu. Begleiten bedeutet auch Wirkungskontrolle, Ausschließen von Verschlechterung des Befundes, kritisches Überlegen und Nachdenken über weitere Diagnostik. Denn das Übersehen von einer ernsthafteren, bedrohlichen Erkrankung kann nur in gemeinsamer Abstimmung vermieden werden. Hinter dem scheinbar banalen Leibschmerz kann die drohende Perforation einer entzündeten Appendix (dem „durchgebrochenen Blinddarm“) stehen. Wärme ist dann ebenso gefährlich wie das Vortäuschen einer Besserung durch ein Schmerzmittel. Die unübersehbare Fülle an allgemeinen, meist schmerzbegleiteten Störungen im Magen-Darmtrakt fordern gegenwärtige Forschung heraus. Nur schrittweise nähern wir uns einem besseren Wissen über die Viscera (lat. für Eingeweide). Darm und Magen sind gemeint, deren Innervation, bakterielle gesunde oder nicht gesunde bakterielle Besiedlung und den immunologischen Antworten. Äußern die sich in unklarem Schmerz?

Medizin ist in der Gegenwart leider nicht so organisiert, dass die kontinuierliche Zuwendung zum kranken und schwachen Menschen als wichtige Aufgabe verwirklicht werden kann. Der Arzt, naturwissenschaftlich geschult, sucht eine Ursache für den Schmerz. Wenn diese definiert ist, wird unmittelbar die gezielte Behandlung geplant. Ursachengerecht, also kausal gerichtet, wird dann die direkte Heilung der ursprünglichen Krankheit begonnen. Das bedeutet auch, dass der untersuchende und diagnosestellende Arzt Fragen nach der Ursache einer Erkrankung stellt, nicht zuerst auf den Schmerz sein Augenmerk richtet, also insbesondere den fachlich korrekten Wege zur Elimination sucht. Schmerz wird dabei in erster Linie als ein Begleitsymptom einer Erkrankung gesehen, zunächst nicht als primäre Krankheit. Herausfordernd bleibt die Notwendigkeit, parallel dazu nach einer schnellstmöglichen Erleichterung für den leidenden Patienten zu suchen. Kausale Therapie gegen die Ursache des Schmerzes ist die wichtigste Aufgabe, überbrückt durch das helfende Schmerzmittel. Die Folgen des Schmerzes sowohl für die auslösende Krankheit wie auch den Körper als Ganzen kann zunächst nicht im Vordergrund stehen. Als Patient erwartet man in der Regel diese Abläufe.

Wenn aber, und das ist nicht selten, sondern häufiger, der Schmerz trotz erfolgreicher Behandlung bleibt oder sich nach dem Eliminieren der, vielleicht nur scheinbaren Ursache, anhält? Der Schmerz sich also verselbständigte. Oder hätte man den Schmerz nicht nur als Symptom und die begleitende Erkrankung nicht als seine Ursache deuten können. Hier entstehen viele offene Fragen.

Der Rücken, ein Schwachpunkt des Menschen

Vergleichbares kann im Falle von Rückenschmerzen offensichtlich beobachtet werden. Untersucht man rückengesunde Menschen mittleren oder höheren Alters, stellt man etwa bei einem Drittel dieser, eigentlich nach allgemeinen Vorstellungen gesunden Menschen, bei sorgfältiger Diagnostik der Wirbelsäule mit radiologischen Methoden einen Bandscheibenvorfall fest. Und zwar von solchem Ausmaß, dass eine Operation angeraten scheint. Liegt nun im unglücklichen Falle die Ursache eines Rückenschmerzes nicht an der „Bandscheibe", dann würde ein schmerzgeplagter Patient zwar erfolgreich von seinem Bandscheibenvorfall befreit werden, aber nicht von seinem Schmerz. Rückenschmerzen werden von mehr als 70% der Menschen im Verlaufe des Lebens geäußert. Bei dieser Lage ist verständlich, dass relativ häufig nicht wirklich schmerzverursachende Bandscheibenvorfälle operiert werden, Die Schmerzen aber bleiben, persistieren eventuell auch durch den Reiz des Eingriffes sogar verstärkt. Dies kann als Muster für das Problem gelten, den richtigen Weg zu wählen. Eine radiologische Diagnostik führt nicht alleine zur Problemlösung. Zwar handelt es sich bei den bildgebenden Verfahren um eine elementare Diagnostik, doch das sorgfältige Untersuchen und begleitende Beobachten des Patienten kann häufig erst im Verlauf die richtigen Entscheidungen sichern. Besonders, und das ist äußerst wichtig, müssen psychische und soziale Lebensbedingungen berücksichtigt werden. Vereinfacht lässt sich das so ausdrücken: „Hinter Muskelschmerzen steckt meist kein 'verklemmter' Nerv". So sagt es der Präsident der Deutschen Schmerzgesellschaft, Oliver Emrich 2021.

Chronische Rückenschmerzen treffen die Mehrzahl der Erwachsenen in Deutschland und Ländern vergleichbarer Lebensverhältnisse während ihres Lebens. Dies gibt einen Hinweis auf die Veränderung der Körperbelastung durch den aufrechten Gang. Deutsche Krankenversicherer lassen eine Zweitmeinung zu Worte kommen. Wird bei radiologisch und klinischer Untersuchung eine operative Intervention empfohlen und diese von einer Zweitmeinung begleitet, gelten nur noch etwa 8% der Patienten als wirklich geeignet, dass ihnen eine Operation hilft. Bei 80% wird von einer Operation abgeraten und eine andere Therapie ist erfolgreich! Manchmal wird die Vergütung der Operation als Grund für die überzogene Indikationsstellung zur Operation behauptet. Das ist eine falsche Interpretation der Zahlen in der Öffentlichkeit, denn der operative Eingriff bei Wirbelsäulenerkrankungen verlangt höchste Qualität vom Operateur und stellt einen anspruchsvollen Eingriff dar. Daher sind die Vergütungen berechtigt, Problem sind eher die Unvollständigkeit der Untersuchung sowie Indikationsstellung im Vorfeld und die Ungeduld der Beteiligten, auch der Patienten.

Die menschliche Wirbelsäule ist zentrales Organ für das Aufrichten der Spezies homo sapiens. Funktionell verlangt diese Aufgabe sowohl Stabilität wie Beweglichkeit. Hierzu dienen die Wirbelgelenke, man kann die Bandscheiben dazu rechnen, und die feinen Facettengelenke. Die Wirbelbögen und Gelenkfortsätze der benachbarten Wirbel sichern die Elastizität. Nerven dieser Gelenke verbinden sich mit Muskeln, Bändern und anderen Anteilen des Rückens.

Es gibt aber auch eine Verbindung mit den Nerven, die in Arme und Beine führen. So lässt sich die Vielfalt an empfundenen Schmerzen erklären, deren Auslöseort nicht mit dem Ort der Schmerzempfindung identisch ist. Sie sind dann nur projiziert, aber als Patient kann man das nicht unterscheiden. Eine örtliche Betäubung eines Nerven an einem solchen Wirbelgelenk lässt, wenn danach Schmerzfreiheit erzielt wurde, gegebenenfalls dort den Ort der Ursache suchen und gezielt helfen, auch ohne Operation.

Bereits seit 30 Jahren wurde daher der Begriff „failed-back-surgery-syndrom" definiert. Es erfordert also genaue und nachdenkliche Untersuchung

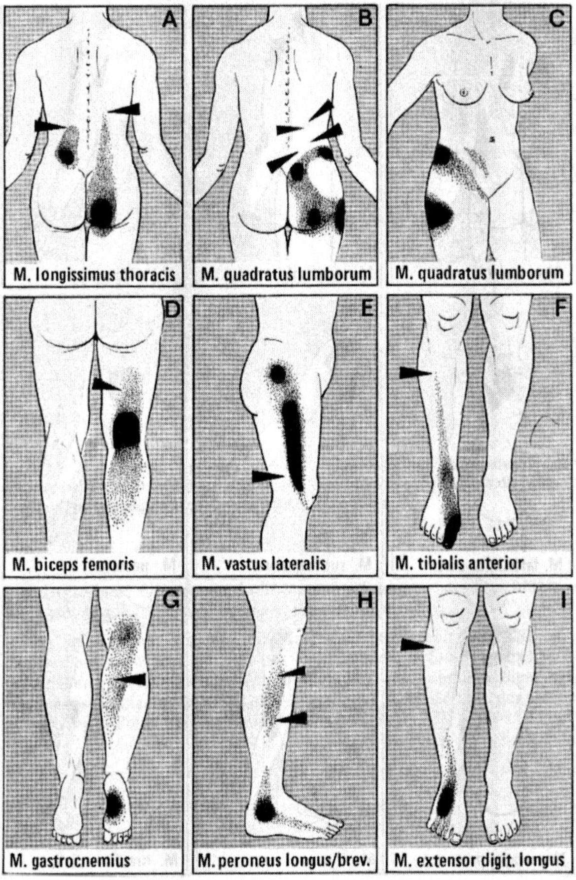

Abb. 13b Mehrere Triggerpunkte an Rücken und Oberschenkel. Die Pfeile zeigen den möglichen Auslösepunkt. Der Schmerz projiziert sich aber viel weiter entfernt und kann einen Ischias-Schmerz bzw. Bandscheibenvorfall vortäuschen (Niesel HC mit HG Auberger 1990)

und gegenseitiges, oft erst schrittweise entstehendes Vertrauen von Patient und Arzt, um langfristig erfolgreich und rezidivfrei zu behandeln oder zu operieren.

Unvollständige Beobachtung des Verhaltens begegnet uns auch in der Betreuung alter Menschen. Häufig können ältere Menschen, die bettlägerig sind, ihre Beschwerden nicht mehr äußern. Die Unruhe, gerne als ein delirantes Verhalten missdeutet, zeigt im Seniorenheim ein immer wieder registrierbares Problem der Betreuung. Stunden -oder tagelang liegen zu müssen, ist nicht physiologisch, nicht natürlich. Der nicht verbal zu äußernde Schmerz veranlasst den senilen Menschen zu pausenloser Bewegung. Selbst die stärkste Sedierung unterdrückt diesen Bewegungsdrang nicht. Sorgfältige Beobachtung, besonders des lagerungsabhängigen Verhaltens, kann die Ursachen klären. Ein sorgfältig ausgewähltes Schmerzmittel hilft dann wesentlich besser, die Unruhe zu durchbrechen als ein Psychopharmakon.

Vergleichbares trifft auf den Schmerz zu, der die Osteoporose begleitet. Bei steigender Lebenserwartung wird diese Alterskrankheit immer häufiger gesehen. Betroffen sind in der Mehrzahl Frauen nach der Menopause, möglicherweise mit einem genetischen Faktor. Mindestens jede dritte Nordeuropäerin ist gefährdet, jedoch auch Männer. Dieser Verlust an innerer Knochensubstanz(der Spongiosa) stellt die häufigste Knochenerkrankung im Alter dar. Knochenbrüche von Wirbelkörpern, Armen und Beinen (des Schenkelhalses z.B.) sind Ausdruck der Knochenatrophie, einem Poröswerden der Knochen. Diesen Prozess begleiten oft anhaltende Rückenschmerzen. Der Einfluss von Ernährung ist in seinem Umfang umstritten. Rauchen fördert die Entwicklung. Mit körperlicher Aktivität lässt sich dieser Entwicklung begegnen.

Bereits vor Jahrzehnten wurde in Skandinavien, speziell bei jungen Frauen, der Mangel an weiblichen Hormonen infolge einer Entfernung der Eierstöcke als ursächlich beschrieben. Für eine erfolgreiche Langzeitprophylaxe der Osteoporose bei Frauen entwickelte sich daraus eine Empfehlung. Die kontinuierliche Gabe von weiblichen Hormonen, entsprechend dem natürlichen Verlauf, konnte die Entwicklung dieser Osteoporose vermeiden. Größte Unsicherheit über dieses Vorgehen löste lange Zeit später die Verdacht auslösende Beobachtung von erhöhtem Vorkommen von Brustkrebs aus. Damit brach diese Prophylaxe einer Massenerkrankung zusammen. Denn einige Jahre nach einem Beenden der Prophylaxe weisen Knochen die gleiche Schwäche wie bei fehlender Vorsorge auf, leider dabei eingeschlossen die ununterbrochenen Schmerzen. Die Diskussion und das Interpretieren der Beobachtungen sollten jedoch mit Vorsicht betrachtet werden. 10 Jahre nach der Erstveröffentlichung folgte die erklärende Bitte um Entschuldigung der Autoren der ursprünglich auslösenden Studie (Women's Health Initiative-WHI). Die Warnung vor einer Hormonprophylaxe erwies sich laut dieser nachträglichen, genauen Erläuterung für biologisch natürliche Östrogene als falsch. Die dem natürlichen Hormon entsprechende Prophylaxe hätte die erwartete Entwicklung einer Osteoporose verhindert, sogar mit einer tendenziellen Senkung des Risikos für Brustkrebs. Dagegen wurde eine Gestagen-Östrogenkombination und die Verwendung bestimmter synthetischer Präparate als nachteilig bewertet. Ergänzend ist darauf hinzuweisen, dass es sich bei der nachteiligen Prophylaxe um eine im Ausland empfohlene handelte. Bei genauem Hinsehen ließ sich von Anfang an das Resultat richtig interpretieren und es wurde auch bei Fachleuten richtig verstanden. Daher verbreitete sich hinter vorgehaltener Hand eine

Kolportage, dass 9 von 10 Frauenärzten bzw. Frauenärztinnen selbst die nicht belastende Prophylaxe mit Östrogen nutzen. Deren Kosten liegen weit niedriger als die spätere symptomatische Behandlung und die begleitende Schmerztherapie. Nicht nur das Wohlbefinden einer wachsenden Gruppe von Frauen, sondern auch die Kosten müssen uns interessieren. Schmerzprophylaxe ist weit besser als die hinterherlaufende Behandlung der Schmerzen. Diese Therapie zur Verbesserung der verlorenen Knochensubstanz ist teuer und begrenzt zuverlässig. Selbstverständlich nie zu vergessen wären auch richtige Ernährung und Bewegung. Das trifft auch auf das folgende Thema zu.

Denn Vorsorge sollte auch und gerade für den häufigsten Schmerz des Menschen, den Rückenschmerz, sorgfältig bedacht und dann eingehalten werden. Die Rückenmuskulatur braucht das Training. Passivität, ein Kennzeichen unserer Gesellschaft, kann zur Entwicklung chronischer Schmerzen führen. Diese Faktoren müssen berücksichtigt und der vom Rückenschmerz Geplagte muss begleitet bleiben. Bewegung, Sport und aktive Physiotherapie sind die beste Vorsorge. Ergänzend können dann weitere Behandlungen folgen, wie auch Schmerzmedikamente. Bei einem Bandscheibenvorfall erreichen häufig sorgfältige örtliche Injektionen in der die Nerven umgebenden Zone, beispielsweise auch im Bereich des Periduralraumes, mit stark verdünntem örtlichen Betäubungsmittel und auch Cortison die notwendige Besserung des Schmerzes. Vorausgesetzt, ein sehr gut ausgebildeter und trainierter Arzt führt diese schonende Behandlung durch. Dann kann nach kurzer Zeit mit aktivem Üben begonnen werden. (s.Wilby MJ et al. Lancet Rheumatol 2021)

Daten und Schmerz

Die Nutzung von medizinischen Daten gewinnt erst langsam im ärztlichen Kommunikationssystem die notwendige Aufmerksamkeit. Tabakkonsum als Ursache von, oft tödlichen, Krankheiten besitzt weite politische Aufmerksamkeit. Man möge mir eine sarkastisch klingende Anmerkung bitte nicht versagen. Die Gesamtkosten der Folgen von Tabakkonsum sind für die Gesellschaft nur grenzwertig erhöht, wenn man die vorzeitige Sterblichkeit von Rauchern als kostensenkend für das Rentenversorgungssystem und die hohen Tabaksteuereinnahmen summiert. Andererseits ist die Nervenstörung (Polyneuropathie) infolge von Diabetes ein sehr quälendes, schweres Schmerzleiden. Es ist mit hohen Risiken verbunden, da gleichzeitige Gefäßerkrankungen nur mit großem Aufwand beeinflussbar bleiben. Die diabetische Polyneuropathie wird z.T. durch Gewebsschäden an der Myelinscheide von Nerven ausgelöst. Da übermäßige Ernährung mit Zucker bzw. Kohlehydraten als Ursache des Diabetes Typ II an erster Stelle zu nennen ist, stellt sich auch die eher unkonventionelle Frage nach Datenrelevanz. Marketingdaten für diese Gruppe an Verbrauchern werden an jeder Ladenkasse erhoben. Darauf wird Werbung für gefährliche, gerade die Zuckerkrankheit fördernde Nahrungsmittel ausgerichtet (Zucker, Kohlehydrate, Softdrinks). Würden diese Daten mit den Krankenkassendaten über den Verlauf des Diabetes, oder noch besser über dessen Vorzeichen, verbunden, könnte beim Einkauf der Marktteilnehmer im günstigsten Falle sofort die Warnung beim Einkauf erhalten: „Sie haben zu viele gefährliche Lebensmittel in Ihrem Einkaufswagen!". Die Werbung für Süßigkeiten usw. im Fernsehen müssten ebenso mit der Warnung verbunden sein „Achtung, Diabetesgefahr, Schmerzrisiko!!". Wer riskiert in unserer Gesellschaft eine solche Diskussion? Vor Tabakkonsum zu warnen, ist kein politisches Risiko, vor Diabetes und den folgenden Nervenschmerzen zu warnen, ist wenig opportun. Sie oder Er würden die Wahl verlieren?

Die Folgen von Rückenschmerzen verursachen in unseren Breiten mehr als 20% Anteil der Kosten für einen Arbeitszeitverlust, Männer sind noch mehr als Frauen betroffen. Warum? Auch hier kann man fragen, welchen Sinn diese oft vermeidbaren Kosten, etwa 50 Milliarden (!) gesellschaftlich haben. Für eine solche Analyse dürfen hierzulande keine Daten gesammelt werde. Wir verstecken unsere zivilisatorischen Schwächen hinter dem Datenschutz. Kann Aufklärung auch individuell möglich werden, nicht nur anonym?

Sprache, Psyche, soziales Umfeld, Pawlows Hund und Hoffnungen

Ob man nun den Schmerz also doppeldeutig auffasst, also das Erleben vom örtlichen Erleiden trennt, oder den Schmerz als eine Projektion der Peripherie des Körpers in das Zentrale Nervensystem, also das Gehirn als Zielpunkt ansieht, immer wird man Schmerz als körperlich und/oder seelisch, modern als psychisch bezeichnen. Immer findet sich begleitend auch der Affekt. Daher verbinden wir Schmerz auch sprachlich mit dem gefühlt Seelischen, also beispielsweise Angst, Trauer, Leiden, Dulden.

Sehr früh fassten die griechischen Philosophen den Schmerz als Verdunklung der Seele auf. Denn der herrschende Schmerz schränkt das Leben ein. Mehr als 2000 Jahre später bezeichnet Rudolf Virchow daher Gesundheit als das „Ruhen der Organe". Der Gesunde nimmt seinen Körper nicht wahr. Setzt aber Schmerz ein, wird man sich seines Körpers bewusst, die Hand, der Fuß, der Rücken sind plötzlich existent. Also sucht die Sprache auch einen Weg, dieses Erleben zu beschreiben.

In der griechischen Denkwelt wird Schmerz als Bestrafung gesehen, ein Phänomen, das in der Geschichte der Menschheit immer als Erklärung für Leiden genutzt wurde. Also ist das griechische Wort „ponos", von dem sich poena ableitet, sowohl mit Schmerz wie mit Strafe-Pein (engl. pain) verbunden. In der griechischen Sprachgestaltung des Schmerzes tauchen weitere Begriffe auf, die inhaltlich auch Mühsal, Weh, Zerbrechen, Traurigkeit, Kränkung beinhalten.

Doch in der Antike wird Schmerz immer auch mit dem Wahrnehmen und deswegen mit dem Affekt verbunden, deutlich bei Platon und Aristoteles. Das wird auch übrigens Tieren zugeschrieben, die eben auch Schmerz in diesem Sinne als Affekt erleben sollen. Der Mensch jedoch besitzt Vernunft, die fragt. Und das führt zu dem Sinn, zu der Frage nach dem Warum des Schmerzes. Bei Homer gilt in diesem Sinne Odysseus als derjenige, der versucht, Affekte, eben auch den Schmerz in die Vernunft einzuordnen.

Da in der Antike Leidvolles und Freudvolles Paare bilden (z.B. Schmerz und Lust, der Gegensatz ist auch für uns Gegenwärtige gut vorstellbar!) löst der Schmerz eine Störung der guten Mischung – Eukrasia – aus. Die Hippokratische Therapie, diesem Bild folgend, ist daher auch besonders auf die Wiederherstellung oder Bewahrung der Eukrasie ausgerichtet.

Poesie sieht Schmerz gleichermaßen nie isoliert, er findet sich auch dort, wie ein Gleichgewicht, das Leiden verdrängend, beispielsweise in der Komödie.

Ganz anders richtet sich die Satire niemals helfend, sondern schneidend gegen die Angegriffenen. Bemerkenswerter Weise wird das Wort genutzt, Schmerz zu bereiten. Das 18.Jhdt. nutzt diese Art „Schmerz" zuzufügen, besonders deutlich in England, jedoch später auch Frankreich. Das geht soweit, dass die Autoren das Schneidende des satirischen Wortes mit dem Schnitt des Chirurgen vergleichen. Vielleicht geschieht dies, wenn Satire zur Besserung dienen soll oder als Ersatz für den Richter genutzt wird. Doch ist das nicht die Regel. Dann wäre der Vergleich mit dem Chirurgenmesser völlig verfehlt. Das operative Messer schafft den Zugang zur Krankheit. Ihr Ziel ist dann die Heilung. Also ein völlig anders gearteter Sinn. Oder gibt Satire etwa ein Ziel? Sie deutet auf das Problem, nicht die Lösung vermittels des chirurgischen Schnittes.

Auch die Frage, ob wir den Schmerz in der Tragödie mit dem körperlichen Schmerz des Patienten vergleichen dürfen, kann uns nachdenklich machen. In der Literatur wird Schmerz in Tragödien zur Darstellung oft genutzt. Die Tragödie wird durch Leid gekennzeichnet. Genussvoll folgt man Goethes Faust, der Tragödie. Voll von Schauer begleitet man als Zuschauer in tragischen Filmen das Geschehen. Tragik im ursprünglichen Sinne bedeutet schuldlos schuldig werden. Wenn wir von Tragik im Kontext von Krankheit sprechen, meinen wir die bedrückende Situation, in der schicksalhaft, unerwartet, der Betroffene dem Leid ausgesetzt wird. Die Hilflosigkeit des dem Schmerz ausgelieferten Menschen kann dann dem Bild bei Aristoteles entsprechen, der es mit Einsicht zu verbinden sucht. Aber sehr wichtig – wenn Schmerz als Mangel in der Natur gesehen wird, bedeutet Einsicht eben nicht, sich dem Schicksal auszuliefern, sondern aktiv eine verfügbare Hilfe suchen und annehmen.

Das Fragen nach der Schuld aus der Sicht des Schmerzkranken führt zur Frage, wie man nach Erklärungen suchen und Schiffbruch erleiden kann. Wir glauben schon lange an naturwissenschaftliche Modelle. Wie brüchig diese medizinischen Vorstellungen sein können, zeigt Siegmund Freud als Muster des Umganges mit depressiven Patienten. Seine psychoanalytischen Vorstellungen für die Modekrankheit des 19.Jahrhunderts, die Hysterie, müssen rückblickend sehr kritisch zu denken geben. Die sogenannte Hysterie kennzeichnet die Beschränktheit des Wissens von Ärzten, auch die Sexualität betreffend. Hysterie, etymologisch vom griechischen Wort hystéra (Gebärmutter) abgeleitet, wurde zum Musterwort für die gesellschaftlichen Schwierigkeiten mit Schmerzen und Gefühlen, eigentlich jedoch mit dem Denken von Frauen, in einer von Männervorstellungen geprägten Welt umzugehen. Das Wort verband man immer mit dem weiblichen Geschlecht, verbal wie inhaltlich. Dieser Begriff wurde in der Psychiatrie verwendet, thematisiert seit dem Altertum. Besonders die Darstellung von Patientinnen in den Vorlesungen von Jean-Martin Charcot (1825–1893), einem bedeutenden Neurologen, beflügelten die Phantasien dazu. Wie auf einem Jahrmarkt wurden die Frauen, mit Schmerzen oder krampfartigen Bewegungen, zur Schau gestellt. Unverstellbare operative, deformierende Eingriffe an Geschlechtsorganen führten Ärzte bei der sogenannten schweren Hysterie aus. Die Parallele zur weiblichen Beschneidung, die wir archaisch nennen, drängt sich auf. Mit Schaudern blicken wir auf dieses Geschehen zurück.

Therapien über die Psyche

Diese diskriminierende Bezeichnung wird dann schrittweise zugunsten der Konversionsneurose verlassen. Wenn aber nach Freud psychisches Leid in körperliches Leid umschlägt, wird die Psyche zum Auslöser. Also liegt „Schuld“ im Sinne von Ursache beim Patienten. Zunächst folgt das Verdrängen, danach das Wirken im Unbewussten. Wie kann ein von Schmerzen bedrückter Patient sich dieser Vorstellung entziehen, sein Schmerz sei die Folge seiner passiven Haltung im Rahmen des Verdrängens. Ohne analytische Hilfe sei der Mensch Schmerz und Leid ausgeliefert.

Es kann von uns nachvollzogen werden, dass Kritiker dieser Entwicklung der Psychotherapie dies als „hart an Mystik grenzende, abstrakte Spekulation“ bezeichneten. Machte die Psychotherapie eine Anleihe bei Hippokrates? Bei Hippokrates sind Physis und Psyche dadurch verbunden, dass „die Seele in den ganzen Menschen hineinschlüpft.“ Die Seele ist aus Elementarteilchen zusammengesetzt, „eine Mischung aus Feuer und Wasser“. Wenn das so der Fall wäre, fehldeutet man Hippokrates.

Eine Reihe von Symptomen, wie sensible Missempfindungen, muskuläre Schmerzen, Kreislaufreaktion („Ohnmachten“) wurden in der Unzulänglichkeit medizinischer Diagnostik im 19.Jahrhundert der Psyche zugeordnet und in gewisser Weise einer von Männerseite definierten Schublade „Hysterie“ zugeordnet. Der psychosomatische Zusammenhang, also die Körper-Seele-Beziehung als ein allgemeingültiges biologisches Konzept wurde diskriminierend, missbrauchend oft, als Ausweg aus unterentwickelter medizinischer Kenntnis von Schmerz und Seele gebraucht. Ein Psychoanalytiker, Edoardo Weis, urteilte 1933: „Ein körperlicher Schmerz, der einmal erlebt wurde, bahnt den Weg zum Ersatz eines Seelenschmerzes durch einen Körperschmerz“. Hierin findet eine Ursachenumkehr statt. Das ist sowohl neurophysiologisch fragwürdig und hemmt zur gleichen Zeit das Mitfühlen mit Leid. Es brauchte lange Zeit, um aus dieser Einbahnstraße zu einem konstruktiven Umgang der Schmerzinterpretation von Psyche und Körper zu gelangen.

Psychoanalytische Verfahren gehen von unstrukturierten Begegnungen von Therapeut und Patient aus, um verwertbare Argumente, Erklärungen(?) zu entdecken. Welcher unter Schmerzen Leidende vermag das zu ertragen? Zudem muss ein kritischer Beobachter die Interpretation des Psychotherapeuten hinterfragen. Die Deutung des analytischen Psychotherapeuten legt die Projektion der Vorstellungswelt des Therapeuten in die Äußerung des Patienten. Unverkennbar klingt das in der Darstellung der Urenkelin der ersten in „Kuren“ betreuten Patientin Siegmund Freuds in Wien an. „Ida“, von Katharina Adler(2018) als Beschreibung der Urgroßmutter, von Freud als „Dora“ publiziert, zeigt das Leiden der als hysterisch Gekennzeichneten. Sie litt an Migräne und rezidivierenden Ateminfekten und befand sich in der Hand des von eigenen Obsessionen beherrschten Therapeuten. Diese Form der Psychotherapie ist eine Umwandlung von falschen Religionsvorstellung in ein therapeutisches Pseudoverfahren. Glücklicherweise ist die psychotherapeutische Hilfe weit über diese „mittelalterliche“ Enge von Schuld und Sühne hinausgewachsen, genauer ausgedrückt, sie hat sich abgewandt.

Den Beobachtungen Pawlows zur Entwicklung eines bedingten Reflexes haben die Vorstellung der Konditionierung beflügelt. Modelle, die dieser Vorstellung folgen, induzieren mehrere Behandlungsgrundsätze. Man kann sie vereinfachend einer Subsummierung des Behaviorismus zuordnen. Diese in den USA bevorzugt vertretene Behandlungssicht stellt das Verhalten dem introspektiven Modell der Analyse gegenüber. Trainingsformen werden beispielsweise als Biofeedback realisiert. Diese Übungsprogramme, mit Messpunkten am Körper verbunden, vermögen überschießende Spannungszustände der Muskulatur steuerbarer zu machen. Der Spannungskopfschmerz ist, wie das Wort sagt, mit einer Fehlspannung von Muskeln verbunden. Eine durch Belastung induzierte Dauerspannung ist ein recht verbreitetes und typisches Krankheitsbild. Um eine Entspannung als positiven Reflex zu nutzen, sucht die postisometrische Relaxation diesen Weg. Ein Muskel wird angespannt, ohne bewegt zu werden (isometrisch). Nach einer Anspannungszeit von mehreren Sekunden folgt, wie ein Reflex die Entspannung, die auch mit einer Dehnung verbunden werden kann. Dieses funktionell orientierte Verfahren wurde von Karel Lewit, dem Prager Neurologen, ganz speziell in das Konzept der Behandlung von Muskel- und Faszienschmerzen eingefügt. Ähnliches nutzen Osteopathen, teilweise auch Manualtherapeuten.

Wie eine Parallele lässt sich auch die Progressive Muskelentspannung einordnen. Körperwahrnehmung und Schulung der Körperbewegung verbindet das Programm von Moshe Feldenkrais. Zum Erfolg von Hypnose gibt es nur einzelne Beschreibungen, die wir noch als Anekdoten einordnen müssen. Hypnose ist von einem Hauch von Obskurem umgeben. Das betrifft im Übrigen auch dessen Anwendung als Anästhesieersatz für operative Eingriffe. Es gibt für einen wirklich praktischen Ansatz in der Schmerztherapie leider keinen Raum. Es überschreitet meine Vorstellung von Verantwortung, mit ungeprüften Verfahren zu spekulieren.

Die Daueranspannung der Muskulatur im Nackenbereich lässt sich auch durch das Injizieren von Botulinumtoxin bessern. Das bedeutet eine prophylaktische, aber keine banale Maßnahme, die Kopfschmerz zu bessern vermag. Symptome des Spannungskopfschmerzes können dem Schmerz bei chronischer Migräne ähnlich wirken. Wenn Botulinumtoxin hilft, spricht das gegen eine chronische Migräne als primäre Kopfschmerzursache. Also auch das erfolgreiche Ansprechen auf eine Therapie kann eine Diagnose sichern. Dann besonders, wenn Symptome sich verwirrend gleichen. Überlegungen dieser Form bestätigen in der praktischen Medizin nicht nur bei diesem Beispiel, dass Erfolg oder Nichterfolg einer Behandlung zu dokumentieren und rückblickend zu analysieren sind. Patient und Arzt müssen kooperieren. Aus dokumentierten Daten lernen wir.

Imagination, das Entwickeln von Bildvorstellungen, wirkt nur bei geeigneten Personen helfend. Es kann einem hypnotischen Zustand vergleichbar sein. Da es jedoch bei somatischem Schmerz nicht steuerbar ist, bieten Imaginationsverfahren nur in den Händen von Erfahrenen gelegentlich eine unterstützende Hilfe beim Lösen aus einem stark belastenden Umfeld eines Patienten. Die schmerzende Wirklichkeit ist aber eine andere Handlungsebene als beispielsweise Prüfungsängste. Man kann das eine nicht für das andere anraten.

Lassen Sie uns einen großen Sprung machen. In gewisser Weise stellt die kognitive Verhaltenstherapie eine allgemein gültige Strategie dar, weil sie die psychologische Zuwendung in das Gesamtkonzept der somatisch orientierten physiotherapeutischen Behandlungsaspekt einbindet. Im Zentrum stehen der Patient und sein Problem, nicht die Frage der Interpretation durch die Behandler. Das Ziel ist, wie lässt sich das Leben bewältigen. Diese Problemorientierung sucht parallel zur Behandlung nach Ursachen in der Wahrnehmung und Verarbeitung von Schmerzen, also auch das bewusste Kennenlernen des eigenen Körpers. Eine sehr erfahrene Psychologische Psychotherapeutin, Hanne Seemann, gab einem ihrer Bücher den passenden Titel: „Freundschaft mit dem eigenen Körper schließen". Das lässt sich auch in der vereinfachten Formel – Hilfe zur Selbsthilfe- ausdrücken. Ein gesunder Mensch kann sich in das veränderte Verhaltensmuster des Kranken nicht versetzen, besonders das Kreisen des Denkens um den Schmerz. Das zu können verlangt systematische Ausbildung und auch Begabung, persönliches Geschick. Einen einfachen Weg nach definierten Schemata vorzuschlagen, entspräche dem banal erschreckenden Vorschlag: „Du musst das nur so und so machen!" Seemann sagt sehr einfühlsam: „wir Professionellen können sie nur beraten und ein wenig an die Hand nehmen." Dieser Satz klingt so wie ihr Vorgehen, einfühlsam, als Therapeut sich selber zurücknehmend. Dem gleichen Bild folgend, nahm sich Seemann auch der Kopfschmerzkinder an. Deswegen lautet der Untertitel ihres Buches zu diesem Thema auch „Was Eltern, Lehrer und Therapeuten tun können".

Damit lässt sich auch der Patient aus der Passivität herausführen, die leider viele traditionelle Behandlungsstrategien verstärken konnen. Die negative Erfahrung vieler Patienten, die Erfolglosigkeit anderer Methoden, das Erleben eigenen Versagens, der Verlust von gesellschaftlichen, sozialen Kontakten, bringen große Risiken für eine Chronifizierung von Schmerzen.

Entspannung als Therapieziel suchen also neben den imaginativen Techniken auch Meditation oder progressive Muskelentspannung. Ein wichtiges Element wird dabei die Vertrauensbildung des Patienten zu sich selbst, basierend auf Geduld sich selber gegenüber. Migränepatienten sind ein Anwendungsgebiet, also besonders die intermittierend von Schmerz heimgesuchten Patienten. Das Chronischwerden zu verhindern beginnt jedoch immer mit Beginn der Schmerzsensation. In gewissem Sinne können wir annehmen, dass sich ein Schmerz wir ein Reflex einschleift. Die Parallele zum Pawlowschen Hund, der auf das Glockensignal reagiert, müssen wir uns vor Augen halten. Das erklärt auch, dass psychoanalytische Verfahren nicht helfen. Siegmund Freud musste auf diesem Weg des helfen Wollens scheitern.

Drei allgemeine Grundprinzipien können orientierend für alle Beteiligten, Therapeuten und Patienten, gelten: 1. Sollte Aktivität beibehalten und Schonung nur gesucht werden, wenn das zu aktiv sein den Schmerz verstärkt, 2. die Mitreaktion in beteiligten Körperpartien, einschließlich Nerven und Nervenbahnen erfordert auch die begleitende Behandlung dieser Prozesse. 3. die Handlungsfähigkeit des Schmerzleidenden darf nicht abbrechen und muss mit seiner Umwelt gepflegt werden. Dies versteht sich als integrativer Anteil der Therapie(Coninx 2021).

So kann die Frage lauten: Wann besteht ein Indikation für ein psychologisches Intervenieren beim Schmerzkranken? Vertrauen zu schaffen, ist das wichtigste Element für das Integrieren psychologischer Methoden in die Behandlung. Nur sollten sich alle Beteiligten darüber im Klaren sein, dass dieses Vertrauen auch für das Verhältnis von erstbehandelndem Arzt, Chirurg,

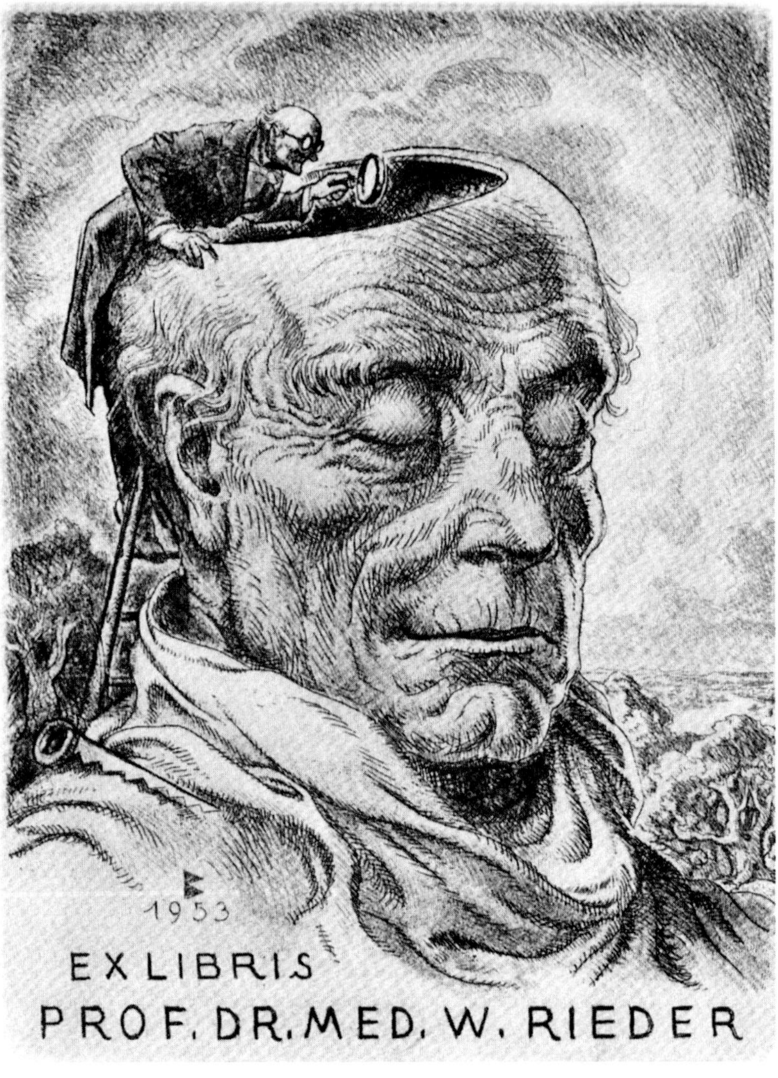

Abb. 14 Ein Exlibris eines selbstbewussten Arztes, der in das Innere des Denkens vorzudringen meint, so einfach ist das aber nicht.

Hausarzt u.a. zum hinzuzuziehenden Therapeuten gelten muss. Wenige Ärzte haben Erfahrungen mit den Therapeuten und deren Methoden. Leider wird infolge dieses eingeengten Blickwinkels das Hinzuziehen eines, vorsichtig ausgedrückt, vom Kopf her Behandelnden, nicht einfach. Denn bis zu diesem Zeitpunkt sind Patienten und Behandler körperlich, somatisch fokussiert. Das

Sprechen über den, für den Patienten oft als entgegengesetzt empfundenen Zugang, gestaltet sich nicht einfach. Dann erweist sich das Vorstellen des Patienten in einer „Schmerzkonferenz" als hilfreich. Das Eingestehen der Grenzen der somatisch orientierten Therapie ist ein wichtiger Schritt für die Vertrauensbildung. Innerhalb einer gut geführten Schmerzkonferenz wird dem Patienten bewusst, dass vertrauenswürdige, engagierte Behandler das Leiden ernst nehmen und nach Wegen suchen. Diese Gemeinsamkeit von Patient und Behandlern hilft dem Kranken sich für weitere Schritte zu öffnen. Alle Ärzte müssen offen für eine psychologische Begleitung sein, wenn jüngere Menschen wegen chronischer Schmerzen längere Zeit Opioide erhalten. Der Zusammenhang zwischen Schmerz, auch bei zunächst als „objektiv" bezeichneten Befunden, so klingt es selbstberuhigend, und Depression mit sozialen Konflikten verlangt nach psychologischer Interpretation und Begleitung. Depression, Angststörungen und Opioidmissbrauch liegen sehr eng beieinander. Das bestätigt sich u.a. wie bei chronisch-entzündlichen Darmerkrankungen. Dort ist beispielhaft die Einnahme von Cannabissubstanzen häufiger verbreitet, als den behandelnden Ärzten bekannt wird. In vielen Situationen kann eine erfolgreiche Grundlage für ein aktiveres Leben mit Hilfe von Antidepressiva erreicht werden. Sorgfältige Auswahl und Dosierung dieser Medikamente setzen enge Abstimmung von Behandler und Patient voraus.

Diese Systematik des Vorgehens gilt nicht nur für den Schmerz, der sich aus einer akuten Situation heraus chronifiziert hat, sondern auch für das sehr weite Spektrum der „funktionellen" Körperbeschwerden. Als solche bezeichnet man gegenwärtig unspezifische Beschwerden, bei denen die Einordnung in Krankheiten nicht möglich wird. Auch Symptomcluster wie die Fibromyalgie, chronisches Müdigkeits(fatigue-)Syndrom, oder ein Reizdarm-Syndrom könnte man dieser Gruppe zurechnen. Die Patienten sind oft sehr stark durch multiple Schmerzen in bestimmten Körperbereichen beeinträchtigt, für die sich mit den gegenwärtigen Methoden keine nachweisbaren Ursachen finden. Es liegen nur vereinzelt wissenschaftliche Untersuchungen von Muskelverletzungen vor, die funktionelle Durchblutungsstörungen erkennen lassen (Larsson SE 1994). Auch die Substanz P (s. dort) dient zum Erklären. Mikroskopische Nervenschäden sind bei diesen Erkrankungen beschrieben worden. Die in unserem gegenwärtigen Untersuchungssystem verfügbaren Methoden stellen leider noch keine Hilfe zur Klärung. Es lohnt sich der Blick in die Praxis, er zwingt sogar dazu. Das sensibel-motorische System beachten oft am sorgfältigsten die geübten Physiotherapeuten. Deren Rückmeldungen sollten häufiger in die Symptombeschreibung einfließen. Doch wer nimmt sich diese Mühe und eine gute Datenkommunikation fehlt uns leider. Auch lokale entzündliche oder immunologische Veränderungen entziehen sich bis jetzt meistens einer labortechnischen, scheinbar objektiven, Bestätigung in der Diagnostik. Allein die Äußerung des Patienten muss in dieser Situation die Richtschnur bleiben.

Medikamente einschließlich von Antidepressiva helfen nur in Grenzen. Klassische Methoden wie Balneotherapie und oben genannte Verfahren, gestützt von aufbauender Psychotherapie, stellen die allgemeine Grundlage eines multimodalen Konzeptes.

Schmerzhemmung können wir als die natürliche Hilfe zur Anpassung betrachten. Stress- und Reizbewältigung findet sich auf allen Ebenen vom Rückenmark bis zum Großhirn. Die absteigenden Nervenbahnen, auch veranlasst von Zellen der Großhirnrinde, speziell in einer Region, die man wegen der zentralen Lage periaquäduktales Grau nennt, steuern die Verarbeitung von Schmerzimpulsen im Rückenmark. Das lässt sich dem hochentwickelten humanen Intellekt zuordnen. Es führt bis zu völliger Schmerzlosigkeit, weil dieses antinozizeptive, schmerzhemmende System die Weiterleitung von Impulsen im Rückenmark reduziert oder aufhebt. Dies geschieht neurogen, also über die komplexen Komponenten der Nervenbahnen. Es vermag auch für den Placeboeffekt eine Rolle spielen. Oder auch Botenstoffe wie endogene Opioide, Endorphine können vergleichbare positive Effekte auslösen. Substanz P ordnen wir dieser Gruppe zu. Der Name ist mit dem Wort pain, Pein assoziiert, aber entsprach ursprünglich dem P für Puder(powder). Diesen schon lange bekannte Neurotransmitter entdeckten bereits 1930 die Wissenschaftlern U. von Euler und John H. Gaddum. Damals im Darm nachgewiesen, weiß man über dieses Eiweiß heute viel mehr. Es beeinflusst die Speicherung im Gedächtnis, aber wirkt auch auf die Synapsen. Gerade die Synapsen, also die variablen leitenden Kontaktstellen des Nervensystems sind durch die Anpassungsfähigkeit gekennzeichnet. Und wenn heute versucht wird, Schmerz mit Schärfe zu bessern, dann gilt die Aufmerksamkeit dieser Substanz P. Das schon erwähnte Capsaicin, der aus scharfem Chili abgeleiteter Wirkstoff, brennt auf der Haut, an den Nozizeptoren, den Schmerzendigungen, er kann uns überreizen. Substanz P, das schmerzbeeinflussende Neuropeptid, wird anfänglich dabei stärker ausgeschüttet, erschöpft sich dann mit der Zeit. Ein Brennen steht am Beginn, die sich anschließende Schmerzreduktion kann bei Nervenschmerzen(Neuropathien) im günstigen Falle für mehrerer Wochen anhalten. Vielleicht entspricht das unserer Spruchweisheit „mit Teufel den Beelzebub austreiben". Vergleichbar gilt Senfsamen in der Volksmedizin als Mittel gegen Kopfschmerzen.

Zentral, im Gehirn, kann auch die Ausschüttung von Serotonin, einem der bekannten Glücksbringer, vergleichbar wirken. Die Steuerung von Schmerzreizen durch das Zentrale Nervensystem, also Rückenmark und Gehirn, wurde wegen der Vielfalt von Möglichkeiten mit einem gesteuerten Codieren verglichen. Signale werden registriert und in gewisser Weise nach Erfahrungsmodellen zugeordnet. Also kommt es entweder zum Weiterleiten oder Abschwächen oder je nach Einschätzung des Gehirns auch zum Unterdrücken der schmerzenden Information. Dies ist ein schönes vereinfachendes Bild davon, warum unser Gehirn so unterschiedlich reagiert. Es veranschaulicht aber auch, dass durch Angst oder schlechte Vorerfahrung dieser Filter geöffnet wird und der Schmerz umso mehr im Bewusstsein ankommt.

Leider fehlt diesen unterschiedlichen, wohlklingenden, aber grundsätzlich ähnlich orientierten Verfahren eine Standardisierung. Sie sind Modelle, bisher nicht messbare Tatsache. Das weist auf die Schwierigkeit bei der Indikationsstellung unterschiedlicher Behandlungsstrategien hin. In der Praxis bilden die Entspannungsverfahren oft eine Basis, besonders in der Betreuung chronischer Verläufe. Die persönliche Erfahrung und das individuelle Vermögen zur Vertrauensbildung zwischen Patient, Therapeuten und den erstbehandelnden Ärzten ist oft entscheidender für den Erfolg, nicht so sehr die einzelnen Verfahren an sich. Das gute „Wer" hilft uns manchmal besser als nur das „Wie".

Wir als Ärzte haben auch unsere Eigenheiten, die uns und den Patienten im Wege stehen können. Ärzte äußern sehr unterschiedlich ein Mitgefühl für den Patienten. Persönliche Fähigkeit des einzelnen Behandlers, besonders im Rahmen von Zwängen, sich entscheiden, handeln und gleichzeitig zuwenden zu können, ist nicht selbstverständlich. Gleiches gilt für alle Pflegenden. Dem Wort Mitgefühl entspricht der in Fachsprachen oft verwendete Begriff Empathie. Die Neigung mit einem anderen Menschen zu fühlen, ist jedoch nur eine Seite einer Arzt-Patienteninteraktion. Sie unterscheidet sich von notwendigen ordnenden Fähigkeiten, Empfindungen und Verhaltensweisen, ein Gegenüber zu verstehen und dann die Zusammenhänge mit dem sozialen Umfeld zu verbinden. Denn die Vielfalt von Zusammenhängen beim Schmerzkranken verlangt anspruchsvolle Aufmerksamkeit. Manches kann erlernt werden, aber vieles ist darin auch Begabung. Die gute Kooperation verschiedener Fachgebiete hilft Behandlern und Patienten. Vorwürfe, medizinische Analysen von Schmerzursachen wären mit der Suche nach einem Defekt wie in einem Auto vergleichbar, kann man glücklicherweise heute als Vergangenheit zurückweisen.

Es gibt oft die Vorstellung, eine anspruchsvolle Hoffnung, der Arzt, der die Ursache des Schmerzes sucht oder der den Tumor oder den gebrochenen Oberschenkelhals operiert, müsste auch die Freundlichkeit eines guten Psychologen ausstrahlen. Wer das erwartet, verlangt nach ärztlicher Allmacht. Aber die haben wir glücklicherweise abgelegt, das ist Geschichte, so hoffe ich.

Wir Ärzte und Therapeuten sind also sehr unterschiedliche Charaktere. Es ließe sich so erzählen: „Es treffen Vertreter verschiedene Fachrichtungen in einer Konferenz zusammen. Diskutiert werden die Beschwerden eines Patienten mit langanhaltenden, chronischen Schmerzen. Als Ergebnis der Stellungnahme der verschiedenen Ärzten, beispielsweise Internisten, Neurologen, und Orthopäden, meint der Psychiater „könnte die Ursache nicht etwas Seelisches sein?". Da fragt der als operativer Helfer erstklassige Operateur, ganz nachdenklich „: „Seele, Seele…? Das habe ich doch schon mal gehört?". Wir spotten über unsere ärztlichen Eigenheiten, mehr als man erwartet.

Schmerzanalyse und unsere Sprache

Da Schmerzen immer ein persönliches Erlebnis abbilden, wird jeder Leidende mit seinen verfügbaren Worten die Empfindung beschreiben. Im Gespräch beobachtet man daher auch unterschiedliche Charaktere des Patienten bezüglich der Wortwahl. Außerdem ist die Wahl der Begriffe wesentlich durch Begegnungen mit bisherigen Therapeuten, z.B. Psychologen, Physiotherapeuten, Chirurgen geprägt, dann schon nicht mehr ursprünglich formuliert. Es erfordert von Ärzten Geduld, dem Patienten zum Beschreiben der Beschwerden Zeit zu lassen und zu vermeiden, vorgeformte Deutungen anstelle der Selbstempfindung auszusprechen. Als Patient verwendet man, meistens unbewusst, wirkliche oder vermeintliche Ursachenbeschreibungen, die vorausgegangen sind. Das Gespräch über das Erleben der Empfindung, gerade dem Anfang, dem Ursprung, wird für den Arzt oft entscheidend, weil der Charakter des Schmerzes, so wie er entstanden war und empfunden wird, zum Auffinden der auslösenden Ursache beiträgt. Von außen unbeeinflusst, vergleichen Schmerzpatienten gerne ihr Leiden mit anderen Belastungen. Hier muss man als Arzt sehr genau zuhören. Wir unterscheiden im Deutschen inhaltlich die Adjektive schmerzhaft und schmerzlich, ersteres eher um Körperliches, letzteres um etwas Seelisches zu betonen.

Um dem Patienten die Kommunikation mit dem Arzt zu erleichtern, veröffentlichte 1971 an der McGill Universität in Montreal der Psychologe Ronald Melzack, verbunden mit einem statistisch strukturierten Modell von Warren S. Torgerson, einen Schmerzfragebogen. Dieser Fragebogen gliedert die im Gespräch mit dem Patienten verwendeten Adjektive in 3 Gruppen von Äußerungen: sensorisch, affektiv und evaluativ. Darin zeigen Begriffe wie klopfend, stechend, krampfartig, brennend, ermüdend, ängstigend auch das Affektive des Schmerzwahrnehmung, das Erleben. Wenn also in einer Schmerzsprechstunde ein Fragebogen, umfangreich und unerwartet, vorgelegt wird, handelt es sich um eine Hilfe für den Suchenden. Geduld ist von beiden Seiten, Patient wie Arzt, vonnöten. Um die Beschwerden des Kranken abzubilden, benutzt man auch Körperabbildungen, in denen die schmerzhaften Zonen eingezeichnet werden. Die Stärke des Schmerzes wird in Skalen abgebildet, die von „keine Schmerzen" bis „stärkste vorstellbare Schmerzen" reichen. Das lässt sich auch in Zahlen umdeuten. Wer über Zahlen verfügt, kann Zusammenhänge erläutern, also graphisch abbilden.

Im Jahr 1965 publizierte der gleiche Autor, zusammen mit dem Neurobiologen Patrick David Wall, ein Erklärungsmodell für unterschiedliche Verarbeitung von Schmerzen – die Gate-Control-Theorie. Sie postulierte als Erklärung für Unterschiede in der Schmerzwahrnehmung eine Steuerung, eine Hemmung der Schmerzreize aus der Körperperipherie bereits im Rückenmark. In einer speziellen Zone des Hinterhorn im Rückenmark, es handelt sich um eine Umschaltzone, die Zona gelotinosa, begegnen sich und interagieren über Synapsen sowohl ankommende Nervenbahnen wie auch absteigende Fasern aus den höher gelegenen Zentren. Bereits dort können, so ist die Vorstellung, ankommende Reize gesteuert und verarbeitet werden, wie an einem Tor – „Gate". Die moderneren physiologischen Untersuchungen zeigen, dass diese Steuerung nicht so unmittelbar funktioniert. Da in diesem Bereich also viele Neurone konvergieren und auch endogene Opioidpeptide(also die Endorphine s.u.) nachzuweisen sind, außerdem sich Rezeptoren(speziell µ-Rezeptoren) für Opioide finden, sind diese Modelle für die Erklärungen von Schmerztherapien sehr hilfreich. Diese wichtige Umschaltregion von Fasern fiel bereits vor 200 Jahren dem Turiner Anatomen Luigi Rolando (1773–1831) auf. Der durchscheinend wirkenden Zone, so sah es bei dem Durchschneiden des Rückenmarks aus, gab er den Namen Substantia gelatinosa, „wie Gelatine". In dieser „Gelatine" sammeln sich viele schmerzleitende Fasern, die untereinander kommunizieren.

Diese Rezeptoren für endogene Opioidpeptide (Endorphine und oder Enkephaline) sowie Opioide, übrigens wie in anderen Regionen im Gehirn, erklären das Wirken von sehr niedriger Dosierung solcher Medikamente wie Morphin. Auch kann die Steuerung der Schmerzverarbeitung auf dieser Ebene die Wirkung von Placeboeffekten, Akupunktur, vielleicht sogar Hypnose verständlicher machen.

Wie im Beispiel der heißen Tasse trägt bewusstes Handeln oder eintrainiertes Reagieren zu einer Schmerzbewältigung entscheidend bei. Das gesellschaftliche Phänomen der Schmerzverarbeitung wird durch die beschriebene Gate-Control-Theorie nicht zu deuten sein. Hier können wir sicher auf die immense Leistungsfähigkeit der zerebralen Steuerung des homo sapiens vertrauen. Doch das Suchen nach dem Wie bleibt weiterhin spannend.

Wir nutzen ununterbrochen die Rückerinnerung, sie hilft uns beim Verstehen für solche Zusammenhänge. Wenn man als Kind stürzt, die Hände und Knie aufschürft, mit dem Roller gestürzt ist und was es auch sein mag, der Ruf nach Hilfe ist schon der erste Schritt zum Bewältigen. Schmerz, Angst, Ärger können dann auf einen anderen Menschen übertragen werden. Und wenn dann die Mutter, oder gegenwärtig sogar der Vater, das Kind auf den Arm nehmen und trösten, weiß jedes Kind warum es schreit und welchen Erfolg das bringt. Wer hilft aber dem Erwachsenen?

Nicht jeder Patient vermag Schmerz verbal dem Helfer zu vermitteln. Zunächst, bereits mehrfach erwähnt, Vertrauen ist eine Grundlage für das sich äußern können. Patienten beobachten, bewusst oder unbewusst den Gesichtsausdruck und die Antworten des Arztes. Ob dieser den Worten folgt und der Leidensbeschreibung glaubt, lesen Patienten von der Mimik, Geduld oder Ungeduld der Handbewegungen und anderen unbewussten Signalen des Arztes ab. Verbale Kommunikation funktioniert eben auch mit mimischer Unterstützung.

Als schwierig gestaltet sich die Beurteilung von Patienten, wenn sie verwirrt sind oder ihnen die Sprache fehlt. Senioren unter der Behinderung durch eine demente Hirnstörung äußern sehr oft den Schmerz nur in Form von Unruhe, ungeordnet erscheinendem Schrei, kaum wahrnehmbarem Stöhnen oder sogar Aggressivität. Es kann sich fatal für den Verlauf auswirken, die scheinbare Unruhe mit Sedativa zu dämpfen, statt mit sorgfältiger Untersuchung unter Registrieren der Körperreaktionen Schmerzursachen zu suchen. Das vorsichtig dosierte Analgetikum, angepasst an die Ursache, kann dann die Unruhe abklingen lassen.

Offen bleibt eine Frage für alle Behandler und ebenso die Menschen im Umkreis des Leidenden. Warum reagieren wir Menschen auf anscheinend gleichartige Schädigungsreize so unterschiedlich.

Der Schmerz nimmt die Freiheit. Diese Einschätzung leuchtet uns allen ein. Der Psychologe und anästhesiologische Schmerzforscher John C. Liebeskind schrieb 1991 in der Internationalen Zeitschrift Pain den Satz „Schmerz kann töten". In unserer verdeckten oder sichtbaren Angst vor Schmerz folgen wir, bedrückt und verdrängend zugleich, dieser Aussage. Doch Liebeskind, er starb 1997 an einem Krebsleiden, wollte mehr damit ausdrücken. Über die Angst und das Leiden hinaus, galt seine Aufmerksamkeit dem negativen Effekt von Schmerz auf das biologische Immunsystem, also unsere Abwehr. Veränderungen der Aktivität von bestimmten weißen Blutkörperchen(Lymphozyten), den natürlichen Killerzellen, durch starke Schmerzreize, deuten einen uns noch in wissenschaftlicher Hinsicht ungeklärten Zusammenhang an. Psychoimmunologie nennt man diesen Zweig der Forschung, der uns eine weitere Facette der ungeklärten Zusammenhänge zeigt.

Wieweit biochemische Vorgänge während einer Schmerzphase die zur Verfügung stehenden Wege blockieren oder überlagern, bleibt für den Betroffenen so lange eine akademische Frage, wie es der Forschung nicht gelingt, daraus Behandlungsmodelle zu entwickeln. Der Schmerz engt die Entfaltung der Gedankenwelt des Menschen ein. Der Philosoph Hans-Georg Gadamer sagt dazu: „Der Schmerz umgreift gleichsam unser Leben und fordert uns beständig neu heraus. Es ist viel, was der Schmerz verlangt". Diese Worte reflektieren auch die eigene Erfahrung eines Lebens mit den Schmerzen infolge einer Lähmung nach der Poliomyelitis in der Jugend.

Ich halte den Satz „von der Freiheit Schmerz zu spüren" als Titel für eine Symposionpublikation, von Burkhart Bromm und Jörn Henning Wolf 2017 herausgegeben, für mutig und herausfordernd. Dieser Satz verbindet Bewusstsein mit einer Forderung. Die eine Seite der neurophysiologischen Hintergrundforschung verknüpft hier die Frage des Umganges mit dem Bewußtwerden von Schmerz. Ursache zu suchen und gleichzeitig offen zu bleiben für den Appell des Schmerzpatienten bleibt die große Verpflichtung.

In der Bevölkerung drückt das Bild von Schmerz mehr aus, als Ärzte in diesem Begriff erfassen. Wenn nach der Schmerzlichkeit gefragt wird, stufen Laien zu hohen Anteilen weitere Erkrankungen wie Erblinden bzw. Blindheit, Taubheit und Geistesschwäche in diese Begriffskategorie ein. Ärzte dagegen sind in einer körperlich orientierten Schmerzhaftigkeit trainiert. Wie gut können wir dann verstehen, dass in traditionellen Gesellschaften mit einer lebhaften sozialen Kultur der Schmerz sich stärker affektiv zeigt. Als Beispiele wurden Kubaner oder Griechen für diese affektivere Schmerzlichkeit beschrieben. So versuchen manche Beobachtungen den unterschiedlichen Kulturen auch unterschiedliche Bewältigungsstrategien zuzuordnen(N. Kohnen): fatalistisch(Filipinos), religiös (Christen, Juden, Buddhisten), willentlich, auch mit einer Verhaltensökonomie verbunden(Iren, Indianer), familiär(mediterrane Völker) und rational(Europäer, Nordamerikaner). Doch Identitäten zu definieren kann sich sehr zweischneidig entwickeln, weil die von Amarthya Sen sorgfältig beschriebene „Identitätsfalle“ zu großen Fehleinschätzungen verleitet.

Mit entsprechender Vorsicht interpretiert, wird in dieser Zuordnung ein wichtiges Motiv erkennbar. Es können Lebensereignisse als eine irdische Manifestation göttlichen Willens aufgefasst werden. Darüber hinaus schließen sich in einer solchen Einordnung Handlungswilligkeit und Freiheit des Individuums und davon abgeleitet, der Anspruch auf diesseitige Erlösung vom Leid an. So wird sichtbar, dass die Vorstellung von Karma in der buddhistischen, aber auch in der hinduistischen Welt weder in die christliche oder diesseitig gerichtete Lebenswelt Europas oder Nordamerikas passt. Auch in der deutschen Sprache können wir dieses Beziehen auf Hintergründe registrieren. Wir unterscheiden mit dem Wort Pein, dessen Ursprung im Germanischen liegt, einen anderen Inhalt als mit Schmerz. Pein folgt der indoeuropäischen Verwendung im Ursprung, griechisch bzw. lateinisch poena. Dieses Wort bleibt handlungsverbunden mit der peinlichen (quälend-folternden) psychodeprimierenden Befragung, um Angeklagte geständig zu machen. Also ein juristisches Verfahren, bis in die Neuzeit genutzt. Das Wort Schmerz, auch indo-europäischen Ursprungs, drückt das seelisch Niederdrückende noch deutlicher aus. Dolor(lat.) und algos(griechisch) sind im europäischen Wortschatz enthalten und oft in der medizinischen Nomenklatur, wohl auf proto-indo-europäische Ursprünge rückführbar, verbreitet. Die Sprachbeziehungen reichen bis in die Begriffswelt der Götterwelt hinein, das verwandte Wort ponos ist auch Name eines Dämonen, der mit Schwere und Mühe von Arbeit verbunden wurde.

Es wird sichtbar, dass die Gefühlswelt des Menschen sich in alle Ordnungen erstreckt. Jede Untersuchung und Befragung des Schmerzleidenden ist mit der Reflexion in die Ordnungswelt des Untersuchers hinein verbunden. Es ist wie in anderen Naturwissenschaften. Die vielfältige Deutung von subjektiven Äußerungen wird auch vom Therapeuten zunächst subjektiv analysiert. Das Prinzipielle der Komplementarität, ein Wort aus der modernen Physik bei Erwin Schrödinger und Max Delbrück, trifft vergleichsweise in der Schmerzanalyse und Dokumentation zu. So können wir uns Werner Heisenbergs Unbestimmtheitsrelation als Muster vorstellen: Die soziale Interaktion der Beteiligten fließt in eine Krankengeschichte ein und kann Vieles hineindeuten und verfälschen.

Ist den Göttern Geschenke zu bringen und dann Erleichterung zu spüren ein Placeboeffekt? Soziokulturelle Hintergründe

Auf der Suche nach Zusammenhängen von Lebensweise und Schmerzverarbeitung unterschieden Untersuchungen zwischen Empfindungsschwelle und Schmerzschwelle. Für die Empfindung lassen sich bisher keine Unterschied nachweisen. Bei der Messung der Schmerzschwelle dagegen werden experimentell Unterschiede beschrieben. Dabei differieren die Äußerungen auf vergleichbare Reizungen zwischen mediterranen, jüdischen, asiatischen, amerikanischen Menschen, wie oben erwähnt. Doch wie lassen sich diese, vielleicht kulturellen Äußerungen von einer biologischen Reaktion trennen? Die kulturellen Verhaltensweisen haben allen Gruppen lebenslang strukturierte Verhaltensweisen vermittelt, die sich unbewusst in die Reaktionsweise projizieren. So kann aus den Experimenten zur Frage der Schmerzschwelle geschlossen werden, dass sich wirkliche Unterschiede zwischen den Menschen nicht nachweisen lassen. Das betrifft bisher Ergebnisse bei Südländern, Nordeuropäern, verschiedenen ethnischen Gruppen aus dem Nahen Osten.

Nicht zu verwechseln sei damit, wie Schmerz bei unterschiedlicher Herkunft toleriert und affektiv verarbeitet wird. In Italien wird gerne, im Zusammenhang mit Entbindungen, auf besondere Verhaltensweisen verwiesen. Es wird behauptet, dass Frauen unter der Entbindung besonders lebhaft Schmerzen äußern, wenn die Ehemänner, die werdenden Väter, dabei sind. „Sie sollen sehen, was sie angerichtet haben." So lautet dann das Erklärungsmodell. Wer´s hört, lächelt innerlich. Ob es zutrifft, prüfte niemand systematisch. Vulgär ausgedrückt, taucht dann abwertend das Wort vom „Mamma Mia"-Effekt auf.

Wirklich beweisbare Unterschiede der Schmerzschwelle liegen also bis heute nicht vor. Wesentlich wichtiger ist das kulturelle Umfeld für die Äußerung einer Schmerzempfindung. Denn dieses Verhalten wird unterschiedlich eintrainiert. Das beginnt bei der Sprache, die in machen Kulturen nur allgemein bleibt, in anderen bereits speziell wird. Gerade bei Kindern sind solche sprachlichen Unterschiede bereits zu finden. Ob ein Schmerz für die Umgebung sichtbar gemacht werden darf oder nicht darf, wird durch Konditionierung eingeübt. Dann versuchen heranwachsende Jungen zunächst, wie angelernt, keinen Schmerz zu äußern. Bricht dann aber der Widerstand zusammen, dürfen auch die Tränen kommen. Das ist aber den unterschiedlichen sozialen Bedingungen vergleichbar. Als Beispiel: Im mexikanischen Sprachraum wird das Aushalten von Schmerzen als männlich angesehen.

Aber darüber hinaus wird ein Bejammern des Schmerzes als Bewältigungsstrategie eher positiv bewertet. Soziales, kulturelles Umfeld, damit also auch die verbale Darstellung, Biographie, Erziehung, Wissen geben uns die Möglichkeit unser Leid, also die Schmerzen zu äußern. Informierte Menschen werden bei einem akuten Schmerz, ob im Bauchraum oder als Kopfschmerz ihr Wissen um Krankheiten in das Selbsterleben projizieren, also oft auch die Fachbegriffe. Man konnte daher auch Unterschiede der Beschreibung von Einwanderern beobachten, ob sie mehr die affektive (schmerzlich) oder die analytische Form (schmerzhaft) ausdrücken. Der Untersucher muss daher diese sozialen Bedingungen im Auge und im Ohr behalten.

Bei Frauen entwickelt sich die neuronale Reifung des Gehirns schneller als bei Männern. Möglicherweise ist dies in der früheren Ummantelung der Nervenzellen bei Mädchen gegenüber Jungen begründet. Die Ummantelung bedeutet schnellere Leitgeschwindigkeit der Nerven bei Mädchen. Biologisch, also entwicklungsgeschichtlich, wird man das als sinnvoll einstufen. Gleichzeitig entwickelt sich über die hormonelle Steuerung das Schmerzgedächtnis schneller. Daher liegt bei Frauen die Schmerzschwelle tiefer, verbunden mit einer höheren Empfindlichkeit. Das könnte auch erklären, dass muskuläre Schmerzen, wie sie bei der Fibromyalgie entstehen, bei Frauen häufiger beobachtet werden. (s. Fernand Anton)

Für medizinisches Fachpersonal ist es daher äußerst wichtig, eine transkulturelle Kompetenz zu erwerben, um Schmerzäußerungen zu interpretieren. Das Verstehen von Schmerzerleben im Kontext kultureller Hintergründe verlangt vom medizinisch Tätigen dieses spezielle Erlernen, da wir, das ist die Realität, so etwas nicht gelernt haben. So beobachtet man bei Menschen mit unsicherem sozialen Umfeld bzw. niedrigem sozialen Status eine höhere Schmerzlichkeit. Damit ist ein hoher Anteil an chronischen Schmerzerkrankungen verbunden. Die Summation dieser Gründe mit dem Zwang zu körperlicher Arbeit bei weniger Gebildeten erhöht das Risiko von Außenseiterverhalten. Gerade dem Abhängigkeitspotential muss besondere Aufmerksamkeit gelten. Es entwickeln sich häufig Beziehungen zwischen diesem unsicheren sozialen Umfeld, der Gruppenabhängigkeit bzw. einem Gruppendruck und dem Missbrauch von Psychostimulanzien.

Schmerz verbindet unterschiedliche Komponenten, sensorische, emotional-affektive, vegetative, motorische und kognitive. Das diagnostische Erkennen erfordert die Analyse aller dieser Faktoren. Häufig ist das aber nicht möglich, weil eine verbale Kommunikation nicht zustande kommt, aus sprachlichen Gründen oder wegen Bewusstseinsstörungen. Dann muss man sich bei sorgfältiger Beobachtung auf registrierbare Komponenten verlassen, wie den vegetativen oder motorischen Zeichen, dem Gesichtsausdruck, abwehrendem Anspannen oder beschleunigtem Puls. Das zu beobachten, von der Mimik über den Zustand der Haut bis zu messbaren Werten, muss in der Ausbildung von Ärzten und Pflegenden als sehr wichtig betrachtet werden. Doch es fehlt an dieser Ausbildung.

Nervenbahnen unterbrechen? Das Vegetative in uns

Wenn Schmerzen über Nerven geleitet werden, kann man sich vorstellen, dass ein Durchschneiden des Nerven den Schmerz unterbricht, uns also dann vom Leid erlöst. Ablativ („ablösend"), bzw. neurodestruktiv nennt man diese Eingriffe. Sie sollten bei anhaltenden, starken Schmerzen eine Hilfe bringen. Diesen Weg zur Hilfe bei extremen Schmerzen wählten Chirurgen bzw. Neurochirurgen mittels Durchtrennung von Nervenbahnen. Durch diese Neurotomie wird die Leitung von Schmerzen aus der Peripherie in das Gehirn verhindert, Schmerzorgan und Gehirn werden scheinbar voneinander getrennt. Das kann unmittelbar die Schmerzen unterbrechen. Aber so einfach ist es leider nicht und langfristig unzuverlässig. Wird ein Nerv durchschnitten, versucht der Körper, und das ist seine natürliche Heilungstendenz, diesen wiederherzustellen. Diese Regeneration kann sogar zu einem verstärkten Auftreten von Schmerzen führen. Der Nerv versucht, seine ursprüngliche Verbindung wieder aufzubauen. Ist aber eine Weiterleitung wegen fehlender Anschlussmöglichkeiten nicht möglich, bildet der Nerv ein Knäuel von Fasern, die geordnete Signale nicht mehr senden können. Aus diesem Grund ist bei Nervenverletzungen die sorgfältige Naht der getrennten Enden sehr wichtig, am genauesten unter mikroskopischer Sicht.

Vor mehr als 150 Jahren(1872) beschrieb der amerikanische Chirurg Weir Mitchell während des Bürgerkriegs seine Beobachtung des quälenden Schmerzen nach einer Verletzung von Nerven. Diese „Kausalgie" (griechisch kausis-Brennen, algos-Schmerz) genannte Form von Schmerz wird durch fast ununterbrochenes Brennen charakterisiert. Auch nach Ende des 1.und des 2.Weltkrieges mussten zahlreiche Kriegsverletzte mit dieser Symptomatik behandelt werden. Dann geriet diese Beobachtung hier weitgehend ins Vergessen. Jedoch in den USA mit einer sehr großen Rate an Schussverletzungen blieb dieses Schmerzbild in der neurologischen Wissenschaft ein großes, sowohl diagnostisches wie therapeutisches Thema. Das Beschwerdebild wird wegen des Brennschmerzes auch als „burning pain" oder wie ein „Kochen in der Hand" beschrieben. Dies kann jedem Gesunden das Quälende bewusst machen, diese Worte verbildlichen sehr anschaulich. Weil besonders Teilverletzungen von Nerven betroffen sind, wird vermutet, dass das Koordinieren von ankommenden Reizen nicht mehr im Rückenmark und Zentralen Nervensystem gesteuert werden kann. Behandlungsversuche in Form von Gegenreizen, chemisch induzierter Blasenbildung, Alkoholisieren, Nervenquetschen u.a. zeigen zugleich das Bemühen ebenso wie die Hilflosigkeit der damaligen Medizin. Erst das wachsende Verständnis der Zusammenhänge, auch mit dem vegetativen Nervensystem, öffneten neue Wege.

Herausragend aus den vielen, zwar wissenschaftlich überwachten, aber doch eher experimentellen Eingriffen, beschrieb der französischen Chirurgen René Leriche (1879–1955), tätig in Straßburg bzw. Paris, in seinem Buch „La Chirurgie de la Doleur", 1937 erschien die deutsche Übersetzung „Die Chirurgie des Schmerzes", wesentliche Verbesserungen. Leider sind kriegerische Auseinandersetzungen weiterhin mit schweren Nervenverletzungen verbunden. Ein niederländischer Neurochirurg Willem Noordenbos (1910–1990), re-

Fig. 1

Fig. 2

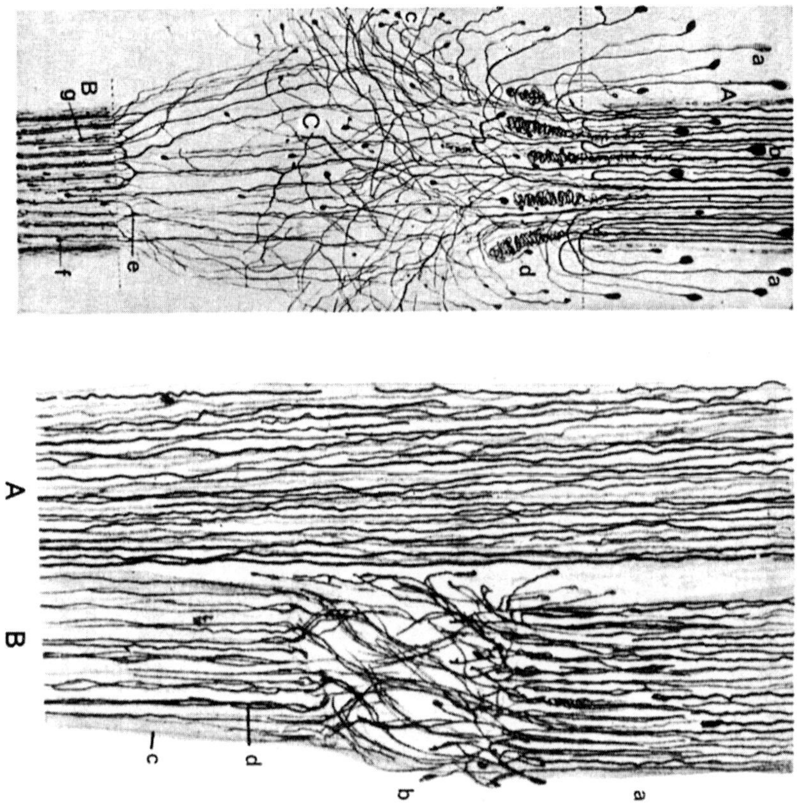

Abb. 15 Ein Nerv, der Versuch einer Heilung. Das klassische mikroskopische Bild zeigt das ungeordnete, wirre Geflecht der Nerven, die einen Anschluss suchen, meist vergeblich! A und B zeigen den weniger verletzten Nerven, in dem sich die Nerven teilweise finden und regenerieren können.(Cajal S.R.y 1928)

gistrierte sehr genau seine Beobachtungen von Schmerzen infolge von Verletzungen während des Jom-Kippurkrieges. Er postulierte als Erklärung gestörte Unterdrückungs- und Filterungsmechanismen. So können die ständig ankommenden, afferenten Reize nach Verlust von Extremitäten im Gehirn nicht mehr zugeordnet werden. Diese Erklärungsmodelle regten Neurophysiologen und Psychologen wie Melzack zu weiteren Untersuchungen an. Die Verletzten halfen also indirekt den Gesunden für die Zukunft.

Unter Phantomschmerz Leidende wurden selbst nach Durchtrennung von Leitungsbahnen zum Gehirn, wie dem Tractus spinothalamicus, nicht schmerzfrei. Sie litten evtl. sogar an Dauerschmerz, trotz Gefühllosigkeit. Dieses Phänomen ist oft registriert worden. So können wir nachvollziehen, dass diese Methode der Durchtrennung der wichtigsten Schmerznervenbahnen aus dem Behandlungsrepertoire verschwand. Gefühllosigkeit – „Anästhesie“ bedeutet etwas anderes als „Analgesie“ – Schmerzlosigkeit!

Die Charaktervielfalt von schmerzhaften Empfindungen äußert sich auch sprachlich sehr deutlich: Kribbeln, Brennen, pelziges Gefühl, Kälte-Wärme, Ameisenlaufen, elektrisierendes Gefühl beim Berühren. Falsches Gefühl nennt man medizinisch dann Parästhesie, die Überempfindlichkeit entsprechend Hyperästhesie oder Hyperpathie. Die Griechen haben uns eine breite Nomenklatur zum Benennen überlassen. Dabei sind solche schmerzhaften Sensationen meist nicht anhaltend, sondern kommen wie Wellen oder wie Anfälle. Im englischsprachigen Sprachbereich unterscheidet man kleine (minor) und große (major) Kausalgie; wohl eher ein Versuch, in Kategorien zu ordnen, als ein Wegweisen.

Die Suche nach helfenden Eingriffen geht jedoch weiter. Lässt sich der Schmerz, wenn er im Rückenmark oder gar noch zentraler gestoppt wird, besser beeinflussen? Eine Ausschaltung von Nervenknoten im Rückenmark bezeichnet man als DREZ-Operation, ein Kürzel für das Englische Dorsal Route Entry Zone. Hierbei werden oberflächliche Schichten des Hinterhorn, einer leitenden Zone im Rückenmark, verkocht, ausgeschaltet. Dieser Eingriff verhindert den Eintritt des Schmerzreizes in die Leitungsbahnen zum Gehirn. Nur noch selten greifen Neurochirurgen zu einer solchen Maßnahme. Weniger eingreifend ist die Durchtrennung von bestimmten Fasern, die zur Nervenwurzel führen (Rhizotomie). Bei einer ausgeprägten beiderseitigen Spastik kann diese selektive Ausschaltung der überschießenden, schmerzhaften Nervenimpulse Hilfe bringen.

Der weitestgehende Eingriff, psychochirurgisches Operieren findet sich nicht mehr im ärztlichen Repertoire. Geringe unmittelbare Wirkung und fehlende Langzeitbesserung sprechen gegen diese Maßnahmen. Versuche in noch zentraler gelegenen Regionen den Schmerz zu unterbrechen sind heute nicht mehr als anhaltende Hilfe zu vertreten. Selbst die stereotaktische zielgenaue Unterbrechung bei einer Thalamotomie, der Leitungsbahn im Gehirn, ist durch andere Maßnahmen ersetzt.

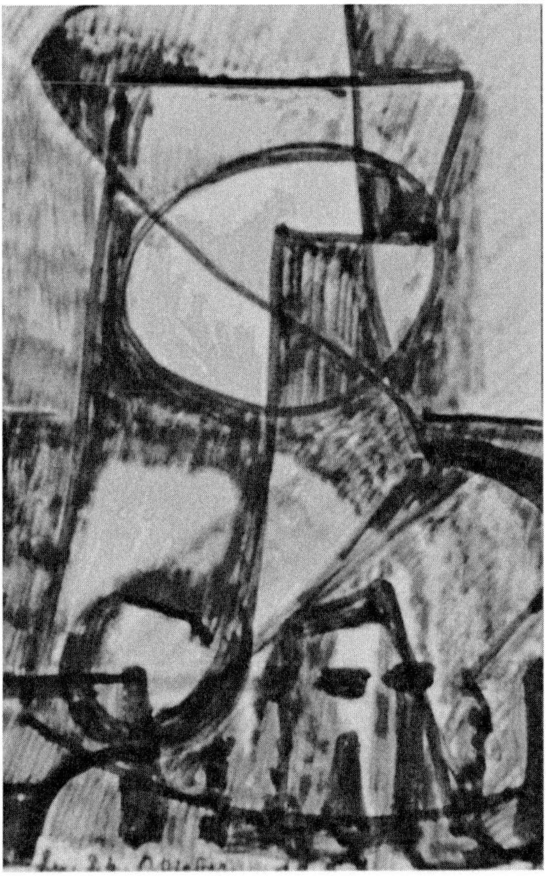

Abb. 16 Gemälde „Gedanken vor dem Lebensende".
Das Bild, schmerzfrei durch Nervenblockade, gemalt als Zeichen des Lebens, wenige Tage vor dem Ende. Das klare blau betont gegenüber dem intellektuellen gelb den erhaltenen Geist des Künstlers.

Anders muss jedoch die Wiederherstellung von Leitungsbahnen zerrissener Nerven gesehen werden. Mit sorgfältige Rekonstruktion kann den Patienten geholfen werden, bei denen wirbelsäulennah großer Nervenstränge abgerissen wurden. Es handelt sich um eine der typischen Verletzungen von Zweiradfahrern(Motorrad). Die besten Aussichten ergibt also auch dort eine Wiederherstellung der Nervenbahnen. Diese Verletzungen erfordern wegen der Ausdehnung zum Erreichen von anhaltender Schmerzerleichterung eine Überbrückung durch ein Nerventransplantat.

Nur in seltenen Situationen kann daher die operative oder chemische Unterbrechung der Nervenbahnen als Hilfe in Grenzsituationen dienen. Mittelfristig hemmt man durch chemische Substanzen in Ausnahmesituationen die Schmerzleitung. Man könnte dieses Vorgehen mit einem feinen Messerchen vergleichen. Alkohol, Glycerin oder Phenol können Schmerznerven unterbrechen. Eine Regeneration der Nerven ist später möglich, daher handelt es sich nicht wie bei einer Neurotomie um einen irreversiblen Eingriff. Die seltene Entscheidungen für eine solche Maßnahmen ist von sehr sorgfältigem Abwägen der Vor-und Nachteile und von vertrauensvoller Aufklärung sowie einem tiefen Verstehen des Patientenwillens gekennzeichnet.

Der Kunstmaler, den ich betreute, war ein von seinem Beruf beseelter Mensch. Das Prostata-Karzinom hatte sich lokal ausgedehnt und bis in den Beckenboden ausgebreitet. Dort führte die tumoröse Infiltration der Nervengeflechte zu extrem starken Schmerzen. Wir haben uns Beide, er als der Leidende, aber der von unbedingter Schaffenskraft Erfüllte und ich, als Arzt, der helfen wollte, sehr offen unterhalten. Die erforderlich hohe Dosierung an Morphin hätte ihn müde gemacht, er hätte nicht mehr die Intensität zum Zeichnen empfunden. Das war seine größte Sorge. So habe ich unter dieser Voraussetzung die betroffenen, Schmerz leitenden Rückenmarksnerven, im Bereich des Kreuzbeins, durch eine einmalige Injektion von Phenol, kombiniert mit Glycerin, behandelt. Diese Substanz wirkt selektiv auf die Schmerznerven, mit dem Vorzug einer länger anhaltenden Erleichterung. Der Künstler konnte bis kurz vor seinem friedlichen Sterben im Sitzen arbeiten. Dieses Bild, kurz vor dem Tod entstanden, ist in seiner Abstraktion nicht von Untergangsstimmung gezeichnet, sondern drückt auch lichte Blicke aus: Es war Otto Ditscher, Mitglied der Künstlervereinigung „Pfälzische Sezession". So vermag man in Ausnahmesituationen menschliche Autonomie zu begleiten.

Den Schmerz „überspielen", das kann funktionieren

Das Umschalten des Schmerzreizes und das Weiterleiten wird vielfältig gesteuert, so viel ist gewiss. Warum nicht diesen Mechanismus nutzen? Während alle oben genannten Verfahren die Nerven teilweise oder ganz unterbrechen, können elektrische Reize im Rückenmark die überschießenden Schmerzreize überspielen. Diese werden „moduliert", geordnet oder gesteuert. Das betrifft die schmerzleitenden A-β-Fasern. Elektroden werden in den Raum eingeführt, der das Rückenmark umgibt (epidural). Bei der Rückenmarkstimulation (spinal cord stimulation, SCS), werden nun über 1 oder auch 2 Elektroden, feine elektrische Kabel, von einem Sender, unter der Haut implantiert, elektrische Signale zu den Elektroden geleitet. Die Signale kann der Patient selber ein- und ausschalten. Auch externe Sender lassen sich bei hohem

Energiebedarf verwenden. Ursächlich wird die Wirkung auch durch die Beeinflussung körpereigener schmerzdämpfender Transmitter erklärt, wie Substanz P, GABA u.a. Mithilfe von variablen Stimulationen kann man unterschiedliche Schmerzformen beherrschen: Durchblutungsstörungen mit unerträglichen Schmerzen, Nervenschmerzen, unbeeinflussbarer Rückenschmerz, wie leider nach mehrfachen Wirbelsäulenoperationen. Nur in Grenzen gelingt es, auch über Elektroden auf der Haut (transkutan) einen elektrischen Impuls zum Hemmen von Schmerzen an die Nerven zu leiten. Eine gewisse Besserung von Nervenschmerzen kann mit Hilfe dieser Transkutanen elektrischen Nervenstimulation (TENS) gelingen. Als unterstützend hilft dieses Verfahren, wenn es andere Maßnahmen begleitet.

Das Wort Sympathie ist schon lange im allgemeinen Sprachgebrauch und wird als mitfühlend verstanden, obwohl der sympathische Anteil des Nervensystems eher anfeuernd als beruhigend anzusehen ist. Der dänischen Anatom Jacob Winsløw (1669–1760) führte es im 18.Jahrhundert in die anatomische Nomenklatur ein. Das griechische Wort sympatheín(συμπαθεῖν) bedeutet „mitleiden". Schon Hippokrates verwendet diesen Begriff, aber in seinem wörtlichen, nicht dem heutigen anatomischen Sinn. Bei Galen klingt das Verbindende dieses elementaren Teils des Nervensystems schon an, als Gefühlsverbindung zwischen unterschiedlichen Körperpartien. In den hippokratisch beeinflussten Jahrhunderten deutet der Begriff sympathisch das Mitfühlen der einzelnen Teile des Körpers und seiner Säfte.

Das vegetative Nervensystem reguliert, verbunden mit dem endokrinen System, alle Körpervorgänge, die einen „Gleichstand" erhalten müssen. Den dafür geltenden griechischen Begriff „Homöostase" prägte der französische Physiologe Claude Bernard (1813–1878). Es drückt aus, mit modernem Wissen genauer erklärt, was in der archaischen Medizin bei Hippokrates bereits als Idealzustand gedacht wurde.

Das lebenssichernde, vegetative Nervensystem ist dreigeteilt, zunächst der aktivierende Sympathikus, weiter der Mitspieler aber teilweise auch Gegenpart Parasympathikus sowie die autonomen Fasern des Magen-Darm-Traktes. Diese Fasern begleiten alle Organe, von den Augen bis zu den Zehen. Eine Vielzahl von Reaktionen, wie Blutdruck, Herzaktivität, Hautdurchblutung, Muskeln, Sekretion, Magen- und Darmbewegung, grundsätzlich der gesamte Körper folgen dieser nervalen Ordnung. Das erklärt, warum Schmerzen, über unser Bewusstsein hinaus, die Kognition, das wahrnehmende Erkennen und den Affekt, unseren Körper als Ganzes aktivieren, oder aber auch durch die Angst lähmen können. Der Oberbegriff „autonomes" Nervensystem drückt aus, dass diese Nerven nicht dem Willen unterworfen sind. Das nicht steuerbare Erschrecken von uns Menschen zeigt sich entweder in Erröten oder Erblassen, der Blutdruck steigt oder sinkt, das Herz schlägt schneller oder es wird langsamer, bis zum Herzstillstand, selbst bei Gesunden. Phänomene, die beispielsweise bei leistungsstarken Männern sogar sichtbarer sind als bei Frauen und älteren Menschen. All das kann unser Wille wenig steuern. Im Jahr 1936 bezeichnete Hans Selye (1907–1982), ein ungarisch-österreichischer Mediziner, die Autonomie mit dem Anpassen an Belastungen als das generelle Adaptationssyndrom. „Stress“ nannte er die Anspannung, die zu bewältigen eine wesentliche Aufgabe dieses umfassenden Netzwerkes von feinen Fasern in Verbindung mit unserem Zentralen Nervensystem ist. Um dem Stress den Aspekt des Angsterregenden zu nehmen, sollten wir uns immer Folgendes vor Augen halten. Entwicklungsgeschichtlich nimmt Stress eine zentrale Funktion mit der Möglichkeit der Anpassung ein. Die Stoffwechselwirkungen im Stress reichen vom Gehirn bis zu den Verdauungsorganen, z.B. auch messbar im Ansteigen des Blutzuckerwertes. 2020 wurde im Max-Planck-Institut für experimentelle Medizin/Psychiatrie sogar beobachtet, dass bei geistiger Anspannung im Hirngewebe mit erhöhtem Sauerstoffbedarf der körpereigene Botenstoff Erythropoetin vermehrt gebildet wird. Es kommt zur Neubildung von Nervenzellen. Darin steckt eine Botschaft, Anspannung lässt uns auch im Denken stärker werden! Nebenbei bemerkt: der missbräuchliche Einsatz dieser Natursubstanz Erythropoetin als Dopingmittel steht jedoch nicht mit positivem Wirken an Nerven in Verbindung, sondern bestenfalls nur mit Steigerung der Blutbildung.

Unbewältigter Stress, der als nicht beherrschbar, psychisch belastend empfunden wird, zieht negative Folgen nach sich. Das gilt auch für das vegetative Nervensystem. Anhaltende Schmerzerfahrung wirkt als Risiko für fehlende Stressbewältigung, verlangt daher nach frühem Erkennen, Begleiten und Behandeln.

Sympathikuszeichen von Schmerz und Angst sind beim Menschen vor allem Herzklopfen, Anstieg des Blutdrucks, schnelle Atmung bis hin zur Atemnot, trockener Mund, veränderte Mimik, Blässe oder Erröten, Schwitzen, Zittern, Schwäche, Schwindelgefühl, Durchfall oder das Gegenteil, Harndrang und Übelkeit sowie eventuell auch Wahrnehmungsstörungen oder Ohnmacht.

Anhaltende Reizzustände des sympathischen Nervensystems äußern sich mit Schmerzen in Armen und Beinen, verbunden mit Schwellungen oder Muskelschwund. Die Beobachtung dieser oft quälenden Schmerzen, die nach Verletzungen, Knochenbrüchen, selbst nach Bagatellverletzungen auftreten oder bei Verengungen des arteriellen Gefäßsystems sichtbar werden, gab schon sehr früh zu aktivem Eingreifen Anlass. Während des deutschen Chirurgenkongresses im Jahr 1900 schildert der deutsche Chirurg Paul Sudeck die „akute Knochenatrophie nach Entzündungen“. Das Unberechenbare dieses Schmerzbildes können wir verstehen, denn man beobachtet, dass selbst kleine Verletzungen, aber auch unbehandelte Schmerzen während einer Operation als Auslöser beschrieben sind. Der diagnostische Name „sympathische Reflexdystrophie“ bestätigt den Zusammenhang mit dem autonomen Nervensystem. Die heute zusätzlich eingeführte Bezeichnung „komplexes regionales Schmerzsyndrom“

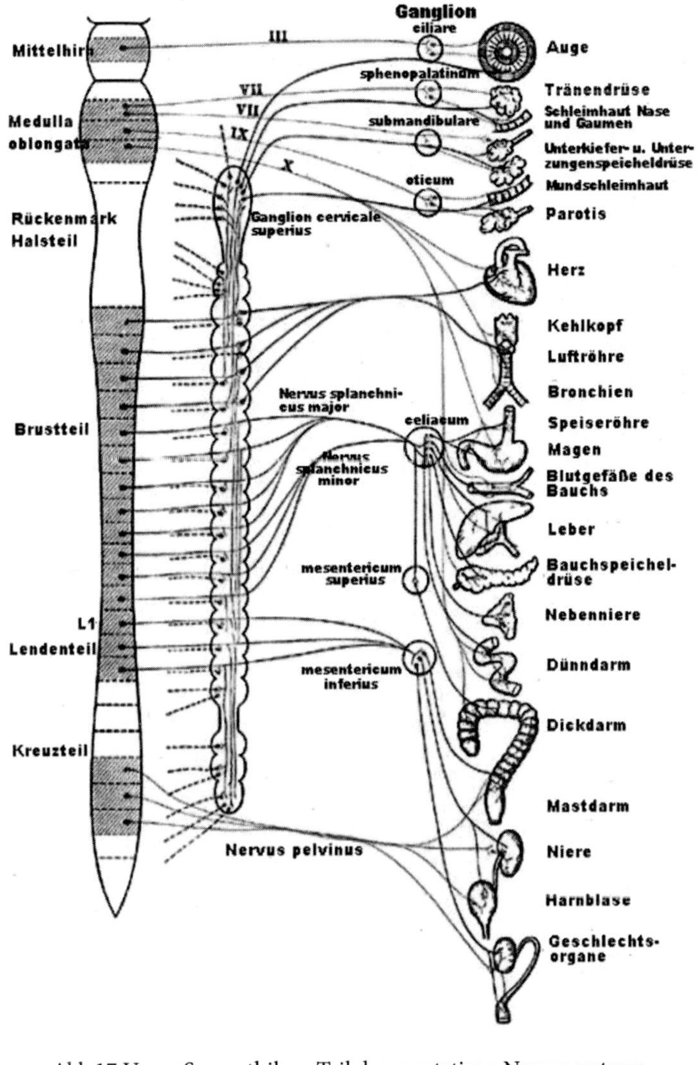

Abb.17 Unser Sympathikus, Teil des vegetativen Nervensystems.
Das hochkomplexe Nervengeflecht verbindet alles mit allem, von Kopf bis Fuß.
Eine klassische Darstellung in Gray's Anatomy of the Human Body (H.V.Carter)
lässt die Komplexität der sympathischen Nerven verstehen.

(engl. abgekürzt CRPS) drückt durch seine schwammige Nomenklatur das weitgehende Unwissen über die Zusammenhänge aus. Alle Erklärungsversuche sind Modelle, die auch wegen der sehr unterschiedlichen Formen keine einheitliche Genese als Erklärung möglich machen. Warum entsteht ohne das

Auftreten von Keimen eine Entzündung? Die oben erwähnte Substanz P könnte eine Rolle spielen, aber auch ein Aminosäuresubstanz Calcitonin Gene-Related Peptide (CGRP). Das ist insofern interessant, als dieses Neuropeptid auch eine Rolle bei der echten Migräne spielt. Die Störung der Durchblutung, einem wichtigen Wirkgebiet des Sympathikus, äußert sich in Rötung, Schwellung, Blässe oder auch späterem Gewebsschwund, einer Atrophie und verstärkt die Schmerzen.

Wie kann sich das entwickeln? Lassen Sie mich ein Schicksal kurz beschreiben. In einer orthopädischen Praxis wollte der Operateur eine Kniespiegelung (Arthroskopie) durchführen. Eine sehr begrenzte örtliche Betäubung lediglich der Haut im Kniegelenk erwies sich als völlig unzureichend. Während der Spiegelung traten starke Schmerzen auf, ohne dass jedoch der Eingriff vorzeitig beendet wurde. Der Schmerz hielt weit hinaus über die Zeit des operativen Eingriffs an. Als die Patientin unsere Schmerzambulanz aufsuchte, zeigte sich das gesamte Bein blaurot verfärbt, teilweise geschwollen. Bei sehr starken Schmerzen im Kniebereich saß sie in einem Rollstuhl, eine 50 Jahre alte, bis dahin aktive Tennisspielerin. Jede Bewegung im Knie verband sich mit unerträglichem Brennschmerzen. Man empfahl ihr aus Verzweiflung sogar eine Amputation! In unserer Schmerzambulanz behandelten wir regelmäßig das vegetative Nervensystem, den Sympathikus, mit langwirkenden örtlichen Betäubungsmitteln. Diese als Sympathikusblockade bezeichnete Therapie erfasst die neben der Wirbelsäule liegenden Nervengeflechte, die die Beine und deren Durchblutung versorgen. Darunter gingen langsam die Schmerzen zurück, die Durchblutung normalisierte sich. Aber die leider bereits völlige Versteifung des Gelenkes, verursacht auch durch die lange vorausgehenden schmerzbedingte Schonung, erzwang später die Implantation eines künstlichen Kniegelenkes. Damit ließ sich die Beweglichkeit wieder herstellen. Die Zusammenfassung lautet: Es handelt sich um einen nicht beherrschten, zu spät behandelten Schmerzbeginn mit seinen Folgen. Keine Ausnahme.

Besonders eine Einengung des Gefässlumens, der verfügbaren inneren offenen Flussbahn in einer Arterie, ist in der Regel mit kennzeichnenden Schmerzen verbunden. Nicht umsonst hat die menschliche Erfahrung dies mit dem Wort Angina pectoris(Brustenge) für die Herzkranzgefäße bezeichnet. Der Schmerz in dieser Zone, Brust mit Ausstrahlung in den Arm, ist inzwischen als Zeichen großer Gefahr geläufig. Aber auch das Raucherbein ist bekannt oder „funktionelle" Gefäßerkrankungen, die unter dem Überbegriff Raynaud-Syndrom zusammengefasst werden. Bei feuchter Kälte verengen sich die Gefäße in den Armen, bezeichnenderweise auch „Leichenfinger" genannt. Wenn der überschießend aktivierte Sympathikus der Auslöser solcher gefährlicher Gefäßverengung ist, lassen sich durch wiederholtes Betäuben, Blockieren des sympathischen Nervensystem am Hals mit langwirkenden, örtlichen Betäubungsmitteln sowohl Schmerzen wie Mangeldurchblutung verhindern.

Doch diese zuverlässige ärztliche Maßnahme steht nicht regelmäßig zur Verfügung. Es gibt zu wenig erfahrene Therapeuten. Die operative Korrektur des überschießenden Sympathikus zeigt, wie erwähnt, eine lange Tradition. Beim Raynaud-Syndrom kann die Sympathikolyse heute endoskopisch vorgenommen werden und Schäden infolge Minderdurchblutung an den Händen vermeiden oder reduzieren. Aber nur wenige Chirurgen sind damit vertraut. Innerhalb gewisser Grenzen lässt sich die Gefäßverengung auch schrittweise erleichtern.

Die große Bedeutung des vegetativen Nervensystems äußert sich auch als Begleitung anderer Erkrankungen, mit oder anfänglich noch ohne deutlich erkennbare schmerzhafte Nervenbeteiligung. Dies gilt beispielsweise für die diabetische Neuropathie. Diese zeigt nicht nur vermindertes Empfinden von Mangeldurchblutung der Herzkranzgefäße mit Verkennung eines Herzinfarkts, sondern auch die Beeinträchtigung der sexuellen Potenz. Die Vielfalt von funktionellen Magen-Darm-Störungen wird sowohl über Nahrungsmittelunverträglichkeiten, es gibt davon ein breites Spektrum an Ursachen, als auch über Reaktionen des vegetativen Nervensystems in Begleitung von Polyneuropathien erklärt. Rücken- und Muskelgelenkschmerzen können vegetativ vermittelt sein. Die vegetativen Fasern sind eng mit dem Nervenleitungssystem der Wirbelsäule, an Hals, Rücken, Becken verbunden. Schwierigkeiten bereitet ein Erfassen dieser Ursache. Es gibt bis heute kein diagnostisches Verfahren, diesen Ursachenkomplex des autonomen Nervensystems zu messen. Röntgen, MRT usw. versagen uns die Hilfestellung. Nur eine sorgfältige Untersuchung vermag bei Symptomen wie Hautfarbe, Hauttemperatur, Feuchtigkeit einen Verdacht zu sichern. Helfen könnte als Messmethodik der psychogalvanische Reflex (PGR), an Armen und Beinen mithilfe eine EKG-Schreibers abgeleitet. Diese Methode wird heute kaum genutzt, weil aufwändig und kaum bekannt. Am deutlichsten und beweisend zeigt dieser PGR das Ergebnis, dass der Sympathikus erfolgreich blockiert ist und anschließend die Durchblutung in Armen und Beinen zunimmt, die Haut wird besser durchblutet und zeigt sich wieder rosig und warm. Die wirkliche Heilung startet über die bessere Durchblutung.

Wir können gut nachvollziehen, dass bis zur Entwicklung ursachenorientierter Methoden bei diesen Krankheiten zunächst die Symptombesserung das Ziel sein musste. Die periphere arterieller Gefäßverschluss-Krankheit(pAVK) in den Beinen, Laien auch als sogenanntes Schaufensterphänomen bekannt, ist ein Beispiel. Längeres Gehen, oft schon bei weniger als 30 m, löst Schmerzen aus, Und um diesen Schmerz zu bessern, bleibt der Erkrankte stehen, in der Stadt vor dekorierten Schaufenstern, um seinen Schmerz unauffällig abklingen zu lassen. Daher der beschönigende Name „Schaufensterkrankheit". Die operative Resektion(Entfernung) der sympathischen Nerven an der Lendenwirbelsäule ermöglichte dem Patienten eine wesentlich längere Gehstrecke. Im

Zeitalter der hochentwickelten effektiven Gefäßchirurgie erscheint das nicht mehr so wichtig. Vor 2 oder 3 Generationen, vor Erfindung der Gefäßchirurgie einschließlich der Bypassmethoden, eines Umgehungskreislaufs, bildeten diese Verfahren die einzige Möglichkeit zur Vermeidung von Amputationen. Doch die operativen Methoden der Gefäßrekonstruktion stoßen an Grenzen. Die Amputationsrate bei Gefäßerkrankungen, auch als Folge eines Diabetes, ist in Deutschland mit etwa 60000 pro Jahr immer noch zu hoch. Vergleichbar gilt dies auch für die Behandlung der chronischen Unterschenkelgeschwüre (Ulcus cruris), die sowohl durch arterielle wie venöse Durchblutungsstörungen verursacht sind. Die Verbesserung der Durchblutung durch eine Sympathikolyse, die Hemmung des überschießenden Sympathikus, kann Amputationen verhindern. Heute wird der Sympathikus nur selten operativ korrigiert, sondern lässt sich durch eine wiederholte Injektion von örtlichen Betäubungsmitteln im Bereich der Lendenwirbelsäule behandeln. Diese regionale Betäubung eines überaktiven Sympathikus im Bereich der Lendenwirbelsäule (lumbaler Grenzstrang) zeigt Abb. 18. Diese Behandlung bessert den Schmerz und erspart möglicherweise die Amputation. Die schmerzfreie Gehstrecke verlängert sich und durch das Training wird ein arterieller Umgehungskreislauf zur besseren Durchblutung gefördert.

Vorbildlich empfand ich schon als junger Arzt die Zuwendung des führenden Sympathikuschirurgen Professor Leriche zum Leidenden. Er verlangt

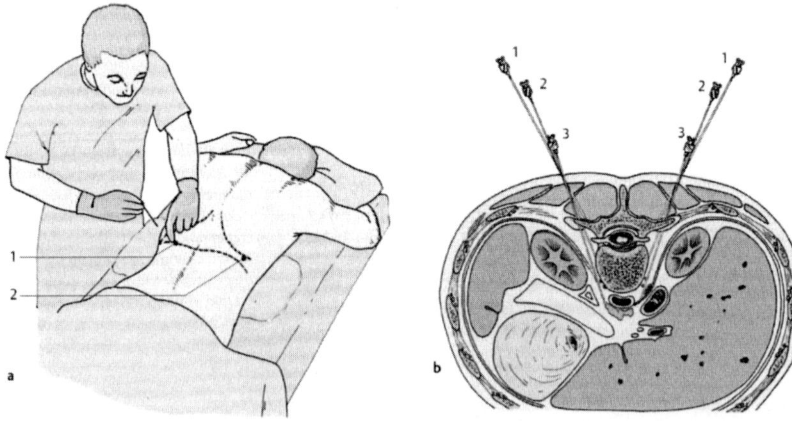

Abb.18 Beispiel für eine Behandlung am Sympathikus (Lendengrenzstrang) zur Verbesserung der Durchblutung am linken Ober-und Unterschenkel (Gustorff B., Hoerauf K.H. in Niesel H.C., van Aken H.2003). Das Injizieren des örtlichen Betäubungsmittels an das sympathische Nervengeflecht reduziert den Schmerz beim Gehen, verbessert die Durchblutung und kann eine Amputation verhindern.

nach „Zärtlichkeit dem Patienten gegenüber". Nicht jedem ist das in die Wiege des Berufslebens gelegt. Chirurgie, und das sollte auch ein Außenstehender versuchen zu verstehen, ist ein zielorientierter Beruf. Heilung des Patienten oder die bestmögliche Verbesserung von Anatomie und Funktion durch einen Eingriff ist das Ziel. Das schließt auch einen bestimmten Charakter, Eigenschaft oder Temperament und Geschick des Arztes ein. So erklären sich viele Erzählungen, Anekdoten über diese Gruppe von Ärzten, jedoch auch Ablehnung infolge Missverstehens.

Als weiteres Beispiel für das Zusammenspiel von Körperfunktionen und der sympathischen Innervation beobachten wir den plötzlich eintretenden Hörsturz. Die medizinische Fachsprache bezeichnet alle Erkrankungen oder plötzlich auftretenden Symptome mit dem Wort idiopathisch, wenn Ursachen nicht bekannt sind. Beim Hörsturz angewandte Behandlungen wie Cortison, durchblutungsfördernde Infusionen u.a. haben sich als kaum wirklich beweisbar effektiv erwiesen. Blockaden des Halssympathikus, früher auch von den Fachärzten für Hals-Nasen-und Ohrenkrankheiten als Teil der Behandlung erprobt, sind hierzulande nur selten im Repertoire. Die Stellatumblockade, eine Behandlung des Halssympathikus, erfordert sorgfältige Ausführung und Überwachung. In der deutschen Gebührenordnung werden solche Methoden sehr schlecht vergütet. Vielleicht erklärt das auch eine Einschränkung in der Ausbildung des Nachwuchses. Das gilt auch für wichtige andere Behandlungsmaßnahmen von Schmerzkrankheiten. Das liegt neben anderem auch am fehlenden Wissen der Verantwortlichen für diese Steuerungselemente einen funktionierenden, medizinischen Versorgung der Bevölkerung. Es fragen sich auch Erfahrene, warum also diese Mühe und Sorgfalt aufwenden? Leider projizieren sich solche Aspekte immer wieder in Behandlungsstrategien. Ehrlicherweise muss das offen gesagt werden. Für den Schmerzkranken benötigt ein Behandler Ruhe, also auch Zeit zuzuhören, zu untersuchen und Hoffnung zu vermitteln. Ökonomie erweist sich im Gesundheitswesen als sinnvoll und notwendig, auch im Sinne von Nachhaltigkeit. Doch fehlgesteuerte Ökonomie hilft dem Schwerkranken nicht, dem eine Amputation droht.

Ein Beispiel für viele andere Wirkungen will ich beschreiben: Die akute, sehr schmerzhafte Bauchspeicheldrüsenentzündung (Pankreatitis) kann lebensbedrohlich verlaufen, mit einer Sterblichkeit, auch gerade junger Patienten von bis zu 30%! Wird bei dieser schweren Erkrankungen der beherrschende Schmerz statt mit Morphin oder seinen Abkömmlingen durch kontinuierliche (wiederholte) Nervenbetäubung therapiert, lässt sich die Sterblichkeit dramatisch auf etwa 3% senken. Aber dieses Vorgehen verlangt interdisziplinäre Organisation zwischen Innerer Medizin, Chirurgie und Anästhesie und hohen Ausbildungsgrad. Diese Betäubung schafft Schmerzfreiheit über das Injizieren von örtlichen Betäubungsmitteln in den Periduralraum. Gleichzeit mit der Schmerzerleichterung wird die Tätigkeit des Darmes reguliert. Diese beiden Wirkungen vermeiden das gefürchtete Versagen von Lungen- und Nierenfunktion. Doch nur wenige Institutionen haben eine entsprechende Organisation realisiert. Isoliertes Handeln findet sich nicht selten im Medizinbetrieb.

Konditionierte Angst

Es hilft uns, die Komplexität des Schmerzes besser zu verstehen, wenn wir uns klar machen, dass bewusste Schmerzwahrnehmung nur der „Gipfel eines Eisbergs" ist. Dieser wohlbekannte Begriff veranschaulicht die allgemeine Auswirkung. Während einer Narkose, im Koma usw. beobachtet man viele schmerzverursachte Phänomene unverändert oder sogar verstärkt, trotz Bewusstlosigkeit. Andererseits kann unter einer Geburt bei einer werdenden Mutter mit einer vorbestehenden Querschnittslähmung trotz geringer Schmerzleitung der Blutdruck extrem ansteigen. Das ist zwar selten, aber möglich. Vermittelnd für die allgemeine körperliche Reaktion sind sowohl das vegetative Nervensystem also speziell der Sympathikus wie auch unsere seelische, affektive Seite.

Was klingt bei dem Wort Psyche, Seele an? Im altgriechischen bedeutet es auch Schmetterling. Bei der Vielfalt an Deutungen halte ich dieses Bild für sehr anschaulich. Alle Beteiligten leben in ihrem Ordnungssystem. Wenn ein Arzt Schmerzen eines Patienten beurteilt, entwickelt er eine Behandlungsstrategie. Ist diese deutlich organ- oder körperbezogen, könnte die Psychosomatik als Konkurrenz aufgefasst werden. Wenn dann Schuld oder Religion ins Spiel kommen oder gar die Krankheit eingeengt nur als Sprache der Seele erklärt wird, landet Medizin auf einer einsamen Insel. Körper und Seele sind in uns Menschen miteinander verbunden.

Wir werden programmiert – Neuroplastizität

Die Biosynthese, spezifisch die Genexpression von Proteinen(Eiweißen) stellt einen Teil des biochemischen, bzw. molekularbiologischen Geschehens, auch beim Schmerz. Transkription wird der Vorgang der Biosynthese eines Eiweißbestandteiles genannt, ein „Umschreiben". Im Zentralen Nervensystem (also Gehirn und Rückenmarkzellkörpern) lassen sich experimentell bei anhaltendem Schmerzreiz solche biosynthetischen Veränderungen nachweisen. Ein Beispiel ist die Bildung immediate-early genes, also unmittelbarer Gene. Sie stellen einen Veränderungsreiz für Zelleiweiße, die andere Eiweiße steuern, transkribieren-umschreiben. Normalerweise werden sie einige Zeit nach dem Reiz wieder herunter geregelt, beruhigen sich. Diese „umschreibende" Veränderung kann aber andauern, sogar unabhängig vom Ursprung, also auch nach dem Abklingen des Schmerzes. Als Musterbeispiel kennen wir das bereits angeführte Eiweiß CREB(englisch cAMP response element-binding protein.), das uns den Weg zum Schmerzgedächtnis erklärt. Dabei steuert offenbar dieser Eiweißstoff CREB mit Hilfe der Bindung an Gene, also Abschnitte auf der DNA, den Umbau, die Transkription von unterschiedlichen, für Schmerzen jedoch relevanten Neuropeptiden. Es sind beispielsweise Enkephalin, Somatostatin, c-fos, eines der immediat early gene (auch Protoonkogen genannt). Es greifen Genanteile in das Schmerzgeschehen ein, im hochaktiven Stoffwechsel gesteuert und speichernd. Diese Speicherung kann anschließend die Sensibilität steigern und dann fragen wir warum? Ursprünglich wird dieses Speicherphänomen als sinngebend angesehen, weil es ein natürlicher Versuch ist, bei Gefühlsverlusten Reparaturen zu ermöglichen. Diese Neuroplastizität ist eine biologische Fähigkeit, sich neuen Situationen anzupassen und die uns angeborenen Möglichkeiten zu erweitern. Ein ausgewogenes Verhältnis zwischen Veränderungsfähigkeit, Umstellung also auf neue Herausforderung und Bewahren von Ordnung, sichert uns Resilienz. Es handelt sich um die Möglichkeit, Bestand und Neues im richtigen Verhältnis zu steuern, Resilienz ist Ausdruck einer aktiven Widerstandsfähigkeit. Das jedoch kann uns im Falle einer chronischen Schmerzentwicklung misslingen.

Diese biochemischen Zusammenhänge können helfen, das Entstehen chronischer Schmerzen zu erklären oder besser zu verstehen. Die Speicherung in den Nervenzellen wirkt wie ein Dauerreiz, dessen Ursprung leider oft nicht mehr als Auslöser aufzufinden ist. Über diese Vorstellung entwickelt sich schon seit Jahrzehnten das Bemühen, mehrschichtig, interdisziplinär Schmerzen zu behandeln, wie beispielsweise in Schmerzkliniken.

Faszien, Kennedy und die Triggerpunkte. Phantomschmerz

In der Medizin treffen, reduziert betrachtet, in jeder Begegnung Individuen aufeinander. Vergleicht man dies mit anderen Wissenschaften, wird deutlich, dass wohl nur die Theologie wie die Medizin so auf das Individuum ausgerichtet ist, dort in einer anderen, höheren Beziehungsebene als den zunächst körperlich erscheinenden Inhalten der Medizin. Jurisprudenz(Rechtskundigkeit), Sozialwissenschaften, Philosophie, Ökonomie orientieren sich stärker an der Beziehung von Gruppen in Begegnung mit Einzelwesen. Ein Medizinstudent lernt zunächst das Allgemeine, Körperanatomie, Physiologie, Biochemie, Pathologie und, vieles mehr. Die Medizinstudenten leiden unter dieser anfänglichen, verallgemeinernden Wissensaneignung. Sie sehnen die Begegnung mit dem Individuum herbei, dem „Patienten". Moderne Medizin löst sich zunehmend in Spezialdisziplinen auf, mit großen Vorteilen für den Wissensgewinn. Die Mehrzahl der Ärzte baut zum Patienten, über die Sachfragen der Krankheit hinaus, eine komplexere Wissenssynthese auf. Es verbinden sich Namen, noch mehr aber Patientengesichter mit Vorstellung von Leidens- oder Krankheitsbildern eines Patienten. Das erklärt auch die Wirkung von Hilfe, die einem Patienten vom behandelnden Arzt vermittelt werden kann. Es handelt sich nicht um ein Abhängigkeitsverhältnis, sondern eine Verbindung von körperlich und psychisch-sozialen Komponenten. Diese positive Beziehung lassen Sie mich an einem Beispiel erläutern.

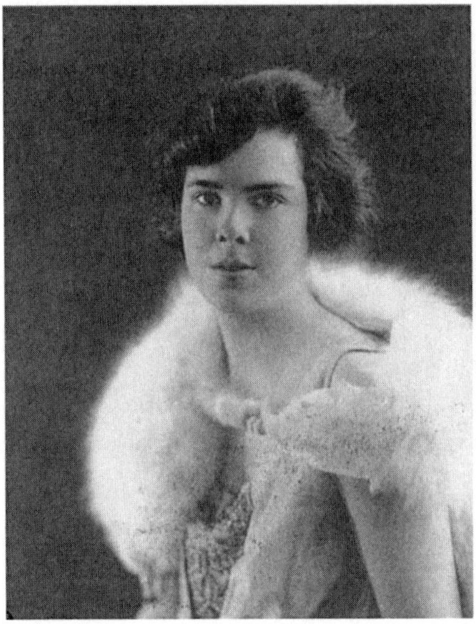

Abb. 19a) Janet Travell bei Beginn ihres Studiums, später die Hausärztin des damals mächtigsten Mannes. (Janet Travell Foundation)

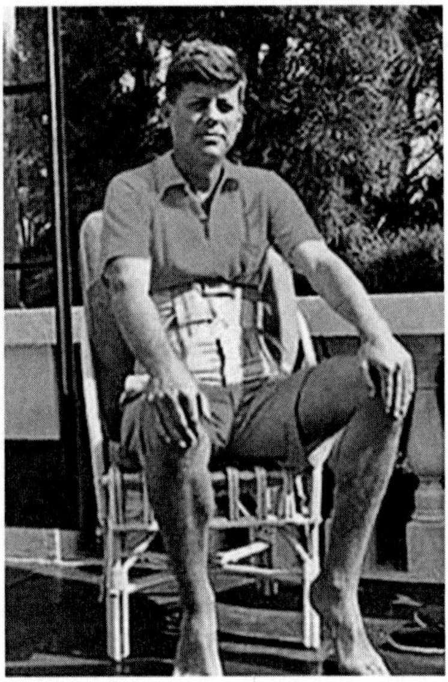

Abb. 19b) Ihr Patient mit seinem Korsett-Zeichen seines Schmerzes, Tag und Nacht. (E. Dalton publizierte dieses Bild im Zusammenhang mit der Behandlung von muskuloskelettalen Schmerzen)

Janet Travell, 1901 geboren, studierte in New York und absolvierte eine breite Ausbildung als Ärztin, einschließlich Chirurgie, Kardiologie, Pharmakologie Das Foto zeigt Janet Travell mit 18 Jahren. Als sorgfältige Beobachterin der Beschwerden ihrer Patienten registrierte sie örtlich ausgelöste Schmerzempfindungen mit oft typischen Ausstrahlungen in verschiedene Muskeln. So wandte sie sich während der späteren Tätigkeit zunehmend der Behandlung von Schmerzen in Muskeln und Bändern (dem myofasziellen Kompartment) zu. Das Lokalisieren dieser auslösenden Schmerzpunkte, sogenannter Triggerpunkte, war der erste Schritt. Dann folgte als Konsequenz die Beobachtung, dass diese ausstrahlenden, projizierten Muskel-Faszien-Schmerzen, durch lokale Behandlung der Triggerpunkte nach der Injektion eines örtlichen Betäubungsmittels abklingen oder verschwinden konnten. Triggerpoint, der Auslösepunkt und Schmerzerlebnis sind oft nicht identisch. Procain, in Deutschland erfunden und unter dem Namen Novocain® 1904 erstmalig in der Medizin verwendet, ist eng mit diesem Phänomen verbunden. Ferdinand und Walter Huneke beschrieben bereits um 1926 mit der Anwendung von Novocain zu einer speziellen Schmerzbehandlung erste Beobachtungen, bezeichnet als Neuraltherapie oder Segmenttherapie. Das besondere dieses Verfahrens etablierte sich auch dadurch, dass gelegentlich, wenn auch extrem selten, eine Besserung oder das Verschwinden von langanhaltenden, bisher nicht beeinflussbaren Schmerzen plötzlich, unvermittelt beobachtet wurde. Dieses Phänomen wurde von Huneke mit dem attraktiven Begriff „Sekunden- oder Augenblicksphänomen“ bezeichnet. Alle Erklärungsversuche, neurologischer oder psychologischer Art bleiben für solche Effekte spekulativ. Für den in diesem Augenblick schmerzbefreiten Patienten ist das ohne Bedeutung. Er wird diesem Arzt, der ihm Hilfe brachte, dankbar sein. Verläufe dieser Art verbreiten sich gerne in den Medien, Fernsehen oder Presse als Sensationsheilungen.

Diese Kenntnisse, auch um das Zusammenwirken verschiedener Faktoren wie Sitzen, Stehen, psychische Belastung und deren erfolgreiche Behandlung wurden zum Anlass, dass Janet Travell als erste Ärztin im Weißen Haus zum persönlichen Hausarzt von J.F.Kennedy avancierte. Der Präsident der Vereinigten Staaten wirkt auf Fotos „smart“, sportlich, Vertrauen erweckend. Im persönlichen Umgang mit Frauen blieb ihm der Erfolg nicht versagt. Vielleicht sind viele, die mit erhobenem Zeigefinger darauf verweisen, neidisch auf diese Eigenschaften. Wegen einer Nebenniereninsuffizienz, nach dem amerikanischen Arzt Addison benannt, musste Kennedy längere Zeit Cortison einnehmen. Die Wirbelsäulenbeschwerden infolge der damit verbundenen Osteoporose, versuchte man vergeblich durch eine Metallplatte zu stabilisieren.

In dem legendär verklärten Patrouillenboot PT109, von einem japanischen Zerstörer gerammt, wurde John F. Kennedy am 2. August 1943, am bereits lädierten Rücken erneut verletzt. Er rettete einen verletzten Kameraden und erreichte schwimmend eine Insel, erst nach mehreren Fluchttagen. „Ein Held“ seiner Nation. Hinter diesem Bild verbirgt sich eine Krankengeschichte, die auch Geschichte der Medizin einschließt. Denn es zeigt nicht den typischen, aber doch einen extrem geplagten Rückenschmerzpatienten, dessen Leiden dokumentiert ist, eingeschlossen darin die regelmäßige Einnahme von Analgetika. Das Wissen um den komplexen Zusammenhang der schwer geschädigten Wirbelsäule mit dem stützenden Muskel, Faszien und Bändersystem des Rückens ließ, selbst nach heutigen Maßstäben Janet Travell zur besten Begleiterin des körperlich instabilen Präsidenten werden. Ein Beispiel, dass ärztliche Begleitung für den chronisch Kranken anspruchsvoll und immer wieder herausfordernd wird. Zwei Persönlichkeiten der besonderen Art trafen zusammen. Die überzeugende und helfende Kunst ihres Umgehens mit dem Patienten spricht, das sollte bemerkt werden, auch aus den Augen von Janet Travell, auch als ältere Kollegin strahlten diese Augen Zuversicht aus.

Wie andere Körperpartien oder Krankheiten unterlag und unterliegt auch gegenwärtig das Bindegewebe des Körpers einer Mode neuer Aufmerksamkeit. Faszien werden die Anteile des Bindegewebes genannt, die die Muskeln umgeben, auch Gelenkkapseln, Sehnen, sowie die Haltebänder zwischen Muskeln und Sehnen. Sie können mehr oder weniger dehnbar sein. Wichtig für Körperwahrnehmung und Schmerzentwicklung ist die besondere Dichte an Nerven- bzw. Schmerzendigungen, die Bewegung registrieren(Propriozeptoren), oder Druck, also auch Schwellungen in der Umgebung (Mechanorezeptoren, sowie Temperatur- und Chemorezeptoren). Letztere spielen eine Rolle für Muskelverhärtungen, sie werden besonders in der Sportmedizin im Zusammenhang mit Fehlbelastungen thematisiert. Faszien sind weniger gut durchblutet. Da Haltung, Bewegung, Druck und Belastungen des menschlichen Körpers über sie vermittelt werden, können wir verstehen, dass Faszien eminente Bedeutung nicht nur für Sportler, sondern für jeden von uns in der Selbstwahrnehmung haben. Durch die laienhafte Vorstellung geistert ein so bildhaftes Wort wie „verklemmter Nerv". Das ist eine eher seltene Ursache, aber in der notwendigen Erklärung für die häusliche oder berufliche Umgebung zählt der Nerv eben mehr als „nur" der Muskel und seinen Binden.

Gelenke und Knochen funktionieren für die Röntgendarstellung oder die Magnetresonanztomographie (MRT) als dankbare Objekte. Wir sollten aber nicht aus dem Auge verlieren, dass der altersbedingte Umbau von Gelenken bereits dann beginnt, wenn das Wachstum endet. Bei unkontrolliertem Sport leider noch viel früher. Vergleicht man die Möglichkeiten der Bildgebung von Gelenken mit denen von Muskeln, dann kommen leider die Muskeln und ihre Faszien viel zu kurz. Denn es ist Tatsache, dass die häufigsten Schmerzen des Körpers infolge Überbelastung oder Alterung eher in den Weichteilpartien entstehen und später in den Gelenken. Gleiches gilt auch für das Übergangsgewebe zwischen den Knochen, wie Knorpel, Bandscheiben oder Zwischengewebspartien wie dem Meniskus im Kniegelenk. Die Kunst des guten Arztes liegt in der Abwägung von Bildbefund und Untersuchungsergebnis des Patienten. Physiotherapeuten werden, wenn sie sie gut ausgebildet sind, sehr früh in die Kunst des Gewebefühlens eingeführt. Noch sind die menschlichen Finger oft deutlich einfühlsamer als viele Bildverfahren, besonders soweit es Faszien und Muskeln betrifft.

Welche Bedeutung haben in diesem Zusammenhang die Chiropraktik, Osteopathie und cranio-sacrale Therapie? Alle diese Methoden sind im 19.Jahrhundert, oft im Zusammenhang mit philosophischen Strömungen entstanden. Sie berufen sich auf ein komplexes Bild der Körperstörungen. Der Zusammenhang mit Wirbelfehlstellungen wird dabei betont, das klingt auch aus dem Wort „am Knochen leiden“(von gr.ὀστέον *osteón)* ebenso wie am Band- und Stützapparat (Muskeln, Faszien, Sehnen, Gelenke). Das Manipulieren ist wie Massage für viele Erkrankte ein Zeichen der eingehenden Zuwendung des Therapeuten und erklärt dann indirekt den erlebten Erfolg. Daher ist das Image dieser Behandlungen, von den USA nach Europa übergeschwappt, gut nachfühlbar. Reflextherapien(Reflexzonenmassage), Segmenttherapie, TCM, für ein geschicktes Marketing genutzte Sammelbezeichnung für sogenannte traditionelle chinesische Medizin, also der chinesischen Medizingeschichte zugeordnete Behandlungsmethoden, liegen im mediengesteuerten Trend. Sie werfen auch einen Blick auf offene Grenzbereiche eines definierten, aber auch kritisch zu hinterfragendem Medizinhandelns.

Entscheidend gezielter lässt sich eine heute weiter gefasste Neuraltherapie (Weinschenk 2022) einsetzen. Die Therapie mit Lokalanästhetika kann viele lokale Schmerzsymptome erfolgreich behandeln. Dieses aktuelle wie bewährte Konzept der örtlichen Therapie nutzt nicht nur den „betäubenden“, sondern auch den entzündungshemmenden und antibakteriellen Effekt der Lokalanästhetika, den modernen Varianten des Kokain. Örtliche Behandlung von Schmerzen hilft außerdem, den Leidenden stärker zu mobilisieren. Es öffnet Wege zur Physiotherapie wie auch dem psychologischen Aufbau.

Manuelle Medizin beeindruckt durch das „Knacken“, ein Einrenken von Gelenken wird akustisch vorgetäuscht. Sorge löst für eine kritische Betrachtung dieser Alternativmethoden aus, dass der Patient zu einem Passivwesen werden kann. Moderne Physiotherapie verbindet, auch durch Schwerpunkte differenziert, sowohl Weichteiltherapie an Muskel und Bindegewebe mit der Vielzahl von aktiven Übungen. Die moderne Lebensautomatik vergaß das Dehnen der Muskeln, ebenso wie das Trainieren der richtigen Spannung. Unter Anleitung lernt der Patient Muskeln und Sehnen seines Körpers kennen und damit eine entscheidende Komponente des Selbstseins. So hilft Physiotherapie zur Eigenständigkeit.

Wird ein Nerv verletzt, führt das zu einem entsprechenden Ausfall. Wenn dies einen motorischen Nerven betrifft, ist der zugehörige Muskel funktionsunfähig, gelähmt. Bei einem sensiblen Nerven ist das Gefühl (Berührung, Wärme-Kälte u.a.) gestört. Wird ein vegetativer Nerv verletzt, werden die Durchblutung von Haut oder zugehörigem Organ, z.B. auch in der Haut, und weitere unbewusste Funktionen gestört, evtl. an Blässe und Haarausfall sichtbar.

Nach Verletzungen, auch nur teilweisen, setzt der Körper eine Heilung des Nerven durch Überbrückung des Schadstelle in Gang. Wenn die Nervenzelle intakt, funktionsfähig ist, versucht der Zellkörper das Axon, den Nervenzellfortsatz, der zusammen mit anderen eine Nervenfaser bildet, durch Wachstum zu überbrücken. Erfolgreich wird das, wenn durch eine chirurgisch sorgfältige Nervennaht die getrennten Anteile unmittelbar verbunden werden. Das ist bei vielen Nervenverletzungen, besonders sehr zarten Nerven nicht zu erwarten, es sei denn durch eine unter mikroskopischer Sehhilfe subtil ausgeführte Nervennaht. Die ungeordnete Struktur beim Heilungsversuch veranschaulicht die Unordnung von Reizen, die von solch einem Nervenende oder Reparaturteil ausgeht. Phantomschmerzen oder -empfindungen werden von bis zu 90% der Betroffenen beschrieben. Die auslösende Ursache beeinflusst auch die Häufigkeit von Phantomschmerzen. Amputationen infolge von Durchblutungsstörungen sind stärker vom vorher bereits induzierten Schmerz gefolgt. Das weist uns darauf hin, dass der vorausgehende Schmerz bereits dem Dauerschmerz den Weg bahnt (s. auch Abb. 15).

Bereits lange schon haben Ärzte registrieren müssen, dass Verletzte, denen eine Extremität, Hand, Arm oder Bein, auch Auge oder Brust amputiert wurde, anschließend, häufig lebenslang, das Gefühl für den amputierten Körperteil nicht verlieren. Beim Phantomschmerz empfindet der Patient neben dem Gefühl, noch seine Extremität zu besitzen, oft sogar als verkürzte Organ, Arm oder Bein, zusätzliche, oft quälende Schmerzen unterschiedlicher Qualität. Es gibt viele Variablen, auch wandernden oder pulsierenden Schmerz. Treten diese Schmerzen unmittelbar am Stumpfende auf, nennt man dies Stumpfschmer-

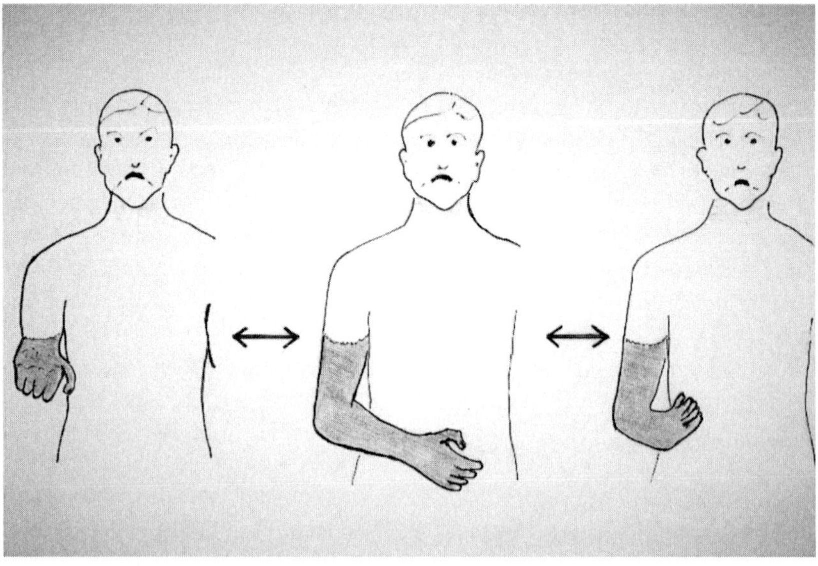

Abb.20 Phantomschmerz, wie er beim Menschen variieren, also „wandern“ kann.

zen. Sorgfältige Pflege des Stumpfes, insbesondere bei Hautveränderungen und kunstvolle Gestaltung einer Prothese als ersetzende Hilfe gehören zur guten Versorgung dieses Leidens. Doch auch unbeeinflussbare Bewegungsempfindungen werden beschrieben. Die Erleichterung des Schmerzgefühls durch Ablenkung gibt einen Hinweis auf eine zentrale Verarbeitung solcher Störungen. Das besondere Engagement ist beispielsweise bei vielen verletzten Kriegsteilnehmern während der Nachkriegsjahren ein Hilfe gewesen. Im Rentenalter, wenn diese berufliche Ablenkung verschwindet, störten dann die Schmerzen immer deutlicher. Der Schmerz kann also dadurch gebessert werden, dass der Patient sich gezielt ablenkt und mit anderen Dingen beschäftigt.

Horatio Nelson, der englische Admiral litt nach Verlust des rechten Arm in der Schlacht vor Teneriffa (1797) ständig unter Phantomschmerzen. Dass er, obwohl ihm der Arm fehle, er ihn doch spüre, galt ihm als Beweis für die unsterbliche Seele. Dieses Selbstempfinden illustriert humane Selbstreflexion als innere Stärke oder Resilienz, durch Gottes Hilfe oder als Schwächen überspielender Heroismus. Wir können viele Ausdrucksformen der Bewältigung als Muster für Konditionierung benennen, lange vor dem Zeitalter psychologisch definierter Methodensuche.

Das Empfinden eines noch vorhandenen Organs oder der Extremität, wird von Reizen aus dem zugehörigen Nerven in das Gehirn projiziert. Dort liegt der Ort dieser Projektion auf der gegenüberliegenden Hirnhälfte. Bei der Suche nach einem auslösenden Herd von fokalen Epilepsien gelang vor etwa 70 Jahren dem Neurochirurgen Wilder Penfield (1891–1976), wenn auch teilweise mit der Erfahrung falscher Lokalisationen, schrittweise eine Ortung. Es ist ein Zuordnen von Punkten in der Körperperipherie zu speziellen Partien auf der Hirnrinde, im Bereich der Zentralfurche. Das Gehirn ist selber völlig schmerzfrei, es gibt im Gehirn keine Nozizeptoren. Von dem Einzelpunkt auf der Hirnrinde konnte er entweder sensible Reize oder auch Bewegungen auslösen. So ließ sich daraus eine Kartierung konstruieren, die vereinfachend einem „Menschlein“ ähnlich schien und bildhaft daher mit dem mittelalterlichen Wort Homunkulus bezeichnet wurde. Das gilt sowohl für unsere Sensibilität, das Fühlen, als auch für die aktiv steuernde Muskelinnervation. Übrigens folgt einem solchen Bild auch die Projektion des Körpers auf die Fläche des Ohres bei der Ohrakupunktur. Dieses Schema ließ man in der VR China ursprünglich für die Barfußärzte während der Kulturrevolution zeichnen, um auch Analphabeten die Funktion darzustellen oder die Beschwerderegion zu zeigen. Zur Ohrakupunktur brauchte sich der Kranke nicht auszuziehen, es geht viel schneller mit der Therapie.

Dieses Modell wurde vereinfachend für die Verbindung von Sensationen, also Sehen, Fühlen, Schmerzen auf feste Orte gedeutet. Bevor die pharmazeutische Industrie wirksame und verträgliche Medikamente erfand, suchten Ärzte für schwere Schmerzzustände oder sogar neurologisch-psychiatrische Erkrankungen nach anhaltend, schneidend wirkenden Therapien. Von diesem irreversiblen, unumkehrbaren Durchschneiden der Hirnnervenbahnen (Lobotomie), selbst ein Nobelpreis (1949) wurde dafür vergeben, haben uns die modernen Schmerzmittel und Psychopharmaka erlöst. Die massiven Eingriffe in das Nervensystem sind Vergangenheit, für die Penfield es selbstkritisch ausdrückte: „Gehirnchirurg ist ein schrecklicher Beruf".

Neurochirurgie kann heute ganz anders und sehr gezielt helfen. Sorgfältiges Lokalisieren gelingt heute beispielsweise auch stereotaktisch, wenn sich ein definierter Bezirk im Gehirn eine Epilepsie auslöst, oder auch endoskopisch. Das wird uns noch bei einer der schwersten Schmerzattacken begegnen, der Trigeminusneuralgie.

Ungeordnete, unstrukturierte Reize aus den Amputationsstümpfen der Nerven vermitteln über die Nervenbahnen quälende Dauerimpulse in die Zentralregion. Nervenstumpfkorrekturen bleiben meistens erfolglos. Die zentrale Reizverarbeitung bildet einen therapeutischen Ansatz für die Besserung von Phantomschmerzen. Zahlreiche Nervenimpulse (Afferenzen) kreuzen auf dem Weg in das Gehirn die Seite. Dies geschieht beispielsweise im Rückenmark an den Umschaltstellen.

Im Verlaufe meiner Berufserfahrung fiel mir auf, dass viele kriegsverletzte Amputierte das Berufsleben erstaunlich gut meisterten. Erst mit zunehmenden Alter, in der Phase des Rentnerseins, entwickelten die Schmerzen wieder eine besondere Leidensdynamik. Antworten darauf sind spekulativ, aber Hilfe ist notwendig.

Unter den Behandlungsversuchen, die sich bisher als manchmal hilfreich erwiesen haben, lassen sich Biofeedback, Hypnose, die oben genannte Rückenmarkstimulation aufführen. Sie können teilweise nach diesen Vorstellungen verstanden werden. Biofeedback (bios, gr.βίος – Leben und feedback-engl. Rückkoppeln) können wir als ein „Höre auf Deinen Körper" vereinfacht verstehen. Wie und wo können wir unseren Körper erleben. Wir haben das nicht gelernt und einem richtigen Fakir, der seine vegetativen Funktionen wahrnimmt, begegnen wir nicht. Daher erfasst heute mit Hilfe elektrischer Sensoren eine moderne Messtechnik Signale aus der Haut, deren Feuchtigkeitsgrad, den Spannungszustand der Muskulatur oder die Pulsfrequenz und zeichnet die körpereigenen Reaktionen auf. Als Patient kann man das auf einem Bildschirm oder akustisch verfolgen. Eine bildorientierte Gesellschaft verlangt nach optischen Hilfssignalen. Das notwendige Einüben der körperlichen Entspannung läuft parallel mit der Selbstbeobachtung. Verhaltenstherapeutische Programme werden damit sichtbar gemacht. Wir kennen aus vielen Kulturkreisen vergleichbare Übungen. Es wurde vergessen, dass viele Methoden kulturelle Verbreitung besaßen. Das Gebet als das einfachste Muster stand an der Spitze der erlernbaren und wirksamen Methoden. Spiel, Tanz, besonders Musik im gesellschaftlichen Raum, aber auch ekstatische Übungen wie im Sufismus, Meditation oder Askese als Selbstordnung zu nutzen, sind uns verloren gegangen.

Unsere Gesellschaft verlernte spirituelle Zugänge zum Entspannen. Kopf- und Kiefergelenkschmerz, muskuloskelettale Schmerzen, alle Beschwerdebilder, die wir als funktionell kennzeichnen, könnten weniger mit Medikamenten als mit solchen Methoden dem Körper wieder „abtrainiert" werden.

Bei der Behandlung des Phantomschmerzes sind solche Behandlungsversuche von geringem Nutzen. Dass es jedoch möglich ist, durch eine eintrainierte Vorstellungstherapie(Imagination) diese scheinbar eingebrannte Schmerzsensibilisierung zu bessern, im besten Falle sogar zu beseitigen, konnte der Neurologie V.S. Ramachandran zeigen. Mit einem als Spiegeltherapie bezeichneten Verfahren, 1996 vorgestellt, wird die Vorstellung von einer gesunden Körperseite auf die schmerzende amputierte Extremität, als Beispiel Arm oder Bein, projiziert. Es wird ein ursprünglich auf Jahrmärkten als Attraktion zwecks Belustigung verbreitetes Verfahren genutzt. Ein senkrecht zum Patienten stehender Spiegel lässt das Bild der gesunden Seite aus der Projektion als Ersatz für die verlorene Seite erscheinen. Die amputierte oder schmerzende Extremität, Bein oder Arm, sind dabei nicht sichtbar, sondern in gewisser Weise durch die Spiegelung einer gesunden Seite „ersetzt". Spiegeltherapie und Virtuelle Realität werden als therapeutisches Modell genutzt, um durch das Überlagern des Empfindens der gesunden Seite über das Bild der fehlenden, aber schmerzenden Seite den peripheren Impuls gewissermaßen zentral im Gehirn zuzuordnen. Wiederholtes Training hilft dann im günstigen Fall, eine schrittweise Entspannung zu erreichen.

Die Ergebnisse der oben aufgeführten Verfahren sind unsicher, nicht vorhersehbar. Dagegen haben Morphin und seine vielen Verwandten klar definierte Eigenschaften, die, wenn gut geprüft, sich auch steuern lassen. Das musste jedoch erst gelernt werden.

Opioide, die Verwandten des Morphin

Obwohl Morphin mehr als 150 Jahre, sein Vorgänger Opium bereits Jahrtausende zuvor, als ärztliche Grundsubstanz etabliert war, bestand über Wirk- und Angriffsort keine Kenntnis, eher ein spekulatives Bild, auch wegen der beobachteten Nebenwirkungen. In den 60er Jahren des letzten Jahrhunderts ließen sich durch den Einsatz von radioaktiv markierten Verbindungen bevorzugte Speicherorte erahnen. Die wirkliche Entdeckung von Bindungsstellen für Opioide bedeutete dann für das biochemische Wissen einen Sprung aus dem Unwissen. Nicht nur im Gehirn, sondern u.a. auch im Rückenmark ließen sich Bindungsstellen, Rezeptoren nachweisen.

Im Anschluss an die immer bedrohlicher werdenden Kriegshandlungen seit dem 19.Jahrhundert folgte gerade bei Amputierten, infolge unzureichender operativer Versorgung der schweren Verletzungen, die verbreitete Symptomhilfe mit Morphin. Das geschah jedoch häufig, besonders wegen der Dosierungsprobleme unter Inkaufnahme von Abhängigkeit. Auch die Patienten litten darunter. Wer glaubt, dass der zwar abhängige, aber lebensaktive Patient am Morphin „vergnüglich" hängt, der täuscht sich gewaltig. Diese Menschen leiden schwer unter den Verletzungsfolgen, eingeschlossen dem Zwang zur Medikation.

1976 beschrieb der anästhesiologische Neurophysiologe Tony Yaksh aus San Diego, dass in die Rückenmarksflüssigkeit(Liquor) injiziertes Morphin mit langanhaltender Schmerzlosigkeit ohne Entzugssymptomatik verbunden ist. Sorgfältige Prüfungen der Verträglichkeit gingen im Tierexperiment voraus. Die gute Verträglichkeit von Morphin im Bereich des Rückenmarks begründet sich in spezifischen Bindungsorten. Dies ließ große Hoffnung keimen, unmittelbar dort Morphin einzusetzen. Eine Tablette oder eine Injektion führt zur Verteilung des Morphins im gesamten Körper. Die gewünschte Erleichterung bringt, wie jetzt verständlich wurde, nur die eigentlich relativ kleine Restmenge, die am Hirn-bzw. Rückenmarksrezeptor ankommt. Warum also nicht unmittelbar die Substanz dort applizieren, sehr gering dosiert aber viel wirksamer. Ich erinnere mich genau an die anfänglichen kontroversen Diskussionen zu diesem Thema, das später auf vielen internationalen Konferenzen vorgestellt wurde. Die Vorgeschichte der intensiven Forschung geht weiter zurück. Um die Wende vom 19. zum 20.Jhdt. Jahrhundert erzielten zwei rumänisch-israelische Chirurgen, Racoviceanum-Pitesti und Nicolae Mircea, mit spinal injiziertem Morphin Schmerzfreiheit, damals in der Hoffnung, dem Kokain vergleichbare oder sogar bessere Wirkung für Operationen zu erreichen. Die Zusammenhänge blieben unbekannt.

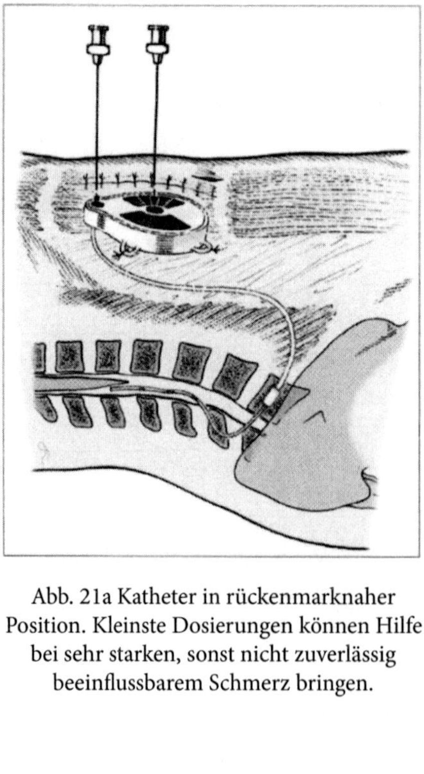

Abb. 21a Katheter in rückenmarknaher Position. Kleinste Dosierungen können Hilfe bei sehr starken, sonst nicht zuverlässig beeinflussbarem Schmerz bringen.

Ein nächster Schritt zur Anwendung dieser schonenden, sehr niedrig dosierten Morphintherapie ermöglichten die Erfindung und Implantation eines feinen Katheters in die Nähe des Rückenmarks. Um mit kleinen Mengen die beste Schmerzerleichterung zu erzielen, wird dieses feine, sehr fle-

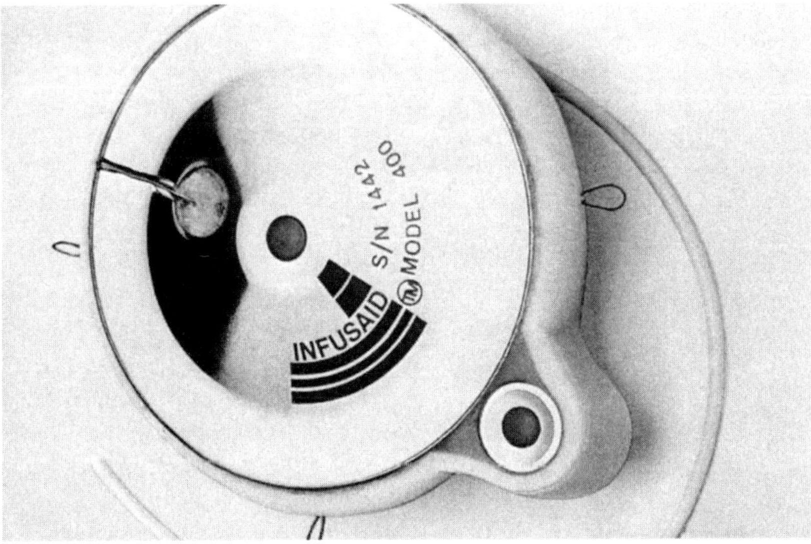

Abb. 21b Modell einer implantierbaren Pumpe (in Abb.21a) mit Gasdruck betrieben, ohne Batterie. 1/100 der sonstigen Dosis kann bereits wirken.

xible Schläuchlein in das Gewebe außerhalb der Hirnhäute (Peri-oder Epiduralraum) oder auch in den Liquorraum direkt geschoben. Der Katheter lässt sich anschließend unter der Haut (subkutan) bis zum Bauch verlegen. Unter der Bauchhaut wird ein flacher Injektionsbehälter (Port) angeschlossen. Durch dieses kleine Medikamentenreservoir kann die verdünnte Morphinlösung kontinuierlich oder zusätzlich nach genau ermitteltem Bedarf injiziert werden.

Einen wesentlichen Fortschritt für eine kontinuierliche Gabe von Morphin erreichten implantierbare Medikamentenpumpen. Solche Pumpen betreibt man entweder mit Druckgas (komprimierbares Gas) oder elektrisch. Die Auswahl richtet sich auch nach den unterschiedlichen Bedingungen. Auch ein batteriebetriebenes Gerät bleibt viele Jahre funktionsfähig. Die Pumpen lassen sich über die Haut steril regelmäßig nachfüllen. Liegt der Katheter im Liquorraum(intrathekal) werden die geringsten Dosierungen benötigt, so dass Nachinjektionen noch seltener erforderlich werden.

Der besondere Vorteil dieser Systeme liegt also in der niedrigen Morphinmenge. Bei der intrathekalen, also in den flüssigkeitsgefüllten Hirnliqorraum gerichteten Zufuhr erzielt bereits 1/100, also nur 1%, der sonst erforderlichen Menge die angestrebte Schmerzfreiheit. Das gleiche Injektionssystem ermöglicht auch die effektive Behandlung von schweren spastischen Erkrankungen. Dazu nutzt man die krampflösende Wirkung einer Variante der γ-Aminobuttersäure (GABA). Zur Erklärung sei erinnert: Dieser körpereigene

Botenstoff ist entfernt mit der Buttersäure verwandt, die wir durch den unangenehmen ranzigen Geruch von Butter empfinden.

Das Implantieren des Katheters, der Pumpen und das Nachfüllen der Medikamente von Zeit zu Zeit verlangen sorgfältige Überwachung und gute Kommunikation mit dem Patienten, weil die Dosierungen nach Bedarf angepasst werden. Wegen der niedrigen Dosis entwickelt sich erfreulicherweise keine Abhängigkeit. Auch typische Nebenwirkungen sind weitgehend vermeidbar oder lassen sich beeinflussen.

Diese Form der Medikamentenzufuhr eröffnet neue Aspekte. Durch eine Blockierung der Schmerzüberleitung an der Nervenzellmembran selber kann eine weitere Technik einer medikamentösen Schmerztherapie möglich werden. Im Körper einer Kegelschnecke wurde der Naturstoff ω-Conotoxin (gr. Omega-conotoxin) entdeckt. Dieses natürliche Eiweiß blockiert auch die Überleitung von Schmerzreizen und als völlig andersartige Substanz gibt es den hoffnungsvollen Hinweis darauf, dass vielleicht auch andere Wege möglich sind, starke Schmerzmittel ohne Abhängigkeitspotential zu erfinden. Leider ist die helfende Zufuhr dieser Substanz bisher nur über das beschriebene Kathetersystem möglich. Als Tablette zubereitet kommt dieser Naturstoff gar nicht erst bei den schmerzleitenden Nervenzellen an.

Daher bleiben wir bei bewährten oder neuen Opioiden

Als Opioid bezeichnet man heute alle Wirkstoffe, die wie das Original wirken, das wir in dem Extrakt des Saftes von Mohnkapseln finden. Natürliche Substanzen, ihre Varianten, synthetische Wirkstoffe und auch völlig neue chemische Substrate zeigen diese Wirkungen. Alle diese Stoffe, hochwirksame Pharmaka, binden an spezifische Zellstrukturen, auch diese werden als Rezeptoren bezeichnet. Die Rezeptorproteine (Eiweiße) liegen meistens in den Zellwänden, aber auch im Zellinneren. Sie binden meist sehr spezifisch die Substanzen, die man als Liganden bezeichnet. Das schließt auch Hormone, Botenstoffe, Neurotransmitter ein. Jedoch binden sie auch Fremdstoffe wie Medikamente oder Antigene, beispielsweise die des Covid 2-Virus, und leiten sie mit ihrer weitreichenden Struktur durch die Zellwände in das Innere der Zelle. Biologisches Agieren erfolgt an diesen Partien unseres Körpers einem Schlüssel-Schloss-Prinzip. Wie ein Schlüssel passt ein Ligand mit dem Schloss-Protein zusammen. Diese biochemischen Systeme funktionieren also sehr genau. Rezeptoren bilden in gewisser Weise die Kommunikationszentren von Zellen in einem mehrzelligen Lebewesen als Voraussetzung für die Signaltransduktion. Das aktive Opioid selbst wirkt auf unterschiedliche Einzelschritte der schmerzerregenden Zellaktion. Oft wird eine Schmerzerleichterung bereits bei einer Teilbesetzung der Rezeptoren eintreten. Eine komplette Belegung der Rezeptoren mit dem wirksamen Medikament ist nicht notwendig. Dies wird für die Praxis von großer Bedeutung, weil davon die richtige Dosis abhängig ist. Die verfügbaren Gegenmittel, Antidote, der Opioid-Antagonist also, setzen sich auch auf dem Rezeptor fest und sie blockieren dabei oder verdrängen sogar die Opioide.

Die biochemischen Untersuchungen der Bindungsorte ließen bald erkennen, dass es unterschiedlich aktivierbare Rezeptoren gibt. Man kennzeichnet die wichtigen davon mit griechischen Buchstaben, den μ-Rezeptor, δ-Rezeptor und den κ-Opioidrezeptor (My-, Delta- oder Kappa-Rezeptor).

Diese finden sich im Gehirn, besonders im zentralen Bereich, dem Thalamus. Dieses griechische Wort bedeutet Raum/Gemach, es ist, wie bereits beschrieben. der Ort zum Sortieren, Filtern und Weiterleiten. Weiter gibt es Rezeptoren im Rückenmarkbereich (spinal) und in der Körperperiphere, auch den Gelenken, im Darm. Als man vor Jahrzehnten diese Rezeptoren erahnte, folgte sofort auch die Frage des warum. Denn natürlicherweise dienen Rezeptoren dem Körper für einen biologisch begründeten Zweck. Entwicklungsgeschichtlich müssen wir vermuten, dass diese Systeme den Körper auf Belastungssituationen, Verletzung und Schmerz beispielsweise so vorbereiten, dass diese traumatisierenden Effekte abgeschwächt werden können. Erst mit großer Verzögerung wurden dann ab 1975 körpereigene Neuroeiweiße wie Enkephalin, Endorphin entdeckt. Zuerst wurden sie im Kopf des Schweins gefunden. Diese natürlichen Eiweißstoffe beeinflussen Schmerzen, Wohlempfinden-Euphorie, aber auch andere Funktionen wie den Hunger. Die Aktivität zwischen Bindungsstelle, Rezeptor, und vielen körpereigenen Stoffen verstehen wir als Teil der Kommunikation von Zellen, hier speziell der Nervenzellen.

Die Forschung machte mit der Entdeckung dieser körpereigenen Eiweiße einen weiteren Schritt in der Suche, wie der menschliche Körper und warum er auf diese Substanzen reagiert. Die pflanzlichen Naturstoffe sind chemisch völlig anders, viel einfacher als die im Körper nachweisbaren Opioidpeptide strukturiert. Wird nach dem Sinn solcher Wirkstoffe gefragt, liegt die Antwort in der Entwicklungsgeschichte von Lebenswesen, auch uns Menschen. Wir müssen mit Gefahren, Risiken, Auseinandersetzungen umgehen. Schmerzen zu mindern, Angst zu ertragen ist Voraussetzung für die Überlebensstrategie, wohl auch Teil der körperlichen Resilienz. Wir kennen inzwischen, wie erwähnt, eine Reihe von Eiweißstoffen, die an die Opioidrezeptoren binden. Zu diesen natürlichen bindenden Stoffe(Liganden) zählen β-Endorphin (Beta), Met-Enkephalin, Dynorphin und weitere. Sie erreichen nicht die starke Wirkung der pflanzlich abgeleiteten Opioide, aber sie greifen regulativ ein. Sie helfen dem Körper, zentral gesteuert von der Hypophyse. Wie schon erwähnt wirken sie schmerzstillend, euphorisierend, beruhigend. Ob es sich um einen Zufall handelt, dass die von außen zuführbaren Stoffe an den gleichen Stellen wirken, wie die endogenen Peptide, bleibt spekulativ. Die Bindung ließe sich durch eine bestimmte Strukturähnlichkeit im chemischen Aufbau erklären. Man könnte den Zusammenhang auch als Fügung, Zufall bezeichnen, denn in der Natur haben sich im Rahmen der Auslese viele Prozesse durchgesetzt, wenn sie dem Träger Nutzen bringen. Das gilt für kleine Lebewesen wie für Pflanzen und Tiere. Diese Vorgänge weisen sehr viele Parallelen auf, weil das natürliche Geschehen zweckmäßig die gleichartigen Möglichkeiten an verschiedenen Stellen nutzt. Was sich bewährt, setzt sich durch. Es ist die Ökonomie des Lebens. Verschiedene therapeutische Verfahren werden oft über die Aktivierung dieser endogener Schmerzhemmung erklärt: Akupunktur, transkutane elektrische Nervenstimulation (TENS) als Beispiel. Dazu werden Elektroden auf die Haut geklebt und elektrische Impulse, also ein Reizstrom meist mit wechselnden Frequenzen appliziert, verbunden mit Kribbelempfinden oder auch diskreten Muskelaktionen.

Das feine Reaktionssystem im Körper unterscheidet sich deutlich, daher kann man wie erwähnt, funktionell verschiedene Typen unterscheiden, unterschieden durch griechische Buchstaben (μ_1-, μ_2-, δ-, κ-Rezeptor s. oben). An diese Rezeptoren binden aber auch, und das wird bei Vergiftungen wichtig, alle Gegenmittel, Antidote. Diese Antagonisten sind selber auch Opioide. Man kann also verstehen, dass relativ geringe Veränderungen an den chemischen Molekülen sehr unterschiedliche Effekte auslösen. Das verführt außerhalb wissenschaftlich ethisch gerichteter Forschung zu einer Suche nach verwandten Substanzen, die noch nicht ausdrücklich verboten sind. Beschönigend klingt der Begriff „Designerdrogen" für synthetische Stoffe, die für Rauschzustände erzeugt werden. Diese verbrecherischen Abwege fordern unseren Widerstand heraus. Eine Antwort unserer Gesellschaft findet sich als Ergänzung des Betäubungsmittelgesetzes, (ehemals „Opiumgesetz") seit 2016. Das Neue-psychoaktive-Stoffe-Gesetz (NpSG) erfasst über den Bereich des Betäubungsmittelgesetzes hinaus auch neue psychoaktive Stoffe.

Parallel zum Suchen nach Medikamenten zur Besserung von Schmerzen müssen wir für einen langfristigen Erfolg immer den Zusammenhang mit den biologischen Reaktionen im Auge behalten. Jeder Mensch, den ein anhaltender Schmerz plagt, nach mehreren Monaten Dauer als chronisch definiert, fragt „warum bleibt der Schmerz?". Antwort auf diese wichtige Frage zu finden, ist ein wichtiger Forschungsansatz, an dem gesucht wird.

Man kann die unterschiedliche Beschreibung des Behandelns in der Medizin mit dem Geschehen auf einer Bühne vergleichen. Sichtbar sind die handelnden Akteure, die Zusammenhänge sind verdeckt. Es klingt sehr verwirrend, wenn man auf die Kettenreaktion in unserer biochemischen Informationsweitergabe schaut. Das Verstehen wird durch das Wissen über Zusammenhänge erleichtert. Für den Schmerz konstatieren wir, dass wiederholte Reize zum Erinnern des quälenden Anfangs führen. Es gibt eben dieses „Langzeitgedächtnis für den Schmerz". Als Ärzte begleiten wir den Patienten und gerade dessen Schmerzverlauf sehr genau. Akuter und chronischer Schmerz sind schwer zu trennen und die Übergänge fließend.

Es bedarf auf der Suche nach dem Beginn und der Umwandlung eines wiederholten Reizes in eine anhaltende Erinnerung „Gedächtnis für Schmerzen" einer Deutung der Zusammenhänge. Ob das Erleben von körperlichem Schmerz oder die psychische Verletzung im Vordergrund stehen, kann nur schrittweise und in guter Kommunikation erarbeitet werden. Auch bei der Posttraumatischen Belastungsstörung (PTBS) oder -reaktion (PTBR) kann die Speicherung als Ursache anhaltender Beschwerden gesehen werden. Besonders, weil vegetative Mitreaktionen die fehlende Überwindung des Traumas begleiten. Das können Schwitzen, Unruhe, Kreislaufreaktionen sein. Daher sollten beim Bemühen um das selbstbewusste Überwinden die kognitiven Aspekte der Erinnerung erhalten werden, diese Erinnerung muss nicht gelöscht werden (auch negative-schmerzhafte). Während der Schmerzverarbeitung müssen die Erinnerungen individuell und differenziert begleitet werden. In das Erfahrungs- und Wissensbild des Arztes fließt also mit den Beschreibungen auch die Reflexion des Patienten über Erfolg oder Misserfolg der Therapie ein. Wenn Ärzte Mühe haben, diese Bewertung des Patienten einzuordnen, besteht unbewusst die Gefahr, dass eine abweichende Interpretation sichtbar wird. Ein Patient kann am Gesicht des Arztes erkennen, ob ihm geglaubt wird oder nicht. Es wäre ein hohes Risiko des aneinander Vorbeigehens zweier eigentlich zugewandter Akteure!

Ärzte, ihr Umgang mit dem Schmerz, von Anatomie und Chirurgie

Der Literaturwissenschaftler David B.Morris stellte 1994 in seiner „Geschichte des Schmerzes" eine kritische Frage: „Warum sind prinzipiell mitfühlende Ärzte nicht in der Lage, für adäquate Linderung zu sorgen?"

Die vor Jahrzehnten noch unvorstellbaren Fortschritte in Diagnostik und Behandlung von Krankheiten veränderte die Medizin, genauer die durch sie Handelnden und ihre Organisation tiefgreifend. Hochentwickelte Chirurgie unter Begleitung der modernen Anästhesie ließen früher nicht vorstellbare, erfolgreiche Operationen zu. Aus der Gruppe der Älteren drückte ein Chirurgieprofessor in den USA lakonisch das so aus: „Curare schenkte mir 10 Jahre meines Lebens". Mit dem Wort Curare umschrieb dieser Operateur die sehr gute Entspannung eines Menschen während einer guten Narkose. Das unter der Anästhesie ruhige Operieren sicherte dem Chirurgen das erleichternde Umfeld zur Sorgfalt. So kann man die heute meist entspannt erscheinende Atmosphäre in Operationssälen erklären, im Vergleich zur vom Schmerz beherrschten Vergangenheit. Auch die geschickten Hände von Chirurginnen in der Gegenwart gehören zu diesem Fortschritt, den glücklicherweise auch eine veränderte Sprache begleitet.

Chemische Pharmazeutik, neue sowohl invasive wie nichtinvasive Untersuchungsmethoden, Strahlen- und chemo-immunologische Behandlungen und viele andere Erfindungen änderten die Sicht auf Krankheiten. Doch immer können wir an Grenzen stoßen. Nehmen wir Grenzen in Bescheidenheit zur Kenntnis oder verdrängen wir sie?

Das schreckliche Wort – „austherapiert". Es ist auch das von einem deutschen Ärztepräsidenten ausgesprochene Wort, seit Entwicklung der Chemotherapie, den großen Fortschritten und Hoffnungen, doch auch ihrem begrenzten Wirken. Insbesondere taucht dieses Wort wie eine verzweifelte Aussage bei der großen Schwierigkeit des nicht mehr beeinflussbaren Tumorrezidivs auf. Wenn die Wirkung einer Therapie nachlässt oder versagt. Ich erinnere mich eine Sitzung in einem Ministerium mit führenden onkologisch engagierten Universitätsprofessoren. Dort vertrat man den Standpunkt, wenn Chemotherapie nicht mehr helfe, dann sei der Patienten „austherapiert". Darum sollten sich die niedergelassenen Ärzte „kümmern". Welch herablassende Position, ohne Mitgefühl für die Patienten, ohne innere Zuwendung zu den sehr wichtigen Aufgaben der niedergelassenen Ärzte, aber eigentlich aller Ärzte.

Was bedeutet der Begriff „Therapie"? Im Ursprung meint das Altgriechische mit θεραπεία, *therapeia* inhaltlich „Dienst, Pflege, Heilung". Das Dienen, Sorge tragen, Helfen ist sein Inhalt. Also eine universelle dem Menschen zugewandte Handlungsidee. In dem oben bereits zitierten Homer wird der Wagenlenker Patroklos von Achill mit dem Wort Therapeut beschrieben. Die Beschränkung auf das ärztliche Handeln taucht erst im 18.Jhdt. auf. Johann Jakob Woyt definiert in seiner sehr erfolgreichen „Schatzkammer" (Gazophylacium medico-physicum), herausgegeben 1709 in Leipzig „Therapie" als „die Artzeney-Kunst, die Krankheiten, welche den Menschen angreifen, wegzuschaffen und dem Menschen die verlorene Gesundheit wieder zu bringen." Damit rückt das Dienen, Pflegen in den Hintergrund, wenn man diesen Satz eingeengt interpretiert.

Die ursprüngliche Bedeutung des Wortes Therapie schloss im Sinne einer umfassenden Zuwendung daher mit dem Kurieren, Heilen, auch die Bedeutungen Dienen sowie Pflegen ein. So wäre ein Trennen von aktiver Therapie, die auch in der modernen Medizin oft nicht endgültig Gesundheit ergibt, sondern überbrückende Besserung, von der pflegenden Zuwendung eine Bankrotterklärung. Oder auch ein Rückzug von den Inhalten ärztlicher Verantwortung.

Ein Blick in die Medizingeschichte zeigt ein weiterreichendes Suchen nach aktiven Eingriffen zur direkten Behandlung der Schmerzursachen. Handfeste, so könnte man es beschreiben, Behandlung gehört zum effektiven Arsenal der Schmerzmedizin.

Handwerk in der Medizin und der Schmerz

Aktives Handeln fordert in der Medizin viele Voraussetzungen. Dabei vereinen sich neben anderen Eigenschaften manuelles Interesse und Geschick mit Wissen über Schmerzen und deren Erleichterung und anatomische und Materialkenntnisse. Das Entstehen eines sich entwickelnden, aktiven Arztbildes wird deutlich in der Person Ambroise Paré (1510–1590). Paré startete mit einer Baderlehre, universeller dann weitergeführt in dem bereits im Jahr 651 unter den Merowingern begründeten Hôtel-Dieu in Paris. Während der Kriege in Italien schloss sich eine zunehmende Erfahrung als Feldscher an, dessen Aufgaben waren Amputationen, Versorgung von Hieb-Stichwunden, Knochenbrüchen und die neu aufkommenden Schussverletzungen durch Kugeln nach Erfindung des Schießpulvers. Was dieser unermüdliche Chirurg beobachtete, setzte er in neuen Ideen um. Wunden sollten ungestört heilen, per primam intentionem, nicht mehr auf dem gefährlichen Umweg, der bisher dem Wort vom „pus bonum et laudabile", dem guten und lobesamen Eiter folgte. Paré empfahl, Wunden nicht durch heißes Öl und Blutungen nicht mit dem glühenden Eisen auszubrennen, sondern eine blutende Arterie zu unterbinden. Ob bisher unbekannte Quellen mit Inhalten der Alexandrinischen Operationskunst (um 300 v. Chr), als Erfahrungswissen weitergegeben, von ihm wiederbelebt wurden, könnte man vielleicht ahnen. Oder dieses Wissen wurde durch die Texte des römischen Enzyklopädisten Celsus vermittelt. Wir wissen es nicht, können es aus Zusammenhängen erahnen. Großes Handwerk wird sehr oft ohne Schriftwerk tradiert.

Damit löste er sein Handeln von der Säftelehre des Altertums. Sein Verständnis für anatomische Gegebenheiten und aktives, gezieltes Handeln äußert sich auch in der Geburtshilfe: Er wendete das quer liegende Kind in Fußlage, um eine geburtsfähige Entbindungssituation zu realisieren, damit mütterlichen Tod zu vermeiden. Für seine einfühlsame Begleitung des Patienten spricht auch die erstmalige Beschreibung des Phantomschmerzes, den er noch mit gestörtem Zusammenspiel von Muskeln und Bändern erklärte.

Sein Ansehen spiegelt sich in der Ernennung zum Leibchirurgen der Könige. Er diente Heinrich II., später Franz II., Karl IX. und Heinrich III. Die Verbindung und damit der Aufstieg des Barbier-und Baderwesens in die der Feldscher-Chirurgie, also einer zunehmend anerkannten akademischen Institution bedeutete eine Revolution innerhalb des medizinischen Standeswesens. Es war die Erweiterung der klassischen griechisch-römischen Medizin, aufgebaut auf der hippokratischen Säftelehre um das anatomisch begründete Handanlegen-„Chirurgie".

Für die konservative, auf die Säftelehre der griechisch-lateinischen begründete akademische Medizin brachte der Aufstieg des Bader-Barbierwesens in die Institution des Feldscher-Bader-Chirurgen zu einer anerkannten medizinischen Standesvertretung aber auch eine soziale und konkurrierende Revolte. König Henri II ließ ihn sogar zum Mitglied des chirurgischen Kollegiums der Pariser Medizinischen Fakultät ernennen. Die Erfahrung des aktiven Handelns auf dem Schlachtfeld wurde damit akademisch geadelt.

Paré erzeugte Schmerzerleichterung bei den als Militärchirurg häufig notwendigen Amputationen durch Kompression der großen Nervenstränge, möglicherweise parallel zur von ihm erstmalig genutzten Arterienunterbindung bei Blutungen anstelle von Verkochung mit heißem Öl. Der Gegensatz zu den akademisch ausgebildeten Ärzten, findet auch eine Bestätigung darin, dass sowohl Hebammen wie die nichtakademischen Feldschere als Mitglieder der Brüderschaft der Wundärzte(Confrérie de St.Côme) zusammenarbeiteten. Damit wurden auch operative Eingriffe in der Dramatik der Geburtshilfe möglich und begannen erste Schritte zur aktiven Hilfe in Situationen, die bis dahin für Mütter tödlich endeten. Wundärzte lernten vermutlich in diesem Zusammenhang von den Hebammen auch manches aus der Volksmedizin zur Schmerzerleichterung. Ein Blick über Europa hinaus lehrt, die Trennung von Geburtshilfe in der Hand von Frauen ohne Verbindung zur allgemeinen Medizin ist auch im arabischen Sprachraum die Regel, also nicht nur für den europäischen Kulturraum typisch.

Die medizinische Anatomie als Grundlage für ein neues Verstehen von Physiologie und aktivem, chirurgischen Handeln machte in dieser Zeit der humanistischen Renaissance einen Entwicklungssprung. Während Leonardo da Vinci eher zeichentechnische anatomische Studien, ästhetisch anzusehen, innerhalb seines naturwissenschaftlichen Konzeptes gestaltete, etablierte der etwas jüngere Andreas Vesalius(1514–1564) wissenschaftliche Anatomie. Sein Name, er wurde in Brüssel geboren, geht auf die Herkunft der Familie aus Wesel zurück. Der Vater übte bereits ein Amt als Leibapotheker am Kaiserhof Karls V aus.

Ein gezieltes Identifizieren des Schmerzes setzt Verstehen der Ursache, der Leitungswege, des Verhaltens von Körpergeweben voraus, also anatomisches Wissen. Das hebt die Medizin dieser Jahrhunderte über die nur scheinbar als Ganzheitsbetrachtung empfundene Säftelehre des Hippokrates hinaus. Des berühmten Chirurgen Ambroise Paré Zeitgenosse Vesalius erreichte seinen Ruhm in der Medizingeschichte auf dem, eigentlich entgegengesetzten, dem akademischen Weg. Er studierte zunächst an der Universität Löwen Sprachen und Wissenschaften, man kann in ihm den typisch humanistisch gebildeten Intellektuellen sehen. Das klingt auch aus dem anspruchsvollen Titel seines epochemachenden Werk: De humani corporis fabrica libri septem (Der Bau des menschlichen Körpers in sieben Büchern).

Im Gegensatz zu allen bisherigen Beschreibungen, die aus historischen Bildmustern stammten, geht Vesalius Werk auf systematische anatomische Studien zurück. Eine neue Dimension des Wissens zeichnet sich ab. Eine Leichenöff-

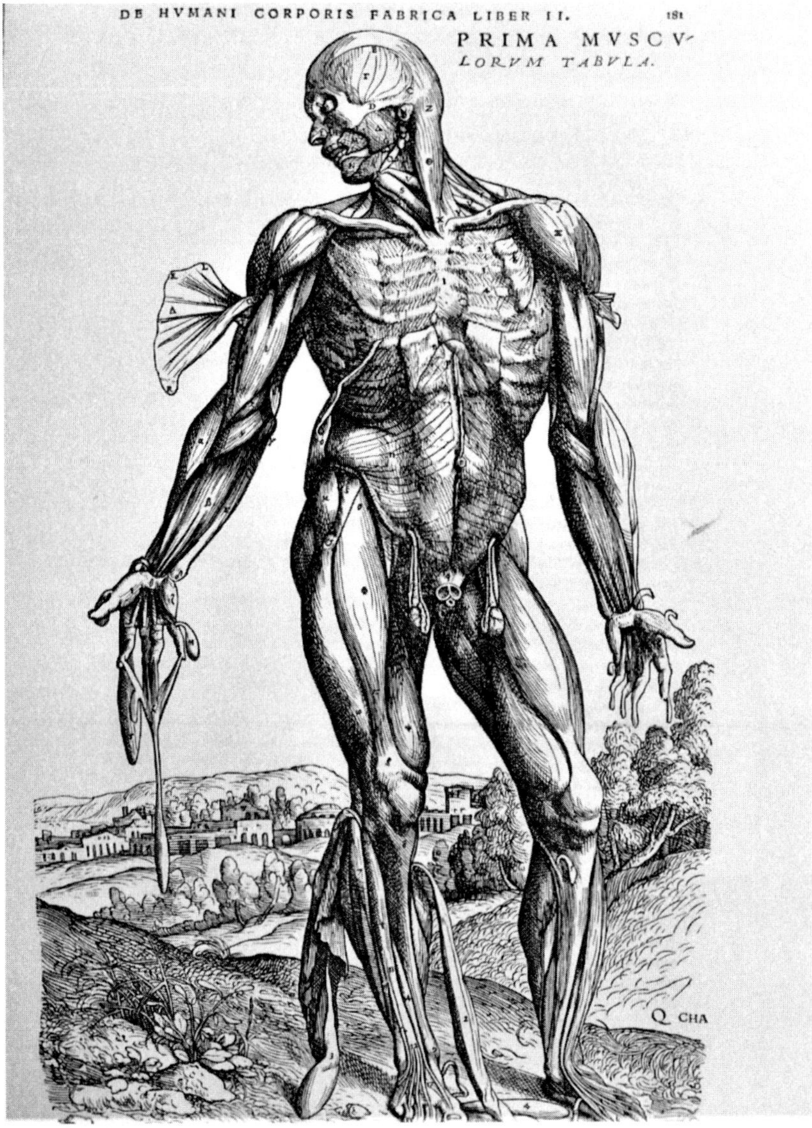

Abb. 22 Andreas Vesalius Aus den 7 Büchern. Darstellung der Muskeln.
Der Hintergrund zeigt die Landschaft des 16.Jahrhunderts. Welches Fachbuch würde heute so etwas wagen? Die „Artes“ projizieren sich in das anatomische Abbilden.

nung führte Vesalius erstmalig in Löwen durch, ausgelöst von der Frage, wieweit das beherrschende Vorstellungsbild Galens mit der Wirklichkeit übereinstimme. Auf seinem weiteren Universitätsweg in Bologna, setzte er die Sektionen ab 1540 öffentlich fort, im Schutz der Kirche; in Vorlesungen in San Salvador und die öffentliche Schau in einem anatomischen Theater in der Franziskanerkirche San Francesco. Anatomische Kenntnisse lehrten die medizinischen Fakultäten nach Galens griechischem Text, ins Lateinische übersetzt. Sektionen wurden selten, aber doch immer wieder seit der Regierungszeit Friedrichs II auf Sizilien durchgeführt, gerichtsmedizinisch begründet, also bei Hingerichteten, symbolisch die Strafe betonend. Eine Beschreibung einer nächtlichen Leichenöffnung unter dem Galgen begleitet in Biographien ein abenteuerliches Bild des Andreas Vesalius. Abenteurer war er sicher nicht, aber mutig und durchsetzungsfähig, weil er mit seiner Kritik an Galen mit dem gesamten medizinischen Establishment zusammenstieß. Abwehrende Widerstände gegen Sektionen im Anatomischen Theater gab es für Vesalius in städtischen Gesellschaften. Vielleicht geht das auf seine Leichenöffnung von Hingerichteten zurück, das übertraf ohne Frage die Vorstellungswelt städtischer Bürger. Die anatomisch orientierten Sektionen, also nicht gerichtsorientierten Leichenöffnungen der Renaissance, in Padua, Bologna z.B. sind fraglos theatralisch inszeniert. Von kirchlicher Seite gab keine Einwände gegen Leichenöffnungen, sogar Päpste wie Clemens VII oder Sixtus IV gaben offizielle Zustimmung.

Die Anatomie des 27- jährigen Vesalius ist in erster Linie die Anatomie des Skelettes, der Muskeln und Nerven. Innere Organe, insbesondere mit dem Verständnis für Herz-und Kreislauffunktion, wurden erst 200 Jahre später zur medizinischen Thematik. Andreas Vesalius kritisierte, dass Galen tierische Merkmale dem Menschen zuschrieb, beispielsweise anatomische Merkmale von Affen.

Vesalius Werk ist gekennzeichnet durch künstlerisch geprägte Holzschnitte. Die Parallele zu Leonardo da Vinci, dem zu diesem Zeitpunkt bereits Verstorbenen, drängen sich auf. Diese Holzschnitte, zumindest die Vorbilder, stammen von Vesalius selbst, und von Johann Stephan van Calcar und anderen Künstlern aus der Werkstatt von Tizian. Die ästhetische Anordnung der dargestellten menschlichen Körper gab in der Gegenwart Anlass zum Vergleich mit den Präparaten Gunter von Hagens. Doch muss die Positionierung immer auch als Beziehung zur Funktion gesehen werden. Das trifft übrigens auch auf anatomische Lehrtafeln für Kunststudenten zu. In der Bewegung äußern sich Verlauf und die Spannungsfähigkeit der Muskeln. Als Chirurg fand Andreas Vesalius seine gesellschaftliche Anerkennung in dem Amt des kaiserlichen Leibarztes für Karl V. und Philipp II. Die Medizin begann sich aus den antiken Mustern zu befreien. Auf der Rückreise von einer Pilgerfahrt ins Heilige Land starb er, beigesetzt auf der Insel Zakynthos. Seit 2014 erinnert eine Bronzestatue auf der Insel an diesen großen Ideengeber.

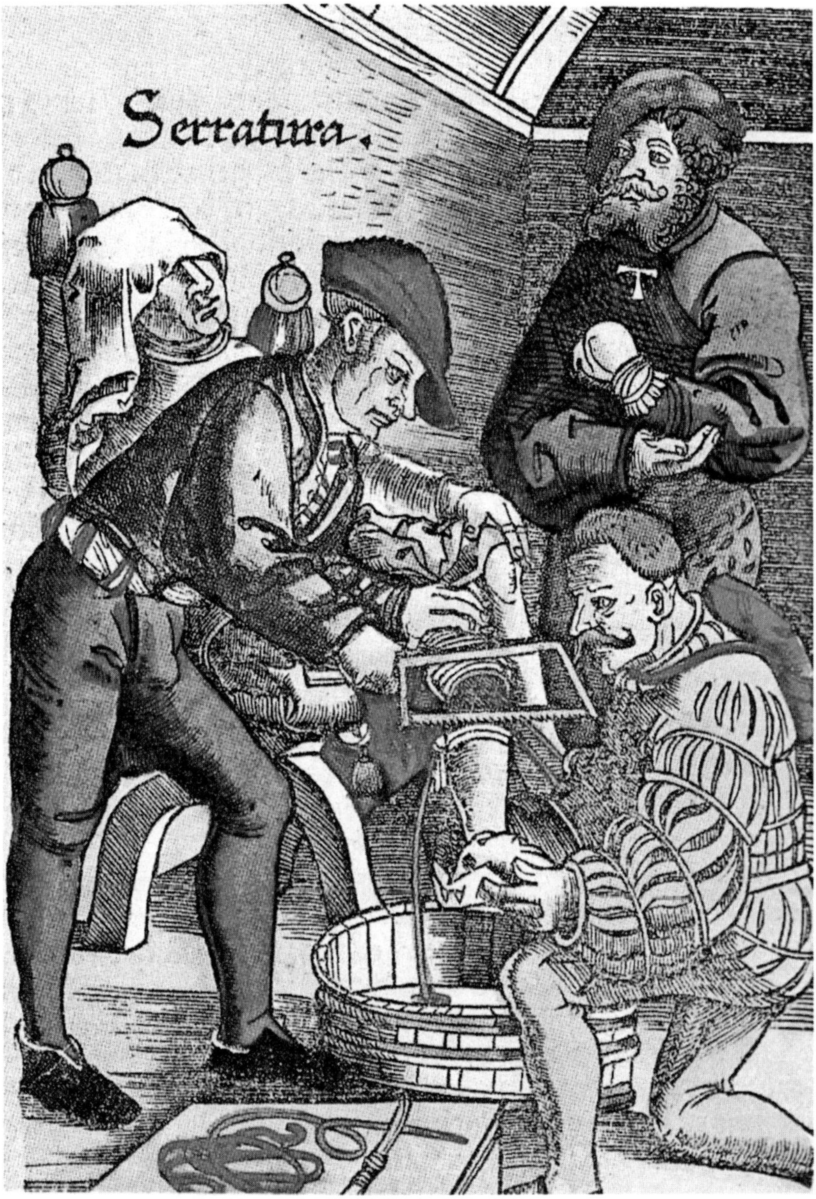

Abb. 23 Hans von Gersdorff aus seinem „Feldbuch der Wundarzney". Ca.1517

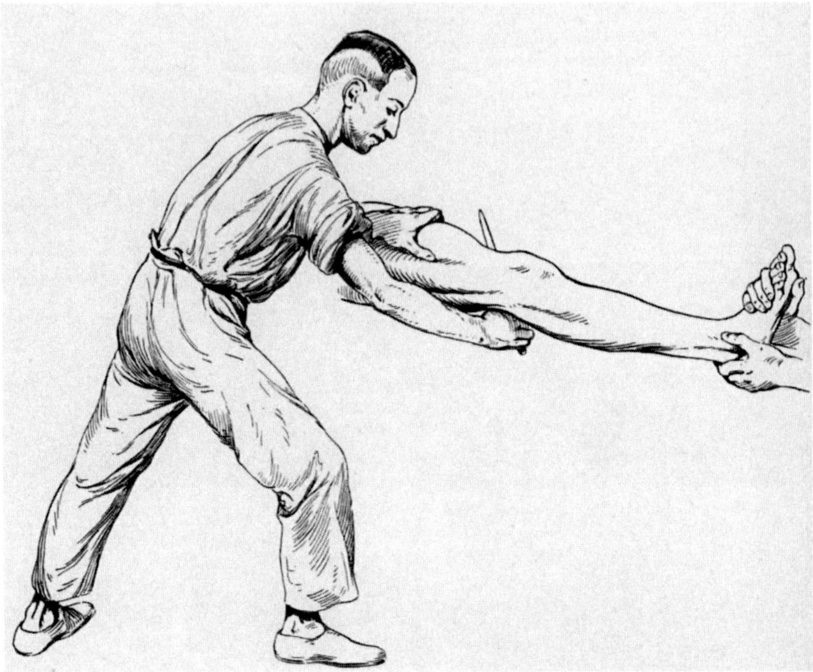

Abb.24 Amputation eines Oberschenkels. Lehrbuchdarstellung (20.Jhdt.)
Der Zwang zum Handeln mit Tempo ist immer noch erkennbar.

Ohne Kenntnis von den Nerven können wir dem Schmerz nicht gezielt begegnen. Aber viele Jahrzehnte gingen noch „ins Land", um dem Patienten mit dem Wissen über Anatomie auch mit wirksamen Medikamenten zu helfen. Ein epochales Werk des chirurgischen Handwerks veröffentlichte Anfang des 16.Jahrhunderts der in Straßburg tätige Wundarzt Hans von Gersdorff. Geläufiger war damals sein volkstümlicher Name „Schylhans". Gersdorff besaß keine Kenntnis von der Anatomie des Andreas Vesalius. Die Abbildungen, es handelte sich um Holzschnitte in seinem Feldbuch, entsprachen älteren Vorbildern. Über das Leiden seines Patienten kann man aus dem Bild nichts entnehmen. Eine Extremität zu amputieren, ohne Medikamente, vielleicht Alkohol oder ein Schlafschwamm, verlangte Tempo. Ja, es ging um Geschwindigkeit und das wurde trainiert, in Körperstellung, Handhaltung, Messerführung. In Sekundenschnelle zu schneiden, zu sägen galt als chirurgische Kunst. Wer weniger als 1 Minute benötigte, wurde zitiert! Die Lehrbuchdarstellung aus der ersten Hälfte des 20. Jahrhunderts lässt noch den einzutrainierenden Rhythmus der schneidenden Bewegung erahnen.

Gab es noch andere Möglichkeiten? Napoleons Arzt Dominique-Jean Larrey hatte während der ärztlichen Versorgung der Verletzten bei Preußisch-

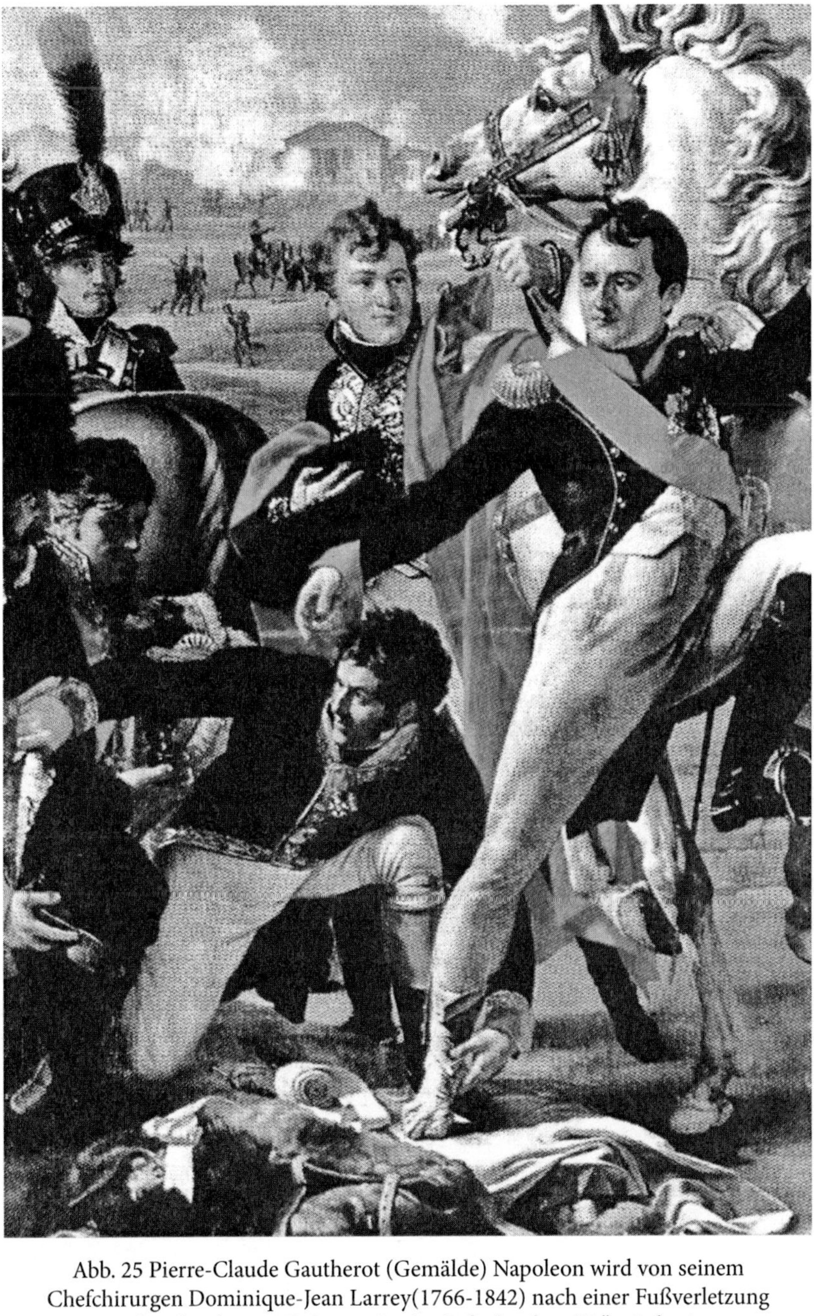

Abb. 25 Pierre-Claude Gautherot (Gemälde) Napoleon wird von seinem Chefchirurgen Dominique-Jean Larrey(1766-1842) nach einer Fußverletzung verbunden (ca.1809). Larrey ist der Erfinder der „Eis“anästhesie.

Eylau 1807 erstmalig beobachtet, dass bei einer Temperatur von -19° (minus 19 Grad!) Gefühllosigkeit eintrat und schmerzlose Eingriffe möglich wurden. Bei 200 Verwundeten führte er in Borodino während des dramatischen Rückzuges in Russland Amputationen durch. Das war die reelle Vereisung, nicht der Verdunstungsspray mit Äthylchlorid. Um Schmerz zu reduzieren, benutzte man in der physikalischen Medizin unterschiedliche Wege: sowohl die Kältekammer wie auch die lokale Kältepackung z.B. beim rheumatischen Erkrankungen fanden Anwendung. Das Gemälde von Claude Gautherot zeigt Larrey beim Verbinden von Napoleon, der ihn zum Chefchirurgen der Armee ernannte. Die Beobachtung schwer Verletzter und deren Folgen beschrieb er und nannte dieses Phänomen „choc". Wer erinnert sich noch dieses lebensbedrohlichen Ursprungs, wenn er ruft: „das ist schockierend". Die damit verbundenen Symptome sind typische Zeichen der Reaktionen des vegetativen Nervensystem auf unbeherrschbare Schmerzen. Um schnell zu helfen, organisierte er Flying Ambulances: der Begründer der Militärmedizin. In Dresden versorgte Larrey im Jahr 1813 Blüchers Sohn als verletzten Gefangenen. In Waterloo ordnete Wellington 1815 an, das Lazarett Larrey's nicht zu beschießen. Damals ganz unerwartet, Medizin kann Schranken, auch nationale, überwinden.

Die Angst des Patienten vor einer Operation und dem was folgt, kann schon dem Schmerz einen Weg bahnen. Ein prominenter Chirurg, Hans Killian setzte sich auch künstlerisch mit dem Thema auseinander. Vielleicht half ihm seine Frau Niddy Impekoven, eine Tänzerin, die ihn zu diesem Empfinden anregte. Unter Fritz Kortner musste sie im Film „Das kleine Mädchen mit dem Schwefelhölzchen" auch ein nachdenkliches Motiv umzusetzen. Killians TV-Sendung mit dem Titel „Ein Chirurg erinnert sich" griff die Themen Medizin und Angst des Menschen medienwirksam auf, aber wirklichkeitsnäher als in den heute üblichen medizinischen Seifenopern. Die Angst und der Zusammenhang mit dem Schmerz muss auch Teil des Trainings für Ärzte im Umgang mit dem Kranken sein. In der medizinischen Ausbildung wären wesentliche Lücken aufzufüllen.

Heroisches soll Schmerz verdrängen – von Homer bis Ernst Jünger

Gehen wir aber noch weiter zurück zu unseren Vorfahren. Die Antike, ihre Philosophen – Sokrates, Platon und Aristoteles -, haben das Schöne und Gute als Freude zum zweckfreien Erkennen aufgefasst. Übersteigert wird dieses Bild bei Epikur: „Wenn wir also die Lust als Endziel hinstellen, ...so meinen wir damit das Freisein von körperlichem Schmerz, und von der Störung der

Seelenruhe". Schmerz wird also „nur" als Negation betrachtet, nicht als Teil des Seins. Ein Suchen nach Gleichgewicht zwischen Glück und Schmerz als schützende Notwendigkeit findet sich in dieser Vorstellung nicht. Von dem Wissen um biologische Zusammenhänge waren die Jünger des Epikur noch weit entfernt.

Hippokratische Medizinvorstellung mit der Säftelehre, der Humoralpathologie und ihr Tradieren bis in die Gegenwart entspricht dieser, nach unseren Kenntnissen, unrealistischen Erklärungswelt. Platon hält nicht den Schmerz, sondern die Unwissenheit für das größte Übel. Platon ordnet diese Beziehung, die von dem griechischen Arzt Philistion beschrieben ist, in eine charakterisierende Ordnung. Außer der medicina corporis gibt es die medicina mentis, das ist die Philosophie. Die Parallelen zur Ordnung bei Zarathustra sind deutlich und sie begegnen uns auch in der arabisch-islamischen Welt in der Phase des Goldenen Zeitalters bis zur Iranischen Renaissance.

Bemerkenswert ist zusätzlich bei Platon, dass Manie als eine zweite Form der Unvernunft gesehen wird. Es fallen die Worte „übermäßige Freudens-und Leidzustände". Immer bleiben psychische Krankheiten, und damit indirekt auch Depression, Angst und auch das Symptom Schmerz, in diesem Zusammenhang nicht unmittelbar genannt, doch verborgen erkennbar.

In der griechischen Literatur, Epik, Drama und Tragödie hinterlassen Schmerz und Leid deutliche Spuren in dem Sinne: „durch Leid lernen, wer wir sind". Im Prometheus wird, wie im Allgemeinen, das Leid als Strafe für ein Vergehen erklärt. Das lateinische Wort poena bedeutet, wie gesagt auch Strafe. Es wird auch als möglich angesehen, dass dieses Wort poena sich von einen inhaltlichen Ursprung des griechischen ponos (Mühsal) ableitet. Schmerz besaß in der antiken Welt fast den Charakter einer Geldtransaktion. Er ähnelte einer Währung, die zwischen den Göttern und Menschen hin- und hergereicht wird.

Man kann diese Betrachtung zwischen „hier" und „oben" auch in einem anderen Umfeld angedeutet finden, doch viel härter. In Mittelamerika dienten bei den Mayas die zeremoniellen Enthauptungen und Menschenopfer, bei denen die Priester das Herz lebender Menschen herausrissen, dem Besänftigen der Götter.

Wenn es bei Sophokles heißt: "Leid und Schmerz tragen, als höchste und adelnde Schule des Erkenne Dich selbst", wird dieser Anspruch in ein eindrucksvolles Versmaß geformt. Sprachlich liegen auch pathos (Erleiden, Unglück, Schmerz) und der Begriff pothos (Verlangen, auch nach Liebe, Mangel) eng beisammen. Auch die Wahrnehmung von Schmerzen bei Tieren, sogar Pflanzen wird in dieser Vorstellungswelt des Aristoteles verständlich. (Aristoteles. Ethik 1119a). Der Schmerz bringt, wo er auftritt, die Grundanlage des Menschen aus der Fassung und zerrüttet sie, die Lust dagegen zeigt keine solche Wirkung, wenn sie auch manchmal, oder doch öfter, verwirrt.

Die Götter agieren in der griechischen Welt schmerzfrei. Grundlegend ändert sich im Christentum dies im Leiden Jesu. Schmerz wird zu einer zentralen Botschaft für die Erlösungsopferung. Damit darf Leid geklagt und beklagt werden.

Im Vorderen Orient, schon sehr früh in Mesopotamien, ist die Hinrichtung als Aufhängen, später Annageln bekannt. Verbreitet im Mittelmeerraum, wird die Hinrichtung am Kreuz als verachtende Strafe bewertet. Sklaven, Aufständische werden aufgehängt, später genagelt und im quälenden Sterben vorgeführt. Für Juden eine Erniedrigung, denn so klingt es in dem fünften Buch Mose(Deuteronomium) „ein Aufgehängter ist verflucht bei Gott". In der Tora wird mit einer Steinigung die Todesstrafe vollzogen.

Bei Mohammed, im Koran, ist die Vorstellung von Schmerz und Gottesbild, weil Allmacht verkörpernd, nicht vorstellbar und nicht zu akzeptieren. Dort ist der Prophet Jesus, in vielen Beispielen Vorbild, Motivgeber und derjenige, der Abrahams Gedanken weiterreicht. Er kann nicht mit dem Kreuzestod verbunden sein. Sure 4,157 „Sie haben ihn aber nicht getötet, und sie haben ihn nicht gekreuzigt, sondern es erschien ihnen eine ihm ähnliche Gestalt."

Platon und Aristoteles nennen die mit dem Schmerz verbundene Aufruhr Revolutio, verbunden mit Lärm (welches Bild für den Schmerz!) und die Folgen das Umschlagen (metabole). Der Körper gerät AUS DER Ordnung in die Unordnung der Teile. Platon nennt schlussfolgernd den menschlichen Körper „Haus der Schmerzen".

Daher kann man fragen, wie begegneten die kriegerischen Griechen dem Schmerz? Kriege bilden einen Identität stiftenden Anteil ihrer Geschichte. Die heroische Sprache der Ilias hilft uns, die Abwehrmechanismen zu ahnen:

> „Auch Agenors Sohn dem Echeklos
> Schwang er tief in den Schädel das Schwert mit gewaltigem Hefte:
> Ganz warm ward die Klinge vom spritzenden Blut; und die Augen
> Übernahm der finstre Tod und das grausige Verhängnis.
> Auch der Deukalion jetzt: wo der Sehnen Geflecht sich vereinigt
> Unter dem Buge des Arms, dort traf, die Rechte durchbohrend,
> Ihn das spitze Erz; und er harrt', am Arm gelähmet,
> Vor sich schauend den Tod; doch das Schwert in den Nacken ihm haut er,
> Daß mit dem Helme das Haupt ihm enttaumelte; und aus den Wirbeln
> Spritzte das Mark ihm empor, und er lag auf der Erde sich streckend."

Aber: Griechische Gedankenwelt formt entscheidend auch Anteile einer christliche Theologie. Augustinus, der besonders Martin Luther bewegende Heilige aus Hippo in Nordafrika, wurde fraglos sehr bestimmend für die Theologie des Westens. Für ihn steht das physisch Böse, also der Schmerz, nicht im Mittelpunkt. Für Augustinus ist das Nutzen, das Begehren dann „böse", wenn es zur Befriedigung verwendet werde. Dagegen würde dieses Verhalten für die Zuwendung zu Gott gerichtet sein, helfe es dem Menschen. Das kann vielleicht, wohl mehr im Umkehrschluss bedeuten, dass das Verwenden von Schmerzmitteln zu therapeutischen Zwecken gut sei, dagegen negativ der Gebrauch zur alleinigen cupiditas, zur Begierde.

In einem Brief von 426 an Valentinum nennt Augustinus die Frage des Bösen die „difficillima quaestio". Gott selbst ist die Gnade, im weiten Sinn. Gnade ist sein „unsichtbares Wirken". Leiden ist Folge des Sündigwerdens. Gott schafft gleichzeitig den freien Willen, aber nur mit Gnade ist dieser freie Wille gut. Hier ist die Verbindung zur griechischen Philosophie erkennbar. Dabei benennt Augustinus das, was die Griechen Schmerz und Leiden (pathos) nennen, eher mit dem Begriff Affekt(affectus). Ein körperlicher Schmerz, der nicht von der Seele gefühlt wird, er ist damit vergleichbar mit anderen gefühlten Leiden, ist nicht denkbar. Das Grundkonzept einer psychosomatischen Auffassung ist in diesem Konzept bereits formuliert.

Ernst Jünger – Schmerz und Heros im 20.Jahrhundert

Der Schriftsteller, auch Entomologe, Ernst Jünger(1895–1998) kann als Beispiel einer Ideologie aufgefasst werden, die Heroismus als Mittel, oder auch als Weg zum Verdrängen von Schmerz und Angst in gewisser Weise „anpreist". 4 Jahre Kriegserlebnisse verarbeitet er in dem Roman „Stahlgewitter", trotz aller negativen Erlebnisse und Äußerungen zum Mörderischen. Jünger nutzte Pausen an der Front zum Lesen von Nietzsche (neben Kubin, Ariost und Schopenhauer) und machte sich dessen heroisch interpretierbare Anstachelung zur Gewalt zu eigen.

1934 schrieb Ernst Jüngers in einem Essay mit dem Titel „Über den Schmerz":

> „Es gibt einige große und unveränderliche Maße, an denen sich die Bedeutung des Menschen erweist. Zu ihnen gehört der Schmerz; er ist die stärkste Prüfung innerhalb jener Kette, die man als das Leben zu bezeichnen pflegt."

Jünger äußerte 1989 in einem ZEIT-Interview, er habe die Todesnähe gesucht. Diese Äußerung erinnert an Montaigne, der meinte, dass wir einen Schnitt eines Wundarztes stärker empfinden als zehn Hiebe mit dem Degen in der Hitze eines Gefechts. Jünger schließt aber in diesen Heroismus auch den Rausch unter Drogeneinfluss ein. Er bezieht das beispielsweise auf LSD und verbindet dies mit dem Wort Neugier. Doch sorgfältig betrachtet lässt sich dieses Wort auf Gier reduzieren, trifft dann möglicherweise den Kern. Ohne die Struktur seiner Person sind solche Äußerungen eben nicht allgemeingültig: „.. ich trinke lieber mit dem Tod ein Glas Sekt..,"

Denn Neugier, vielleicht genauer mit gesteigertem Erkundungsverhalten bezeichnet, ist als positive Eigenschaft besetzt, Grundlage aller Neuerungen in der Menschheitsgeschichte und nicht ein Mittel zur Flucht aus der Wirklichkeit, wenn die eigene Phantasie nicht mehr reicht. Das passt zu Jüngers suggestiver Anlehnung an Nietzsches Nihilismus. Das einer Massenpsychose gleichende Steuern von fanatisierten Kämpfern in aussichtslose, aber nicht bedachte Todesschlachten liegt in dieser menschlichen Schwäche. Wie weit das anthropologisch zu erklären ist, bleibt ein Rätsel. Vielleicht eher abhängig von gestörten Reifungsprozessen des Menschen. Er habe in den Materialschlachten des Ersten Weltkrieges einen „Tanzplatz des Todes" sehen können. Ideologien des 19.Jahrhunderts haben den Weg für das Grauen des 20.Jahrhunderts gebahnt, Rasse und Klasse und Nation als Gegner zu definieren. Deren Glieder nicht als Menschen zu sehen, die das gleiche Recht auf ärztliche und pflegerische Zuwendung besitzen. Alber Camus zitiert in „Der Mensch in der Revolte" daher auch Dostojewskis Karamasow: „Mit diesem – Alles ist erlaubt-beginnt in Wahrheit die Geschichte des zeitgenössischen Nihilismus." Schmerz zu leugnen, genauer das Wissen um ihn zu verdrängen, zeigt wie bei der Angst die unwissende Arroganz des Gesunden.

Wie wenig Verehrer von Friedrich Nietzsche, verwirrt durch dessen Schrift, von Zarathustra wissen, zeigt sich auch darin , dass die 3 Grundideen des persischen Philosophen, gut denken, gut sprechen, gut handeln nicht zu Nietzsches Motivation passen.

Schmerzlos- gibt es das? Feuerlaufen, Feuerschlucken, Nagelbrettliegen, Säbelschlucken. Fakire und Schmerz

Empfindungslos für Schmerz zu sein, ist in der Vorstellungswelt des Menschen mit einer Aura umgeben. Gleichen wir uns denn regelhaft in dem Erleiden von Schmerzen? Verschiedene Formen einer demonstrierbaren Schmerzlosigkeit sind beschrieben, vereinzelt auch dokumentiert. Das Ganze besaß bisher eher den Charme der Unterhaltung, des Geheimnisvollen oder der Täuschung, auf die hereinzufallen wir Menschen ein Vergnügen haben.

Bis in die 60-er Jahre des letzten Jahrhunderts stellten sich in indischen und ceylonesischen Dörfern junge Männer einem Ritual, das man als Haken-

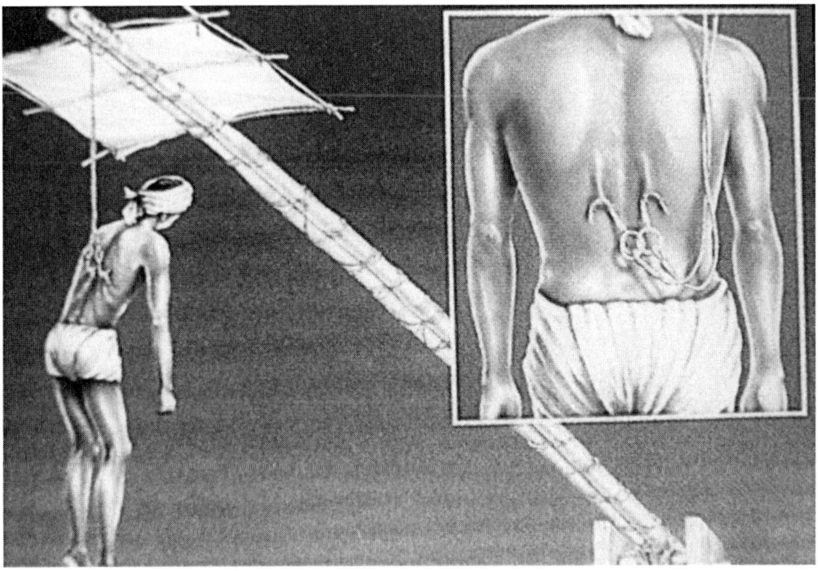

Abb. 26 Hakenschwingen in Indien und Ceylon

schwingen bezeichnet. Sechs Stahlhaken wurden in die Rückenmuskulatur getrieben und an dieser Befestigung wurden die Teilnehmer aufgehängt. Wer dieses Ritual ohne Schmerzäußerung durchstand, erwarb einen gewissermaßen erhabenen Status.

Ein Ritual besonderer Belastung hat offenbar schon sehr lange eine Tradition, das Feuerlaufen in Südosteuropa. Bereits Strabo, Historiker und Geograph zwischen 63 v. Chr-23 n. Chr., berichtet von Priesterinnen der Artemis, die über glühende Kohlen gingen. Vergleichbare Rituale sind in Indien, Polynesien, Japan beschrieben. Religiöse Deutungen der begleitenden Gedanken, wie Schwebegefühl, Reinheit usw. begleiteten manche Ersteilnehmer.

Wenn auch von ekstatischem Zustand während dieser Rituale auszugehen ist, kann die vegetativ-sympathische Veränderung der Füße mit einer Anpassung der Hautdurchblutung eine Erklärung bringen. Durch geschickten Rhythmus beim Gehen, also mit nur sehr kurzer Kontaktzeit von Sekundenteilen, wird die Haut an der Fußsohle nicht übermäßig erhitzt und verbrannt. Infolge der höheren Durchblutung kann der Wärmeabfluss verstärkt sein, gleichzeitig wirkt Schweißbildung kühlend. Sympathisch angetrieben, schlägt das Herz sehr schnell, hilft somit der Kühlung.

Ob es nachweisbare Unterschiede zwischen einzelnen Ethnien gibt, muss bis heute als unentschieden gelten, wie erwähnt. Wir könnten demgegenüber Fakire als Beherrscher des Vegetativen Nervensystems bezeichnen. Wenn anekdotische Berichte von extremer schmerzauslösender Selbstschädigung oder scheinbarer Schmerzunempfindlichkeit auftauchen, muss zuerst als Ursache an genetische Besonderheiten gedacht werden. Doch in manchen Kulturen wird Resistenzverhalten gegenüber schmerzhaften Eingriffen trainiert. Die Vorgänge selbst zeigen wohl die angeführten Einflüsse auf das vegetative Nervensystem, also beispielsweise Verlangsamung der Atmung oder des Herzschlages. Vielleicht sind diese Reaktionen mit einer Hypnoanalgesie vergleichbar, entsprechen einer Konditionierung. Diese Vorgänge werden dann bewusst trainiert. Nur in seltenen Fällen einer kontrollierten Beobachtung steigt der Blutdruck. Das spricht gegen eine komplette Blockierung des sympathischen Systems.

Bei Fakiren, die erstaunliche Mutproben vorführen, liegt sicher eine kognitiv gesteuerte Selbstdisziplinierung vor. So ist der Umgang mit persönlicher Angst und der Konditionierung der Angststeuerung nachvollziehbar. In den nur vereinzelt durchgeführten Untersuchungen der Hirnaktivität findet sich eine Veränderung der elektrischen Hirnströme, bei der Parallelen zum Schlaf bestehen. Im Schlaf ist die Schmerzempfindung herabgesetzt, mehr aber nicht. Auch im Tagesverlauf gibt es regelmäßige Schwankungen, sodass manche Anästhesien stärker oder schwächer wirken, je nach Tageszeit. Die begleitende Selbstbeobachtung unter einer Therapie kann beispielsweise im Biofeedback genutzt werden.

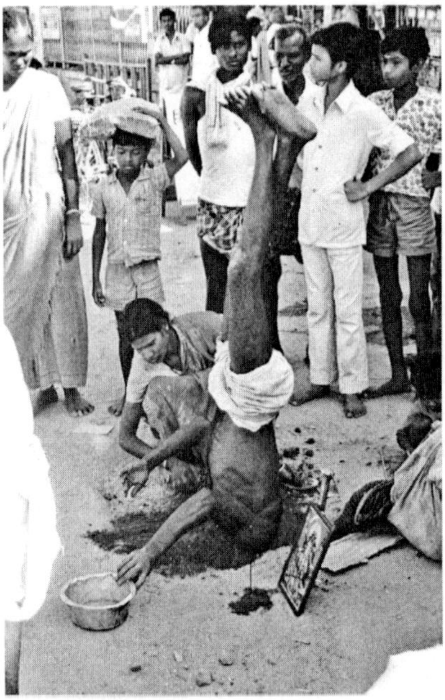

Abb.27 Vorführung eines Fakirs auf der Straße in Indien. Mehrere Stunden bleibt der Kopf eingegraben. So verdient man Geld mit Beherrschen des vegetativen Nervensystems und der Ängste. Das Schaudern der Zuschauer ist Voraussetzung für den sich füllenden Sammelteller.

In Berichten über traditionelle Heiler bestätigen diese immer, dass viele Behandlungsriten menschheitsumfassend zu finden sind. Körperliche Eingriffe als Massagen, Schröpfen, sowie Pflanzenextrakte aus der unmittelbaren Umgebung als Aufgüsse werden überall auf der Welt genutzt. In Afrika geht man von einer geschätzten Zahl der pharmazeutisch verwendeten Substanzen von mehreren tausend aus. Traditionelle afrikanische Medizin steht also der chinesischen in nichts nach. Der Begriff Ganzheitsmedizin passt auch zu diesem reichen Schatz an Erfahrung nicht, denn er schließt nur einen begrenzten Anteil an therapeutischen und kaum diagnostischen Inhalten ein.

N. Kohnen (s. auch oben) beobachtete und beschrieb sorgfältig und wirklichkeitsnah in seiner ethnomedizinischen Forschung von Heilkunde, dies gilt von traditionellen Gesellschaften bis in die junge Gegenwart, viele Verhaltensweisen. Da Heiler, in dem sehr begrenzten Rahmen einer Naturmedizin, alle verfügbaren Reserven in ihrer Kultur ausnutzen, wird das gesamte Umfeld einbezogen. In den unterschiedlich wirkenden Heilstrategien steckt, so empfinde ich es, eine durchdachte Universalität innerhalb eines Kulturkreises.

Zu lernen aus den kulturell oder religiös beeinflussten Auffassungen sollten wir nicht aus den Augen lassen: Schmerz beklagen kann man. Wenn es Gott gibt, hilft er auch und so lässt er Hoffnung als Stärke wachsen. Eine religiös strukturierte Form der Bewältigung könnte fatalistisch interpretiert werden. Wer Schmerz und Leid als von Gott gesandte Prüfung annimmt, ordnet diese Prüfung als Impuls zum Handeln eben in dieser Prüfung ein. Das führt zu Aktivität. Es lässt Klagen zu, sowohl an die Menschen der Umgebung gerichtet als auch Vorwürfe an Gott als Aussendender, also Schuldzuweisungen. Beim Rückblicken in vormedizinische Zeiten, einer Umgebung ohne Möglichkeit der medizinischen Hilfe wirkt das Ertragen von Schmerz als Vorbereitung auf ein Jenseits. Das Hoffen auf ausgleichende Erlösung wirkt dann als handelndes Beherrschen des Schmerzes. Wichtig erscheint mir, dass diese religiös motivierten Wege des Schmerzbeherrschens sich gleichzeitig mit ordnenden Riten verbinden. Das wird in unserer spirituell verarmten Gegenwart kaum verstanden und vergessen, Riten sind tief verwurzelte, also erfahrungsgeprüfte Konditionierungen. Dies trifft auf jüdische, muslimische, christliche und Patienten anderer Religionen in vergleichbarem Sinn. Eine fatalistische Einstellung erscheint im Buddhismus zunächst nur hin zur Passivität gerichtet. Karma als Schicksal ist unausweichlich, Hoffnung nur auf das Erscheinen im nächsten Wiederkommen gerichtet. Die Akzeptanz kann in dieser Sichtweise zum Besseren in nächsten Leben dienen. Es hilft dann wie ein Belohnungssystem.

Blicken wir hinter die Kulisse einer familiär getragenen Schmerzhilfe, muss also immer der weitere kulturelle Hintergrund betrachtet werden. Dieses gemeinsame Tragen resultiert bei mediterranen Traditionen auch aus religiös gesichertem Hintergrund. Das verbindet in der Zuwendung und Verpflichtung, mit Motiven eines familiären Verhaltens. Die Unterstützung durch die Gruppe ist ja auch in Gemeinschaften, über den engen Rahmen einer Familie hinaus, ein Stützpfeiler im Erleiden von Schmerz.

In der westlichen Welt Europas und Nordamerikas gilt die oben angeführte Kategorisierung von rationaler Schmerzbewältigung. Rational bedeutet in unserer Gegenwart eigentlich nur noch, dass das Handeln zum Schmerzüberwinden auf andere Personen, also Ärzte und Pfleger, oder Pharmaka delegiert wird. Rational wird dann als wissenschaftlich lösbares Problem gedeutet.

Wir könnten auch lernen, dass frühzeitig versucht werden muss, dem Patienten Schmerzbewältigungsstrategien zu vermitteln. Er soll lernen, alle seine Ressourcen, geistige und körperliche, frühzeitig zu aktivieren, damit der Schmerz in seinem Leben nicht die zentrale Rolle einnimmt.

In gegenwärtigen Therapievorstellungen steht im Mittelpunkt das Verstehen der Schmerzen und das Suchen nach der Verbindung von Erleben und persönlicher Fähigkeit der Verarbeitung. Also entspricht es dem, was wir als Teil der kognitiven Kontrolle bezeichnen. Dazu gehören sowohl Angstwahrnehmung als auch Vermeidungsverhalten. Es erklärt auch Zusammenhänge mit Familie, Religion und auch dem Ergeben in Unausweichliches. Die Kognition als Selbstbewältigung innerhalb des vorhandenen gesellschaftlichen Rahmens kann Hilflosigkeit zurückdrängen, der Leidende kann dann mental selber reagieren, kontrollieren, einem Sinn folgend. Im Religiösen, wenn Schmerz als Prüfung empfunden oder als Strafe angesehen wird, wirkt die Kognition über die Sinndeutung von Schmerz.

Johann Wolfgang von Goethe bringt die Zusammenhänge anschaulich auf eine poetische Ebene:

> *„Geh Du voran", sagte die Seele zum Körper, „auf mich hört er nicht."*
> *„In Ordnung", sagte der Körper zur Seele, „ich werde krank werden,*
> *dann wird er Zeit für Dich haben."*
> aus Goethe, Faust II

Bei Begegnungen mit Patienten, die in ihren Kulturkreisen behütet werden und sich entsprechend ihren Lebensstil ausrichten, muss von Ärzten und Pflegekräften dieses Umfeld immer berücksichtigt werden. Traditionell orientiert sein, bedeutet auch darin sich geborgen fühlen! In einer Diskussion zur psychosomatisch ausgerichteten Therapie beschrieben erfahrene Kinderpsychiater ihre Aufgaben in der Gegenwart so: „Wir ersetzen das, was traditionell in unserer westlichen Gesellschaft früher Familie und religiöse Umgebung, also Kirchen, an Hilfe zum Leben gegeben haben."

Vieles von dem, was uns heute auf einem Jahrmarkt der Methoden zur Behandlung von Schmerzen angeboten wird, hat niemand kritisch überprüft. Aber „natur" klingt verführerisch gut. Die in der Abbildung veranschaulichte Narkose auf fernöstliche Art erinnert uns sehr deutlich daran, dass Naturverfahren auch Risikogrenzen überschreiten können.

Unser menschliches Nervensystem ist Teil einer Gesamtheit. Nur das sinnvolle Zusammenspiel aller Organe sichert das Registrieren und Verarbeiten der Informationen vom Schmerz bis zu den vielen anderen Wahrnehmungen. Ohne die biochemische Grundlage, also den Stoffwechsel mit zuverlässiger Durchblutung laufen diese Vorgänge nicht ab. Werden diese Abläufe gestört, auch nur mit einem naturnahen Verfahren, bricht alles zu-

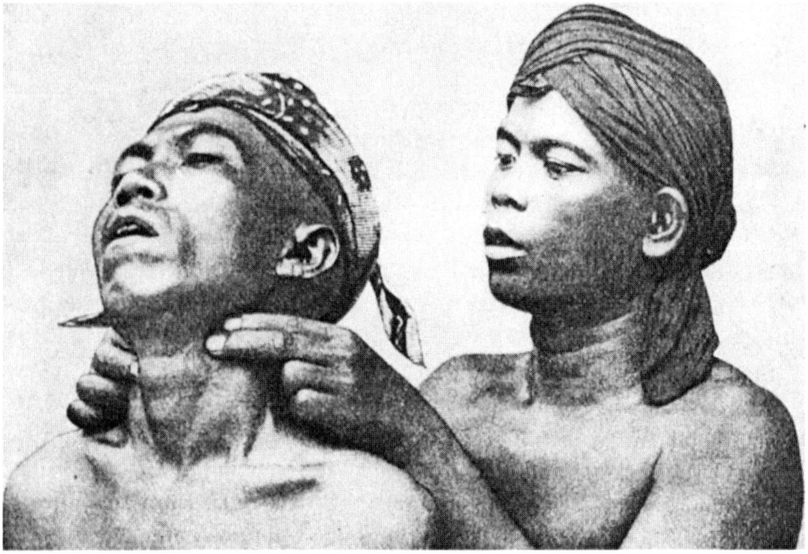

Abb. 28 Wie die Javanen anästhesieren

sammen. Ein Schiffsarzt machte vor 110 Jahren in einem Küstenort auf der Insel Java eine ganz besondere Beobachtung. Er dokumentierte diese sehr sorgfältig und publizierte sie in der Zeitschrift „Der Schiffsarzt". Ein kräftiger Druck auf die große Halsschlagader im Bereich der Teilungsstelle löst einen Kreislaufreflex aus. Eigentlich handelt es sich um eine körpereigene Steuerung, die aber verstärkt werden kann. An dieser Stelle der Halsschlagader liegen Rezeptoren mit einer Verbindung über den IX.Hirnnerven zum verlängerten Rückenmark und dem dort befindlichen Kreislaufzentrum. Der starke Reiz löst einen Blutdruckabfall oder eine massive Verlangsamung des Herzschlages aus. Die mangelnde Hirndurchblutung führt zu Ohnmacht mit Bewusstlosigkeit, in der kurze Maßnahmen, am ehesten das Einrenken von verletzten Extremitäten ausgeführt werden können. Einfach, nahe an einem Naturvolk – aber sehr gefährlich. Vergleichen lässt sich das mit einem k.o., dem knock-out der Boxer. Ob dies als Verfahren in unserer gegenwärtigen Welt als „Naturverfahren" bestehen kann, ist sicher zu bezweifeln. Einfach lässt sich das Wahrnehmen von Schmerz nicht nehmen, weil Schmerz als Teil unseres komplexen Selbst wirkt.

Mandragora, Naturstoffe – Opium, Zeitalter des Operationsschlafes

Die Experimentierfreude unserer Vorfahren ist bewundernswert. Augen, Ohren, Tastsinn wurden zum Erfahren der Umwelt genutzt. Sicher jedoch auch der Geschmackssinn. Denn das Suchen von Nahrungsmitteln setzt alle Sinne voraus, also Riechen, Schmecken, Kauen und dann das Beobachten der Wirkung. Also Sättigung, Wohlbefinden oder Übelkeit als Schutzreflex vor Gefährlichem. Die Wirkung auf Gefühle und Bewusstsein stellte sicher einen wesentlichen Anteil der Erfahrung. Zahlreiche Pflanzen oder deren Bestandteile wirken auf uns über den reinen Ernährungseffekt hinaus.

Die Familie der Nachtschattengewächse ist überall in der Welt verbreitet. Wohl keine Pflanzenfamilie enthält in ihren Bestandteile eine vergleichbare Fülle an Früchten, wir denken an Kartoffeln und Tomaten, und wirksamen Bestandteilen. Nikotin als Verführung aus den Blättern ist geläufig. An Glykoside und Cholesterin denkt man nicht so schnell. Aber für weitere Alkaloide ist die Verwendung durch Menschen schon sehr lange bekannt: Hyoscyamin, Atropin, Scopolamin, Capsaicin.

Die Phantasie des Menschen wird nicht nur von den Bestandteilen einer Pflanze, sondern auch der besonderen Form bei einer Gattung angeregt, den Alraunen. Das genügsame, weil tief wurzelnde Kraut, findet den natürlichen Standort vom Mittelmeer bis nach Asien. Faszination geht von der menschenähnlich wirkenden Wurzel aus. Für das alte Ägypten gibt es keinen Nachweis einer Nutzung, vermutlich wurde die Pflanze nur zu dekorativen Zwecken verwendet. Griechische Ärzte sind offenbar schon sehr früh mit den Wirkungen von Mandragora vertraut. Für eine vornehme Römerin, Anicia Juliana, wurde eine beachtenswerte Pharmakologie-Handschrift des Altertums, geschrieben. Der in Wien aufbewahrte Anicia-Codex ist eine Nachschrift des lateinisch gefassten Textes „De Materia Medica" des in Kleinasien lebenden griechischen Arztes Pedanios Dioskurides (1.Jhdt.n.C.). Eine arabische, später auch eine türkische Nachschrift haben die Kenntnis zwischen vorderem Orient, Kleinasien, Konstantinopel in die islamische Welt tradiert. Der wesentlich wirkende Bestandteil ist Scopolamin, ein beruhigender Stoff, der sich auch in anderen Nachschattengewächsen findet und genutzt wurde und wird, wie Bilsenkraut.

Bis in die Gegenwart reicht die Vorstellung, wie die Beschreibung bei Harry Potter beweist. Mandragora, der Begriff kommt aus dem persischen Sprachraum, ist also indoeuropäisch, während Alraune dem althochdeutschen entspricht. Die zugeschriebene Zauberkraft wird schon in des Tacitus' Beschreibung Germaniens genannt. In eine esoterisch verbrämte Welt verführt die halluzinatorische Wirkung. Dazu passt der Name im Arabischen: „Apfel der Besessenen." Martin Luther beließ der Pflanze den hebräischen Begriff dudaim,

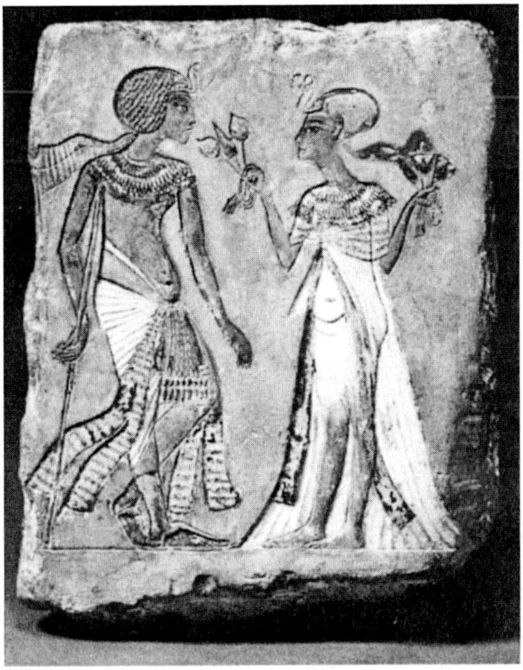

Abb. 29 Mandragora, Darstellung in einem Tempel des Alten Ägypten (Tutenchamun erhält Mandragora).

heute auch als Liebesapfel übersetzt. Macht Liebe toll? Die phantastischen Zuschreibungen, Magie zu beherrschen, Prophezeiungen zu ermöglichen, Gesundheit zu bewahren kann durch die Wirkung erklärt werden. Es enthält Scopolamin, Hyoscin, wirkt beruhigend, sedierend, in höherer Dosis schmerzstillend und einschläfernd. Während bis in die Gegenwart die Erzählungen von einer halluzinogenen Wirkung und besonders einer als Aphrodisiakum zum Großziehen der Pflanze verführen, stehen der einschläfernde und narkotisch Effekt für die Medizin im Vordergrund. In Ägypten half es nur beim Dekorieren, doch in Persien, Griechenland, Rom nutzte man Mandragora als schmerzstillenden Extrakt. Für die Medizinschule von Salerno, diese Institution wurde von den Mönchen des Klosters Montecassino gegründet, stellt Mandragora eine pharmazeutische Grundlage für Schlafschwämme. Die Einführung in die operative Medizin geht auf den Dominikanermönch, Titularbischof und Chirurgen Theoderich von Lucca (1205 - 1298) zurück. Als Begründer der Chirurgenschule von Bologna führt er südlich der Alpen schon sehr früh die handwerkliche Medizin ins akademische Umfeld. Sein klerikaler Hintergrund, basierend auf dem Studium der Artes und der Theologie, zeugt von der Universalität, also einer weit reichenden Ganzheitsmedizin. Die Tradition der historischen Medizin ist eng verknüpft mit der griechischen Sprache. Denn Griechen bestimmten in Rom Wissen und Handwerk, das römische Reich funktionierte als eine militärische, juristische und technische Institution. Mit dem Verschwinden der griechischen Sprache ging in den dunklen Jahren seit dem Untergang Westroms auch viel medizinisches Wissen verloren.

Mandragora lässt sich in Alkohol gelöst anwenden. Seine Beschreibung von Schlafschwämmen wird von Guy de Chauliac (um 1298–1368) sorgfältiger ausgearbeitet, in dessen Chirurgia Magna beschrieben. Ein Hinweis auf die genaue Kenntnis der griechischen Medizin lässt sich in der Kombination von Schierling mit Opium erkennen. Diese Mischung diente im alten Griechenland für die sanftere Form der Hinrichtung. Man bedenke das Problem einer Abgrenzung der Indikation! Ein Rezept für die Schlafschwämme bei Plinius enthielt außer Mandragora auch Lattich, Bilsenkraut, Schwarzen Nachschatten. Also eine Kombination stark wirkender Alkaloide. Dieses Wort kennen wir erst seit Sertürner Entdeckung. Getränkte Schwämme wurden trocken aufbewahrt und erst bei Ingebrauchnahme angefeuchtet und vor den Mund bzw. die Nase gehalten. Wenn mit dem Mund aufgenommen, verstärkte sich die Wirkung. Tödliche Komplikationen wie Atemstillstand und Herzversagen sind in dieser mittelalterlichen Anwendung, immer warnend, in ihrer Nebenwirkung beschrieben. Verzögert übernahmen Römer aus der griechischen Erfahrung die Kenntnis von Mandragora. Plinius der Ältere führt unter seinen vielen Pflanzenextrakten in seinem umfassenden Werk auch Mandragora als Beispiel für Gefühlsveränderungen auf. Die Tradition dieser Substanz, das ist sehr gut nachzufühlen, reizt William Shakespeare. Sowohl Cleopatra, in Sehnsucht nach Antonius, als auch Julia nutzen diesen Zaubertrank. So klingt es aus dem Mund der Julia:

> „Weh', wenn ich da zu früh erwachen sollte, -
> Wenn mich ein ekelhafter Dunst umqualmt,
> Wenn's kreischt, als grübe man Alräunchen aus,
> Bei deren Ton der Mensch von Sinnen kommt –„

klagt Julie (Romeo und Julia, 4 Akt, Sc.3), bevor sie den Schlaftrunk nimmt,

Wie selbstverständlich Mandragora in diesem Zeitalter ist, lässt uns William Shakespeare mitfühlen, wenn es aus den bösen triumphierenden Worten des Jago beim Kommen von Othello im 3.Aufzug klingt:

> *„Da kommt er. Nicht Mandragora noch Mohn,*
> *Noch alle Schlummersäfte der Natur*
> *Verhelfen je dir zu dem süßen Schlaf,*
> *Der gestern dich erquickt.“* (Übersetzung A.W. von Schlegel, L Tieck)

Genesis

Im Paradies, einer nicht von Schmerz und Leid gezeichneten Welt, beginnt nach dem 1.Buch Mose, griechisch Genesis, unser menschliches Dasein. Diese Schöpfung, als Gottes Ebenbild, ist von ihrer biologischen Herkunft, auch das in der vorausgehenden Entstehungsgeschichte lesbar, immer nur mit 2 sich ergänzenden Wesen lebensfähig: „Gott schuf also den Menschen als sein Abbild;

als Abbild Gottes schuf er ihn. Als Mann und Frau erschuf er sie". (Genesis 1,27).

Aber, wie um die Notwendigkeit sozialer Nähe zu betonen, schließt sich in Genesis 2,20 ausführlicher an: „Der Mensch gab Namen allem Vieh, den Vögeln des Himmels und allen Tieren des Feldes. Aber eine Hilfe, die dem Menschen entsprach, fand er nicht." Doch jetzt folgt in Genesis 2,21/2.22, was zu einer Vorstellung als der ersten Narkose führte:

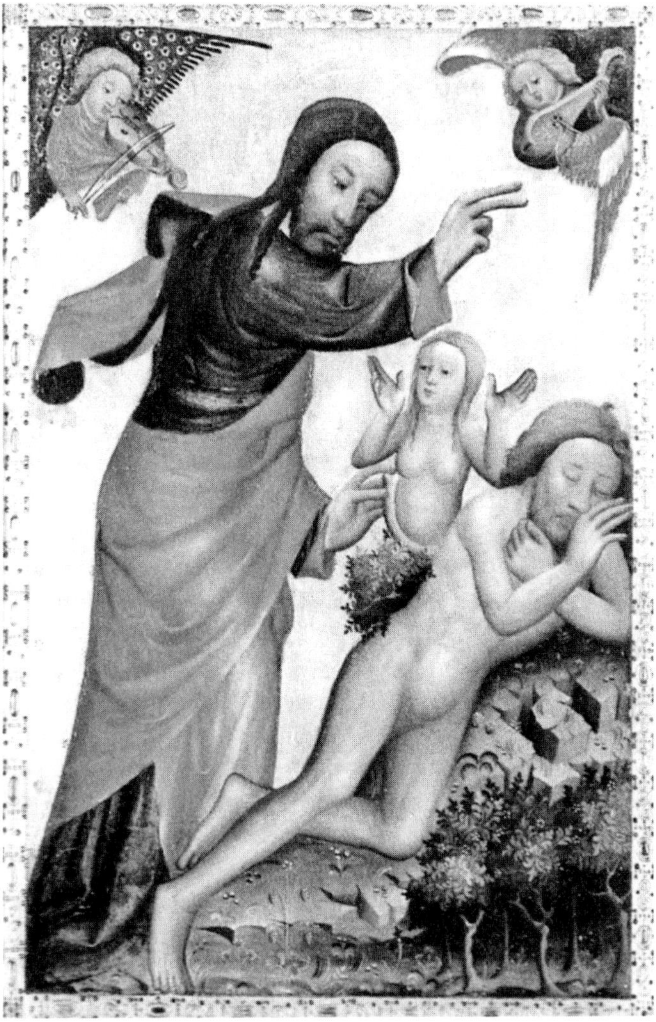

Abb. 30 Im Schlaf (war es die erste Narkose?) kommt Eva, Mutter des Lebens, in die Welt. Gemälde von Meister Martin, jetzt Hamburg.

„Da ließ Gott, der Herr, einen tiefen Schlaf auf den Menschen fallen, sodass er einschlief, nahm eine seiner Rippen und verschloss ihre Stelle mit Fleisch. Gott, der Herr, baute aus der Rippe, die er vom Menschen genommen hatte, eine Frau und führte sie dem Menschen zu".

Wie das nun in einer paradiesischen Schmerzfreiheit geschehen konnte, forderte viele Künstler heraus, die die Bibel wörtlich aufzufassen gelernt hatten.

Der Flügelaltar (um 1383) der St.-Petrikirche in Hamburg, der als Ersatzaltar nach Grabow in Mecklenburg geschafft wurde, stellt dem Betrachter viele Bibelszenen realistisch vor. Er bildete, wie in dieser Zeit die Regel, eine Bildgeschichte für Leseungeübte ab, mit einer Breite von 7,26 m sicher beeindruckend. Er überlebte in der Provinz die nachreformatorische Auflösung und erhielt dann den Namen Grabower Altar. Meister Bertram Pictor verbindet diese „Narkose" mit bemerkenswerten Details, gut sichtbar. Das Gesicht Adams zeugt vom schmerzfreien Schlaf, die reizvolle Eva freut sich über ihr Gekommensein. Besonders überzeugend wirken die musizierenden Engel: endlich ist sie da – die Frau für das Wohl der Welt! Meister Bertram (Pictor-Maler) von Minden (etwa 1340–1415), verbindet uns Menschen in seinem Erzählbildern mit Pflanzen und Tieren, mit Natur. Vergleichbar setzte Michael Wolgemut aus Nürnberg (1434–1519) sich künstlerisch mit dieser „Schlafdeutung" beim Erschaffen des Menschen auseinander. Die Übersetzung dieses Textes im Alten Testament verwendet das Wort „Rippe", jedoch wörtlich im Hebräischen ist es aber die „Seite". Hier könnten wir der Phantasie freien Lauf lassen. Es könnte sich auch um das Klonen handeln. Doch allein der Unterschied an weiblichen und männlichen Chromosomen widerspricht allen diesen Vorstellungen. Weil Frauen 2 X-Chromosomen besitzen, haben sie eine größere genetische Vielfalt. Wenn Männer das wüssten! Aber männliches Selbstbewusstsein beruht, nicht selten, auf Unwissen.

Ein Gedicht illustriert das Patrimoniale der Geschichtsschreibung, auch der medizinischen, indirekt und spöttisch. Eine meiner vielen Tanten trug es mir in der Kindheit vor, wie ein kleiner Schritt der Emanzipation. Ich habe es im Gedächtnis behalten, später auch notiert. Es wird, wenn auch noch anders formuliert, Robert T.Odeman zugeschrieben. Es scheint mir auch, als ob hinter dem Bild das helfende Pflegen steht, vermittelt durch Frauen:

„Gott schuf die Welt vor allen Zeiten,
zuletzt ein Exemplar von Mann,
dies schien nun freilich anzudeuten,
dass Gott schon etwas müde war,
denn als er sein Geschöpf beäugte,
da fehlte dies, da fehlte das,

und an dem ganzen Manne taugte nur eine einzge Rippe was,
und diese ward ihm auch genommen
und eine Frau daraus gemacht.
Und zu der Fraun gerechten Lohne
Erkennt man auf den ersten Blick,
der Mann war nur ein Stück zur Probe,
sie aber ist das Meisterstück."

Können wir die Büchse der Pandora als Muster für das Auftauchen von Schmerz und Krankheit deuten? Waren die Krankheiten schon vorher da, oder erst mit dem Öffnen? Der israelische Schriftsteller Amos Oz erzählt in dem Gespräch mit seiner Mutter von diesem Thema, weil gerade der Anteil menschlichen Handelns wie ein aktives Öffnen dieser „Büchse" zur Ursache für Krankheiten, Einsamkeit, Unrecht, Grausamkeit und Tod wird. Jedoch Krankheiten und ihre Abwehr verbinden uns im Grundmuster mit der Phylogenese, also entwicklungsgeschichtlich mit dem Kommen aus den Ursprüngen der Einzeller, die sowohl Tod wie auch Abwehr von Schadeinflüssen als biochemische Existenzgrundlage begonnen und letztendlich vererbt haben. Das erklärt auch die Komplexität unseres Reagierens auf Reize.

Opium

Formuliert von Johann Wolfgang von Goethe (1749–1832) gibt Faust seiner Margarete offenbar Opium für deren Mutter:

„Hier ist ein Fläschchen! Drei Tropfen nur
In ihren Trank umhüllen
Mit tiefem Schlaf gefällig die Natur."

Der aus Köln stammende Heinrich Agrippa Cornelius von Nettesheim (1486–1535), vielleicht Vorbild für die Figur Faust, nutzte neben Opium auch die damals bekannten Substanzen wie Bilsenkraut und Mandragora.

Opium wird gerne als Symbol verwendet, als ein einschläferndes Hilfsmittel, aber auch zur Beschreibung von Macht als Genuss. So klingt es dann: Religion sei Opium für das Volk, doch das Original lautet: *„Religion ist das Opium des Volks."* (Karl Marx, Religionskritik). Anders bei Amos Oz: „Macht ist Opium der Herrschenden". Macht macht süchtig nach mehr Macht, insofern wurde Josif W. Dschugaschwili (Stalin) zum entgegengesetzten Muster für das häufige Zitieren des Marxschen Textes durch W.I. Uljanow (Lenin).

Nicht vergessen darf man dabei, dass, wenn wirtschaftliche Konzepte als Grundlage für Fortschritt fehlen, der Terror, gerade mit Hilfe von Schmerz, als

Ersatz gewählt wird. Das ist das Absurde von dieser Form von Macht. Wie ein Opiumersatz für Herrscher. In der Geschichte der Menschheit finden sich viele Beispiele.

Wir verlassen dieses schreckliche und traurige Umfeld von Naturvergleich und betäubender Gewalt und wollen uns der helfenden Betäubung zuwenden.

Boston Mitte des 19.Jahrhunderts

Heute halten wir es für selbstverständlich, dass Injektionen verwendet werden, um sorgfältig dosierte Medikamente zu verabreichen oder bei einer Narkose zu beginnen. Aber der Weg bis zur Spritze ist viel länger als uns bewusst ist. Die Entdeckung von Gasen als wesentlichen Anteil der Materie, man denke nur gegenwärtig an Kohlendioxyd, gelingt erst am Ende des 18.Jahrhunderts. Pneuma im Sinne von „Hauch, Atem“ könnte man bis dahin in ein metaphysisch zu fassendes Bild verorten, in der hippokratischen Vorstellung findet es sich im Gehirn. Dort auch zu einem Wirkungssinn wie dem chinesischen Qi passend. Eine nicht sichtbare Materie, nämlich den Sauerstoff als chemischer, physikalisch effektiver Substanz, zu entdecken, führte zu einer neuen Betrachtung des Daseins. Carl Wilhelm Scheele (1742–1786), Apotheker, und Joseph Priestley (1733–1804), den man heute Chemiker nennt, dessen eigentlicher Beruf als Pfarrer über seinen Entdeckungen in Vergessenheit geraten ist, gelang dies im Jahre 1771. Der chemisch forschende Theologe entdeckte später ein Gas, von ihm Stickstoffgas genannt, das seinen heutigen Name Lachgas, auf Schwedisch als Lustgas bezeichnet, erst sehr viel später wegen seiner Wirkung beim Einatmen erhielt. Das Inhalieren, also ein heilendes Einatmen, wurde von James Watt technisch realisiert. Er ist uns nur als Erfinder der Dampfmaschine bekannter. Er nutzte auch verdampftes Wasser zur Atemtherapie. Die weitverbreitete Suche nach einer medizinische Anwendung von Gasen schloss zuerst Dampf und Sauerstoff, später $CO_{2,}$ ein. Besondere Popularität erreichten erst später Lachgas und Äther.

Unterstützt durch Gregory, den Sohn von James Watt, erhielt der Apothekengehilfe Humphry Davy, eine Anstellung in einem Institut für Pneumatische Medizin. Der später Geadelte experimentierte mit allen verfügbaren Gasen, die man zu Heilzwecken verwenden wollte. Er entdeckte die schmerzdämpfende Wirkung von Lachgas, dessen chemische Formel lautet N_2O. Seine Empfehlung wurde erst Jahrzehnte später realisiert. Aber anwendungsorientiert hatte Davy, der später auch in Anerkennung weiterer bedeutender Entdeckungen zum Professor für Chemie ernannt wurde, im Selbstversuch den Effekt von Lachgas auf Schmerzen bei eine Zahnextraktion beobachtet. Auch den die Psyche anregenden Effekt, der wahrscheinlich zu der Namensgebung „Lachgas“ führte, ebenso wie Kopfschmerz als Nebenwirkung, wurden von ihm registriert.

Ether frolics – Spaß mit Äther? Im Schlaf (Narkose) operieren – Fortschritte der Medizin im 19.Jahrhundert

In Hans Christian Andersens Reisetagebuch begegnet dem Leser eine erstaunliche Szene: „ ..*bei Dr.Simpson, wo Miß Crowe und eine andere Schriftstellerin Äther tranken; ich hatte das Gefühl mit zwei Irren zusammen zu sein, sie lachten mit offenen, toten Augen. Es hat etwas Unheimliches an sich; ich finde es vorzüglich für eine Operation, nicht aber, um Gott damit zu versuchen*".

Jahrmärkte wurden zum Anwendungsort des Lachgases. Zahnextraktionen ebenso wie Belustigungen durch den psychoaktiven Effekt brachten manchem Unternehmer Geld ein, unter denen sich auch der Erfinder Samuel Colt findet. Sein Name ist für uns Nachfahren mit dem nach ihm benannten Schießwerkzeug verbunden. Er verdiente ebenso das Geld für Erfindungen mit reisenden Jahrmarktshows. Lachgasparties und ether frolics wurden zu einem Unterhaltungsmittel, manche verglichen das mit Alkoholika wie Likör. Und wie wäre es mit „Hoffmannstropfen"? Die Geschichte um diese Chemikalie ist viel älter. Im 18.Jahrhundert, führte der Arzt Friedrich Hoffmann die nach ihm benannte Mischung von Äther und Alkohol in die Medizin als Stärkungsmittel ein. Die Tropfen überlebten die Zeiten. Mit ihnen lässt sich noch immer Geld verdienen. Das letzte Beispiel ist das Avertin. 1926 wurde diese Verbindung von Methylalkohol und Brom als Narkosemittel in einer relativ verbreiteten Form der Narkoseeinleitung eingeführt.

Das derzeitige Wiederauftauchen von Lachgas als Partydroge, besonders aber als kurzzeitiger „Bewußtseinsrausch", ist wie vor 180 Jahren Hilfsmittel für gelangweilte oder handlungsschwache Menschen, zurzeit wieder in den Niederlanden, auch mit neurotoxischen Folgen. Es löst die Inhalation mit Klebstoffausdünstungen ab, die einen noch stärker toxischen Effekt aufgrund ihrer chemischen Zusammensetzung als halogenierte Kohlenwasserstoffen aufweisen.

Im Schlaf, einer Narkose operieren – Fortschritte der Medizin im 19.Jahrhundert

Aktives Handeln innerhalb der Heilkunde kennzeichnete von Beginn an das wichtige medizinische Teilgebiet Chirurgie. Sehr viele operative Ideen entstanden schon lange vor dem 19.Jahrhundert, aber immer mit dem quälenden Dilemma, nicht dem Patienten Schmerzfreiheit und Sicherheit während und nach dem Eingriff zu bieten. Das berühmte Gemälde von Robert Cutler Hinckley (1853–1941), einem erfolgreichen amerikanischen Künstler, der in Paris gleichzeitig mit John Singer Sargent studierte, kann uns ein epochales Ereignis bewusstwerden lassen. Er malte Jahrzehnte nach dem Ereignis das Gemälde „Die erste Operation mit Äther". Der Operationssaal in Boston, in dem diese Operation stattfand, dieses Ereignis wie in einen Tempel vorführend, erhielt den Namen „Ether Dome" zu Recht. Als Äther Dom wird der Saal im historischen Gebäude des Massachusetts General Hospital noch heute bezeichnet, in dem 1846 die erste Äther-Narkose eine auch öffentlich dokumentierte Operation ermöglichte.

Das Unvermögen, Operationen unter schmerzfreien Bedingungen auszuführen, kann als ein zentrales Anliegen der Medizin im 19.Jhdt. angesehen werden. Einer der Entwickler, der junge Arzt Henry Hill Hickman, drückte es in einem Brief so aus: „Das Ziel der ärztlichen Maßnahmen ist vor allem, seinen Patienten Erleichterung zu verschaffen. Dabei operiert man in irgendeinem Abschnitt des menschlichen Körpers, manchmal um ganze Teile zu entfernen, ein andermal um bei erschwerten Krankheitsursachen die Höhlenbildung zu erleichtern. Es gibt wohl keinen Menschen der nicht bei dem Gedanken an eine Operation zurückschaudert, möge der Arzt noch so geschickt und der Fall noch so dringend, denn er weiß ja von der großen Qual, die der Patient aushalten muss. Ich habe mich oft bei der Ausübung meiner Pflicht als Wundarzt darüber beklagt, dass noch kein Mittel erdacht worden ist, durch das die Angst verkleinert und die Leiden erleichtert würden." (1824 verfasst).

Einen sedierenden Effekt des süßen Vitriol, später Äthyläther genannt, beschrieb Paracelsus 300 Jahre früher, denn er beobachtete, dass Hühner nach dem Fressen desselben einschliefen. In Dresdens Gemäldesammlung zu besichtigen, führt ein Gemälde des Niederländers Gerrit van Honthorst, 1622 datiert, das Umfeld einer Zahnextraktion vor. Die spätere drastische Titelgebung des Stiches als „Zahnbrecher" zeigt das Mitleiden der Betrachter, das gequälte Gesicht des Delinquenten und einen eher spöttisch hantierenden Quacksalber. Wie öffentlich das alles stattfand, können wir an der Hand eines Diebes erkennen, beim Stehlen einer Geldbörse im Halbdunkel gehalten, gerade noch erkennbar. Betrachtens werte Szenerie.

In Zeiten zunehmenden Zuckerverbrauchs ohne zahnärztliche erhaltende Behandlung zählten Zahnextraktionen zu häufigen Eingriffen, sogar auf Jahrmärkten. Jeder wusste mit welchen Schmerzen. Das erklärt, warum Zahnärzte auch die ersten Mediziner waren, die Beobachtungen von Analgesie(Schmerzlosigkeit) beim Inhalieren von Gasen nutzten. Die Beobachtung der belustigenden Gesellschafts-oder Partieszene, veranlasste den amerikanischen Zahnarzt Horace Wells (1815–1848) zu erfolgreichen Extraktionen unter der Wirkung des von ihm selber hergestellten Lachgases.

Dem von ihm anfänglich auch genutzten Äther, ihm waren nach einem Studium der Chemie Pharmaprodukte bereits geläufig, vertraute er leider nicht, sodass damit sein späteres Schicksal als Schwindler vorgegeben war. Denn beim Versuch in Boston eine chirurgische Operation zu ermöglichen, scheiterte er, weil er das Lachgas verwendete, aber ohne jeden Zusatz. Der Patient schrie bereits beim Hautschnitt, sehr laut. Warum? Weil dieser Patient, in der Öffentlichkeit operiert, ein Alkoholiker war, erklärt das den Misserfolg. Wie bei Drogenabhängigen ist auch beim Alkoholiker der Bedarf an Narkotika deutlich höher als üblich. Welch ein Desaster, Lachgas reichte in dieser Situation nicht für eine effiziente Schmerzausschaltung. Der schreiende Patient galt als Beweis für die Wirkungslosigkeit. Wells Leben endete viele Jahre später sehr traurig. Er war von einer weiteren narkotisierenden Substanz, Chloroform, abhängig geworden. Verzweifelt nach einer Verurteilung nahm er sich, aus einem tiefen Schnitt in die Beinarterie verblutend, in einem Chloroformrausch das Leben.

Äther wurde erst seit der Beschreibung von Raimundus Lullus 1275 in Spanien bekannt. Wegen seiner Schmerzwirkung nannte Paracelsus von Hohenheim den Äther süßes Vitriol. Und wer hatte den Mut, öffentlich eine Narkose als Erstexperiment durchzuführen, und wer als Chirurg diesem Schlaf und einer möglichen Schmerzfreiheit eines Patienten zu vertrauen. Nichts war selbstverständlich. Doch ein ehemaliger Drucker, William Thomas Green Morton, der in eine Ausbildung zum Zahnarzt wechselte und der während dieses Studiums die Erfahrungen von Wells kennenlernte, blieb „am Ball", könnte man sagen. Während kieferchirurgischer Eingriffe stellt die Schmerzfreiheit eine besondere Herausforderung. Morton wurde, alles das war in den „News", den Zeitungen, populär ausgemalt, auf den Rausch auslösenden Effekt des Äthers aufmerksam. Und er experimentierte daraufhin, auch das ist im Nachhinein großer Hochachtung wert, mit Mäusen, Hühnern und seinem Hund.

Nach dem gut verlaufenden Selbstversuch und ersten Erfolgen in seiner Praxis bot er dem leitenden Chirurgen, Professor John Collins Warren (1778–1856), am Massachusetts General Hospital in Boston, heute den Außenstehenden eher bekannt als Teil der Institution „Harvard Medical School" eine Vorführung an. Im Oktober 1846 ließ er den 20-jährigen, an Schwindsucht leidenden Patienten über einen Inhalationsapparat, er hatte einen Ätherverdampfer mit Hilfe einer Glaskugel konstruiert, den Äther einatmen. Nach kurzer Unruhe schlief dieser junge Mann ein und der Chirurg konnte, erstmalig in der Menschheitsgeschichte, dem Patienten erfolgreich einen Tumor am Hals herausoperieren.

Die bei den Zuschauern bestehende Skepsis, 2 Jahre vorher war ja der Versuch mit reinem Lachgas ohne irgendeinen Zusatz missglückt, überzeugte Dr. Warren von der Bedeutung des Ereignisses mit dem von Augenzeugen überlieferten Wort: „Gentlemen, this is no humbug". Eine weitere Operation eines Tumors sowie ein Amputation eines Beines bestätigten sowohl das Inhalationsverfahren wie auch die Wirkung von Äther.

Dem Zeitgeist entsprach, dass dieses Entdeckung nicht zuerst in der Medizin das erforderliche Echo fand. Medizin schloss damals oft noch die hand-

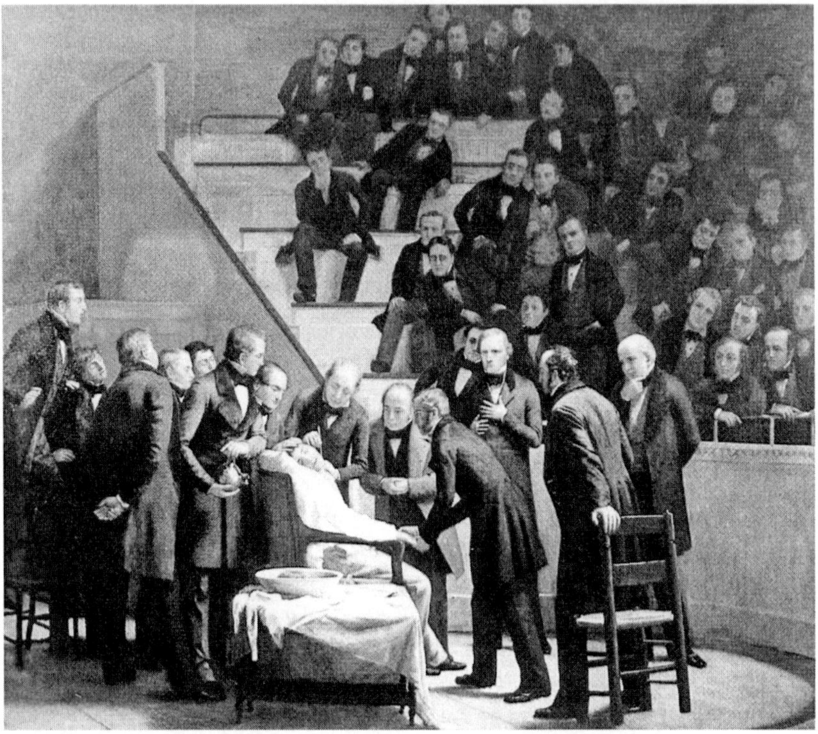

Abb. 31 Boston, die Operation im „Ätherdom“. Warren, der Chirurg und Morton, der Anästhesist stehen im Mittelpunkt. Das Gemälde erzählt vom Handeln der Ärzte ähnlich wie auf militärischen Kriegsbildern im 19.Jahrhundert. Es faszinierte die Menschen, weil es neue Wege der Heilung beschreibt.

werkliche Seite, den Beruf des Chirurgen, als völlig ebenbürtig oder gar als Vorreiter des Fortschritts aus. Die Zeitungen dagegen überschlugen sich im Berichten und diese „Handwerker der Medizin“, konnten zu Heroen avancieren.

Dürfen wir heute sagen, da das sich anschließende Prozessgeschehen um Patentrechte dieser Narkosetechnik den Erfinder ruinierte, dass der weitere Verlauf für nordamerikanische Gesellschaftsverhältnisse typisch wurde? Morton versuchte, unter dem Namen LETHEON den Äther als Narkotikum als Patent zu vermarkten. Abgeleitet hatte er diesen Namen vom griechisch lethe, dem sagenhaften Fluss dieses Namens, der Vergessen bedeutet. Das erinnert uns daran, dass zuvor nicht näher aufgeführte Erfinder viele Ideen und Erfindungen beigesteuert hatten, wie es oft geschieht. Doch eine Publikation, das Öffentlichmachen, ist oft entscheidender für die Zuschreibung von Ruhm. Der Erfinder- und auch Ruhmesstreit mit einem Professor Jackson, der Morton von der Idee erzählt hatte, ist gut nachfühlbar. Zu den Vorgängern gehört auch Doktor Long, der bereits Jahrzehnte früher ohne Hilfsmittel, mithilfe eines Handtuches Äther verdampfte und damit zur Einatmung, also Inhalation zwecks Operation, nutzte.

Äther und andere Inhalationsnarkotika begleitet das Risiko der Explosionsfähigkeit, die besonders bei Einsatz von funkenbildenden Geräten wie dem elektrischen Messer zu Katastrophen führen konnte. Bei Verwendung eines sehr sanften, weil süßlich schmeckenden Narkosemittel, dem Cyclopropan, kam es vor vielen Jahrzehnten in einem Operationssaal in Südamerika zu einer Explosion, bei der 2 Patienten, die Anästhesisten und Chirurgen im Operationssaal starben und ein Chirurg und 2 Operationsschwestern Arme und Beine verloren. Es wurde sehr viel Forschung mit einem Kostenaufwand an Milliarden im letzten Jahrhundert für die Ablösung dieser Substanzen durch moderne Inhalationsnarkotika investiert. Dies gelang zum Nutzen aller Patienten, die heute operiert werden. Man kann sagen, dass heute ein Mensch unter der Narkose ungefährdeter als im allgemeinen Leben schlafen kann. Rückwirkungen von modernen schlafanstoßenden Narkosegasen auf die Atmosphäre werden gegenwärtig zu einem ernsthaften Thema in der Suche nach alternativen Methoden und Substanzen. Die Kunst der Anästhesie hat einen hohen Stand erreicht. Für unsere Vorfahren war das unvorstellbar, denn die Angst vor Operationen bestand eher in der Furcht vor der Narkose als in den eigentlich realistischeren Gefahren eines operativen Eingriffs.

Alle diese durch Einatmung in den Körper gelangenden Gasnarkotika haben für den eigentlichen Schmerz nur eine relativ schwache Wirkung. Sie sind im direkten Sinne des Wortes Narkotika. Das griechische Wort Narkosis (νάρκωσις), es ist im ursprünglichen Sinne Erstarrung, Betäubung, Einschläfern, ist fast 200 Jahre in Gebrauch. Es handelt sich um das Schlafen in weitgehender Bewusstlosigkeit. Das Betreten eines Krankenhauses assoziierten unsere Vorfahren im 19. und auch weit bis in das 20.Jahrhundert mit Gerüchen. Zunächst stellten die Desinfektionsmittel einen charakteristischen Geruch, dann zunehmend auch der Äther ein weiteres Erkennungszeichen. Das Einatmen eines geruchsintensiven Stoffes ist keinesfalls angenehm und vielen der älteren Generation noch in Erinnerung. Das erklärt den tiefen und bleibenden Eindruck. So versuchte man, den Äther in einer niedrig prozentigen Infusion zuzuführen. Die Zeitdauer bis zum Einschlafen konnte dann bis zu 10 Minuten dauern. Injektionsnadeln, zunächst sogar aus Glas, später geschliffenem Stahl machten eine intravenöse Gabe von Medikamenten möglich. An Morphininjektionen dachte damals niemand! Außer dem Äther, Chloroform, Chloräthyl und Lachgas, die inhaliert werden konnten, wurde auch die rektale Gabe von Beruhigungsmitteln genutzt. Das größte Problem blieb aber bei allen Narkosen, dass eine sorgfältig angepasste Dosierung nicht möglich war. Es gibt für Medikamente durchschnittliche Dosisempfehlungen, aber besonders Narkotika werden sehr individuell aufgenommen, wirken unterschiedlich stark oder auch kurz und lang. Das erklärt das damals noch unberechenbare Risiko.

Eine für uns als Patienten heute vertrautere Einleitung einer Narkose wurde durch die Injektionsfähigkeit einer anderen Medikamentengruppe möglich, die Barbiturate. Als 1864 Adolf von Baeyer eine neue Stoffgruppe entdeckte, ahnte niemand, welche Bedeutung diese Medikamente in einem überraschend anderen Umfeld gewinnen konnten, also als Mittel für Hinrichtung, Suizid, Schlafmittel für Diktatoren.

Interessanterweise erhielt 1881 der spätere Nobelpreisträger Johann Friedrich Wilhelm Adolf von Baeyer (1835–1917) die höchste englische Auszeichnung als Chemiker in Form der Davy-Medaille, benannt nach dem oben genannten Erfinder des Systems der Inhalationsnarkose. Er konzipierte diese neuen Stoffe zunächst als Schlafmittel. Den Namen dieser Gruppe soll er nach seiner damaligen Freundin Barbara gewählt haben. Als Ursprung des Namens wird auch Barbara von Cilli genannt, Alchemistin, Ehefrau Kaiser Sigismunds. Phantasievolle Schilderungen können die Legenden beleben.

Eine schöne Erzählung rankt auch um das erste praktisch verwendbare Substrat-Veronal. Dieses Medikament erfand Emil Fischer (1852–1919), der spätere Nobelpreisträger. Der Erstanwender Professor Joseph von Mering (1849–1908) nahm das Mittel auf einer geplanten Bahnreise von Berlin nach Basel ein. Da er erst in Verona wieder erwachte und ihm die Stadt so gut gefiel, habe er dem Medikament den klangvollen Namen Veronal gegeben. Dieses erste Schlafmittel Veronal wirkte bis zu 100 Stunden. Kein Mittel für die Zukunft der Narkose.

Bei der Suche nach kürzer wirkenden Substanzen wurden mehr als 2500 Varianten in dieser Stoffgruppe synthetisiert. Einige ließen sich sehr gut injizieren und wirkten deutlich kürzer als der in seinen langen Nachwirkungen nachteilige Äther. Allen ist gemeinsam, dass sie Schlaf erzwingen. Die modernen Abkömmlinge stellten dann über Jahrzehnte die meistbenutzten Mittel zur Narkoseeinleitung, für Operationen, die frei vom Schmerzerlebnis verlaufen.

Die länger wirkenden Abkömmlinge dieser Stoffgruppe wurden ab Beginn des 20.Jahrhunderts zu den meist benutzten Schlafmitteln, mit großen Nachteilen für Anwender und deren Umgebung. Ein Nutzer war Hitler. Dessen Tag-Nachtrhythmus kennzeichnet die nachteilige Langzeitwirkung der Barbiturate. Er durfte am Vormittag, wenn die Schlafwirkung noch anhielt, nicht gestört werden. Im Verlauf des Vormittags der Invasion in der Normandie am 6.Juni 1944 wagte niemand, den nationalsozialistischen Diktator auf dem Berghof zu wecken. Der Überhang des Barbituratschlafes, evtl. noch durch weitere Substanzen verstärkt, reichte weit in den nächsten Tag. Gelegentlich wird in den Darstellungen der Invasion das Wort „schlummern“ verwendet. Das trifft aber nicht auf den Barbituratschlaf zu. Dieser Schlaf zeigt zunächst den Charakter eines Tiefschlafes und nicht den eines normalen. Die anhaltende Wirkung von Barbituraten beruht zusätzlich auf der sedierenden Wirkung der Abbauprodukte, die pharmakologisch aktiv bleiben. Militärisch entwickelte sich die Blockierung einer Entscheidung am Invasionstag zugunsten der Alliierten. Insofern muss also der Langschlaf des verbrecherischen Diktators als gesellschaftlicher, historischer Gewinn betrachtet werden.

Barbiturate wurden in der ganzen Welt als Schlafmittel genutzt. Blicken wir zum Fernen Osten der 70er Jahre. MaoTse Dungs Schlafrhythmus, auch medikamenteninduziert, und das verzögerte Erwachen führten dazu, dass er manchmal erst in der darauffolgenden Nacht richtig aktiv wurde und in seinem Pool schwimmen ging, oder sogar politisierte, nachts! Ich bezweifle, dass damals die Ärzte über diese Nebenwirkungen gut informiert waren, wirkliche pharmakologische Kenntnisse bildeten die Ausnahme. Aber seinen Leibarzt ließ er beim Wachwerden rufen, auch nachts als seinen Gesprächspartner. Li Zhisui berichtet und erklärt manche politischen Entscheidungen, die sich aus diesem pharmakologischen Effekt entwickelten.

Die starke Wirkung der Barbiturate kann aber auch zum Suizid verwendet oder missbraucht werden. Ihren organisierten Vertrieb zu diesem Zweck freizugeben, beschäftigte kürzlich auch den Bundesgerichtshof. Das wird aber zu einem eigenen Thema.

Aether – Rückblicke – Chirurgischer Famulus und Assistent

Eigene Erfahrungen mit diesen Substanzen lässt mich an die ersten Schritte meiner chirurgischen Tätigkeit erinnern. In einem sehr großen Krankenhaus in den 50-er Jahren, noch als Student, wurden mir, ab dem zweiten Tag meiner Arbeit, eine Inhalationsmaske, benannt nach dem Arzt und Erfinder Schimmelbusch, in die Hand gedrückt. Dazu ein kleines Fläschchen einer bei Raumluft verdampfenden Flüssigkeit, Chloräthyl. Heute wird dieses Mittel als Kältespray-Ethylen-Chlorid verkauft und sogar als Rauschdroge fehlverwendet. Außerdem erhielt ich die Ätherflasche mit einem Dosierstopfen. Alles ganz einfach? In der Nacht, nach 12stündiger Arbeit, habe ich mir die wichtigsten Narkosestadien aus meinem Lehrbuch angesehen. Am Morgen, verantwortlich für 5 Operationen dann das wirklich aufregende Dosieren dieser hochwirksamen Substanzen. Von einem erfahrenen Operationspfleger wurde ich hilfsbereit begleitet, dem ich noch heute dankbar bin. An diesem Tag narkotisierte ich alle Patienten erfolgreich für die folgenden Operationen.

Vielleicht eine Parallele, wenn auch mit ganz anderem Vorzeichen, zu George Bernhard Shaw's *doctor's dilemma* von 1905: (Chloroform). „*Doctors are no more proof against such illusions than other men... Wenn Ärzte über Operationen schreiben oder mit der Öffentlichkeit sprechen, implizieren sie und sagen oft mit so vielen Worten, dass Chloroform die Operation schmerzlos gemacht hat. Menschen, die operiert wurden, wissen es besser. Der Patient spürt das Messer nicht und die Operation wird dem Chirurgen dadurch enorm erleichtert; aber der Kranke bezahlt die Anaesthesie (meint die damalige Narkose) mit stundenlanger elender Krankheit; und wenn das vorbei ist, hat der Patient Schmerzen an der Wunde, die der Chirurg gesetzt hat, die aber wie jede andere Wunde heilen muss. Aus diesem Grund sprechen Operateure, die in der Regel nicht zu Hause sind und ihr Honorar in der Tasche haben, bevor der Patient das Bewusstsein wiedererlangt hat, und die daher nichts von dem Leiden des weiter behandelnden Allgemeinarztes und der Krankenschwester sehen, nur gelegentlich von Operationen.*" Shaw verdiente sein Geld mit Satire, nicht mit sachlicher Beschreibung. Insofern entsprach er dem Zeitgeist, Karikaturen finden sich zahllos zu diesem Thema, weil auch der Missbrauch aller neuen Substanzen gesellschaftlicher Mode entsprach. In der Wirklichkeit des beginnenden 20.Jhdts. lag die Hoffnung auf eine ursächliche heilende Therapie fast nur in den Händen der Chirurgen. Die pharmazeutische Zukunft für die Behandlung von Herz-Kreislauferkrankungen oder gar des Krebses lag in den Sternen oder in den Ideen von jungen Forschern. Aber in einem Punkt traf Bernhard Shaws Sicht einen Kern, die postoperative Schmerztherapie befand sich außerhalb der Betrachtung und Möglichkeiten. Leider ist auch heute diese Zone der postoperativen Schmerzprophylaxe noch im Dämmerzustand, doch es wird immer lichter.

Der andere Schlaf – Von Gamma-Hydroxybuttersäure über Ketamin bis zu Propofol und Michael Jackson

Für meinen damaligen Start in die chirurgisch-operative Medizin, niemand kannte in Europa den Facharzt des Anästhesisten, standen mir Chloraethyl (auch Chloraethan u.a.genannt) und Äther zur Verfügung. Ohne die Basis einfachen Zählens lief gar nichts, der Patient zählte bis zum Einschlafen, der Doktor die Tropfenzahl. Scheinbar einfach und doch sehr grenzwertig.

In die Beschreibung unseres Wissen zum schmerzerleichternden Schlaf gehören 3 weitere Substanzen, die in der Anästhesie schon lange bekannt und sich für bestimmte Anwendungen als sinnvoll erwiesen haben. Mit Verzögerung tauchen diese Stoffe aber auch in der Dunkelheit menschlicher Schwächen auf. Der gesellschaftliche Fehlgebrauch sollte beschrieben werden.

Ketamin ist eine psychoaktive Substanz, mit der eine „dissoziative Anästhesie" erzielt wird. Es bedeutet Schmerzfreiheit und gleichzeitig einen eigentümlichen Schlaf, also ein Phänomen, das bei den anderen Schlafmitteln(Narkotika) nicht zu beobachten ist. Da Ketamin auch kreislaufaktivierende Effekte besitzt, nutzen Ärzte es bei Notfällen wie schweren Verkehrsunfällen, sowie auch bei der Versorgung von Verbrennungsopfern.

Die psychoaktiven Wirkungen, also Pseudohalluzinationen, auch bis zu Nahtoderlebnissen, und Euphorie, erklären, dass eine chemische Variante, ein (S)-Ketamin, zum Einsatz bei schweren Depressionen verwendet werden kann. Als dissoziative psychotrope Substanz wird Ketamin leider auch als Rauschdroge, Partydroge verwendet. Die bagatellisierenden Namen „Special K" oder „Vitamin K", verraten nicht die Gefahren. Je nach Einnahmeform, Schnupfen, Schlucken, sogar Rauchen oder Spritzen setzt die Wirkung unterschiedlich schnell und heftig ein. Dabei kann unmittelbar mit der Wirkung eine gefährliche Bewusstlosigkeit eintreten, die etwa eine Viertelstunde anhält. Unterkühlung, oder Austrocknung der Augen sind einige der gefährlichen Folgen. Als Erlebnis wird empfunden, dass die Substanz starke Halluzinationen hervorruft. Nutzer berichten von einem Gefühl, den eigenen Körper zu verlassen oder zu sterben. Neben diesem veränderten Körpererleben kann es auch zum Verlust von Geschmacks- und Geruchssinn kommen. Häufiger als bei LSD oder psychoaktiven Pilzen kommt es zu „Horrortrips" mit ausgeprägten Angstgefühlen, Panikattacken oder Schreckensvisionen. Ketamin hebt das Schmerzempfinden auf. Aus diesem Grund besteht die Gefahr von unbemerkten Körperverletzungen. Die Wirkweise unterscheidet sich grundsätzlich von anderen Schmerzmitteln, da die Substanz nur gering auf die Opioidrezeptoren wirkt. Der Unterschied lässt sich erklären, weil Ketamin an andere Neurotransmitter-Rezeptoren (z.B. für Glutamat) bindet.

Wie nahe wir heute mit dem Nachahmen der Natur sind, wird auch an einem weiteren Pharmakon sichtbar, der Gamma-Hydroxybuttersäure(GHB), eng verwandt mit dem wichtigen Neurotransmitter GABA (Gamma-Aminobuttersäure) im Gehirn von Mensch und Säugetier. Seit 100 Jahren war die chemische Struktur entschlüsselt, als dem französischen Forscher Laborit der Wirkungsnachweis gelang. Der Erfinder des „lytischen Cocktails" arbeitete in Toulouse bei der Marine. GHB besitzt ähnliche Eigenschaften wie der eigentliche Botenstoff GABA, der an hemmenden Nervenbindestellen, wie den Synapsen als Übermittler wesentliche Wirkungen zeigt. Je nach Menge kann GHB aufputschend oder beruhigend wirken. Als Narkosemittel hoffte man, einen natürlichen Schlaf nachahmen zu können. Dieser Ersatzbotenstoff wird auch mit den immer wieder in den Medien beschriebenen K.O.Tropfen genannt. Wenn dort möglicherweise verwendet, ist dies aber eher selten der Fall. Aus dieser Substanz konnte mit Pregabalin ein Verwandter der Aminobuttersäure entwickelt werden, der anders wirkt. Anhaltende neuropathische, also Nerven-Schmerzen können mit diesem Medikament besser beeinflusst werden als mit anderen Schmerzmedikamenten. Das erinnert sehr eindringlich, dass unterschiedliche Schmerzursachen auch sehr unterschiedliche Therapiewege erfordern. Im illegalen Marketing täuscht die verbreitete Bezeichnung „Liquid Ecstasy“ eine Verwandtschaft zu Aufputschmitteln vor. Doch die Verwirrung des verführten applizierenden Anwenders geht in die gegenteilige Richtung .

Es gibt in der Forschung auch große Sprünge vorwärts, die aber herausfordernde Sorgfalt für eine letztendlich sichere Anwendung verlangen. In der Geschichte der Entdeckung von Propofol begegnen uns die Parallelen von Veterinär-und Humanmedizin. Der Tierarzt John B. Glen (geb.1940) fand während seiner Suche nach schlafanstoßenden Medikamenten für die Anästhesie von Tieren eine neue Substanz, einen Phenolabkömmling, das Propofol. Heute ist dieses Medikament weltweit das meist genutzte Schlafmittel für die Allgemeinanästhesie (Narkose), aber auch für die Beruhigung, die Sedierung bei endoskopischen Untersuchungen. Die sehr gute Steuerbarkeit, insbesondere mit einem angenehmen Aufwachen ohne Übelkeit, erklärt den Erfolg. Da Propofol sich nicht in Wasser lösen lässt, das würde der häufigsten Injektionszubereitung von Pharmaka entsprechen, musste ein anderer Weg gesucht werden. In Sojaöl oder Fettsäuren gelöst, wird es sehr gut vertragen. Wie wichtig ein solches Medikament ist, zeigt, dass es seit einigen Jahren in die Gruppe der essentiellen Medikamente der Menschheit aufgenommen wurde. Nebenwirkungen sind bei Propofol, wir erinnern uns an des Paracelsus Urteil, selbstverständlich möglich. Abhängig von der Dosis wird die Atmung herabgesetzt, der Blutdruck kann sinken.

Und gerade das Missbrauchsrisiko liegt, es wirkt wie irrsinnig, umgekehrt in der sehr guten Steuerbarkeit der Substanz. Das Beispiel Michael Jackson lehrt, dass Pharmakonanwendung kritische Begleitung eines Arztes erfordert. Der behandelnde Arzt injizierte Jackson, wie offenbar häufig zuvor, das Medikament in hoher Dosis. Vielleicht auch, weil im Tagesverlauf die Einnahme von Stimulantien vorausging. Schlaflosigkeit und Unruhe werden dann durch Narkotika, wie mit einem Antidot, zugedeckt, missbraucht. Vielleicht hätte man mit dieser Überdosis, die wie gewohnt injiziert wurde, bei nicht abhängigen Patienten mehrere Narkosen für Operationen einleiten können. So muss man kommentieren, es ist bedrückend: Jackson starb unter dem Einfluss dieses sehr, sehr guten Medikamentes in den Händen eines heilverkündenden Scharlatans, der den Namen Arzt nicht verdient. Nicht nur nebenbei sei ergänzt, Kanada hat inzwischen Propofol als Suizidsubstanz zugelassen!

Im Jahr 2018 tauchte im Internet das ärztlich verordnete Rezept für Elvis Presley auf. Es enthielt Hydromorphon und Oxycodon, die genannten starken Opioide, Amobarbital, ein stark-und langwirkendes Barbiturat sowie im Kontrast dazu 2 starke Stimulantien, Dexamphetamin und DL-Amphetamin. Elvis Presley starb einen Tag nach der Ausfertigung des Rezeptes. Der kritischen Phantasie sind keine Grenzen gesetzt.

Unser Ausgangspunkt für das Suchen nach sicheren schmerzerleichternden Narkosen sollte das Ganze des Menschen einschließen und schützen, also auch die Angst. Es richtig zu nutzen verlangt den guten und erfahrenen Arzt.

Psychodelika, LSD

Da Schmerzsymptome sehr oft mit Depressivität verbunden sind, will ich den zum jetzigen Zeitpunkt hypothetisch zu nennenden Nutzen von psychodelischen Substanzen erwähnen. Vielleicht Seeleninhalte offenlegende Stoffe wie Psilocybin aus Pilzen, Meskalin aus Kakteen, wie Echinopsis, aber auch synthetische Substanzen können außerhalb ihres Gebrauchs als Rauschdrogen von Interesse sein. Diese Naturstoffe sind, meist aus Mittel-und Südamerika kommend, schon lange den damit vertrauten Indigenen geläufig.

Medizinisch wurde ursprünglich im Rahmen der Kreislaufforschung und wegen der Migräneanfalltherapie ein halbsynthetischer Stoff Lysergsäurdiethylamid, LSD ist der Kurzname, geprüft. Mittelalterliche Vergiftungen des Brotgetreides/Roggen mit Mutterkorn (Antoniusfeuer) hatten bereits die psychotropen Effekte bekannt gemacht. Die gefäßverengende Wirkung des Inhaltsstoffes Ergotamin ließ diese Substanz das erste spezifische Migränetherapeutikum werden. Die Nebenwirkungen, insbesondere bei Dauereinnahme der gefäßverengende Effekt, lassen dieses Medikament heutzutage nur noch ausnahmsweise Anwendung finden. Denn in jüngerer Zeit gelang die Synthese sehr gut verträglicher Substanzen für den Migräneanfall.

Ein Derivat dieser Wirksubstanz, die Lysergsäure, war in ihrem psychotischen Wirkspektrum von dem Chemiker, der die Synthese realisiert hatte, Albert Hofmann bei Sandoz in Basel, bereits erkannt worden. Die wegen der chemischen Formel im englischen „Acid" genannte Substanz ist dem körpereigenen Neurotransmitter Serotonin verwandt.

Ich erinnere mich noch an die 60er Jahre, als der uns Chirurgen beratende Psychiater, wir betreuten damals sehr viele verletzte Alkoholiker, wöchentliche Sitzungen zur Psychoanalyse unter der Wirkung von LSD durchführte. Das waren die Stunden, in denen er unerreichbar wurde. Im geschlossenen Raum mit seinem Patienten, führte er Psychoanalysen durch. Parallelen zu frühem Versuch von Siegmund Freud mit Kokain drängen sich auf. Psychiater verfügten damals noch nicht über Medikamente zur Besserung von Depressionen. Psychoanalyse verlangt viel Ruhe und Zeit. LSD sollte Zeit einsparen helfen. Diese Indikation ebenso wie die Analyse selbst sind für das Schmerzgeschehen zu Recht vergessen worden.

Die Natur schenkte uns Vorbilder, deren Wirkung unsere Vorfahren in sorgfältiger Beobachtung erfasst und auch genutzt haben. Wir können ihnen dafür danken.

Die Salweide, Aspirin, unsere täglichen Schmerzmittel? Kopfschmerz, Stress und unsere Abwehrstrategie-Resilienz

Was wird dieser riesigen Gruppe von ′alltäglichen′ Medikamenten zugeschrieben, ob richtig oder ungeklärt: Sie wirken entzündungshemmend, gerinnungshemmend, cortisonähnlich, schmerzstillend, stimmungsaufhellend, fiebersenkend, antirheumatisch, darmkrebsreduzierend. Es sind NSAID, die „**n**ichtsteroidalen **a**nti-**i**nflammatorischen drugs".

Nichts von allen diesen Reaktionen trifft eine so falsche Vorstellung, wie die Bezeichnung „schwache Analgetika".

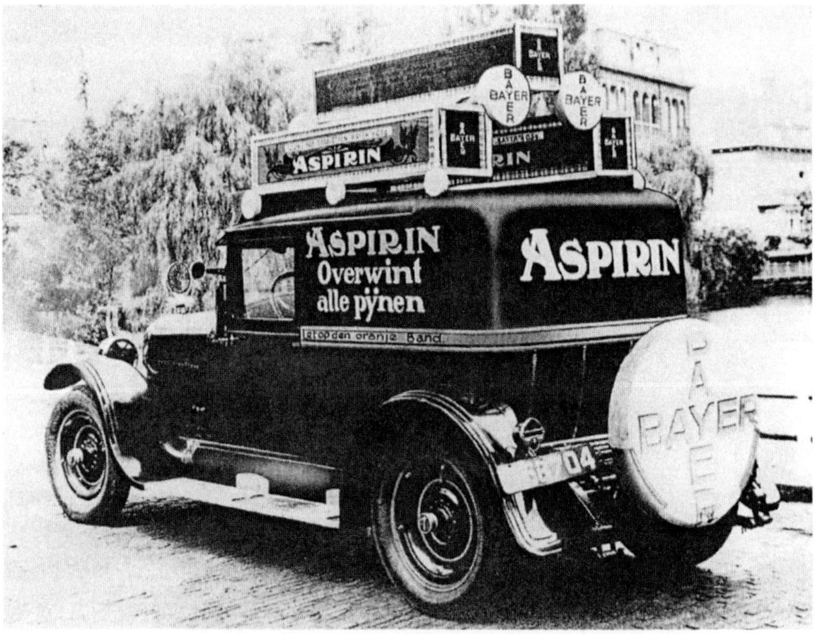

Abb.32 Werbung für Aspirin (20-er Jahre, Niederlande)

Aspirin, das Wort ist abgeleitet von „Spiere", genauer dem echten Mädesüß, steht am historischen Beginn. Aus dessen Blüten wurde, im Arzneischatz der Schule von Salerno genauer beschrieben, ein hochwirksamer Stoff gewonnen. Auch den Spiraeen zugeordnet, enthält es Salicylsäure. Der Name selbst stammt von dem lateinischen Wort für die Weide (Salix), aus deren Blättern sich ein entzündungshemmender Saft extrahieren ließ. Schon Hippokrates empfahl seine Wirkung, doch auch bereits in keltischer-germanischer Zeit ist eine Anwendung beschrieben. Hildegard von Bingen würde sich freuen, dass der von ihr empfohlene Weidenextrakt, über Jahrhunderte als fiebersenkend, schmerzstillend verwendet, im 19.Jahrhundert genauer analysiert wurde. Forscher konnten als Wirkstoff die Salicylsäure um 1830 identifizieren. Da nur große Mengen davon, also grammweise eingenommen und als Reinsubstanz bitter schmeckend, die notwendige Besserung bei Rheumakranken zeigten, ging die Suche weiter. Endlich, mit dem Anhängen eines Acetylanteils an das Molekül, die Chemiker Arthur Eichengrün(1867–1949) und Felix Hoffmann in den Bayerwerken hatten das geschafft, begann in Radebeul bei Dresden 1874 in der Chemischen Fabrik von Heyden die Produktion. Bemerkenswert, man erkennt in welchem Tempo damals geforscht wurde, gelang Felix Hoffmann fast zeitgleich die Synthese eines „Hustenstillenden Medikamentes", eines Morphinderivates, Diacetylmorphin (Heroin)!

Jetzt als Acetyl-Salicylsäure, einer Zubereitung, wasserlöslich und besserschmeckend, begann der Anfang einer Erfolgsgeschichte, mit Auf und Ab. Die natürliche Reinsubstanz, die reine Säure schmeckte so bitter, dass die orale Einnahme zur Quälerei werden konnte. Der chemische Abkömmling ASS gehört jetzt zum Arzneimittelschatz der ganzen Welt.

Außer dem Laudanum erlebten die Menschen auf dieser Erde endlich ein wirksames neues Rezept gegen den Schmerz und besonders gegen Entzündungen. So erklärt sich die weltweite Popularität, verknüpft mit dem Markennamen Aspirin. Der Effekt der Gerinnungshemmung wird schon seit Jahrzehnten als Schlaganfall- und Herzinfarktprophylaxe weltweit genutzt, selbst in ärmsten Ländern, mit verbesserter Ernährung sind alle Menschen zunehmend solchen Gefahren ausgesetzt. Doch auch das als Folge einer Virus-Hepatitis(besonders Hepatitis C) mögliche Risiko der Entwicklung eines Leberkrebses wird bei Aspirineinnahme gesenkt. Also nicht erstaunlich die Bezeichnung als „Wonder Drug" in den USA. Die Zusammenhänge einer solchen Substanz und ihrer Abkömmlinge mit Immunreaktionen kann man im Augenblick nicht klar einschätzen. Gerade bezüglich der Inzidenz, dem Auftreten von Tumoren, sowie unterschiedlichen Vorstellungen von Einflüssen auf Tumoren widersprechen sich die Resultate.

Erst spät nach der Erfindung des Aspirin konnten in kleinen Schritten die Zusammenhänge mit dem universellen hormonal funktionierenden Prostaglandinsystem im Körper geklärt werden. Prostaglandin, in den 30er Jahren ursprünglich im Sperma entdeckt, besitzt die Fähigkeit, Gewebe zu durchdringen. Im Uterus ist dies von großer Bedeutung für dessen Reagieren in der Schwangerschaft. Weniger als Kuriosität, denn mehr als bedrückend zu bezeichnen, sollte nicht vergessen werden, dass Bibergeil als Sekret der Analanhangsbeutel des Bibers, auch als Ausscheidungsanteil Salicylsäure enthält. Biber verwenden Weiden als Baustoff für ihre Bauten – und das kennzeichnet eine ganze Epoche – Bibergeil wurde gegen Hysterie „genutzt"!

Die bedeutsame Einschätzung von Aspirin zeigt sich auch darin, dass nach dem 1.Weltkrieg die Patentrechte im Versailler Vertrag an die Siegermächte abzutreten waren.

Der immer weniger bewegliche Mensch in der modernen Gesellschaft unterwirft sich, freiwillig oder nicht freiwillig, einer Konditionierung. Wenn wir den Schmerz in der modernen Gesellschaft zu analysieren versuchen, stoßen wir auf ein zentrales Gesellschaftsphänomen, große Lebens- besonders aber Verhaltensveränderungen. Aus dem aktiven wird der sitzende Mensch. Sehr plastisch verbildlicht die Darstellung des Orthopäden B. Reinhardt in dem Buch „Schmerzphysiotherapie" diesen Weg, einer mediengesteuerten Umwelt zu folgen. Doch es ist nicht so neu. Denn die Folgen werden in den Darstellungen von Buddha bereits menschheitsbegleitend, man darf es so ausdrücken, verkörpert. Schauen wir uns den Körper eines sitzenden Buddha an, die Gegenwart vor dem Bildschirm lässt grüßen.

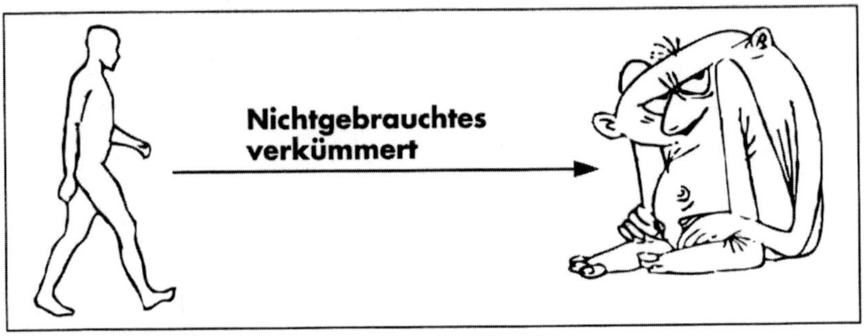

Abb. 33 Homo sedens, wer sitzt kann rosten

Homo sedens – wir sind Buddha – vom homo erectus zum homo sedens

Im Wort Vorsitz findet sich mehr Privileg als nur der Platz am oberen Ende eines langen Tisches. In der feudalen Gesellschaft hatte nur der Erste der Gesellschaft diese bevorzugte Position. Jeder, der dem Herrscher gegenübertrat, musste, um gehört zu werden, sich beugen und die Unterwürfigkeit dadurch zeigen. Dieses Unterwürfigkeitsgefühl sitzt tief und unbewusst.

Heute vollzieht sich mit der Veränderung der Arbeitswelt eine völlige Umkehr. Wer sich frei bewegen kann, ist heute privilegiert. Denn Sitzen ist heute für viele Berufe zwangsläufige Voraussetzung. Zusätzlich ermöglicht nur das Sitzen den hohen Medienkonsum. Könnte ein „Standpot“ als Alternative zum „Laptop“ dem Suchtverhalten begegnen? Mehr als 7 Stunden täglich zu sitzen ist die Regel für den entwicklungsgeschichtlich zum Bewegen ausgerichteten Menschen. Der erschreckende Anstieg von Übergewichtigkeit und Fettleibigkeit(Adipositas) stellt nur eine Seite des Problems dar. Wenn die Zahl der menschlichen Muskel bei etwa 750 liegt, übrigens viele davon im Gesicht für das Essen und die Mimik, weist das auf unsere Herkunft. Die Bezeichnung Kleinhirn, es besitzt nur 1/10 des Hirngewichts des Menschen täuscht darüber hinweg, dass dort 70% der etwa 100 Milliarden Neurone(Nervenzellen) des Gehirns zu finden sind, überwiegend motorische Nervenzellen. Das weist auf die Bedeutung des als prozedural bezeichneten, impliziten Teil des Gedächtnisses, es ist das gleichzeitig nicht-deklarative. Wir Menschen sind genetisch in dieser Welt zum Handeln kodiert und haben dafür dieses Nervenkostüm. Das Einschränken des Handelns durch unsere moderne Lebensweise ist riskant und unnatürlich. Was nicht genutzt wird, verkümmert! Und wenn wir dann am Wochenende die Flaschenkiste heben, melden sich bald danach der „Rücken“, Muskel, Bänder, Muskelbinden. Darüber hinaus liegt auch das Speichern von Wissen, zum Handeln, zum Zählen, Sprechen, also wichtige Teile unseres Gedächtnisses in motorischen Nerven. Bewegung darf nie getrennt von Schmerz und Denken betrachtet werden. Sehr eng verknüpft dabei der gefühlsmäßig erinnernde Anteil der Erinnerung, das emotionale Gedächtnis, den erlebten Schmerz mit der Bewegung. Diese Hemmung, unbewusst gespeichert, steuert dann unseren falschen Bewegungsablauf. Man bewegt sich beispielsweise unwillkürlich krumm, abweichend von der natürlich aufrechten Haltung..

Hier besteht die offensichtliche Verbindung zum Konditionieren, also gewissermaßen einer speziellen Gedächtnisform, der instrumentellen (operanten-gerichteten) Konditionierung. Der Mensch muss üben, üben, üben – wie ein Kind, auch im Erwachsenenalter. Das fällt uns schwer, denn es betrifft auch das Verlernen eines Schmerzes, seines Vergessens.

Die Verbindung zum Hirnstamm erklärt außerdem, warum diese Konditionierung das autonome Nervensystem beeinflusst. Das wird z.B. durch begleitende Messysteme, wie beim Biofeedback sichtbar, kann daher auch als auch Lernen am Erfolg bezeichnet werden. Das führt zu einem für unsere Gegenwart typischen Schmerz und seinen Hintergründen.

Kopfschmerz in der modernen Gesellschaft Stress, Schmerz und Resilienz

Als Muster für unsere Überlegung zum Verhältnis Belastung versus vernünftige Steuerung können wir den Spannungskopfschmerz ansehen.

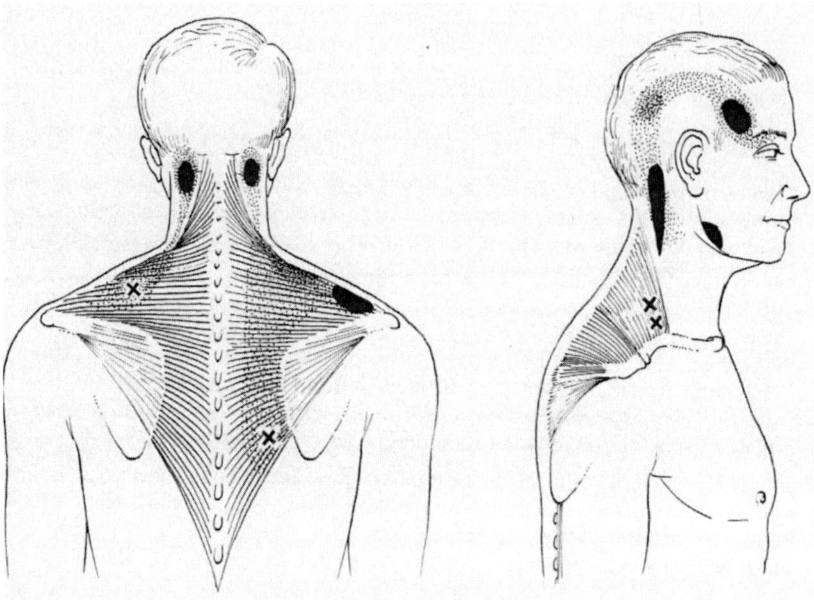

Abb.34 Spannungskopfschmerz. Triggerpunkte und Projektionsorte des Schmerzes sind nicht identisch (aus Auberger/Niesel), Man muss sich dazu die Verspannung beim Sehen und Schreiben vor einem modernen Bildschirm vorstellen.

Das Wort Stress ist zu einem modischen Umgangswort degeneriert, es wird in Medien in der Regel als etwas Negatives dargestellt. Funktional stellt Stress die Grundlage für das Anpassen eines Lebewesens an äußere Reize. Die Anspannung, der Begriff Stress ist in die englische Sprache als Lehnwort aus dem lateinischen (stringere) übernommen, ist Teil des Lebens. Von außen kommende Belastung ist natürlich und kann vom Organismus registriert und verarbeitet werden. Alle unsere „sieben Sinne", für Sehen, Riechen, Hören, Fühlen, Schmecken, Bewegen und Gleichgewichthalten, müssen verarbeitet werden. Historisch hatte man nur die ersten 5 Sinne als Vermittler der Welt zum Menschen definiert. So erklärt sich auch unser „sechster Sinn" als Ergänzung. Er beschreibt ein besonderes Phänomen. Ohne dass es uns zu Bewusstsein kommt, bemerken wir etwas und handeln, wie unwillkürlich gelenkt. Diese Funktion verführt zur Deutung als übersinnlich, ist aber über die Vielfalt an Wahrnehmungen reflektorisch als Schutz entwicklungsgeschichtlich gut erklärbar. Während früher die Wahrnehmung alleine über Rezeptoren, also Sinneszellen, angenommen wurde, wissen wir heute, dass bereits Molekülkomplexe als Teil der Zelle Reize registrieren. Der Körper ist in gewisser Weise mit Hilfe dieser Sensoren einem ununterbrochenen Controlling unterworfen.

Den genannten Sinnen können wir daher weitere Funktionen zuordnen, wie beispielsweise Temperatursinn und die elementare Selbstempfindung für Lage und Bewegung(Propriozeption) sowie den Gleichgewichtssinn. Alle diese Sinne verbinden uns mit der Umwelt.

Jeder dieser Sinne kann für sich gestört sein, aufgehoben, abgeschwächt oder verstärkt. Infolge dieser Störungen wird eine große Zahl von Krankheitsempfindungen vermittelt, abgeschwächt, verstärkt oder als regelhaft eingeordnet. Die Sinnesorgane stellen daher für Entwicklung von Schmerzen und Verspannung einen wichtigen Bezug her. Im Zentralen Nervensystem, koppeln Neuronen des Hypothalamus und der Hypophyse mit hormonellem System und Gehirn.

Nebennierenhormone, wie Cortison zeigen die Reaktion auf psychische und physische Belastung an. Das was wir unmittelbar, vielleicht vereinfacht mit dem Wort Aufregung verbinden, zeigt sich für jeden sichtbar in der Erweiterung der Pupillen. Die Aktivierung des Körpers wird auf erhöhte Leistung ausgerichtet, das Herz schlägt schneller, die Atmung vertieft sich. Mehrere Jahrzehnte zuvor formulierte man dies noch vereinfachend so: Kampf-oder-Flucht-Reaktion, Fight-or-flight-Antwort, schon 1915 von W.B. Cannon formuliert.

Das Zentrale Nervensystem, Gehirn, Rückenmark, sowie Hormone und das vegetative Nervensystem tauschen miteinander immer Reize, also Informationen aus. Mit Hilfe von Rückkopplung werden die Funktionen reguliert. Das läuft in kurzen Zeiträumen, Bruchteilen von Sekunden, Minuten oder viel langsamer ab, je nach Übertragungssystem. Transportierende Hormone arbeiten kontinuierlicher, langsamer. Zellmembranen, Kontaktstellen an Nerven oder Nervenendigungen sind extrem schnell. Im vegetativen Nervensystem stellen Sympathikus und Parasympathikus nur scheinbar die Widerparte, aktivierend oder bremsend, sie ergänzen sich.

Das sympathische Nervengeflecht entspringt aus dem Rücken-und Lendenmark, die parasympathischen Nervengeflechte aus dem Hirnstamm und dem Sakralmark(Kreuzmark) getrennt von einander

Der Sympathikus(s.Abb.17) erhielt seinen Namen nach der griechischen Bedeutung „mitleiden“. Die Reize (innere und äußere Reize), als Stressoren bezeichnet, lösen in der Gesamtsumme aller eine Gegenreaktion aus. Diese kann als negativ registriert werden – Disstress genannt, oder als „guter“- Eustress. Damit fertig zu werden (engl. coping) gehört zum Leben und bleibt daher lebenslang notwendig. Diese Widerstandsfähigkeit gegenüber Stressoren bezeichnet man als Resilienz. Heute wird dieser Begriff in einem weiteren Sinn genutzt als es der ursprünglichen Bedeutung entsprach. Die Entwicklungspsychologin Emmy Werner (1929–2017) definierte den Begriff als Fähigkeit, unter auch extrem widrigen Umständen sich als Kind psychisch stabil zu entwickeln. Diese Wahrnehmung zeigt eine Parallele zu Johann Wolfgang von Goethes

Wort: *„Nur im Leiden empfinden wir recht vollkommen alle die großen Eigenschaften, die nötig sind, um es zu ertragen.“* (J.W. v Goethe, in „Die Wahlverwandtschaften“).

Es können auch gesellschaftliche Grundorientierungen in das Verhalten einwirken. Daher stellt man gerne als relativ resilienten den bürgerlich und religiös eingestellten Menschen, oder moderner den organisierten und sozialverantwortlichen Typ heraus. Es gehört diese Darstellung zu den Mythen, die sehr öffentlichkeitswirksam, weil vereinfachend sind. Danach ließen sich in einer offenen Gesellschaft viele Beschwerden erklären und Schuldige suchen. Gleichzeitigkeit von Phänomenen bedeutet nicht auch den ursächlichen Zusammenhang. Es verbergen sich hinter solchen einfachen Beobachtungen Abhängigkeiten, die unter Umständen umgekehrt miteinander verbunden sind. Was ordnen wir also als Ursache und was als Wirkung ein?

Belastend in der gegenwärtigen Gesellschaft wirkt die Arbeitsverdichtung infolge der Arbeitszeitverkürzung. Man könnte das spöttisch umschreiben: „Immer weniger arbeiten immer mehr!“. Beispielsweise findet man unter den vielen Mythen der Vergangenheit ein Beispiel wie „Managerkrankheit“, zurückgeführt auf intensiv arbeitende Führungskräfte. Inzwischen ist aber eher geläufig, dass Hochbelastete und damit Gutverdienende eine bessere Gesundheit aufweisen als passive Menschen, die keine vergleichbare Arbeitsintensität zeigen. Ähnlich fehlinterpretiert wurde das „Magengeschwür“, früher immer der Ursache Stress zugeordnet. Nicht erstaunlich, dass man die Entdeckung des verursachenden Erregers, Helicobacter pylori, in diesem Zusammenhang lange bezweifelte, bis die Mythen um Stress und Reaktionen im Magen richtige wissenschaftliche Erklärungen fanden. Die erfolgreiche antibiotische Behandlung des Magengeschwürs befreit uns von dem Stressmythos, der ausgedehnte, eigentlich aus heutiger Sicht überflüssige Operationen veranlasste! Und nicht nur nebenbei sei betont, dass die Reaktionen von bestimmten Schmerzmedikamenten, den NSAID (s. oben) mit den Gefahren der Helicobacter-Belastung interagieren, die Risiken für entzündliche Antworten im Magen-Darmtrakt erhöhen.

Stress ist gekennzeichnet durch eine vitale, regelhafte Reaktion auf Belastung, die auch verarbeitet werden kann. Stresstraining, es ist ein weiter Begriff, als Lebensübung dient zur Grundbedingung des Vermeidens gefährlicher Überreaktionen und hilft, Resilienz zu entwickeln. Nur dieser Weg vermag die Autonomie des Menschen zu fördern! Der Philosoph Immanuel Kant (1724–1804) bindet Autonomie an Vernunft. Dieser hohe Anspruch, wenn man Kant folgen will, bedeutet auch, dass ich Vernunft entwickeln muss. Die uns angeborene Fähigkeit dazu bedarf der übenden Weiterentwicklung. Nur so löst man sich aus der Fremdbestimmung. Das bei einem unter Schmerzen leidenden Menschen zu entwickeln, braucht mehrere Ebenen der Hilfe und Begleitung, körperlich-somatische und gleichzeitig psychische.

Besonders unter diesem Aspekt liegt die organisierte Hilfe zur Schmerzbewältigung in einem multidisziplinären Schmerztherapie-und Schmerzhilfeansatz.

Ganz spannende Zusammenhänge will ich andeuten, weil Vereinfachungen zu banal klingen und die unglaubliche Vielfalt von uns Menschen zudecken. Genetische und hormonelle Faktoren spielen für diese Widerstandsfähigkeit eine Rolle. Serotonin wirkt sowohl als Hormon sowie als Botenstoff. Neben vielen Wirkungen als Botenstoff beeinflusst Serotonin die Stimmungslage, es wird umgangssprachlich daher auch den Glückshormonen zugeordnet. Das zugehörige Gen *SLC6A4* zum Serotonintransport weist Varianten auf, die mit unterschiedlichen Serotonintransportfähigkeiten verknüpft sind. Depressionsneigung wird daher genetisch innerhalb dieses Mechanismus für wahrscheinlich gehalten. Die neurophysiologische Forschung zur Klärung von Zusammenhängen ist jedoch weitgehend hypothetisch, sie steht erst am Anfang. Denken wir positiv, dann wissen wir, dass sich Sensibilität auch mit Phantasie verbindet, Forschung und Kunst seien als Muster genannt.

Als Beispiel für Reaktionen kann auch das Gen *NR3C1* Zusammenhänge zeigen, ein Gen für einen Glukokorticoidrezeptor. Die Funktion für das Bewältigen von Stresseinflüssen ist hiermit verbunden. Unter unglücklichen Bedingungen in der Jugend wird diese Fähigkeit gestört. Die Veränderung ist nicht angeboren, sondern erworben und wirkt auf das Gen. Man bezeichnet solche Effekte als epigenetisch („um das Gen herum“). Hier kommen also epigenetische Faktoren als verändernde Faktoren ins Spiel. Doch ist auch hier Vorsicht in der Deutung dieser relativ spärlichen Daten angebracht. Resilienz kann dann eher als Strategie denn als Eigenschaft aufzufassen sein. Verschiedene Wege, eine solche Strategie zu entwickeln, sind beschrieben. Aber dem, der unter Schmerzen leidet, fällt ein Trainieren sehr schwer.

Bessere Impulskontrolle, bessere Bewältigung von Belastungen und Krisen, auch innere Gelassenheit unter solchen Bedingungen, man könnte es als Optimismus bezeichnen, aber auch Intelligenz im Sinne der Fähigkeit, aus Krisen zu lernen, Neugierde, Vertrauen zu entwickeln, erfordert Mühe. Wichtig bleibt bei diesen Eigenschaften immer die Förderung dieser Impulse durch eine helfende Beziehung. Die Kindheit ist von sehr großer Bedeutung für die natürlich vorhandene Fähigkeit zu Bewältigungsstrategien, vereinfachend mit dem genannten Wort Coping gekennzeichnet. Religion, Riten und Schmerzbewältigung gehören also zusammen. Psychologische Therapien laufen sonst wie pharmakologische nur hinterher und erinnern uns an den Inhalt eines Satzes von Wilhelm von Humboldt (1767–1835) *„Es ist unglaublich, wie viel Kraft die Seele dem Körper zu leihen vermag.“* Der mit dem Leben verbundenen Belastung auszuweichen, trägt nicht zur Weiterentwicklung des Individuum bei. Medikamente bilden leider Teil dieser Ausweichstrategie, die mit wesentlichen Gefahren verbunden ist.

Da wir als Therapeuten in Situationen eines chronischen Schmerzes in gewisser Weise mit den helfenden Methoden hinterherlaufen, sind parallel zur gedanklichen Verarbeitung eben auch praktische Techniken mit Übungs-und Trainingsinhalten als Ansatz gewählt worden. Neue Automatismen müssen gelernt werden.

Zentral entwickelt sich dabei im Rahmen der psychosozialen Betreuung das Koordinieren von Patienten und Angehörigen zu einer Herausforderung. Der Palliativmediziner G.D. Borasio spricht umfassend von einer Ressourcenorientierung. Dies schließt in der sozialen Betreuung also auch organisatorische, spirituelle und Trauerbegleitung, Fragen nach Lebenssinn, die Kontakte mit Pflegekräften, Angehörigen, Seelsorgern, Ärzten und Freunden ein. Besondere Bedeutung gewinnt dieser breite Ansatz einer Zuwendung nicht nur bei Schmerzen im Zusammenhang mit bösartigen Krankheiten. In dem Bewußtwerden dieser Aufgabe haben sich rehabilitierend tätige Onkologen in Zusammenarbeit mit der Krebsgesellschaft dem speziellen Problem des Krebsschmerzes gewidmet (H.Delbrück 1993). Das Zusammenarbeiten von Ärzten und Pflegekräften mit den Patienten, in Verbindung mit Familie, Angehörigen und dem gesamten Umfeld wurde in den Mittelpunkt der Begleitung gestellt. Das war ein nicht selbstverständlicher Schritt und verlangte von allen Beteiligten sehr viel Lernen.

Fehlgebrauch von Schmerzmitteln – Analgetikasyndrom, Phenacetin und Uhrenindustrie. Diclofenac und die Geier in Indien

Schon seit vielen Jahren gab es Stimmen, die betonten, ein Schmerzmittel solle Schmerzen nehmen und nicht ein Frischmacher sein (M.J.Mihatsch 1986). Das gilt für alle Analgetika, welchen Typs auch immer. Da Schmerz immer mit unserer menschlichen Psyche verbunden ist, trifft dies auch auf die alltäglichen, überall erhältlichen Analgetika zu. Anspannung sowie konzentriertes Sehen und Arbeiten sind oft mit Spannungskopfschmerz verbunden. Schweizer Pathologen fiel in den frühen 50er Jahren des letzten Jahrhunderts eine Häufung von Verstorbenen auf, bei denen sich als Todesursache Nierenversagen oder Nierentumoren fanden. Einen lokalen und beruflichen Zusammenhang entdeckten die Ärzte schließlich in benachbarten Tälern mit speziellen feinmechanischen Arbeiten in der Uhrenindustrie. Allen Krankengeschichten war die regelmäßige Einnahme von Schmerzmitteln gemeinsam. Daher gab man dieser Beobachtung den Namen Analgetikasyndrom. Doch bei differenzierender Prüfung fiel der Verdacht auf die Leitsubstanz eines wesentlichen Teils der Tabletten, Phenacetin. Das Besondere mit der Tätigkeit in der Uhrenindustrie war die regelmäßige Einnahme solcher Schmerztabletten. Bei einer täglichen Gabe von 1g, wird das als Missbrauch definiert, also etwa 4 Tabletten täglich. Die meist weiblichen Arbeiterinnen hatten jedoch in extremen Fällen sogar Tabletten morgendlich im Mörser zermahlen, sogar als Brotaufstrich verwendet, um das Kommen des Schmerzes zu verhindern. Oft summierten sich die Gesamtmengen im Kilogramm(!)bereich. Die lebensbedrohlichen Folgen begannen mit Blutarmut und Magenerkrankungen und endeten mit oft tödlichem Nierenversagen oder Nierentumoren. In den vergangenen Jahrzehnten wurden diese Medikamentengruppen sehr sorgfältig untersucht. Am Ende dieser Prü-

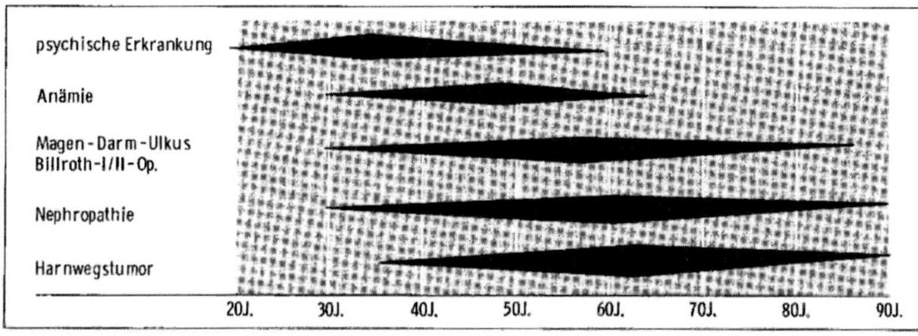

Abb. 35 Analgetika-Syndrom – Schicksale der überdosierten Dauermedikation. Nüchterne Zahlen, hinter denen sich Schicksale verbergen. Beginnend mit psychischen Störungen folgen Blutarmut, Magengeschwüre und zuletzt Nierenversagen mit der Notwendigkeit einer Dialyse! Die Psyche leidet schon im Alter von 30 Jahren.

fungen wurde Phenacetin, die Ursache dieser Erkrankungen, aus dem Handel genommen und verboten. Paracetamol, ein Abbauprodukt von Phenacetin ist heute ein sehr weitverbreitetes verträgliches Analgetikum mit einem deutlich anderen Wirkungsspektrum.
Die dann sich anschließende, sehr kritische Überprüfung aller viel später entwickelten Substanzen dieser Nichtopioidanalgetika führte manchmal zu einem verwirrenden Ergebnis. Die neuen Substanzen erwiesen sich als weniger schädlich, insbesondere im Magen-Darmtrakt. Bei der eingehenden Untersuchung, auch bei Dauereinnahme tauchte der Verdacht auf, diese Substanzen hätten ein größeres Risiko für Herz-Kreislauferkrankungen.

Weil die Zusammenhänge für uns alle tägliche Bedeutung besitzen oder unser vorhandenes oder fehlendes Wohlbefinden steuern, sollen sie ergänzend zur bereits beschriebenen Entwicklungsgeschichte erklärt werden. Die Zeichen der Entzündung, die bereits als Gesamtheit in der Darstellung des Celsus thematisiert wurden, beherrschen uns alle bei vielen Erkrankungen. Die ursächlichen Verbindungen zeigen, dass der wichtigste Effekt der Antirheumatika über das körpereigene Enzymsystem der Cyclooxygenasen (COX) abläuft. Eine Untergruppe, COX-2, ist der Angriffspunkt für die cortisonfreien Entzündungshemmer, während die Gruppe COX-1 z.B. die Magenschleimhaut schützt. Cortison als Entzündung hemmende Substanz zu ersetzen, bedeutet großen Fortschritt, besonders bei einer dauernd einzunehmenden höheren Dosierung. Die neu entwickelten, selektiven COX-2-Hemmer hemmen COX-1 nur in einem sehr geringen Maße. Ihre Sammelbezeichnung lautet Coxibe, deren Schmerzwirkung z.B. an Gelenken von weniger Nebenwirkungen am Magen-Darmtrakt begleitet wird. Da alle neu entwickelten Substanzen wesentlich eingehender von Prüfungen begleitet wurden, registrierten die Untersucher auch Nebenwirkungen sorgfältiger. Die vorher geläufigen Altsubstanzen unterlagen zunächst nicht dieser sehr korrekten Prüfung. Wegen der Annahme, dass Nebenwirkungen im Herz-Kreislaufsystem häufiger möglich seien, wurden diese neuen Arzneimittel im Rahmen eines typisch US-amerikanischen Juristenstreits wieder vom Markt genommen. Es wurde ein „Deal“ mit fragwürdigem Hintergrund. Das Problem blieb, der realistische Vergleich mit früher zugelassenen, den nicht selektiven Mitteln fehlte. Man ist, bei unzureichender Datenlage, über das gewünschte Ziel, Risiken zu mindern hinausgeschossen. In Schweden wurde bei Überprüfung der Daten von etwa sieben Millionen Menschen die kardiovaskuläre Nebenwirkung dieser Gruppe von COX-2-Hemmern als nicht erhöht erfasst. Die älteren Medikamente sind weiter im Handel, mit ihren Vor-und Nachteilen. Alle Substanzen unter einen Generalverdacht zu stellen, wird für betroffene Patienten ein Risiko. Richtig eingesetzt, sind sie sehr hilfreich, oft unentbehrlich. Leider ist eine fehlerhafte Verwendung weit verbreitet. Wichtig für den praktischen Einsatz bleiben die allgemeinen Wirkungen z.B. auf die Nierenfunktion. Das gewinnt beispielsweise besondere Bedeutung bei Sportlern. Auch dort gibt es den missbräuchlichen Einsatz vor Wettkämpfen. Hier wird das Risiko leider durch eine unzureichende Flüssigkeitsaufnahme in Kombination mit den Medikamenten erhöht. Unkontrollierte Dauereinnahme, zu geringe Flüssigkeitseinnahme, falscher Zeitpunkt des Medikamentes können die Gefahr von Nebenwirkungen erhöhen. Die individuelle Verträglichkeit beim Menschen unterscheidet sich erheblich, doch dieses Phänomen wird bisher nicht untersucht.

Die therapeutische Wirkung von bewährten, stark fiebersenkenden Mitteln wie Paracetamol und Metamizol, lässt sich auf diese Reaktion nicht oder nur gering zurückführen. Eher verbinden sich zentrale Wirkungsmechanismen, ähnlich wie bei den Opioiden und den Cannabinoiden mit geringen COX-Reaktionen. Weil bezüglich des Magen-Darm- und des Kreislaufsystems Nebenwirkungen nicht im Vordergrund stehen, wird verständlich, dass Paracetamol gerne eingesetzt wird. Aber beispielsweise beim unspezifischen Rückenschmerz hilft es kaum oder nur sehr hoch dosiert. In Deutschland wird Metamizol gerne verordnet, das in verschiedenen Ländern weltweit nicht oder nicht mehr zugelassen ist. Bei Vorschädigung, Kombination mit anderen Medikamenten wurden in ehr seltenen Fällen eine schwere Blutbildungsstörung, eine Agranulozytose, gesehen. Ob ein Zusammenhang besteht, wird kontrovers diskutiert, daher die unterschiedlichen Regularien. Der fiebersenkende Effekt von Paracetamol begründet bei Erwachsenen nicht den Einsatz. Zumal in der angelsächsischen Medizin Leberversagen mit tödlichem Ausgang beobachtet wurde, meist wegen versehentlicher Überdosierung oder Suizidabsicht. Wir denken, was auch verordnet wird, immer an Paracelsus, „die Dosis macht….". Dieser Satz schließt die besondere Aufmerksamkeit für die Dauer der Einnahme ein.

Antirheumatika

Die Vorgeschichte auf dem Weg zu besseren und spezifischeren Schmerzmitteln begann früher. Die Suche resultierte bereits 1951 nach langem Intervall ohne entscheidenden pharmakologischen Fortschritt in einer besonderen Gruppe von Analgetika, deren Effekt auf der Entzündungshemmung beruht. Rheumakranke, die seit Jahren unter Gelenkschmerzen litten, glaubten ein Wundermittel zu erhalten, Phenylbutazon. Damals ein riesiger Erfolg. Genannt werden kann auch Indometacin aus dieser Gruppe, dessen spezifische Eigenschaft sich bei der Gicht bewährte. Doch das Erzwingen einer Entzündungshemmung verbindet sich, wie oben beschrieben, immer mit Einfluss auf die Eigenschutzfunktionen des menschlichen Körpers. Es handelt sich bei der bereits zuvor beschriebenen COX-Wirkung um einen Eingreifen in das Prostaglandinsystem, das natürlicher Weise im gesamten Körper wirkt. Diese Medikamente verteilen sich im ganzen Körper. Wenn sie sauer sind, wie die Acetylsalicylsäure(ASS) reichern sie sich in einzelnen Geweben an, besonders in den entzündeten Gebieten. Das heißt auch, sie hemmen dort die Entzündung, bei rheumatischen Beschwerden erleichtert dies innerhalb kurzer Zeit sehr schnell den Schmerz. Aber bei der Verteilung im Körper finden sich diese Medikamente oder deren Abbauprodukte überall. Im Magen-Darmtrakt oder der Niere. Daher dürfen Magendarmblutungen, Veränderungen der Blutbildung im Knochenmark, Nierenschäden niemals unterschätzt werden.

Wir können Wirkung und Gefahren dieser Schmerzmedikamente besser verstehen, wenn wir einen Einblick in den Ablauf von Entzündungen suchen. Entzündungen kann man als die allgemeine Abwehr des Körpers gegenüber Bakterien, Viren und Fremdstoffen erklären. Das sehen wir an Haut,

Gelenken, Nerven, Knochen und allen anderen Geweben im Körper. Gemeinsam gilt für alle Gewebe, dass Botenstoffe ausgeschüttet werden, die zwischen den Zellen, hier z.B. Interleukin und innerhalb der Gewebe, hier Prostaglandin, aktiv werden. Diese Botenstoffe bzw. Gewebshormone verursachen eine Gefäßerweiterung(Rötung), ein Einströmen von Flüssigkeit (Schwellung), Reizung der nervalen Schmerzendigungen (Nozizeptoren), Aktivierung von anderen Abwehrsystemen, insbesondere der Gerinnung. Die Blutplättchen verändern ihre Oberfläche, haften stärker an den Gefäßwänden und können diese verstopfen, eine Thrombose in Arterien oder Venen. Der größte Teil der NSAID, nichtsteroidale antiphlogistische Medikamente, können diese Reaktionen teilweise hemmen. So können wir verstehen, dass Entzündungen zurückgehen und Schwellungen abnehmen. Als geplagter Patient geht es uns besser, besonders auch, wenn gleichzeitig das Fieber sinkt. Wir freuen uns über diese fiebersenkende, schmerz- und entzündungshemmende, auch antirheumatische Eigenschaft dieser Medikamente. Aber, wir müssen auch aufpassen und Wirkungen und Nebenwirkungen gegeneinander abwägen.

Einen wesentlichen Schritt aus einem Tal von Nebenwirkungen brachte weitere pharmakologische Forschungen.15 Jahre später folgte Diclofenac, dessen Name auf chemische Verwandtschaft mit Phenacetin hinweist. Einige Analgetika beherrschen gegenwärtig den allgemeinen Gebrauch in der Selbstmedikation, gleichlaufend mit der medizinisch notwendigen Anwendung, neben dem historischen Aspirin.

„Heilige Kühe", Geier und Diclofenac

Mit großer Verzögerung und eher indirekt wurde der Umweltwirkung besondere Aufmerksamkeit gewidmet. Einzelne Tierklassen reagieren spezifisch auf Pharmaka, auch in der Natur, wenn Konzentrationsgrenzen überschritten werden. Als Labortiere finden Vögel keine Verwendung, daher gibt es kaum Daten. In Indien beobachtete die Öffentlichkeit einen erschreckenden millionenfachen Rückgang der Geierpopulation, fast bis zum Aussterben. Geier sind dort, wie auch wenige andere Tiere, die vermutlich bereits seit Jahrhunderten üblichen Aasfresser, besonders der geschützten Kühe. Erst mit Verzögerung ließ sich der Rückgang mit der Nutzung von Diclofenac zur routinemäßigen Behandlung von bewegungseingeschränkten Rindern in Beziehung setzen. Die moribunden Tiere wurden unmittelbar nach dem Ableben, indischer Tradition entsprechend, sie gelten als unantastbar, nicht in Abdeckereien oder ähnlichen Einrichtungen entsorgt, sondern Geiern zum Abnagen der Weichteile überlassen. Die im Gewebe angereicherte Menge von Diclofenac reichte aus, das wassersparende Ausscheidungssystem der Großvögel mit einer relativ hohen Konzentration der Substanz in den Nieren zu überlasten. Die Geier, bevorzugt Bengal-und Indiengeier, starben massenhaft. Und das geschah bis kurz vor dem Aussterben der gesamten Population an Nierenversagen. Inzwischen ist daher die Nutzung von Diclofenac bei Rindern in Indien verboten. So scheint die Geierpopulation vor dem Aussterben bewahrt zu sein. Gegenwärtig werden schmerzkranke Rinder heute mit einem der anderen Schmerzmittel behandelt.

In der praktischen Anwendung sind Wirkungen und Nebenwirkungen gleichermaßen sorgfältig gegeneinander abwägbar, wenn man das Wissen darüber besitzt. Als Beispiel mag Folgendes zur Dosierung beschrieben sein. Wenn ich sehr schnell eine Wirkung haben will, dann kann die halbe Dosis eines Medikamentes helfen, wenn ich es nüchtern einnehme. Dann wirkt es nach 15–20 Minuten, also schneller als ein Suppositorium-Zäpfchen. Die letzteren sind aber für Kinder manchmal die gewohnte, evtl. angenehmere Variante, wenn man von einer Aversion gegen Suppositorien in einigen Ländern absieht. Das ist mit der dunklen Aura gegenüber dem rektalen Weg, auch in der Literatur Englands, zu erklären.

Aber nach einem reichlichen Mal benötigt jeder die doppelte Menge und er muss sogar mehrere Stunden bis zur Erleichterung warten. Grundsätzliche Unterschiede gelten besonders für die Dauer der Medikamenteneinnahme. Wenige Tage zur Behandlung eines akuten, bewegungsinduzierten Schmerzes, einer Fehlbewegung oder Sport, lassen die Frage der Begleitwirkungen bedeutungslos erscheinen. Jede Dauermedikation ändert das entscheidend. Bemerkenswert bleibt dabei auch, wie unterschiedlich Menschen reagieren. Viele, auch ältere Patienten vertragen ohne Darmschäden eine Dauermedikation der NSAID, andere entwickeln dagegen schon nach wenigen Tagen Zeichen einer Magen-Darmläsion mit Magenbeschwerden oder schlimmstenfalls Blutungen. Die Ursachen für unterschiedliches Verhalten sind bis heute weitgehend unerforscht, wie überhaupt für die individuelle Verträglichkeit. Das zwingt Patienten und Behandler zur gegenseitigen Abstimmung, Rückmeldung. Vor Überängstlichkeit und unregelmäßiger Einnahme und fehlender Informationsrückkopplung zwischen den Beteiligten muss immer gewarnt werden.

Manche chronischen Erkrankungen zwingen zur Dauermedikation. Dann dient ein gutes Vertrauensverhältnis als Voraussetzung für die richtige Auswahl, die Anpassung von unterschiedlichen Medikamenten und Dosierungen, auch mit dem eventuellen Wechsel der Substanzen der Senkung des Nebenwirkungsrisikos. Gerade rheumatische Krankheiten verlangen nach besonderer Aufmerksamkeit. Wegen der entzündlichen Komponente sind die entzündungshemmenden Eigenschaften ein Vorteil. Doch die Dauereinnahme war Grund für die Suche nach neuen Wegen der Entzündungsbehandlung. Cortison hilft fraglos, besitzt aber vergleichbare und zusätzlich weitere Nachteile. Neue Wege bahnen sich für diesen speziellen Schmerzbereich mit der Entwicklung von Antikörpern an, denn bei rheumatischen Krankheiten ist das

Immunsystem mobilisiert, über ein sinnvolles Maß hinausschießend, mit der Beteiligung von Muskeln, Gelenken, Faszien oder sogar Nerven. Durch diese monoklonalen Antikörper lassen sich entzündungsaktivierende Hormone oder hormonähnliche Substanzen hemmen (Tumornekrosefaktor, Leukotriene, Interleukin). Als monoklonal bezeichnet man solche Antikörper, die aus derselben Immunmutterzelle geklont werden, also identische. Die langfristig gute Versorgung rheumatischer Erkrankungen ist ein Teil einer zukunftsorientierten pharmakologischen Forschung, diesen Schmerz ursächlich auch unter solchen komplexen Bedingungen spezifisch zu beeinflussen.

Hinter den unterschiedlichen Bezeichnungen dieser Schmerzmittel stecken erhebliche Unterschiede oder oft auch nicht. Verwirrend bleibt die Vielfalt der Verkaufsnamen, aber der Vertrieb verläuft global. Allein die Grundsubstanz von Aspirin, die Acetylsalicylsäure wird unter mehr als 200 verschiedenen Namen vertrieben. Wenn man eine Einteilung sucht, ist dies nach den chemischen Grundstrukturen sinnvoll, weil sich das biologische Verhalten danach ausrichtet. Da die Substanzen sich deutlich unterscheiden, nennt man alle zusammen einfach „Nichtopioid-Analgetika". Jetzt aber sollte beachtet bleiben, es gibt saure antipyretische Analgetika, wie ASS, Diclofenac, Ibuprofen, Piroxicam, Naproxen, die moderneren Parecoxib, Etoricoxib, Celecoxib und die nichtsauren Analgetika wie Metamizol, Paracetamol. Manche dieser Medikamente wirken kurz, also weniger als 8 Stunden, manche mittellang bis zu 12 h, manche auch lang, also über 12 Stunden. Und was lässt sich gegen Nebenwirkungen unternehmen?

Die Protonenpumpen-Hemmer reduzieren die Magensäure, so lässt sich das vereinfacht ausdrücken. Die oft automatisch erfolgende Medikation, unter dem verschleiernden Begriff „Magenschutz", sollte immer sorgfältig überlegt sein. Die Protonenpumpen-Hemmer beeinflussen möglicherweise den Knochenstoffwechsel. Das Blockieren der Magensäure kann die Ausbreitung von Keimen im Magen fördern und dann zu Darminfekten führen, das wird bei der Ausbreitung von antibiotikaresistenten Keimen zum Problem. Das Ja oder Nein ist abhängig vom Alter, von der Nierenfunktion und anderen Faktoren. Entscheidend ist die Dauer der geplanten Schmerzmitteleinnahme. Oft ist das Wechseln zu anderen Schmerzmittelgruppen möglich, wenn man unterschiedliche Ziele und die Veränderung des Schmerzbildes verfolgt.

Bei Langzeitprüfungen der NSAID erwies sich Ibuprofen,1969 eingeführt, bezüglich der Magenverträglichkeit, insbesondere bezüglich von Magen-Darmblutungen, vermittelt durch die Hemmung der Cyclooxygenase, als ein relativ sicheres Medikament. Es avancierte daher zu einem der meistverwendeten sogenannten „peripheren" Schmerzmittel.

Symptom bessern, hilft das?

Diese Medikamente haben, wie beschrieben, sehr unterschiedliche Effekte und das muss uns immer daran erinnern, dass sie zuerst helfen, Symptome zu bessern. Aber das Symptom ist nicht die Krankheit. Wenn ich das Fieber senke, frage ich immer, wo liegt die Ursache für das Fieber? Wenn ich den Kopfschmerz bessere, wo findet sich die Ursache für diesen? Wenn ich den Gelenkschmerz oder den Schmerz nach dem Sport oder dem Training, oder bei einer Verletzung beseitige, was ist der Grund für diesen Schmerz? Welche weiteren Behandlungsmaßnahmen oder Untersuchungen sind zweckmäßig. Schmerzmittel sind zuerst Symptomhelfer und erst dann auch Heilmittel. Ihr Einsatz erfordert von Patient und Behandler die Rückmeldung über die Wirkung, den Verlauf und alle dann evtl. notwendigen Konsequenzen.

Das fehlende Wissen um viele Nebenwirkungen erklärt auch die heute als fragwürdig betrachtete intramuskulare Injektion von diesen Medikamenten, beispielsweise bei akuten „Rückenschmerzen". Dies gilt auch für die Kombination mit einem Cortisonpräparat. Das Vortäuschen einer schnellen Besserung der Beschwerden überzeugt den Patienten. Und der Hinweis, *„ich musste eine Spritze bekommen"* verstärkt das Bewusstsein, wie ernst man von seinem Arzt genommen wurde. Nur Tabletten verordnet zu erhalten, wird leider interpretiert, als ob der Arzt die Schmerzen nicht so ernst einschätze.

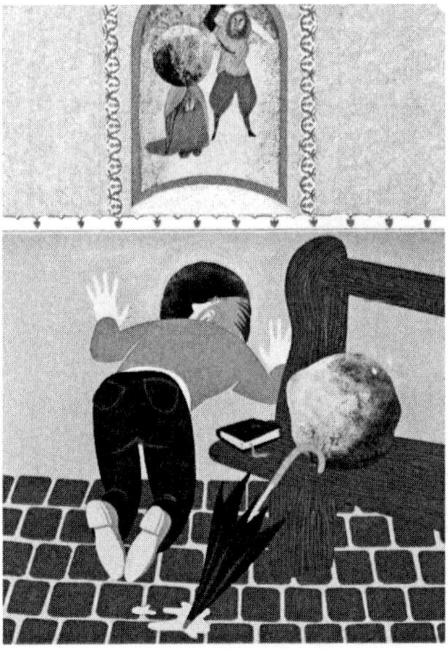

Abb. 36 Kopfweh – die Öffnung im Kirchturm.

Als Kontrast sollten wir immer im Bewusstsein bewahren, dass auch ohne Medikamente Hilfe kommen kann. Früher nannte man es magisch, also auf die Hilfe des Unbekannten hoffend, heute könnte man es einer Verhaltenstherapie (?) zuordnen. Es hat sich jedoch nicht so verbreitet wie viele alternative Methoden: das Kopfwehloch. In mehreren Schweizer Kirchen findet sich eine Öffnung in einer Mauer. Der von Kopfschmerz beherrschte Kopf wird in diese Aushöhlung gesteckt, um den Schmerz zu lindern. Glück für den, dem's hilft. Die schöne Zeichnung von Anna Sommer für die Rigi Apotheke Zürich veranschaulicht das Verzweifeln des an Kopfschmerz Leidenden. Man möchte den Kopf zum Heilen abgeben (und dann wiederbekommen!). Nachdenkens wert ist daher auch die Darstellung von Bischof Dionysius, dem Nationalheiligen der Franzosen. Wer heute nach Montmartre geht (Märtyrerberg) denkt nicht an ihn als den Nothelfer bei Kopfschmerz. Aber die Skulptur zeigt ihn, wie es der Legende entspricht, mit dem Kopf in der Hand.

Scharlatanerie

Schlagzeilen beherrschen das Wahrnehmen in der Gesellschaft. Diese kurzen Meldungen zu ordnen, die sekundenschnell aufeinander folgen, konnte das biologische Wesen „Mensch" nicht lernen. Textzeilen auf dem Schirm unterscheiden sich deutlich von der Naturbeobachtung unserer fernen Vorfahren, die Gefahren abwehren mussten. Heutige Gefahren finden sich in verlocken-

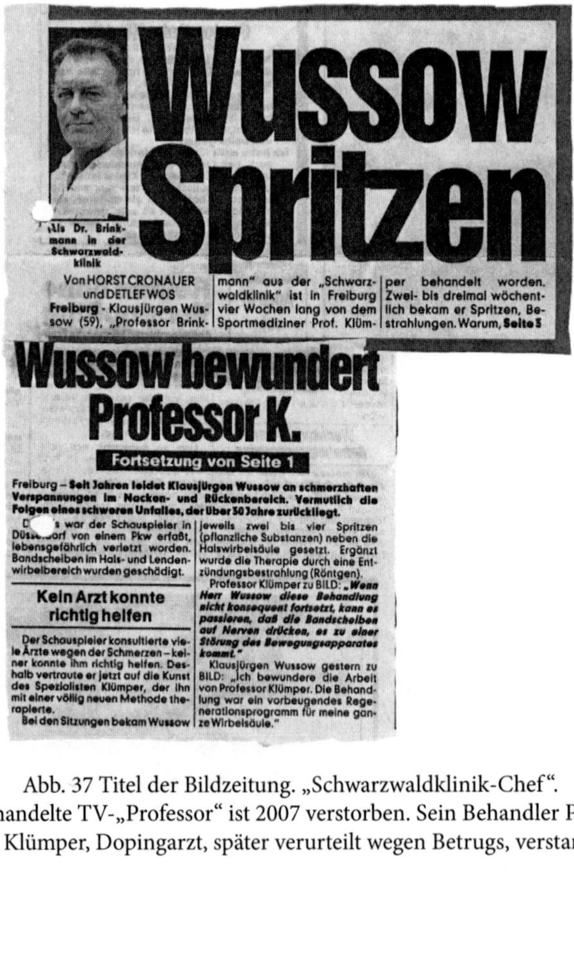

Wussow Spritzen

Als Dr. Brinkmann in der Schwarzwaldklinik

Von HORST CRONAUER und DETLEF WOS

Freiburg - Klausjürgen Wussow (59), „Professor Brinkmann" aus der „Schwarzwaldklinik" ist in Freiburg vier Wochen lang von dem Sportmediziner Prof. Klümper behandelt worden. Zwei- bis dreimal wöchentlich bekam er Spritzen, Bestrahlungen. Warum, **Seite 3**

Wussow bewundert Professor K.

Fortsetzung von Seite 1

Freiburg – **Seit Jahren leidet Klausjürgen Wussow an schmerzhaften Verspannungen im Nacken- und Rückenbereich. Vermutlich die Folgen eines schweren Unfalles, der über 30 Jahre zurückliegt.**

D[illegible]s war der Schauspieler in Düss[illegible]dorf von einem Pkw erfaßt, lebensgefährlich verletzt worden. Bandscheiben im Hals- und Lendenwirbelbereich wurden geschädigt.

Kein Arzt konnte richtig helfen

Der Schauspieler konsultierte viele Ärzte wegen der Schmerzen – keiner konnte ihm richtig helfen. Deshalb vertraute er jetzt auf die Kunst des Spezialisten Klümper, der ihn mit einer völlig neuen Methode therapierte.

Bei den Sitzungen bekam Wussow jeweils zwei bis vier Spritzen (pflanzliche Substanzen) neben die Halswirbelsäule gesetzt. Ergänzt wurde die Therapie durch eine Entzündungsbestrahlung (Röntgen).

Professor Klümper zu BILD: ***„Wenn Herr Wussow diese Behandlung nicht konsequent fortsetzt, kann es passieren, daß die Bandscheiben auf Nerven drücken, es zu einer Störung des Bewegungsapparates kommt."***

Klausjürgen Wussow gestern zu BILD: „Ich bewundere die Arbeit von Professor Klümper. Die Behandlung war ein vorbeugendes Regenerationsprogramm für meine ganze Wirbelsäule."

Abb. 37 Titel der Bildzeitung. „Schwarzwaldklinik-Chef".
Der behandelte TV-„Professor" ist 2007 verstorben. Sein Behandler Professor Armin Klümper, Dopingarzt, später verurteilt wegen Betrugs, verstarb 2019.

den Bildangeboten von Glück und Grauen, dieses Grauen ist dann mit dem zufriedenen Schauer des Nichtbetroffenen verbunden. So wundert es nicht, wenn sich im Umfeld des Schmerzes Tausende von Heilern tummeln. Es tauchen dann Berichte in Zeitungen oder Illustrierten oder noch breiter gestreut, im Fernsehen oder Internetplattformen auf. Über Jahrzehnte lässt sich beobachten, dass Einzelfälle journalistisch ausgewertet werden. Beispielsweise Prominente wie Schauspieler.

Der unerfahrene Fernsehzuschauer glaubt manchen Meldungen, ebenso wie der Titelseiten lesende geplagte Schmerzpatient. Misserfolge kommen dann nur selten in die Öffentlichkeit, weil alternativ Heilende vom Spectaculum leben, zumindest ist das in der Realität oft zu verfolgen. Viele pseudomedizinische oder medizinisch deklarierte Behandlungsmethoden werden heute auf dem Jahrmarkt des Versprechens von Besserung angeboten: Was früher Reliquien waren, die man aufsuchte oder berührte, sind heute Mesmers Magnetismus, Spagyrik, die Geistheiler, Bachblutentherapie, Astrologie, anthroposophische Lebensform, die Liste ist lang. Wenn man all das, was angeboten wird, wissenschaftlich prüfte, bedeutete das nach jetziger Auffassung, doppelblind zu untersuchen. Also weder der Anwender noch der Kranke wissen wie sie behandelt werden, mit einem scheinbaren Mittel oder dem richtigen. Das ist bei den oben genannten und vergleichbare Hilfen nie nach diesem Gesichtspunkt überprüfbar. Eine korrekte Beurteilung landet im Ergebnis im Bereich eines Placebo – „ich werde gefallen"(lat. wörtlich übersetzt). Medizin war vor dem Beginn wirklicher Behandlungsverfahren und wirksamer Substanzen immer ausgerichtet auf die Antwort des Patienten: „es tut mir gut, es gefällt mir". Es stand für fast alle Krankheiten nichts anderes zur Verfügung, Also stellte sich nicht die Frage, wie Zuwendung und Anteilnahme zu messen sind. Wichtig blieb nur zu helfen. Der Schmerz wird in unserem Bewusstsein registriert und das ist sehr wichtig, jede Stütze für die Resilienz, für die Schmerzbewältigung ist auch reelle Hilfe. So müssen wir aus diesem Wissen Offenheit für alle grenzwertigen Angebote bewahren. Etwas verdrängen zu können, lässt sich damit vergleichen, so wie eine gefällige Melodie die unschöne Musik überspielt. Es wird nicht vergessen, sondern anders bewertet und man spürt Erleichterung.

Eingestehen sollten wir Ärzte auch, dass viele der Leidenden in unserem aktiven, effektiven Medizinsystem nicht mehr so betreut werden, wie in den vergangenen Jahrhunderten. Als man, außer wenigen, kaum wirksamen Arzneien, geschweige denn einer gezielten Diagnostik, wirklich als einzige Möglichkeit das helfende, auch damit heilende Gespräch zur Verfügung hatte: „die sprechende Medizin".

Wenn heute Alternativmethoden oder auch IGEL-Leistungen als Ganzheitsmedizin offeriert werden, dann handelt es sicher um ein Missverständnis, wenn nicht um einen Missbrauch dieses Wortes. Ganzheit als wirklicher Inhalt, damit war das Erlernen der sieben artes gemeint, der 7 Künste, bevor man in das Studium der Medizin einstieg. Universelle Bildung damaliger Zeit. Alternatives stellt gegenwärtig eines der Angebote in den Nischen unsere Marktplatzes. Diese Zuordnung sagt nichts über einen möglichen positiven Effekt.

Gewalt und Schmerz – von de Sade bis zur Folter

Wenn man persönlich Jahrzehnte ärztlichen Arbeitens der Zuwendung zum Menschen gewidmet hat, um Schmerzen zu nehmen oder zu vermeiden, wird man bei der Fülle von Literatur zum Marquis de Sade sehr nachdenklich. Der französische Philosoph Michel Foucault(1926–1984) ist sicher mit seinen Sympathien für Sade, übrigens auch für den Islamismus Khomeinis ein vielgelesener und zitierter Autor. Gewalt ist für ihn, das muss man konstatieren, Teil des Diskurses. Albert Camus stellt in seinem interessanten Essay „der Mensch in der Revolte“ einen Bezug zu Inhalten des Sozialdarwinismus bei Sade her, ohne Frage denkt er analytisch. So urteilt Camus über die Libertinismus bei Sade mit den Worten: „Die Freiheit, die er fordert, ist nicht die der Prinzipien, sondern der Instinkte.“

Ich betrachte diese Aussage auch als Gerechtigkeit gegenüber dem Kranken, der wegen eines bösartigen Tumors unter Schmerzen leidet oder von den anfallsartigen Schmerzen einer Trigeminusneuralgie überfallen wird. Die philosophische Erörterung von Schmerz als gleichlautenden Begriff kann wie die Beleidigung des Schwerkranken durch körperlich Gesunde sein, die ihren persönlichen sexuellen Neigungen den Anschein von Leiden geben, um damit exkulpierbar zu werden. Dies im Sinne einer positivistischen Schulderklärung. Vielleicht trifft das Wort des spöttischen Kritikers Jules Janin den Kern, wenn er einfach meint, man nehme „Geruch von Schwefel“ wahr, sobald man Sades Name begegnet. Viele Texte werden indirekt, scheinbar positiv gewendet, dann als libertär rezensiert, doch da ist das Wort und darin das Böse.

Der folgende Text wird zwar den Kerkermeistern zugeschrieben, aber diese indirekte Formulierung kennzeichnet Texte de Sades:

„Alle Frauen, die diese Welt bewohnen, zu vernichten, kümmert uns nur so wenig, wie eine Mücke zu zerquetschen…Wenn unglücklicherweise eine von euch an der Heftigkeit unserer Leidenschaften zugrunde geht, so trage sie ihren Tod mit Fassung. Wir sind nicht in dieser Welt, um immer zu existieren – und– was kann einer Frau Glücklicheres passieren, als jung zu sterben.“

Wie dann einige Verehrer de Sade als Befreier der Frauen und ihn als den „Vollender der Aufklärung vor Nietzsche“ definieren, übersteigt die Vorstellung dessen, der sich dem unter Schmerzen einer Krankheit Leidenden zuwendet. Oder ist unsere Blick für Aufklärung so unkritisch, dass wir das auch Zerstörerische dieser Epoche aus unserem Wissen verdrängen.

Schmerz bedeutet Gefangenschaft

Vielleicht hilft uns auch beim Verständnis für diese Epoche etwas mit einzubeziehen, das Mechanistische. Denn in dieser unruhigen Phase in Europa mit zunehmender Empirie ist das Erklären mit mechanischen Bildern Mode, weil man biologische Zusammenhänge wegen ihrer Funktionalität noch nicht ver-

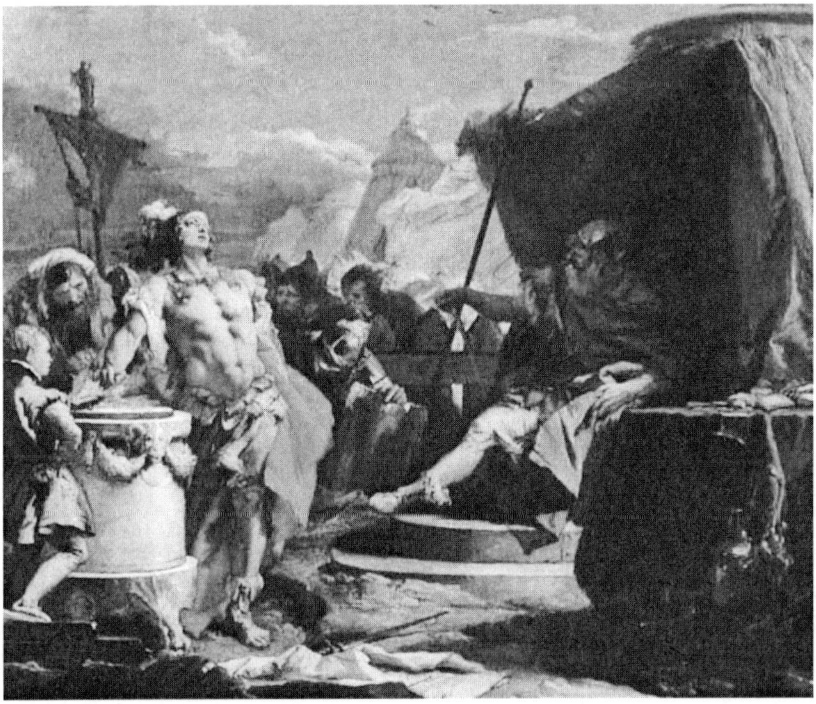

Abb. 38 Gaius Mucius Scaevola, der heroische Römer?

steht und spirituelle verdrängen und ersetzen möchte. Ein früher Zeitgenosse begegnet uns in Julien Offray de La Mettrie (1709–1751), einem französischen Arzt und Essayisten von Pamphleten. Er stellt den Typ von Arzt, der sich den Menschen als Materie vorstellt. Der Titel eines seiner Publikationen, mechanistische Bilder vor Augen „L'Homme-Machine" (Maschine Mensch), leitet aufklärerische Ideologien ein. Sades Welt ist der Versuch, materialistisch Schmerz zu deklarieren. Das ist ebenso ein Wahn wie die Etablierung von Sado-Masochismus als Naturphänomen. Es ist nach heutiger Definition eine psychiatrisches Leiden, den Tieren fremd.

Gajus Mucius Scaevola – der schmerzresistente Held

Der Wunsch, Schmerzen ertragen oder verdrängen zu können, steckt vielleicht hinter der Legende des als Helden verehrten Römers Gaius Mucius Scaevola. Vermutlich passt diese Legende aber viel besser in das römische Selbstbewusstsein als späterer Supermacht nach dem Sieg über die kulturell überlegenen Etrusker(um 508?). Im Lager der Feinde, nach der Gefangennahme. zeigt er seinen Mut. Er habe die rechte Hand ins Feuer gehalten und das Verbrennen ohne Schmerzreaktion ertragen, wird tradiert. Der Etruskerkönig brach die Belagerung der damals sehr kleinen Stadt Rom ab. Schön erzählt und Stoff für medizinisch-physiologische Vermutungen. Das Opfern der rechten Hand wird als Muster oder Beispiel von Tugend zum Thema von großen Künstlern wie Peter Paul Rubens, Giambattista Tiepolo u.v.a. Schmerzdramatik ist zum Symbolisieren immer ein dankbares Motiv. Auf den Darstellung hält er immer die rechte Hand in oder über das Feuer. Oder wollte man seine Linkshändigkeit umdeuten, denn sein Name bedeutet Linkshand? Eine für Temperatur und Schmerz fehlende Sensibilität wird bei der Syringomyelie beobachtet. Im Rückenmark finden sich Hohlräume mit Flüssigkeit gefüllt, diesen Gefühlsdefekt erklärend, der das Brennen im Feuer zulässt.

Akupunktur – falsch verstandene Illusion aus dem Osten?

Wie stark sich das gesellschaftliche Umfeld in einzelne Behandlungsmethoden projiziert, können wir sehr anschaulich an dem Erfolg, also Kommen und Gehen, der Akupunktur erkennen. Das Einstechen von Nadeln im Bereich von Meridianen, sehr genau bestimmten Linien auf der Körperoberfläche, zu therapeutischen Zwecken ist ein seit mehr als 2000 Jahre bereits bekanntes und genutztes Verfahren. In China stammt frühe Dokumentation aus einer Zeit um 200 v.Chr.

Nach der Vorstellung der Nutzer bezieht sich der Reiz beim Einstechen entlang dieser Meridiane auf einen Einfluss auf die Lebensenergie Qi. Verstehen kann man die Bedeutung des Verfahrens im Zusammenhang mit der daoistischen Imagination. Die entgegenstehenden Kräfte, dunkles Yin und lichtes Yang, bestimmen durch Gleichgewicht einerseits Gesundheit oder andererseits dessen Fehlen, Kranksein. Die Harmonie dieser Kräfte sichert das Fließen von

Energie. Dieses Bild führt uns zum Verstehen für Sorgfalt und Geduld beim Anwenden des klassischen Verfahrens. Hinter dem Wort Qi verbirgt sich weit über Energie hinaus auch Atem als Ausdruck für Gefühl, Emotion, eigentlich bis zu Vorstellungen, die wir der Seele zubilligen. Da alles dies auch das vegetative und hormonelle Körpersystem einzuschließen vermag, kann man daraus die Bedeutung im Rahmen traditioneller Naturvorstellungen besser nachvollziehen. Aus dem Wort Qi wurde auch in den 50er Jahren die körperliche Übung Qigong entwickelt, abgeleitet von alten, traditionellen praktischen Haltungs-und Bewegungsübungen innerhalb der daoistischen Kultur.

Lokale Anwendungen von Reizen werden auch als Hitze (Moxibustion) oder evtl. Druck (Akupressur) ausgeübt. Schon früh beschrieben Europäer bei Erstkontakten in Ostasien den Gebrauch der Akupunktur, z.B. Jesuiten bereits erstmalig während ihres Aufenthaltes in China. Verbunden wird das Helfen über Akupunktur mit dem diagnostischen Deuten des Pulses. Pulsdiagnose, auch in Europa seit 2500 Jahren beschrieben, Irisdiagnostik und Harnschau stellten in der Geschichte der Suche nach Krankheiten nachvollziehbare Methoden dar. Sie bildeten auch einen Teil der Aura, die akademischen Ärzte um sich aufbauten. In zahlreichen historischen Abbildungen stehen sie im Mittelpunkt der „Kunst“ der Medizin. Jetzt gehören sie der Vergangenheit an. Anders die „Nadelung“. Französische Ärzte nutzten die Akupunktur, parallel zu einer Modebewegung, man denke an das Rokoko und die Chinoiserien in dem chinesischen Kanon von Malerei, Möbelbau, Lackierarbeiten seit dem 18. Jhdt., verstärkt seit dem 19.Jhdt. Bei der Eroberung von südostasiatischen Reichen im Rahmen der französischen Kolonialpolitik begegneten beispielsweise in Vietnam französische Ärzte erstmalig einer Akupunktur. Sie transponierten diese Exotik in die Staaten der Kolonialherren.

In China bringt das 19.Jahrhundert einen Bruch in dieser archaischen Behandlungsform. Dies hängt mit den Modernisierungsabsichten des Kaisers Daoguang (1782–1850) zusammen. Um naturwissenschaftlich geprägte, westliche Medizin zu etablieren, verbot dieser Kaiser um 1822 sowohl Akupunktur wie Moxibustion. Unter diesem Kaiser wurde auch ein Verbot von Opiumgebrauch erlassen, dem wichtigsten Auslöser des Opiumkrieges. Daher war unter der Herrschaft der Mandschu die Akupunktur zurückgedrängt, blieb aber offenbar im ländlichen Bereich erhalten. Mao sah dieses Verfahren als originär chinesisch an und im Rahmen der ideologischen, national geprägten kommunistischen Vorstellungswelt wurde auf staatliche Anordnung das Verfahren als das kostengünstigste in der Hand einer Gruppe von Sanitätspersonen, die in Basismethoden ausgebildet waren, angeordnet. Die Ohrakupunktur wurde als schnell erlernbare Variante gleichzeitig in China eingeführt.

Ohrakupunktur ist, so wie sie uns heute begegnet, eine französische Realisierung des ursprünglichen Verfahrens als Verbindung von Ohrstechen und Akupunktur. Es geht seit 1950 auf den französischen Arzt Paul Nogier aus Lyon zurück. Ohrstechen wird sowohl in der griechisch beeinflussten westlichen Medizin wie auch andeutungsweise in China parallel zur Zeit von Hippokrates erwähnt. Aber eher im Sinne der Energiesteuerung. In China wurde ein Punkt gestochen, der heute als Dreifach-Erwärmer klassifiziert wird. Das Stechen in die Ohrmuschel, in Ägypten schon früh erwähnt, wie auch in Griechenland, wurde jedoch dort mehr als Verkochen, Kauterisieren, angeblich sowohl bei Impotenz wie zur Schwangerschaftsverhütung beschrieben. In China tauchen schon während der Tang-Kaiserzeit (7.-9.Jhdt.) erstmalig Bilder von Einstichpunkten am Ohr auf.

Wenn man in das Gemälde von Hieronymus Bosch „Der Garten der Lüste“ (seitliche Partie-Die musikalische Hölle-) einen Bezug zu setzen versucht, wäre das sicher auf die hochsensible Ohrinnervation zurückzuführen. Und zwar wegen der vegetativen Rückkopplung. Interessant ist eben, dass versucht wurde, das parasympathische Vegetativum (den Vagusnerv) durch das Stechen an diesen Stellen zu beeinflussen. Bemerkenswerter Weise spielt der Vagusnerv, also der den Parasympathikus vermittelnde, heute bei einem nicht seltenen Krankheitsbild eine Rolle, bei der rheumatoiden Arthritis. Bei diesem Krankheitsbild ist die vagale, parasympathische Aktivität vermindert. Mit einer implantierten Stimulation und versuchsweise mit einer transkutanen, über die Haut des Ohres ausgelöste Reizung ließ sich eine Besserung der Schmerzen erreichen. Ob dies langfristig wirkt, ist bisher offen.

Der „Sprung vorwärts“ und der Rückgriff auf historische Behandlungsformen

Die Wiederbelebung der Akupunktur in China geht teilweise auf diese europäischen Varianten zurück und wurde besonders auch im Rahmen der Kulturrevolution, weitgehend unter Druck der Parteiinstitutionen, zur Basis der popularisierten Behandlung vor Ort bei fehlender ärztlicher Versorgung. Innerhalb der Traditionellen Chinesischen Medizin (TCM) ist die Akupunktur nur ein Teilaspekt. Die KP Chinas etablierte in der frühen Phase der Kulturrevolution bzw. schon während des „Großen Sprunges Vorwärts“ nach interner Diskussion diese chinesische Medizin sowohl aus ideologischen wie auch kommerziellen Gründen. Die Barfußärzte waren in Basismedizin ausgebildete Bauern, die innerhalb der Kommunen ein Minimum an medizinischer Versorgung übernahmen. Aus der Fülle verschiedener Heilmethoden, z.T. konträr ausgerichtet, wurden praktikable ausgewählt und als das Kunstprodukt TCM definiert, übrigens heute ein Exportprodukt. Wenn Chinesen in den Randzonen des Reiches z.B. in Tibet auf Reisen sind, bringen sie alles mit, was magisch wirkt und in Mythen als heilsam gilt, von getrockneten Schlangen, Reptilien, über Pflanzen bis zu Brennbarem. Die Parteidoktrin ließ alles aus der traditionellen Heilkunde zu, was sich in irgendeiner Form marxistischer Ideologie zuordnen ließ.

Akupunktur wurde seit dem Besuch Nixons in der Volksrepublik China, anfangs bevorzugt in den USA, dann aber voller Bewunderung auch in Europa wie ein Glaube zelebriert. Fraglos bereitete anfänglich auch das Bewundern der Sprüche einer zwar alten, aber damals neu wahrgenommenen Partei, symbolisiert in dem „Worten des Vorsitzenden Mao Tsetung" in gewisser Weise das Feld. Während man in China altertümliche Behandlungs-und Diagnostikverfahren zwangsweise anstelle bereits auch in China etablierter fortschrittlicher Medizin, dort westlich genannt, einführte, verbreiteten Medien, also besonders das Fernsehen, dem Anschein nach sensationell imponierende Betäubungen für operative Eingriffe.

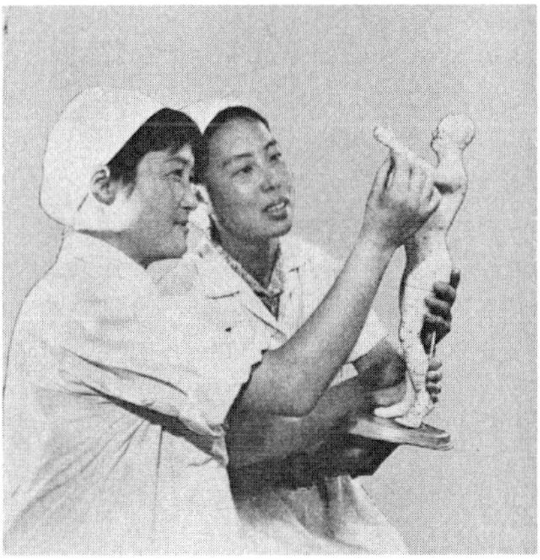

Abb. 39 Akupunktur in China.
Für deutschsprachige Interessenten bereitete Peking eine Übersetzung der Werbeschrift vor. (70er-Jahre, 20.Jhdt.)
Das läuft parallel mit dem Verbreiten der „Worte des Vorsitzenden" (das kleine Rote Buch).

In den USA nahm die Modeerscheinung Chinesische Medizin einen besonderen Weg, anders als in Europa. Während der Vorbereitung des Besuches des damaligen Präsidenten Nixon in Beijing, in der Schlussphase des Vietnamkrieges, es war das Jahr 1971, erkrankte ein US-amerikanischer Journalist, James Reston. Er begleitete Kissinger, und musste wegen einer Blinddarment zündung(Appendizitis) operiert werden, im „Antiimperialistischen Hospital" in Bejing. Die Operation führten die chinesischen Kollegen in örtlicher Betäubung (Regionalanästhesie), mit Xylocain, einem schwedischen und Benzocain, einem amerikanischen Produkt aus.

Als er nach Tagen unter lokalen Schmerzen litt, das entsprach Beschwerden bei Rückkehr der normalen Darmperistaltik(Darmbewegung), wurde ihm mit Akupunktur und Räuchermedizin Erleichterung gebracht. Die Parallele zu feuchtwarmen Umschlägen unserer häuslichen Pflege liegt auf der Hand. Er beschrieb später in der New York Times seine Erlebnisse: „Now, About My Operation in Peking". Diese Beschreibung wirkte wie eine Sensation. Bei sorgfältiger Analyse des Operationsverlaufs muss berücksichtigt werden, dass nach einer solchen örtlichen Betäubung postoperative Schmerzen seltener als nach den damals in den USA üblichen Narkosen sind. Reston führte sein gutes Befinden nach der Operation auf die Akupunktur zurück. Endlich brauchte man sich nicht mit dem leidigen Thema Vietnamkrieg beschäftigen. Amerika war begeistert von der Beschreibung und man stürzte sich auf das Thema. Die Rezeption erhielt in den USA zusätzlich eine andere Komponente. Bei der Akupunktur wird die Nadel bis in die Muskeln vorgeschoben. Da bot sich den Therapeuten an, dies mit den Vorstellungen der Triggerpunktinfiltration zu verbinden. Die Grenzen zwischen den Verfahren hielten die Beschreiber zunächst offen. So ließ sich die fehlende Übereinstimmung von Körper-Meridian und neuraler Segmentierung umkonstruieren, die das anatomisch-physiologische Wissen der westlichen Medizin prägte.

Den wirklichen Hintergrund in der Geschichte Chinas dürfen wir nicht aus dem Auge verlieren. Ideologisch entsprach die Akupunktur dem Bild einer volksnahen, einfachen und nationalen Behandlung. Besonders die „Barfußärzte" realisierten die Aufgabe, mithilfe der Akupunktur und den verwandten Verfahren medizinische Betreuung zu übernehmen, zumal eine ärztliche oder pflegerische Betreuung in weiten Teile der Volksrepublik während des Großen Sprunges fast völlig zum Erliegen kam. Wir sollten nicht vergessen, erfahrene, geschickte Chirurgen, aus den Kliniken verbannt, hatten mit ihren Händen in den ländlichen Kommunen Unkraut zu ziehen oder vergleichbar niedere Arbeiten auszuführen.

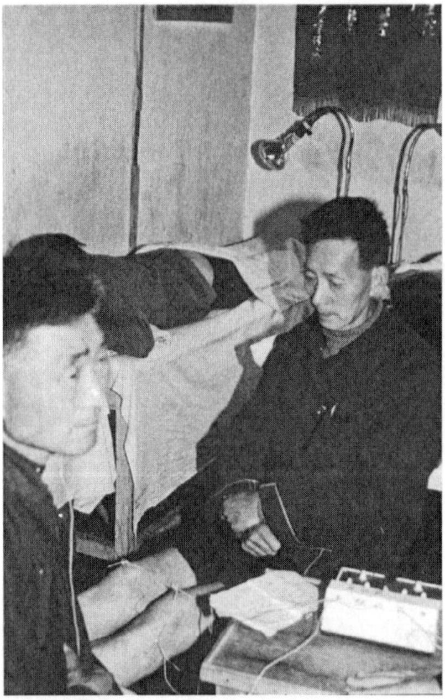

Abb. 40 Elektroakupunktur in der Krankenstation einer Kommune in der VR China vor mehr als 40 Jahren. Symbol einer vergangenen Zeit(?). Der Rhythmus der Elektrostimulation ist für alle Patienten gleich, vom Schlaganfall bis zum schlecht heilenden Knochenbruch, für den keine operative Behandlung existierte.

In der Kommune stellte der Barfußarzt die wohnortnahe Medizin sicher. Um Zeit zu sparen, wurde später mit dem Einführen von einfachen Elektroakupunkturgeräten auch die gruppenweise Behandlung technisch realisiert. Gleichzeitig, nur mit Hilfe eines elektrischen Reizgerätes wurden Patienten mit sehr unterschiedlichen Krankheiten behandelt, beispielsweise Extremitätenverletzungen, Knochenbrüche, Schlaganfälle, Rückenschmerzen, Bauchschmerzen sehr unterschiedlicher Ursache. Man könnte parallel dazu vergleichen, dass in Mitteleuropa auch gegenwärtig alle denkbaren, mit subjektiven Beschwerden verbundene Krankheiten kommerziell in den Akupunkturangeboten und der TCM als beeinflussbar deklariert werden. In China ist das Verfahren inzwischen in dem modernen Gesundheitswesen weitgehend verschwunden, kommentarlos. Wie manches vom Großen Vorsitzenden Initiiertes.

Aufgegriffen wurde in Europa das Verfahren auch im Nachklang auf eine ideologisch ausgerichtete 68er Bewegung. Mit den Worten des Vorsitzenden Mao Tsetung, nicht umsonst im Sinne einer Ersatzreligion auch „Mao-Bibel" genannt, damals oft zitiert, aber auch verschwunden.

In der westlichen Welt gab es zahlreiche Versuche, selbst an renommierten Institutionen, die Akupunktur auch zur Schmerzbehandlung während Operationen anzuwenden, „Akupunkturanästhesie" lautete die Bezeichnung. Dass die Akupunktur operative Schmerzen nicht ausschaltet, wurde besonders deutlich an den erschreckenden Blutdruckanstiegen. Damit galt das Verfahren gerade für Risikopatienten als obsolet, doch wurde das Problem offen nur verzögert diskutiert. Die Öffentlichkeit, eingeschlossen alle Medien bis zum Fernsehen, blieb diesem Hyp ausgeliefert. Viele soziale Medien, wie auch Journalismus, tauschen bevorzugt Meinungen und Schlagzeilen, seltener zusammenhängendes Wissen aus.

So wundert es nicht, dass zahlreiche Variationen des ursprünglichen Verfahrens, an Ohren, Füßen, Mund, mit Elektro-oder Laserstimulation folgten. Scheinbar unterstützt wurde die Effizienz zu schmerztherapeutischen Zwecken als die biochemische Forschung innere Opioide „Endorphine" entdeckte. Auch Verbindungen zu den Empfindungs-und Projektionszonen der Haut, den Head'schen Zonen (s.o.) ordnete man in das Erklärungsmodell ein. Da auch unerfahrene, insbesondere auch Nichtmediziner, also anatomisch „blinde" Laien Akupunktur „alternativ" einsetzten, kam es in Einzelfällen zu Schädigungen, z.B. an der Lunge, im Nervenbereich, auch bei fehlender Asepsis zu Infektionen (Hepatitis). Heute lässt sich das Einsatzgebiet als ergänzende Hilfe bei Beschwerden im Bereich von Bändern, Muskeln, Sehnen u.a. verwenden. Immer ist bei kontrollierter Beobachtung jedoch die Nähe zu einem Placebo-Phänomen erkennbar. Dies sollte nicht negativ betrachtet werden, denn wann mühen sich schon Ärztin oder Arzt 20 Minuten lang um dem Patienten! Das muss bei der psychischen Verarbeitung helfen. Da, wie oben erläutert, Schmerzen häufig auch als psychosomatisch einzuordnen sind, kann fraglos das Verfahren Beschwerden erleichtern. Verglichen mit dem Einsatz von Medikamenten, die ggfs. nur das Symptom Schmerz zudecken, lässt sich die Akupunktur als nebenwirkungsarm verteidigen.

Doch sollten wir immer den historischen Hintergrund bedenken, der sehr deutlich wird in dem folgenden Text aus einer ins Deutsche übersetzten Schrift von 1972: „Die Schaffung der Akupunktur ist ein Beispiel der guten Ergebnisse infolge strikter Befolgung der Weisung vom Vorsitzendem Mao… Es ist ein großer Sieg für die proletarische Linie des Vorsitzenden Mao im Gesundheitswesen und in der wissenschaftlichen Forschung."

Wie irrational Akupunktur von Anbietern angepriesen wird, äußert sich in der Angebotsindikation. Unter fast 100 Krankheitsbildern oder Symptomen finden sich Morbus Alzheimer, Morbus Parkinson, Endometriose, ADHS (Aufmerksamkeits-Hyperaktivitätsstörung), Schluckstörung, Lähmungen, Asthma, Epilepsie, Neuropathie beim Diabetes, Behandlung von Schreikindern, Hirnblutungen, Herzrhythmusstörungen, Hypertonie, Medikamentenabhängigkeit, Kurzsichtigkeit, zahlreiche gynäkologische Beschwerdebilder, Muskel-und Gelenkbeschwerden, auch sportbedingte, Depressionen, Schmerzen unterschiedlicher Ursache.

Für alle diese Symptome muss grundsätzlich betont werden, Zuwendung zum Erkrankten wirkt positiv. Körperkontakt als natürlichem Heilmittel ist biologisch unersetzlich. Das Fehlen von liebender und fürsorgender Zuwendung ist erschreckend oft in der Geschichte des Menschen belegt. Die Vergleiche von schlecht und isoliert versorgten Heimkindern und elternnah Heranwachsenden zeigen dramatische Unterschiede. Das Tierreich ist für uns Modell und Vorfahr zugleich, selbst bei Nestflüchtern beginnt nichts ohne Zuwendung! Oxytocin z.B. wird nicht ohne Grund als Glückshormon bezeichnet. Sichtbare Zuwendung prägt sich wie Liebe heilsam in die Erinnerung ein.

Bemerkenswert bleibt mir nach der Erfahrung in vielen Operationssälen in der VR China, auch bei ausgedehnten Bauch-und Thoraxeingriffen, dass die Chirurgen sehr feinfühlig mit dem Gewebe umgingen. Die große Erfahrung der chinesischen Kollegen, ich habe große Hochachtung für ihre Qualität in meiner Erinnerung behalten, lag wohl auch in der langen Erfahrung nur in örtlicher Betäubung zu operieren. Denn häufig standen über Jahrzehnte nicht ausgebildete Anästhesiekollegen im Operationssaal, geschweige dass es moderne Narkosegeräte gab. Aufmerksamkeit für das Wohlbefinden der Patientinnen und Patienten war an jedem Arbeitsplatz zu spüren.

In einer benachbarten Universitätsklinik in Beijing konnte ich, Jahre später wurde die Volksrepublik auch für Nichtpolitiker geöffnet, eine Reihe von Operationen beobachten. Die chinesischen Kollegen waren in westlicher Medizin ausgebildet, soweit Ihnen die Verbindung gestattet oder wieder toleriert wurde. Sie ließen uns in den Operationssälen alle Freiheiten. Da fremde Sprachen unter dem Druck der Kulturrevolution nicht gesprochen und erlernt werden durften, standen nur wenige Übersetzer mit eingeschränkten Englischkenntnissen zur Verfügung. Aber wir Mediziner sind uns in aller Welt sehr ähnlich – der Mensch, als handelnder Arzt oder Patient, ist überall dasselbe Wesen. Wir gleichen uns, sodass auch ohne direkte Worte alles medizinische Handeln sich gut verfolgen ließ. Instrumentarien, Geräte, Monitore standen kaum zur Verfügung, die Patienten wurden aber mit den klinischer Überwachung -wie Puls, Atmung, Hautzustand usw. kontinuierlich begleitet und sehr sorgfältig überwacht.

Sogenannten „Akupunktur-Anästhesie“ zur Schnittentbindung (Kaiserschnitt) lässt das Zwiespältige, und die Realität sichtbar werden. Es wird uns noch bei der Thematik Kaiserschnitt begegnen.

Migräne – Von Mutterkorn, Sumatriptan und großen Fortschritten

Die Migräne ist Musterbeispiel für eine auch historisch sehr gut zu verfolgende Krankheit. Wegen der Verballhornung des griechischen Wortes „hemikranie“ über den verkürzenden französischen Begriff „migraine“ zur Migräne unserer Tage kann man nicht mehr das typisches Zeichen, das Symptom des Halb-(hemi) seitenkopfschmerzes verstehen. Das griechische Wort wendet bereits Galen an, es ist der Hinweis auf Verbreitung und typische Zeichen. Immerhin jeder Zehnte in unseren Breiten, viel häufiger Frauen, werden gelegentlich, meist aber immer wiederkehrend, von diesem anfallsweise kommenden Schmerz überfallen. Die Intensität, das Unberechenbare machen diese Kopfschmerzform zu einem Charakteristikum. Pulsierende Schmerzen, vorausgehende oder anstelle des typischen Anfalls auftretende Sehstörungen (z.B. zackige Bilder – Fortifikation genannt) gehören zum vielfältigen Spektrum des Erlebens. Anspannung oder die folgende Entspannung, Stress oder Ruhe, zu wenig oder zu viel Schlaf, die Ursachensuche ist widersprüchlich. Wichtig ist die erhöhte Reizbarkeit des Kreislaufsystems. Das erklärt klimatische Auslösung, wie Luftdruckschwankungen, unbehandelter erhöhter Blutdruck. Hormonelle Faktoren werden besonders bei Frauen wichtig, im Rahmen der zyklusbedingten Schwankungen. Den Zusammenhang mit dem Kreislaufsystem kann man auch aus dem Kreislaufeffekt von Medikamenten, die gefäßerweiternd wirken, ebenso wie bei Lebensmittelbestandteilen erschließen. Anschuldigen lässt sich Alkohol(besonders Rotwein), Schokolade, Käse, es werden dann freiwerdende Stoffe wie Histamin und erhöhtes Serotonin als Auslöser angeführt. Wie fragwürdig die Ursachensuche im medizinischen Alltag verläuft, zeigen Untersuchungen über unterschiedliche Auffassung der medizinischen Fachrichtungen. Genannt wird Depression vom Psychiater, Amalgamfüllungen oder Kiefergelenkverschleiß vom Zahnarzt, „falsche Brille“ vom Augenarzt. Viele andere Vermutungen tauchen auf. Die Migräne und die Suche nach dem individuellen Auslöser müssen wir als Musterbeispiel für die Empfehlung nennen, ein Schmerztagebuch zu führen. Unmittelbare Aufzeichnungen eines Tages-oder Wochenverlaufs erweisen sich als wesentlich zuverlässiger als die Erinnerungen.

In der neurologischen Literatur wurde die Migräne in einen Symptomkreis mit dem vasomotorischen Kopfschmerz eingeschlossen, was durchaus im Sinne der Ursache realistisch genannt werden kann. Während manche Men-

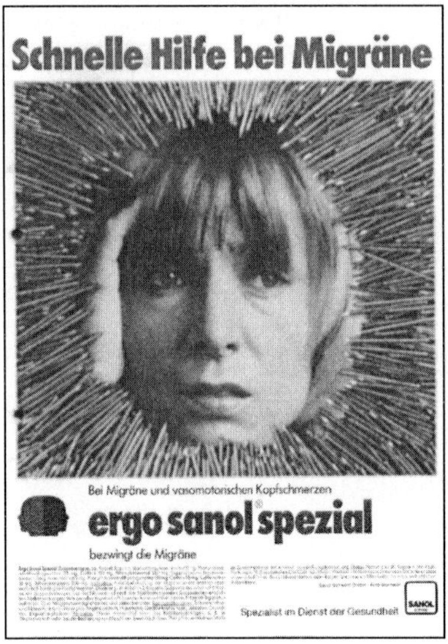

Abb. 41 Werbung für ein Migräne-Medikament

schen Kaffee als Ursache beschreiben, lässt sich zeigen, dass plötzliche Kaffeeabstinenz den gleichen Auslösereffekt erzeugt.

Der charakterisierende Schmerzanfall dominiert das physische, besonders aber auch das psychische Empfinden eines Betroffenen. Dieser Schmerz wird nicht als Vorzeichen lebensbedrohender Krankheit gesehen, doch er kann den Menschen beherrschen. Das erklärt die Häufigkeit in der Literatur. Hier findet sich eine Zuordnung zu bestimmten Charakteren, besonders aber Frauen und dann noch aus den gehobenen Schichten. Und die Migräneattacke hilft als Verteidigungsstrategie gegenüber aufdringlichen Männern. Die häufigen Lichtphänomene werden sogar als Erklärungsmodell für Visionen benutzt, wie sie besonders im religiösen Umfeld als Erlebnis geschildert werden. Wer so deutet, klammert die Schmerzen aus. Denn Visionen spielen sich nicht auf einer körperlichen Ebene wie der Migräne ab. Migräne ist wirklich, und das zeigt die aktuelle Forschung, ein Krankheitsgeschehen, das erst schrittweise besser verstanden wurde. Erst spät wurde in der Medizin eine Verbindung zwischen Migräne und den visuellen Störungen erfasst. Das erweiterte den Blickwinkel der Forschung und das Verstehen. Die Selbstbeschreibung spielte dabei eine wichtige Rolle, auch außerhalb der Medizin. Die Projektion der Migräne in die weibliche Welt passte in die männliche Vorstellung des ausgehenden 19.Jahrhunderts. Friedrich Nietzsche wagte spät im Alter (1888) in einem Brief zu äußern, dass er durch die Migräne erst die volle geistige Reife erreicht habe. Wenn auch anonym, dafür sprach die Vorsicht, wählte Honoré Balzac in seiner Publikation „Physiologie der Ehe", 1829 auch die Migräne zum Veranschaulichen einer von Konventionen gesteuerten bürgerlichen Gesellschaft. In dieser Skandalschrift von 1829, sarkastisch auch „Meditation" genannt, ist zur Migräne zu lesen:

> „die Königin aller Krankheiten, die merkwürdigste Waffe und die furchtbarste in der Hand der Frauen gegen den Eheherren."

Hintergrund ist auch eine Pseudomoral einer formalisierten Beziehungsordnung leider meist unaufgeklärter Frauen. Doch die Aufklärung der Männer ist nur oberflächlich besehen besser, sehr oft fehlt ein Verständnis für Pflege von Erotik und Sexus. Doch die männlich beherrschte Medizin war gleichermaßen weitab von einem tieferen Verständnis für die Frau.

Die Vielfalt an Symptomen zeigt sich schon in der Unterscheidung einer „klassischen" Migräne, die mit meist sogar voraus gehenden neurologischen Zeichen wie Gesichtsfeldstörungen, Blitzen, Gefühlsstörungen u.a. Zeichen kombiniert ist von der „gewöhnlichen"' Migräne. Diese äußert sich typischerweise in einem pulsierenden, halbseitigen Schmerz. Die Betroffenen werden aber zusätzlich durch Übelkeit, Erbrechen, Bauchbeschwerden, hohe Empfindlichkeit für Reize wie Licht oder Geräusche geplagt. Gerade Letzteres verweist auf den Sinn einer Verhaltenstherapie bei Kindern, die übrigens auch manchmal einen beidseitigen Kopfschmerz beschreiben, dieser sollte dann von der Migräne unterschieden werden. Den Rhythmus zu beachten und weiter bei der Ursachensuche wie auch bei der organisatorischen Sicherung für eine Rückzugsmöglichkeit zu sorgen, das muss der Behandler von Kindern im Auge behalten.

Die völlige Unfähigkeit zum regulären Tagesablauf, also insbesondere zur Arbeit, stellt uns vor die Frage der Prophylaxe und der Therapie. Kaffee, der Türkentrank, spielte in vergangenen Jahrhunderten eine bedeutende Rolle. Alle anderen Natursubstanzen reduzierten Wachsein und Aktivität als Zeichen eines reduzierenden Einflusses von Drogen, dagegen wirkte Kaffee aktivierend. Vor Entdeckung von Analgetika wurde Kaffee, neben vielen behaupteten Effekten, bei Magendarm-Erkrankungen, Durchfall, Malaria, Fieber, Schlaflosigkeit u.a. empfohlen. Dass diese Wirkungen außerordentliche Popularität besaßen, lässt sich aus der Gewohnheit rückschließen, auch Kindern dieses Getränk anzubieten. Carl Gottlieb Hering, aus Zittau(1766–1853) komponierte sicher nicht ohne Grund das warnende Lied zum Thema.

„Caffee-Trink nicht soviel Caffee, nicht für Kinder ist der Türkentrank."

Geläufiger ist uns heute seine Komposition *„Morgen, Kinder, wird's was geben"*. Die angenehme Seite preist, wenn auch mit Einwänden gegen das Zuviel, Johann Sebastian Bach in der „Kaffeekantate". Im Text von Bachs Freund Picander (Christian Friedrich Henrici, 1700–1764) kann das Für und Wider hörbar werden:

„Vater: Hat man nicht mit seinen Kindern
Hundert tausend Hudeley…
Tochter: Ey, wie schmeckt der Caffe süße,
lieblicher als tausend Küsse,….
Wenn es sich doch balde fügte,
dass ich endlich vor Caffe,
eh ich noch zu Bette geh,
Einen wachen Liebsten kriegte."

So können wir gut nachvollziehen, dass in ärztlichen Schriften Kaffee zur Schmerz-, speziell Kopfschmerzbehandlung empfohlen wurde. Dafür gibt es auch sachliche Gründe. Kaffee zeigt eine Wirkung auf die Adern im Gehirn wie Noradrenalin, verengend. Außerdem greift Kaffee in die Synthese von Prostaglandin ein, dem erwähnten Vermittler von Entzündung und Schmerzempfinden. So ist die Wirkung mit Aspirin vergleichbar, wenn auch in anderer Weise. Das ist Erfahrungsmedizin unserer Vorfahren. Der günstige Einfluss von Kaffee auf Schmerzen erklärt auch das Kombinieren von Analgetika mit Coffein. Wer morgens mit Kopfschmerz aufwacht, kann mit der halben Dosis einer Schmerztablette z.B. Ibuprofen und einer Tasse Kaffee, nüchtern getrunken, in Kürze deutliche, schnelle Erleichterung erreichen, weil das Medikament schneller resorbiert, aufgenommen wird. Wie schnell und wie stark eine Tablette wirkt, hängt davon ab, ob der Magen leer ist, also ob wir nüchtern sind oder nicht. Wie erwähnt, mit vollem Magen, nach reichlicher Mahlzeit, kommt die Wirkung viele Stunden später und ist schwächer. Auch reichliches Trinken kann die Aufnahme der Tablette, damit den Wirkungsbeginn, beschleunigen! Früher wurden fertige Kombinationstabletten mit Zusatz von Coffein angeboten. Davon sollte jedoch dringend abgeraten werden. Wer sehr regelmäßig Coffein zu sich nimmt, ob getrunken oder in der Tablette, muss feststellen, dass mit dem Unterbrechen der Einnahme Kopfschmerzen auftreten können. Die gefäßverengende Wirkung klingt ab, der Kopfschmerz kommt wieder. Das verstärkt den Kopfschmerz und führt zu Abhängigkeit von diesen Tabletten. Daher muss man von Mischtabletten abraten.

Ursachensuche

Wie stark das Schmerzhafte in das Schmerzliche übergeht, erleben alle von wiederkehrenden oder anhaltenden Schmerz Geplagten. Ein Beispiel: Der Kopfschmerzpatient, der am frühen Morgen vom pochenden Schmerz geweckt wird. Ebenso der Rückenschmerzleidende, selbst im Bett liegend geht es ihm schlecht. Dort kann sich der Schmerz verstärken, nicht nur wie beim Versuch sich zu bücken. Jeder fragt sich auch nach dem warum. Habe ich mich im Sport zu sehr belastet, am PC zu lange gesessen, beides Handeln gilt als Ursache. Habe ich in der Nacht falsch gelegen? Beim Kopfschmerz kommt auch die Standardüberlegung, was man gegessen hat, gar noch, wenn man beim Chinesen war und dem Geschmacksverstärker Glutamat die Schuld zugeschoben wird, welchen Wein man getrunken. Überlegungen zur Ursache führen auch zum jetzt gestörten Wochenende oder dem Urlaubsbeginn, also der Wechsel von zu viel Arbeit in das Einüben von Passivwerden. Gleich kommt auch das Bewußtwerden der Ratschläge des Physiotherapeuten, jetzt die Pflichtübungen nicht zu vergessen. Wegen der Halswirbelsäule, wegen des

„Kreuzes". Ach, jetzt meine physiotherapeutischen Übungen wiederholen? Dies fällt mir gerade im Augenblick so schwer, also will ich mich bewegen, erst wenn ich mich besser fühle.

Wenn mehr als 60% der Bevölkerung gelegentlich über das Leiden Kopfschmerz klagen, muss man dies als Volkskrankheit einstufen. Doch Kopfschmerz ist, das müssen wir uns immer bewusst bleiben, nur(?) ein Symptom. Jeder Arzt nimmt dieses als Zeichen für schwere Krankheiten ernst. Die Ursache für das Beschwerdebild zu suchen, bedeutet auch, für jeden Patienten eine Behandlung zu suchen, die erfolgreich wird, weil die unterschiedlichen Ursachen zu berücksichtigt sind. Nur sorgfältige Untersuchung kann diese Fülle von Ursachen deuten helfen. Dazu gehören auch Entzündungserkrankungen, auch der Hirnhäute, HIV-Infektionen, Tumoren u.v.m. Leider glauben viele Menschen, aufwendige, technische Diagnostik würde sie befreien von ihrer Angst, beispielsweise vor einem Tumor. Am Anfang ist immer die Analyse des Beschwerdebildes, die sorgfältige neurologische Untersuchung, zunächst auch ohne Technikhilfe, erfolgreich. Der Verlauf von Beschwerden, das bedeutet in der Praxis, das regelmäßige Kontaktieren von Patient und Arzt sind von größter Bedeutung. Nur so können Veränderungen und dadurch auch Ursachen erfasst werden. Die Sorgfalt schließt auch das Führen eines Schmerztagebuch ein.

Aus den bis heute mehr als 200 Kopfschmerzformen, nach neuer Klassifizierung sogar mehr als 300(!), kann für das Anfallsgeschehen eine nach der englischen Nomenklatur als Cluster-Kopfschmerz bezeichnete Erkrankung als beispielhaft beschrieben werden. Cluster ist das Anhäufen von Schmerzattacken, die in unregelmäßigen Abständen, den Schlaf abbrechend, halbseitig zu beobachten sind. Charakteristisch ist die überschießende Aktivierung des vegetativen Nervensystems, die Nase läuft, das Auge der betroffenen Seite tränt, der Schmerz ist unerträglich, die Angst vor dem Wiederkommen des Anfalls, wenn er abklingt, beherrscht den Patienten. Eine Störung der Hirnfunktionen, gewissermaßen eine Überaktivierung mit besonderer Beteiligung des zentralen Hypothalamus lässt sich mit in modernerer Untersuchungstechnik wie der Positronen-Emissionstomographie (PET) abbilden. PET bildet nicht nur die Substanzen, das Gewebe ab, sonst gibt bereits ein funktionelles Abbild. Das ist das ganz Besondere.

Unsere ärztlichen Vorfahren, ohne diese Hilfsmittel, ließen sich von ihren Patienten sehr genau ihre quälenden Beschwerden erzählen – die Krankengeschichte, die Anamnese als wichtige reflektierende Selbstbeschreibung. Der Begründer der wissenschaftlichen Universitätsmedizin in Wien zur Zeit von Kaiserin Maria Theresia, war der berühmte und universell ausgebildete Gerhard, Freiherr van Swieten(1700–1772). Er beschrieb ein solches Geschehen in seinen Veröffentlichungen (9 Bände) „COMMENTARIA IN HERMANNI BOERHAAVE APHORISMOS DE COGNOSCENDIS ET CURANDIS MORBIS", die zwischen 1743–1775 in Leiden bzw. Venedig gedruckt wurden:

> „Er litt unter starken Schmerzen, welche jeden Tag zur gleichen Stunden an der gleichen Stelle über der Augenhöhle des linken Auges auftraten, wo der Nerv aus der vorderen Öffnung des Schädels tritt. Nach einer kurzen Zeit begann dann das linke Auge sich zu röten und mit Tränen überzulaufen. Dann fühlte er als ob sein Auge langsam aus seiner Augenhöhle gepresst werden würde, die Schmerzen waren so stark, dass er fast verrückt wurde. Nach ein paar Stunden hörten all diese Übel auf und es schien, als ob nie etwas mit dem Auge gewesen wäre."

Die Übersetzung des Lateinischen Textes ins Deutsche, von Hansruedi Isler, der sehr früh an der Neurologischen Klinik in Zürich eine Kopfschmerzsprechstunde einrichtete, kennzeichnet das Leidensbild. Er litt selber daran und entwickelte wohl auch aus diesem Grund ein besonderes Mitgefühl. Viele Ärzte betrachteten aus dem Blickwinkel ihrer Fachrichtungen die einzelnen Symptome wie den Tränenfluss, das gerötete Auge, die verengte Pupille, das hängende Augenlid, die laufende Nase Jeder der damaligen beschreibenden Autoren erntete den Ruhm, dass diese Krankheit nach ihm benannt wurde: Bing-Horton-Syndrom, Sluder-Neuralgie: G.Sluder (1865–1928), BT Horton (1895–1980), R. Bing (1878–1956). Die allgemeinere Bezeichnung lautet auch Erythroprosopalgie (griechisch: „roter Gesichtsschmerz") wegen der deutlichen Gesichtsrötung. So erklärt sich die für diese Krankheit unterschiedliche Nomenklatur,

Für das akute ärztliche Handeln bestehen abgestufte Verpflichtungen. Weil die Schmerzintensität beim Cluster als die stärkste aller beobachteten Kopfschmerzursachen gilt, stellt sich sofort die Frage der Behandlung, im Notfall sogar vor der in diesem Augenblick nicht einfachen Diagnosestellung. Aber, und das ist das Besondere: Opioide wie Morphin oder Fentanyl helfen nicht, ebenso wenig die nichtsteroidalen Analgetika (NSAID) wie ASS, Diclofenac, Ibuprofen, oder alle geläufigen antidepressiv wirkenden Pharmaka. Jeder Notarzt steht also mit der großen Palette seiner Medikamente auf verlorenem Posten. Es hilft nur das Inhalieren von reinem Sauerstoff mit einer sehr dicht sitzenden Maske, hochprozentig. Und warum der Sauerstoff? Ein Mangel an Sauerstoff ist nicht die Ursache, aber der reine, hochdosierte Sauerstoff verengt die Gefäße im Zentralen Nervensystem, im Gehirn. Und darin äußert sich eine Beziehung zur Migräne und weiter zum autonomen Nervensystem. Prophylaktisch kann eine Medikament sehr hilfreich werden, Verapamil, ursprünglich zur Behandlung der Herzgefäßverengung entwickelt. Das aber wirkt gefäßerweiternd. Wie verwirrend, scheinbar gegensätzliche Effekte zu nutzen. Es geht auch um den richtigen Zeitpunkt. Medikamente oder der Sauerstoff wirken, je nachdem ob die Gefäße, die Adern weit oder eng gestellt sind, also scheinbar gegenläufig, vom Verlauf abhängig. Der Sympathikus als Teil des autonomen Nervensystems verengt oder erweitert die Gefäße und das kann bei der Veranlagung zu einer solchen, nicht häufigen, aber überall möglichen Erkrankung Ursache sein.

Man wählte daher den verbindenden Namen Cluster-Kopfschmerz und vereinfachte damit die Diagnose. Ob aber unterschiedliche Varianten mit nur scheinbar gleichen Symptomen vorliegen, muss als offen bezeichnet werden. Denn wenn man den parasympathischen Anteil des vegetativen Nervensystems, an seinen Nervenknoten mit Lokalanästhetika blockiert, z.B. durch eine Injektion am Ganglion pterygopalatinum, dem Flügelgaumengeflecht, kann man auch den Anfall unterdrücken. Natur ist bunt, auch Krankheiten sind in gewisser Hinsicht vielfarbig zu nennen. Und Forschung heißt auch immer, Zweifel an der Endgültigkeit einer Annahme, also Diagnose, zuzulassen.

Die Suche nach richtiger Behandlung der zu weiten oder auch zu engen Adern, den Blutgefäßen erinnert an die enge Beziehung zur Migräne. Und damit können wir dort sehr gut das Suchen nach adäquater Behandlung und Prophylaxe verfolgen. Auch die Migräne wird in der Medizingeschichte schon lange als große Aufgabe gesehen. Die künstlerische Visualisierung der Migräne erklärt sich gut aus der Häufigkeit, denn Künstler ebenso wie Ärzte, sicher auch viele Neurologen sind Betroffene. Oliver Sacks mit seiner Publikation „Migraine" 1970 ist ein Musterbeispiel. Pulsierender Kopfschmerz, halbseitig, Übelkeit, Erbrechen, hohe Empfindlichkeit auf Reize wie Geräusche und Licht, kennzeichnen die „einfache Migräne". Welche Botschaft wurde mit „einfach" geschickt? Zusätzlich zeigen sich bei der Migräne mit Aura (griechisch – Lufthauch), aber welcher Aura, ein Heiligenschein sicher nicht, oft als Vorbote, mit neurologischen Zeichen wie flimmernden Zickzackbildern, Sehstörungen, wie Ausfall eines Teils des Gesichtsfeldes, Gefühlsstörungen. Abweichend von der internationalen Klassifikation von Kopfschmerzen hat die Internationale Kopfschmerzgesellschaft (IHS) eine sehr sorgfältige Zusammenstellung von allen Kopfschmerzformen und der Möglichkeit einer Differenzierung herausgegeben. Der Umfang von mehr als 500 Seiten drückt das Komplexe eines „Kopfschmerzes" aus. Wenn nun mehr als 60% der Bevölkerung unkontrolliert Kopfschmerzmittel einnehmen, ohne beraten zu werden, drückt das eine völlige Unkenntnis aus. Status migraenosus, komplizierte Migräne, sonstige Migräne usw. Migräne begegnet den Menschen nicht nur im Kopf, sondern neben den Augen auch am Magen-Darmtrakt, in Form von Schwindel oder auch einem anhaltenden Schmerz über den Anfall hinaus.

Lernen aus der Natur
Neue Wege des Behandelns – Sumatriptan

Als der Schweizer Chemiker Albert Hofmann bei Sandoz in Basel 1937 versuchte, neben dem Ergotamin, dem pharmakologisch wirksamen Bestandteil

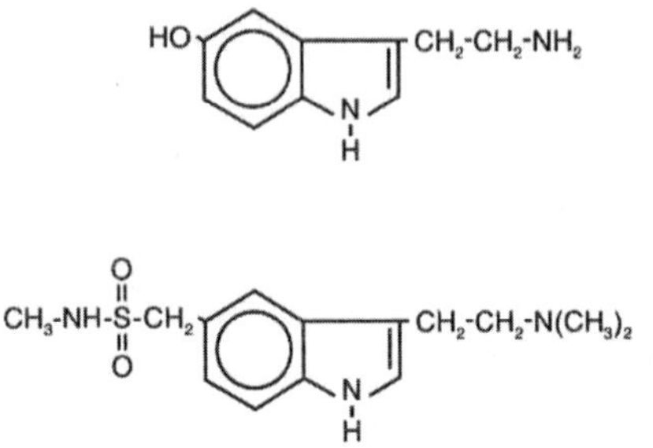

Serotonin

Sumatriptan

Abb. 42 Serotonin, unser eigener Neurotransmitter, und das wirksamste Migränemittel Sumatriptan (Imigran®). Die Verwandtschaft leuchtet jedem ein, das Medikament ist von der Natur abgeleitet.

des Mutterkorns, ein effektiveres Alkaloid aus der Natursubstanz zu entwickeln, landete er beim LSD. Dessen völlig andere zentrale Reaktion erkannte er im Eigenexperiment erst 1943.

Die Ursachenforschung zum Krankheitsbild der Migräne war deswegen so schwierig, weil das Auslösen eines Anfalls wie die Bilder im Kaleidoskop erscheinen. Oft völlig entgegengesetzte Einflüsse, Handlungen wurden als Ursache beschuldigt. Anspannung versus Entspannung. Warum? Das Gesicht eines Menschen ist sehr dicht innerviert. Nur im Bereich der Hand findet sich die gleiche hohe Empfindlichkeit für Reize. Das könnte man so deuten, dass Temperatur, Luftbewegung, Sonneneinstrahlung und viele weitere Faktoren, die das Gesicht berühren, von der dichten Nervenversorgung des Trigeminusnerven registriert und weitergeleitet werden. So kann die Sensibilität der Kopf- und Gesichtshaut als auslösender Reizort für eine Migräneanfall werden. Aber das muss von dort über die Nerven weitergeleitet werden.

Serotonin, dieser Botenstoff (Gewebshormon, Neurotransmitter) wurde vor 80 Jahren entdeckt und anschließend analysiert, wie oben beschrieben, wird gerne als Glücksbringer in seinen Wirkungen bezeichnet. Doch so einfach ist das nicht, es sei denn, man nimmt den Darm in das Glückbringen hinein. Im Magen-Darm-Bereich findet sich dieser Stoff reichlich, aber, eben auch in den Adern und im Gehirn. Er wirkt über bestimmte Aufnahmezellbereiche, den Rezeptoren, an vielen Stellen im Körper. An den Gefäßen, also Arterien, hilft er in der Steuerung, ob weit oder eng. Das Universelle des Serotoninsystems wird schon im Pflanzenreich sichtbar, z.B. in der Brennnessel, sowie später in der Tierwelt. Von Amöben bis zum Menschen. Daraus ergibt sich eine Erklärung, dass die therapeutische Gabe von Serotonin beim Migräneanfall so viele Nebenwirkungen zeigt. Der Naturstoff kann nicht als Medikament verwendet werden. Insofern bestand die Aufgabe der Chemiker, diesen Naturstoff zu verbessern. Das gelang Chemikern 1992 mit der Erfindung des Serotonin-Rezeptor-Agonisten Sumatriptan, dem Goldstandard der Triptane.

Nach mehr als 10-jähriger Prüfung von Wirkung und Nebenwirkung bedeutetet diese Substanz den ersten Schritt zur gezielten Behandlung des Migräneanfalls. Umstritten blieben dabei die Kosten für das Medikament, das anfänglich nur zur Injektion als Einmaldosis verfügbar war. Bei den extrem hohen Entwicklungskosten für Medikamente muss die Relation zu den Krankheitskosten berücksichtigt werden. Eine konkrete Aufstellung über den jährlichen Aufwand für den Arbeitsausfall durch Migräne, von geschätzt, zwischen 1 und 3 Milliarden, einem Produktivitätsverlust von 1 bis 4 Milliarden, Kosten für Migränemedikamente(rezeptpflichtig) ca. 70 Mill., frei verkaufte zwischen 100 und 500 Millionen, sowie stationäre Behandlung von 25 Millionen, ambulante Behandlung von 36–148 Millionen und Dialyse infolge des Fehlgebrauchs etwa mehr als 300 Mill., also zwischen 2,5 und evtl. 8 Milliarden € jährlich! Rechnet man die Folgen der anderen Kopfschmerzformen hinzu, verdoppeln sich diese Milliardensummen.(Zusammenstellung als Schätzwert in Anlehnung an Erhebungen sowie Modellrechnungen des Instituts für Gesundheitsökonomik, LMU München 2004, Evers S.)

Der Erfolg einer solchen Pharmaforschung lässt auch die Phantasien von Gegnern der Pharmaforschung blühen. Stellt man den Preis eines solchen Medikamentes mit dem immensen gesellschaftlichen Aufwand für eine sehr teure Volkskrankheit, dann sind diese Medikamente vergleichsweise eine ökonomische Bagatelle. Bedrückend ist bei diesen Angriffen, die oft politisch aus wirtschaftsfeindlichen Ideologien gespeist sind, dass der Begriff „Pharmaindustrie" zur Anonymisierung eines Gegners verwendet wird. Denn hinter diesem Begriff stehen Menschen, Chemiker, Biologen, Biochemiker, Tierpfleger, Laboranten, Pharmazeuten, Ärzte, aber auch die Organisatoren. Dass diese Organisatoren langfristige Strategien im Auge haben, sichert das Überleben eines Forschungsbetriebes und das ist das Wichtigste, damit auch das gute Befinden von vielen Menschen, wir als Patienten sind immer davon betroffen.

Die Angriffe gegen diese modernen Migränemittel in deutschen Medien haben dazu geführt, dass eine bessere Versorgung von Kopfschmerzpatienten erst mit der Verzögerung von mehr als einem Jahrzehnt in Deutschland beginnen konnte. Sich selbst korrigierende Verantwortung gegenüber den Patienten fällt Gegnern von pharmazeutischer Forschung eher schwer. Einseitig kritische Einschätzungen werden in der Öffentlichkeit wie im TV aufgegriffen. Hinter der Abwehr neuer Behandlungswege in der Medizin verbirgt sich eine sehr konservative, industriefeindliche, gegenwärtig oft linke Ideologie. In der deutschen Geschichte findet sich spätestens seit der Romantik die Zuwendung zu wirklichkeitsfremder Verherrlichung der „Natur". Aber wir wissen, wie respektlos die Natur mit den in ihr verknüpften Wesen umgeht. Spätestens seit Charles Darwin diesen Grundzug von biologischer Auslese beschrieb. Es geht nicht um Vorwürfe, sondern um das Abwägen von Gewinn und Gefahren für den Leidenden.

Hoffen können wir, dass unter dieser Sicht das Einführen einer weiteren Gruppe von Substanzen, den Antikörpern gegen CGRP (Calcitonin-Gene-Related-Peptid), welches eine Gefäßerweiterung bei der Migräne auslöst, nicht von industriefeindlichen Argumenten überlagert wird. Wir benötigen Medikamente, die gezieltere Effizienz aufweisen. Vor 30 Jahren suchten Forscher in Schweden in den Venen, also dem Abflussgebiet des Gehirns nach Wirkstoffen und entdeckten dort größere Mengen von diesem Peptid, also einem Eiweiß, das als Botenstoff wirkt. Fast 1 Jahrzehnt(1983) zuvor war dieses erstmalig beschrieben worden.

Im Bereich des Trigeminusnervs wirkt diese Substanz gefäßerweiternd, aber auch schmerzleitend bzw. entzündungssteuernd. Wie integrierend diese Vorgänger ablaufen, wird auch darin ersichtlich, das CGRP über Stickstoffmonooxid wirkt, den Botenstoff der uns oben schon als Teil der Lungenfunktion bei den Inkaboten begegnet war. Diese überschießende Wirkung eines körpereigenen Eiweißes durch einen Antikörper zu steuern, ist eine anspruchsvolle Aufgabe. Den Migränebotenstoff an seiner Andockstelle zu blocken, kann für die Zukunft bedeuten, dass nicht nur das Behandeln des Schmerzanfalls sondern sogar eine Prophylaxe möglich wird. Bei den angeführten Kosten, alleine für Deutschland, zeigt dieses Beispiel, wie primäre Behandlungskosten eine große ökonomische Entlastung der gesamten Gesellschaft bringen. Alle Ausgaben für Behandlung und Medikamente können über den helfenden Effekt hinaus auch in den gesellschaftlichen Folgen überprüft werden. Schmerzfrei arbeiten und leben zu können, dürfen wir als Glück bezeichnen.

Entscheidend für die Zukunft wird die sorgfältige Begleitung eines Migränepatienten in der Form einer „Personalisierten Prophylaxe“. Das unterschiedliche Reagieren auf vorsorgende Begleitung muss auch dahingehend verstanden werden: hinter dem Wort Migräne verbergen sich möglicherweise unterschiedliche Beschwerdeursachen. Wir können bis heute diese Unterschiede nur im Ansprechen auf Medikamente differenzieren.

Als ein weiterer, sehr wichtiger Ansatz für eine langfristige Strategie gilt, dass die Blutdruckkontrolle von bisher unterschätzter Bedeutung ist. Hypertonie, der erhöhte Blutdruck, ist sehr häufig mit Migräne vergesellschaftet. Die vielfach kontrollierte Erfahrung bestätigt, dass für alle Migränepatienten die erste Prophylaxe in der Behandlung eines eventuellen, manchmal eher gering erscheinenden Hypertonus besteht. Die Medikamentengruppe der Sartane, sogenannte Angiotensin II-Rezeptor-Antagonisten, können „2 Fliegen mit einem Schlag“ treffen, sie normalisieren den Bluthochdruck und gestatten gleichzeitig eine Migräneprophylaxe. Also verbindet diese Behandlung sowohl Migräneanfälle wie auch Schlaganfälle und Herzinfarkte. Diese beiden Erkrankungen stellen 40% der weltweit registrierten Todesfälle. Viele ließen sich vermeiden.

Nervenschmerz, Trigeminusneuralgie und zarte Neurochirurgie

Unser Nervensystem registriert schmerzende Reize, leitet diese weiter und vermittelt uns auch eine Abwehr. Nerven können wie ein Organsystem selber auch erkranken und dann ihre eigenen Schmerzsensationen äußern. So vielfältig Nerven funktionieren, so vielfertig treten auch Schmerzen an Nerven auf und bilden alle Formen der verursachenden Störung ab. Ein Gesunder vermag sich ein Brennen vorzustellen, weil er das immer schon einmal erlebt hat. Aber ein anhaltender Brennschmerz, der Tag und Nacht anhält, übersteigt in seiner Qual unser übliches Vorstellungsvermögen. Das „Ameisenlaufen" als eine Dauerempfindung ist wie die schon beschriebene Überempfindlichkeit, eine Allodynie, auch ein eher typischer Schmerz. Diese Beispiele weisen auf ein Muster neurogener Symptome hin, die Verbindung von Gefühlsstörungen mit extrem unterschiedlichen Dauerschmerzen. Ein Nervenschmerz kann aber auch wie eine Lanzenstich wirken. In einer Zeit mit Lanzen als Waffe wurde ein plötzlich einschießender Schmerz als „lanzinierend" gekennzeichnet. Ursprünglich galt dies für typische Schmerzattacken bei der Nervenbeteiligung der Syphilis (Neurolues). In Zeit der Unbehandelbarkeit dieser venerischen Infektionskrankheit führte die Mitbeteiligung des Nervensystems zu massiven Nerven-und Hirnstörungen (Paralyse). Die plötzlichen, einschießenden Schmerzen quälten die oft jungen Patienten bei Beteiligung des Rückenmarks, damals Zeit entsprechend „Rückenmarksschwindsucht" (Tabes dorsalis) genannt. Gut nachvollziehbar, warum diese Schmerzen nicht selten zum literarischen Thema wurden. Heinrich Heines Bild von der Matratzengruft berührt uns zutiefst.

Das Unberechenbare und andererseits auch der Dauerreiz treten leider auch nicht selten in Begleitung der Nervenentzündung bei der postherpetischen Neuralgie auf. Diese Sekundärfolge einer Herpesvirusinfektion quält die Betroffenen unter Umständen über Monate oder gar Jahre. Dies geschieht häufiger, wenn nicht in der Frühphase, also sofort bei Beginn von lokaler Bläschenbildung die Virusinfektion in der betroffenen Nervenregion mit örtlichen Betäubungsmitteln behandelt wird. Örtliche Betäubungsmittel, also die beschriebenen modernen Kokainverwandten, hemmen Bakterien oder Viren. Injektionen mit Lidocain u.a. Lokalanästhetika im Bereich der betroffenen Nerven und Haut nehmen sofort den Schmerz und bremsen die von den Viren verursachte Entzündung. Andere virushemmende Medikamente können die Ausdehnung der Entzündung nur wenig beeinflussen.

Eine der Nervenerkrankungen, die sich mit unerträglichen Schmerzen äußert, ist die Neuralgie im Bereich des V. Hirnnerven, des Nervus trigeminus. Von Luftzug oder Berührung ausgelöst, aber auch ohne fassbaren Anlass, schießt der

Schmerz in Ober-und Unterkiefer, betroffen sind meistens der 2. und 3.Ast des Nerven. Gerade das unberechenbar Blitzartige macht diesen Nervenschmerz so unerträglich. Erst mit eingehender Diagnostik gelang es, eine Ursache der Trigeminusneuralgie, deren französischer Begriff „Tic douloureux" bezeichnender klingt, zu ermitteln. An der Basis innerhalb des Schädels kreuzt eine Arterie das Nervengeflecht. Zu enger Kontakt der Pulsationen der Arterie löst den Nervenreiz aus. Die operative Heilung gelingt durch das Interponieren eines Schwämmchen zwischen Arterie und Nerv. Kausal, ursachenorientiert konnten damit destruktive frühere Methoden der Nervenunterbrechung ersetzt werden.

Völlig anders stellt sich die Frage bei anderen Ursachen einer Trigeminusneuralgie, die z.B. in Begleitung der Multiplen Sklerose, einer disseminierten Encephalomyelitis, auftritt. Hier kann der Ursprung des anfallsartigen Schmerzes zentraler liegen. Auch in dieser, bisher kaum beeinflussbaren schwersten Belastung kann mit mikrochirurgischer Technik das Einschießen des Reizes in den Nerven ausgeschaltet werden. Über einen endoskopisch assistierten Zugang an der Basis des Schädels werden bei diesem Eingriff schmerzleitende Fasern gezielt ausgeschaltet. In der Abbildung, im Inneren des Schädels, erkennt man einzelne Nervenstränge. Selektiv wird die schmerzleitende Nervenwurzel isoliert und durchtrennt. In der feinfühligen Hand der wenigen Chirurgen, die diese selektive Rhizotomie beherrschen, zeigt sich der Fortschritt gezielten Eingreifens moderner endoskopischer Neurochirurgie zur Behandlung extremer Schmerzen .

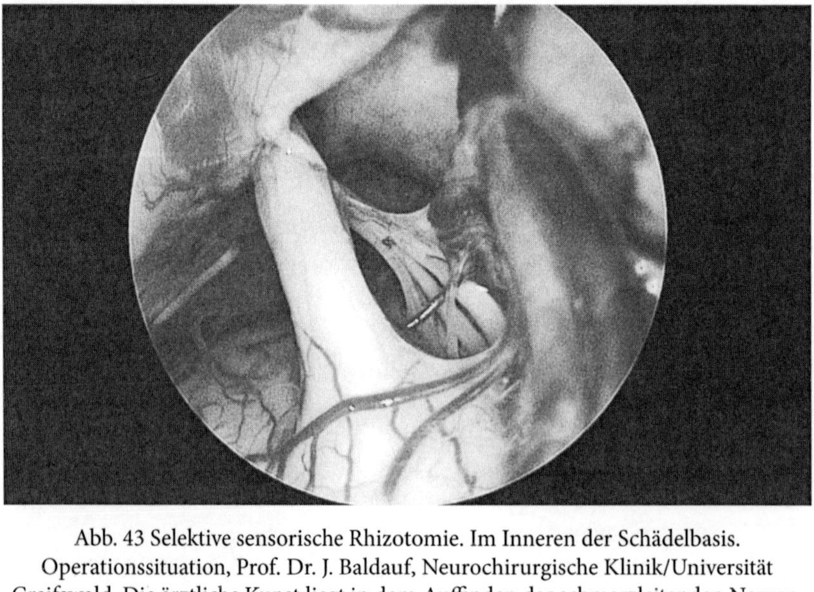

Abb. 43 Selektive sensorische Rhizotomie. Im Inneren der Schädelbasis. Operationssituation, Prof. Dr. J. Baldauf, Neurochirurgische Klinik/Universität Greifswald. Die ärztliche Kunst liegt in dem Auffinden der schmerzleitenden Nerven, ohne die anderen wichtigen zu verletzen. Die Nervenfasern sind millimeterdünn!

Opium-Abhängigkeit, Sucht, Toleranz

Opium und dessen Hauptbestandteil Morphin ist von einer Aura umrahmt, dunkel, wenn wir das Bild von Opiumhöhlen in China vor uns haben, leuchtend, mit einem Schimmer von Unheimlichem, wenn wir an seine helfenden Eigenschaften denken.

Anekdoten sind vermutlich nicht nur rückblickende Erzählungen sondern auch Hilfe für belastende, ernste Situationen. Das erklärt die reiche Zahl, die sowohl aus dem ärztlichen Alltag wie über die Persönlichkeiten in der Medizin gesammelt wurden. Der Chirurg Hans Killian zitiert in seiner Sammlung „Die heitere Diagnose“ Professor Rudolf Virchow. Von besonderem Interesse sehen wir dabei, dass die Universalität der Medizin auch für das Wort, die Sprache gilt und diese früher sehr nachdenklich gepflegt wurde, leider heute weniger. Bei vorgedruckten, statistisch aufzuarbeitenden Fragekatalogen pflegt man nur das ja und nein zu ermitteln.

„Ein andermal wollte Virchow von einem Kandidaten die Herkunft des Wortes Morphium erläutert haben. Der junge Mann konnte auf diese Frage keine Antwort gebe. Virchow wollte ihm, mit deutlichem Hinweis auf den griechischen Gott der Träume Morpheus, eine Brücke bauen und meinte: *'Sie werden mir doch gewiss sagen können, in wessen Armen Sie ruhig und beglückt schlafen werden, wenn Sie Ihr Examen nun bestanden haben?'* Der Kandidat lief rot an und erwiderte verlegen: *'Herr Geheimrat, muss ich das denn unbedingt sagen?'* „.

Die Bestandteile von Opium haben viele Wirkungen, darunter diesen von Virchow erfragten, Schlaf anzuregen. Dieser werdende Arzt verstand Virchows Hilfsangebot, ein „Wink mit dem Zaunpfahl“, nicht bzw. missverstand ihn völlig. Warum ist diese Frage wichtig?

Opioide stören, im Sinne einer Nebenwirkung, den lebhafteren REM-Schlaf sowie den Tiefschlaf (den langwelligen). Während dieser Schlaf form bewegen sich unbewusst die Augen schneller (**R**apid **E**ye **M**ovement), es handelt sich um eine erholsame Schlafphase, die bei Morphin fehlt. Daraus resultiert fehlende richtige Erholung, gefolgt von Müdigkeit(Fatigue) oder Schläfrigkeit am folgenden Tag. Teilweise ist diese Wirkung auch durch die Atemdepression verursacht, eine zentrale Schlafapnoe. Diese verursacht reduziertes oder fehlendes Abatmen von Kohlendioxid und Sauerstoffmangel. Das Kohlendioxid(CO_2) im Körper steigt an.

Wie wirken Opioide

Beherrscht wird gesellschaftliches Wissen über Wirkungen von Medikamenten sehr stark von den negativen Effekten. Die guten Seiten, verbindet man gerne mit einem „ja, aber“. Eine solche Bewertung ist richtig, denn die Frage über das

„Für und Wider" entscheidet wesentlich beim Abwägen vom Nutzen für den Patienten gegen die Nachteile.

An erster Stelle kann die Analgesie (wörtlich „Fehlen von Schmerz") als das Leitbild der Wirkungen für uns Menschen gelten, sowohl im Gehirn wie an peripher gelegenen Nerven. So hilft Morphin bei Angina pectoris oder dem Myokardinfarkt bei einem Schmerz, der nicht bewegungs-oder druckabhängig, sondern beklemmend ist. „Ein Druck, wie ein Stein, auf der Brust", mit Angst-ja Todesangst, daher Angina, auf der linken Thoraxseite, aber auch im Oberbauch, daher leider verwechselbar. Der Schmerz strahlt aus und führt oft zu vegetativen Störungen und/oder Schocksymptomen.

Die schlafanstoßende Wirkung des Morphins gab dieser Natursubstanz den Namen. Morphin dämpft aber auch den Hustenreiz. Durch Analgesie, Dämpfung der Angst und eine Entspannung des Kreislaufs, eben der Herzarbeit, kann es in Situationen der akuten Herzerkrankung, wie einem Herzinfarkt, für das Herz deutlich entlastend wirken. Die Vielfalt der helfenden pharmakologischen Eigenschaften erklärt den Einsatz zur Schmerzerleichterung nach Verletzungen, während Operationen, in der postoperativen Phase, während der Intensivbehandlung, bei Tumorschmerzen u.v.a.

Zubereitungen von Opium, in der Regel als Tropfen, waren schon seit Jahrhunderten im Gebrauch, weil die Darmperistaltik gehemmt wird. Das hatten unsere Vorfahren schon sehr früh beobachtet. Durchfälle begleiten sehr quälende, wir können es gut mitfühlen, oft auch lebensbedrohliche Erkrankungen des Magen-Darmtraktes. Alles Effekte, die sehr früh Opium als wirksame Hilfe bekannt machten. Bis zur arabisch-islamischen Eroberung nutzte Indien den Wirkstoff Opium als Schmerzmittel nicht, nur zum Beruhigen des Darms. Die viel bessere spezifische Variation des Morphins zur Erleichterung der Diarrhoe wird uns noch begegnen (s.u.).

Die Namen von Opium und den Verwandten lassen die Ursprüngen, die Herkunft ahnen. Die Bedeutung für den Naturstoff Opios, leitet sich von dem Saft(opos) her, der aus der Mohnkapsel beim Anritzen austritt. Auch genannt die „Tränen des Mohns". In einem Text des Galenos wird, als Rezeptur des Diokles von Karystos, die schmerzlindernde Wirkung für den ärztlichen Gebrauch aufgeführt. Die lateinische Version Opium, so wie es uns geläufig ist, benutzt erstmalig Plinius d.Ä. Das Hustenmittel „Diakodion" des Themison von Laodiceaus aus Syrien, um 100 v.Chr., führt uns zu einer Variante, dem Kodein als Hustenmittel, abgeleitet von Kodeia, der Mohnkapsel.

Wirkungen versus Nebenwirkungen

Es macht Sinn, versetzt man sich in die Position des Nutzers, also eines Patienten, zwischen den akuten und den chronischen Nebenwirkungen zu unterscheiden. Die Hemmung der Spontanatmung (Atemdepression) wurde mit dem Bild von „Undines Fluch“ recht gut beschrieben, schon bei Paracelsus erwähnt. Undine, die Wassernymphe, bestrafte den Geliebten, er war ihr untreu geworden, mit dem Verlust von lebenswichtigen autonomen Eigenschaften. Er konnte im Wachsein, aktiv aufgefordert, noch atmen. Diese Reaktion bezeichnet man als Kommandoatmung. Sobald er einschlief, hörte er auf zu atmen, weil das Atemzentrum dem Fluch folgte. Er wachte nie mehr auf, es war eine einschläfernde Todesstrafe. Dies ist eine Parallele zu dem Drama der Vergiftung, insbesondere bei Abhängigen und deren Ausgeliefertsein an einen illegalen Markt. Diese Atemdepression (extreme Verlangsamung der Atmung, beispielsweise nur 2–3 Atemzüge in der Minute) ist mit tiefer Bewusstlosigkeit verbunden. In dieser Situation besteht absolute Hilflosigkeit!

Andere Nebenwirkungen sind sehr typisch für den, der diese Substanzen noch nie genutzt hat. Schon sehr früh wurde beobachtet, das gilt gerade auch für den Gebrauch der ursprünglichen Mischsubstanz Opium, dass beim erstmaligen Einsatz eine Reihe von charakteristischen Effekten auftreten, die bei Gewöhnung (Toleranz) abklingen. Dazu kann man Übelkeit, Erbrechen, Schwindel, Kreislaufreaktionen mit Blutdruckabfall und Kollapsgefahr zählen. Übelkeit und Erbrechen werden durch eine Reizung des Brechzentrums ausgelöst, eine zentral im Gehirn liegende Region, am Boden des IV. Hirnventrikels, dem untersten der mit Hirnwasser gefüllten Hohlräume.

Wenn eine Gabe von Opioiden medizinisch begründet ist, dann muss die Anwendung daher einschleichend durchgeführt werden. Ganz besondere Sorgfalt ist also notwendig, wenn es sich um akute Versorgungssituationen im Notfall handelt. Weil die Gallenwege sich verengen, sind Opioide bei der Gallenkolik nur von begrenztem Wert, bei längerer Einnahme kann anhaltender Juckreiz auftreten. Die enge Pupille (Miosis) ist unübersehbar. Wenn jedoch im Vergiftungsfall der Kreislauf mit tödlichem Risiko versagt, wird die Pupille weit (Mydriasis).

Es darf in diesem Zusammenhang nicht aus der Wahrnehmung verdrängt werden, dass auf dem illegalen Markt systematisch „Opfer“ gesucht und vorbereitet werden können, um den Absatz auf eine breitere Basis zu stellen. Diese Verführung für opioid-naive, spätere Konsumenten wird in Kenntnis dieser Nebenwirkungen systematisch organisiert. Daher beachten also organisierte Verführer solche Kenntnisse der Nebenwirkungen, gerade bei Jugendlichen, und wenden dies an, um das Einschleichen in die Abhängigkeit stufenweise zu realisieren. Entweder geht das z.B. über Einstiegsdrogen oder Begleitmedikation mit beruhigenden Sedativa. Das Anfixen (andealen) gilt zwar in Zentraleuropa noch als unüblich, ist aber im gesamtamerikanischen kriminellen Drogenmilieu strategisch eingesetzt. Die Bedeutung von Einstiegsdrogen wie Cannabis muss unter diesen Kautelen auch berücksichtigt werden.

Im medizinischen Anwendungsbereich ergeben Langzeitbeobachtungen, man erfasste die Rezeptverschreibung bei Gruppen bis zu mehr als 500000 Patienten längerfristig statistisch, dass etwa 5% der Anwender zu steigender und anhaltender Verwendung von Opioiden tendierten. Es handelt sich bei diesen Untersuchungen um nicht tumorbedingte, also im Kausalitätssinn um gutartige Erkrankungen, sehr oft um chronische Rückenschmerzen.

Die Obstipation, die Verstopfung im deutschen Volksmund, führt uns zu einem der Wirkorte. In der Darmwand befinden sich μ-Rezeptoren, also sehr spezifische Morphin bindende Punkte. Die Einnahme von Laudanum, in der Vergangenheit eine Form von Opiumtropfen, bildete die Grundlage der Versorgung von Durchfällen, bevor es gelang, die bedrohlichen Effekte von Durchfall, wie bei Cholera, durch antibakterielle Therapie zu behandeln und den Flüssigkeitsverlust von lebensbedrohlicher Form, durch Infusion oder Minerallösung in Trinkform auszugleichen. Loperamid, eine neue chemische Variante wirkt so spezifisch, dass praktisch alle sonstigen Morphineffekte nicht mehr auftreten.

Abhängigkeit – Toleranz – Sucht

Das Problem der regelmäßigen Einnahme wird durch eine körperliche Abhängigkeit geprägt. Von dem Begriffsinhalt der Abhängigkeit muss der Begriff Toleranz, einer Gewöhnung, getrennt werden. Anders als bei anderen Medikamenten, die uns zur Verfügung stehen, stellt Toleranz auch bei sinnvollem Einsatz von Opioiden ein typisches Phänomen dar. Zuerst muss jedoch, bevor dieser Begriff gedeutet wird, zu bedenken sein, dass bei Tumorerkrankungen das Fortschreiten eines Tumors auch eine Verstärkung von Schmerzen verursachen kann, jedoch nicht zwangsläufig! Die dann notwendige Dosissteigerung darf nicht mit Toleranz verwechselt werden. Jeder Patient muss also begleitet und sein Bedarf an wirksamen Medikamenten abgewogen werden. Das vertrauensvolle Verhältnis von Pflegenden und Ärzten und Patienten bleibt Voraussetzung für die richtige Dosierung.

Toleranzentwicklung tritt auch bei idealer Medikamenteneinstellung auf. Der Bedarf, Schmerzen zu erleichtern kann im Laufe der Behandlung aus unterschiedlichen Gründen zunehmen. Für diesen Anpassungseffekt, also immer höhere Dosierungen zur gleichen Schmerzerleichterung zu benötigen, handelt es sich um einen komplexen körpereigenen Prozess, eine Desensibilisierung des Opioidrezeptors. Der Rezeptor wird „down"- (herab) geregelt, schwächer reagierend. Phänomene dieser Art kennt man in der Biologie, sie haben ursprünglich eigentlich eine schützende Bedeutung, um Dauerreizen zu begegnen. Sogar eine Hyperalgesie, also verstärkte Sensibilität bzw. Schmerzempfindung kann auch bei korrekter Einnahme entstehen. Das Phänomen wird leider immer wieder fehlgedeutet, weil in bisheriger Vorstellung nicht zu erklären. Diese Hyperalgesie, quälende Schmerzen trotz Medikamenteneinnahme ist durch Veränderung von Zwischenzellen im Nervengewebe verursacht, den Gliazellen, und ist individuell sehr unterschiedlich zu beobachten.

Können wir von Opioide loskommen – Entzug von Opioiden

Wie eng allgemeine, körperliche Funktionen mit dem regelmäßigen Einnehmen von Opioiden verbunden werden, sehen wir in den Symptomen beim Opioidentzug. Das plötzliche Beenden einer längeren Opioidgabe löst im Körper einen überschießenden vegetativen Sturm aus. Unübersehbar am Auge, die enge Pupille des Opioidnutzers weitet sich (Mydriasis), Schwitzen bis zu Hitzewallungen verbindet sich mit starkem Tränenfluss, Übelkeit setzt ein, gefolgt von Durchfall, die allgemeine Unruhe wird von Schlaflosigkeit begleitet, das überaktive sympathische Nervensystem zeigt sich in Pulsbeschleunigung, Blutdruckanstieg, Atemnot. Beherrscht wird diese Symptomatik von unbeherrschbarer Angst. Dieser tiefen Angst, unter Drogenabhängigen sehr genau bekannt, gehorcht das Verhalten und die Einstellung zu Hoffnung oder Verzweiflung. Die bindenden Rezeptoren für Opioide sind unter der Einnahme stark aktiviert und benötigen nach Beenden des Opioids einen gewissen Zeitraum zum Beruhigen. Auch in dieser verzögerten Phase nach dem Absetzen der Medikation können also Entzugszeichen auftreten. Das sollte jeder wissen, wenn man Betroffene begleitet, denn es verlangt Zeit, also Geduld.

Abhängigkeit wird bei begleitender Therapie bei Tumorpatienten nicht beobachtet. Das erklärt sich gut durch den Ablauf der Medikamenteneinnahme. Die Regelmäßigkeit des Einnehmens vermeidet die Aktivierung der neuralen Belohnungssysteme. Gleiches kann erreicht werden für die Anwendung bei anhaltenden Schmerzsyndromen anderer Ursache, beispielsweise dem Rückenschmerz. Die Entscheidung für diesen letzteren Einsatz muss jedoch mit einer Gratwanderung verglichen werden. Die anhaltende Einnahme fordert bei diesen Erkrankungen immer einer sorgfältige Begleitung. Denn bei Veränderung der Ursache, insbesondere nach guter systematischer Physiotherapie und folgender Befunderholung, können Opioide relativ überdosiert sein. Die Dosis muss dann schrittweise reduziert werden, um Entzugszeichen zu verhindern. Dann gelingt auch der Übergang auf ein medikamenten- und schmerzfreies Leben!

Zum Verwenden von Opioiden bei chronischen Schmerzen, also bei gutartig bezeichneten Erkrankungen, muss man den Unterschied von psychischer Abhängigkeit und körperlicher (physischer) Toleranz berücksichtigen. Erstere spielt in diesem Anwendungsbereich nach bisheriger Erfahrung eher selten eine Rolle, dagegen ist die körperliche Toleranz durch die Wirkungsbreite der Medikamente normal. Das Beenden einer medizinisch indizierten korrekten Opioideinnahme dagegen lässt sich in der Regel ohne diese Symptomatik durch die schrittweise Reduzierung der Dosis erfolgreich durchführen.

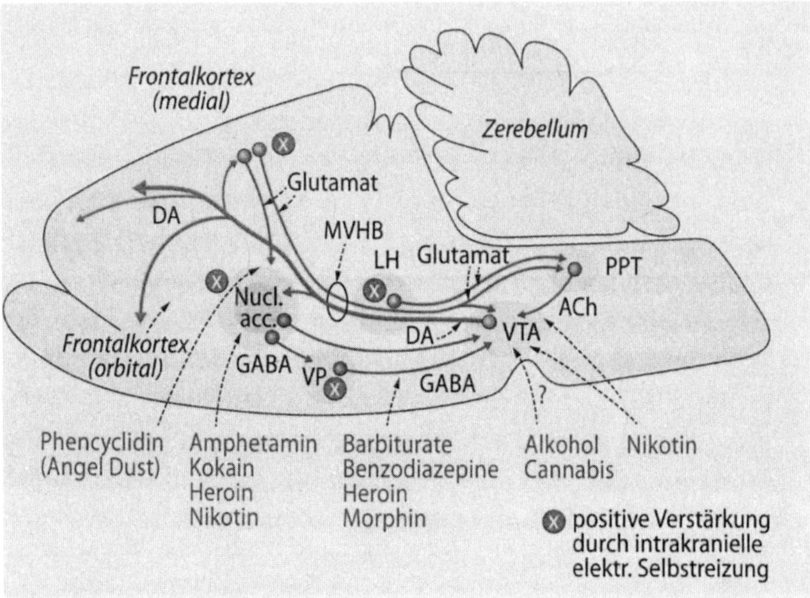

Abb. 44 Wirkorte von Medikamenten und Suchtstoffen im Mittel-und Zwischenhirn (experimentelle Darstellung beim Tier, der Ratte). Die enge anatomische Beziehung von geläufigen Stoffen und Dopamin(DA) lässt den Zusammenhang von guten und gefährlichen Effekten erahnen.

Dagegen wird die psychische Komponente der Abhängigkeit gut aus der euphorisierenden Wirkung erklärbar, die mit dem Verschwinden von Angst verbunden ist. Sie steht im Mittelpunkt der gesellschaftlichen Herausforderung. Weil das Wort Sucht als vorbelastet gilt, wird gegenwärtig ein „nicht abweisbares Verlangen" nach einem Gefühls-Erlebniszustand durch den Begriff psychische Abhängigkeit ersetzt.

Mit der wirtschaftlichen Erholung nach der Katastrophe des 2.Weltkrieges taucht ein neues Phänomen auf. Während früher Alkohol und Tabak auch für ökonomisch schwache Gesellschaftsschichten erreichbar waren und dort zerstörerisch wirkten, verbindet sich eine Phase in den 60er Jahren des letzten Jahrhunderts mit sehr widerspruchsvoll gedeuteten Entwicklungen im Drogengebrauch. Die entstehende ökonomische Überschussgesellschaft führte einen Teil der jungen Generation dieser Zeit zum Widerstand gegen gesellschaftlich Regeln, die sie als einengend empfand.

Blumenkinder, der magische „Osten“, Aussteiger

Wir haben die Erinnerungen an zurückliegende Irrungen verdrängt, weil der Mittlere Osten, an oberster Stelle Afghanistan seit dem Einmarsch der Sowjetarmee und dem folgenden Bürgerkrieg unser Wissen einengt. Auf den Friedhöfen für Fremde (Graveyards of Foreigners) in Kabul, der afghanischen Hauptstadt, Varanasi am Ganges oder in Goa verblassen langsam die Hinweise und Inschriften, die an europäische Kinder erinnern. „Blumenkinder, Hippie“, „A place to get high“, mit solchen Kürzeln wurden Illusionen von einem mystischen Osten geweckt. Eine kleine Gruppe von Jugendlichen aus meist wohlhabenden Kreisen suchten aus der Langeweile einer für sie übersättigt erscheinenden Gesellschaft auszusteigen. Wie weit entfernt sie von diesem mystischen Fernost aufwuchsen, wird unübersehbar daran, dass sie an den Ankunftsorten keine Beziehung zur einheimischen Kultur aufgenommen haben. Ein isoliertes, zur Gruppe introvertiertes Leben, ohne sozialen Bezug zu den Problemen ihrer Umgebung charakterisiert dieses Welt. So erklärt sich das Verlieren in einem von Drogen initiierten Umkreis. Die Entwicklung wurde anfänglich von dem Erleben des Rausches der einheimisch verfügbaren Substanzen, Cannabis, Haschisch, beherrscht. Erst später tauchten dann Opium und seine Derivate auf. Historisch können wir immer wieder Modeströmungen von dem Suchen nach Rausch, vom Altertum bis zur Gegenwart finden. Immerhin muss man von mehr als 40000 europäischen jungen Menschen sprechen, die sich, geistig unentwickelt, also hilflos in einer östlichen Welt bewegten, die nach Jahrhunderten europäisch-westlicher Ausbeutung arm geworden war. Ein sozialer und ökonomischer Irrwitz.

Wichtig bliebt beim Betrachten von Wirkungen der Opioide die sachliche Trennung von die Psyche beeinflussenden Substanzen, nicht Medikamenten, sondern den Psychedelika. In der Natur finden sich zahlreiche Gifte, die auch das Bewusstsein, als Begleiteffekt auch Schmerz, beeinflussen. Dazu zählen der Stechapfel, die Tollkirsche, Pilze, auch europäische, und weitere andere. Gerade wenn Menschen ihre eigene Beschränktheit wahrnehmen, folgen sie gerne dem Drang, sich in fremdgesteuerte Ideenanregung zu stürzen. Ein so fehlleitender wie verführerischer Titel wie „The Doors of Perception“ (Die Pforten der Wahrnehmung) mit einer Beschreibung persönlicher Erfahrung mit Meskalin, wird erst in dem Zielergebnis bei Aldous Huxley im folgenden Text „Heaven and Hell“ (Himmel und Hölle) erkennbar. Dies wie sein Ende unter der Droge LSD müssen auch erklärend für seine Krankheit mit eingeschränktem Sehvermögen verstanden werden. Der Zwang, die Welt nur eingeschränkt sehen zu können, sucht Erweiterung. Diese Entwicklung des Fehlgebrauchs von Subs-

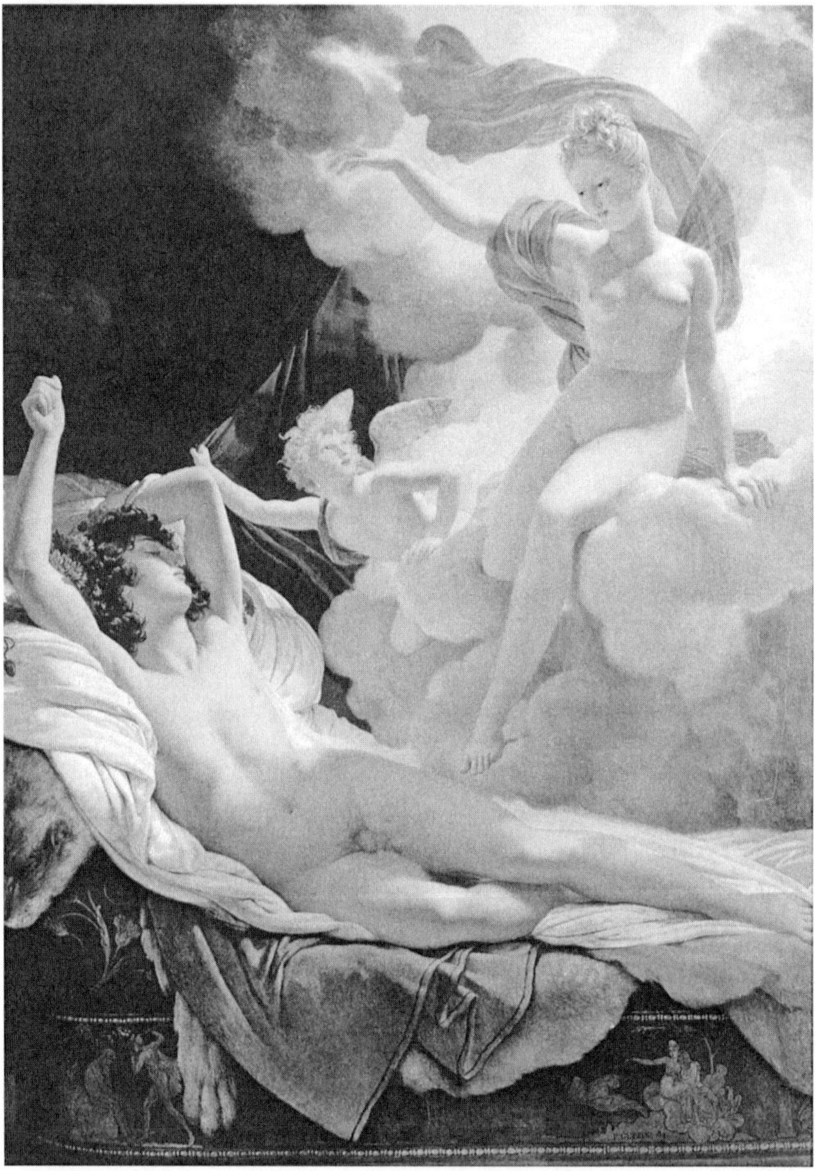

Abb. 45 Morpheus und Iris. Gemälde von Pierre Narcisse Guérin (1774-1833)

tanzen ist hier nicht das Thema. Doch wir müssen feststellen, für die verletzte Psyche sind auch Analgetika gefährlich. Sie entsprechen dann eher der Bedeutung Gift als dem Wort Pharmakon.

„Morphée et Iris" - dieses Gemälde befindet sich seit der Enteignung 1918 während der Oktoberrevolution in der Ermitage in Sankt-Petersburg. Es stammt aus dem Besitz des Prinzen Nicolas Jussupow (1750–1831) aus dessen Palais in Archangelsk. Sollte es dort im eiskalten Norden die Illusion von Wärme, oder mehr, vermitteln? Morpheus als Gott des Traumes begegnet überraschend Iris, der Botin von Hera in den Wolken. Dieses klassizistische Gemälde, französisch neoklassizistisch definiert, zeigt Morpheus, den Sohn des Hypnos, des Schlafgottes. Morpheus wird in der griechischen Mythologie auch als Gott des Sterbens im Einschlafen betrachtet. Sein Symbol ist der Schlafmohn, dessen Kapsel. Beachtenswert ist dabei, dass der Traum, die Illusion, mit dem Tod verbunden wird.

Die Götterbotin Iris tritt bei Vergil in den Dienst Junos und löst durch das Abschneiden der Locke von Dido dessen Seele vom Geist. In der griechischen Welt der Iris sind es die Trennung von Seele (Psyche ψυχή) und Geist (Pneuma πνεῦμα). Der Schlaf ist der kleine Bruder des Todes, Hypnos ist der Bruder von Thanatos, dem Gott des Todes. Man sollte sich nicht in das von Siegmund Freud in der Psychoanalyse konstruierten Gegensatzpaar von Thanatos und Eros verlieren, sondern nur an die Beziehung von Traum, Schlaf und Tod und die Wirkung und Nebenwirkung von Opium, der Mohnkapselsubstanz denken. Dazu passt auch die Trennung von Seele und Geist. Die Griechen haben sehr wohl körperliche Erfahrungen in Vorstellungsbilder von Göttern projiziert. Das fasziniert jeden Leser dieser Mythen. In dem Verhalten der Götter finden wir uns selber.

Mohn-Geschichte, von Mesopotamien über des alte Rom, Indien und der Opiumkrieg in China

Seit etwa 7000 Jahren, dafür gibt es Hinweise, selbst in Keilschrift, wird Schlafmohn kultiviert. Damit stellt diese Pflanze eine der ältesten Kulturpflanzen, z.B. in Mesopotamien, von dort sich ausbreitend. Mohnpflanzen symbolisieren Fruchtbarkeit und Segen für die Erde. Bereits im Zusammenhang mit der Göttin Ishtar genannt, wird später im griechischen Sprachraum die Mohnkapsel mit Demeter, also einer der Göttinnen des Olymp verbunden. Die landwirtschaftliche Nutzung ist älter als die des Ölbaumanbaus, zeigt also die anfängliche Nutzung des Samens als Ölspender. Das Erkennen eines zentralen Effekts kommt erst verzögert und findet in Nippur, bei den Sumerern, mit der Formulierung als Pflanze der Freude seinen Niederschlag. Eine spätminoische rot gefärbte Tonskulptur, die Mohngöttin von Gazi (jetzt in Herakleion), geschmückt mit Mohnkapseln lässt mehrere Interpretationen zu. Der Wunsch, Segen für die Erde zu erhoffen, ist sicher mit dieser Figur verbunden.

Den Kulturwegen folgend breitete sich eine Substanz wie Opium über den Nahen Osten bis nach Zypern aus. Von dort wird etwa ab 1500 v C. diese Substanz nach Ägypten exportiert, dort war der Schlafmohn ursprünglich weder bekannt noch kultiviert.

Die Interpretation des Pharmakon Nepenthes in der Odyssee als Mohn-Opiumsaft ist umstritten. Doch die Wirkung dieses Zusatzes zum Wein, die Stimmung aufzulockern, Trauer zu nehmen, ließe diese Interpretation zu. Eine Schmerzerleichterung der schwer Verletzten mit dieser Substanz wird nicht beschrieben, es sind eben „Helden", dürfen keine Schmerzgefühle äußern.

In den Texten des Hippokrates wird Mohn, in der unterschiedlichen Herkunft, weiß, schwarz, rot, überwiegend in Form von Saft 31-mal erwähnt. Das spricht für die weitere Kultivierung und Verbreitung.

Die Verbindung mit einem die Psyche beeinflussendem Effekt drückt sich auch in den Namen und Aufgaben der Götter aus. Begriffe oder Worte, die heute zum medizinisch-biologischen Alltagsgebrauch gehören. Morpheus mit dem Traum, Hypnos mit dem Schlaf, Thanatos mit dem Tod. Die Grenzwertigkeit der Wirkstoffe wird auch in der Zuordnung als Missbrauchsmittel sehr früh sichtbar. Wer konnte sich diese Substanzen leisten, der Besitzende, der Reiche, der war aber gleichzeitig gefährdet. Der zweifelhafte Gebrauch in Rom als Droge der Reichen, also zu nicht medizinischen Zwecken, verdrängte ein eventuell positives Bild, sodass im frühen Christentum Opium wegen dieses Gebrauchs auf Ablehnung stößt.

Im Christentum entwickelte sich also aus diesen Gründen ein, oberflächlich ohne Verstehen des Hintergrundes betrachtet, widersprüchlicher Umgang mit dem Opium. Auch spätere Verbote, bis in das Frankenreich unter Karl dem Großen, haben zunächst die so motivierte Zurückhaltung im Blick. Manchmal wird das historisch als kritische Ablehnung aktiver Maßnahme gegen den Schmerz, als Ausdruck göttlichen Schicksals, gedeutet. Die Entwicklung der Medizin im erwachenden, also christlichen Europa an anderen Institutionen spricht jedoch dagegen. Die Empfehlungen bei Hildegard von Bingen bringen das später eindeutig zum Ausdruck.

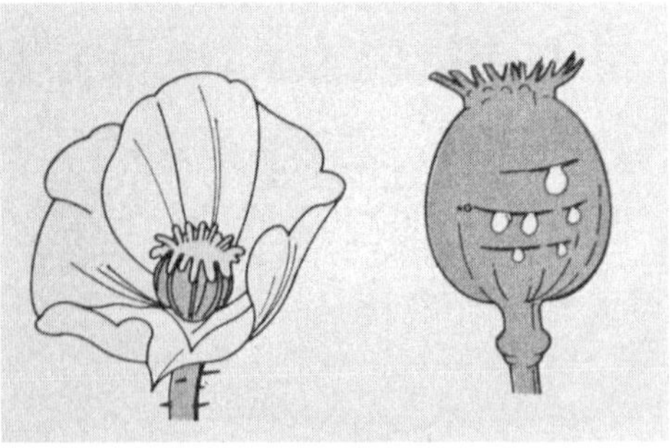

Abb. 46 Mohnkopf und Kapsel. Symbolisch tritt der Saft aus den Inzisionen in der Kapsel.

Den Germanen waren diese südlichen Pflanzen unbekannt. Erst unter Karl dem Großen begann, parallel zur Christianisierung in seinem Reich, auch eine geordnete Wirtschaftsorganisation, die das Angebot an Pflanzen erweitern sollte. Der Liber de cultura hortorum („Hortulus" genannt) führt dementsprechend sowohl den Schlafmohn wie den Hanf in den Anbau ein. Als Abt des führenden Benediktinerklosters Reichenau pries der Autor Walahfrid Strabo um 840 diese beiden wichtigen Pflanzen, diese innerhalb eines Kataloges von 24 Heilpflanzen aufgeführt:

> „Hier gefällt es mir wohl, im Kranz meiner leichten Gedichtchen
> Nun des Feldmohns Erwähnung zu tun, den die Mutter Latona
> Trauernd wegen des Raubs ihrer Tochter genossen, so sagt man,
> Daß ersehntes Vergessen die Brust ihr vom Kummer befreie.
> Zugleich vermag, wie man sieht, ein schlimmes Geschwür, das unleidlich
> Bitter vom Grunde der Brust bis hinauf zur Pforte des Mundes
> Aufstößt, mit Hilfe des Mohns sehr häufig Heilung zu finden."

Aber es sei zu beachten – die Rezeptur nutzt die Mohnkörner, nicht den Saft der Kapsel, also mit dem geringen Anteil der Opioide im Samen. Auf der Reichenau wird der Wermut für den Kopfschmerz empfohlen, kein Mohn. Vielleicht versteckt sich dahinter bereits das Wissen um eine differenzierende Anwendung.

Über die islamische Expansion breitet sich Opiumgebrauch nach Osten, bis nach Indien, aus. China kennt Mohnanbau seit 1000 Jahren, besitzt aber seine eigene besondere Geschichte. Die unveränderte Bedeutung als medizinisch nicht ersetzbar, findet gegenwärtig seinen Niederschlag im gesetzlich überwachten Anbau beispielsweise in der Türkei, auch in Österreich.

Für den medizinischen Gebrauch brachte die schrittweise Entdeckung von Opium und seinen Bestandteilen zur Behandlung einen großen Fortschritt, Schmerzerleichterung als Hilfe im Leid oder für medizinische Eingriffe wurde möglich. Vielfältige Zubereitungen finden sich entsprechend dem pharmazeutischen Wissen, beispielsweise als Latwerge, einer eingedickten Honig- und Saft-Mischung oder das schwächere Mekonium, aus Pflanzen ausgepresst und auch eingedickt, konzentriert.

In der Natur bietet Mohn als Schlafmohn(Papaver somniferum), Klatschmohn oder unterschiedlichen anderen Arten ein überwältigendes Bild, wenn er flächenhaft in Blüte steht. Aber auch die Einzelpflanze wie der wildwachsende Alpenmohn oder Islandmohn stellen heute in hochwertigen Gärten mit ihren interessanten Blütenfarben eine reizvolle Bereicherung. Mit Backmohn, also der Nutzung des Samens für die Ernährung, werden zahlreiche Rezepte wohlschmeckender landschaftlich zuzuordnenden Geschmacks ideenreich umgesetzt, beispielsweise in Österreich der Mohnstrudel seit dem 17.Jahrhundert.

Carl von Linne – die Pflanze

Der Name des Schlafmohns, von Carl von Linne(1753) Papaver somniferum bezeichnet, beschreibt eine typische Wirkung „den Schlaf bringend". Er stellt eine von 80 bis100 Arten der Gattung Papaver. Die Blütenfülle der Familie der Mohngewächse begegnet uns auch in der Ordnung der Hahnenfußgewächse, allgegenwärtigen Pflanzen in unserer Umgebung. Es sind viele, etwa ungefähr 700 Unterarten beschrieben. Dass diese Pflanzengattung so viel Aufmerksamkeit in der Menschheitsgeschichte erregt hat, wird zunächst durch die Farben zu erklären sein. Der Alpenmohn ist weiß-gelblich, Islandmohn hellgelb-orange, türkischer und Klatschmohn leuchtet rot.

Verschiedene ähnlich blühenden Pflanzen bezeichnet die Umgangssprache als Mohn, gehören jedoch nicht zur Familie. Besonders zu nennen sind Federmohn und Scheinmohn, im Himalaya beheimatet, bei uns eine Zierde ideenreicher Gärten.

Papaver somniferum-Schlafmohn enthält zahlreiche, bis zu 40 den Alkaloiden zugehörigen Bestandteile, von denen Morphium mit etwa 24% der bekannteste ist. Bedeutung haben jedoch auch Codein, das als Hustenmittel weite Verbreitung fand, sowie Thebain, welches im sogenannten Arzneimohn, der auch als „armenischer" bezeichnet wird, höheren Anteil aufweist. Thebain, zunächst unbeachtet, ist zwar schwächer als Morphin, schien aber weniger zentrale Nebenwirkungen aufzuweisen. Das ließ sich nach genauer Überwachung nicht bestätigen, veranlasste aber die Suche nach halbsynthetischen Varianten, an deren Ende Jahrzehnte das als sogenannter Partialagonist heute vielfach verwendete, hochwirksame Buprenorphin steht.

Imperialismus – Opiumkrieg – Indien und Kaiserreich China

Die wirtschaftliche Bedeutung der Natursubstanz Opium, heute könnte man sagen eines „Bio"produktes, wird gerne unterschätzt, weil wegen des Missbrauchs die Zahlen nur sporadisch, dann zum Erschrecken von Nichtnutzern veröffentlicht werden.

Ein dramatisches Ereignis im 19. Jahrhundert sollte aber auch im Bewusstsein Europas erhalten bleiben, der Opiumkrieg 1839. Die Bedeutung für das Selbstverständnis Indiens und Chinas kann man in der „Ibis Trilogie" verfolgen. Der in New York lebende indische Schriftsteller Amitav Ghosh, aus Kalkutta/Westbengalen stammend, beschreibt die Produktion von Opium im Bengalen des 19.Jhdts. unter englischer Regie. Die Kaufleute der Britischen Ostindien-Kompanie (British East India Company), privilegiert von der Königin Elizabeth I, verdienten immense Summen mit der Herstellung und dem Handel asiatischer Produkte, zu denen auch Opium gehörte. In Bengalen waren durch trickreichen Erwerb von Großgrundbesitz aus der Hand indischer Radschas der flächendeckende Anbau, „Sea of Poppies", von Schlafmohn durchgesetzt worden. Für die notwendige umfassende Handarbeit bei der Gewinnung, in den Abendstunden mussten die grünen Mohnkapseln angeritzt und der milchige Saft am nächsten Tag gesammelt werden, setzten die Briten Scharen von sklavenähnlich verpflichteten Land-und Fabrikarbeitern ein.

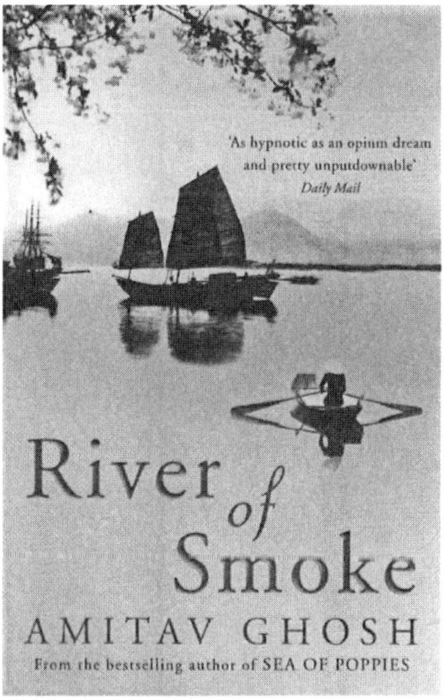

Abb. 47 „River of smoke" aus dem Jahr 2017 beschreibt den Weg in den Opiumkrieg, einem Zwangsimport von Opium nach China. Amitav Ghosh's Trilogie zum Opiumkrieg endet mit einem „Flood of fire".

Das Mutterland, aber auch das übrige Europa stellte die dankbaren Abnehmer. Doch gegenüber dem Kaiserreich China entwickelte sich seit den 20er Jahren des 19.Jhdts. ein Handelsdefizit. Es war den britischen planthunters, den Pflanzenjägern, noch nicht gelungen, die Pflanzen für Qualitätstee zu beschaffen d.h. eigentlich illegal aus China fortzuschaffen. Daher bestand für Tee wie für Silber ein Handelsdefizit. Für die riesigen Mengen an Rohopium aus den bengalischen Anbaugebieten sahen die englischen Kaufleute in China ein Absatzgebiet. Das Kaiserreich China baute zwar Opium an, meist von geringerer Qualität, aber die zunehmende Sucht unter den chinesischen Anwendern hatte zu restriktiven Eingriffen im Lande geführt. Am Ende dieser Entwicklung unternahm der vom Kaiser in Peking eingesetzte energische Provinzgouverneur Lin Zexu den Versuch, alle Beteiligten, chinesische Opiumhändler, die englischen Händler in Kanton(Guangzho) und die auf See wartenden Eigner der mit Opium beladenen Schiffe durch die Androhung der Todesstrafe unter Druck zu setzen. Er verlangte die Herausgabe des Opiums, um es zu verbrennen. Der britische Handelssuperintendent Charles Elliot ordnete die Auslieferung des Opiums an, das dann von den chinesischen Behörden verbrannt wurde. Elliot versprach den Opiumhändlern jedoch die Kompensation der Verluste durch das Mutterland. Diese Summe hätte den Jahreseinnahme des Königshauses entsprochen und das Imperium in schwere wirtschaftliche Depression geführt. Mit diesem Druckmittel ließ sich in London die Regierung zur Vorbereitung kriegerischer Maßnahme drängen. Und dies, um „den Freihandel sicherzustellen". Welch ein Euphemismus! Der zweite Teil der genannten Trilogie ist nicht grundlos als „River of Smoke" betitelt, der dritte „Flood of Fire".

Um die Belastung des britischen Haushalts zu vermeiden, wurde von der Regierung in London die Entsendung einer Kriegsflotte vorbereitet. Mit der klaren Zielsetzung, die chinesische Regierung zur finanziellen Kompensation des verbrannten Opiums sowie der zwangsweisen Öffnung des chinesischen Marktes zu zwingen. Dass man in London hiermit ethisch-christliche Grundsätze mit Füßen trat, war den Beteiligten klar.

Der spätere liberale Premier William Ewart Gladstone(1809–1898) bezeichnete das militärische Vorgehen als „abscheulich ... von Beginn an ungerecht. vor Gottes Urteil...“ . Die Erfahrung mit der Drogenabhängigkeit seiner Schwester prägte sicher auch diesen emotionalen Ausbruch. Wer dem lebenszerstörenden Scheitern eines drogenabhängigen Menschen nicht begegnet ist, wird das mit seiner tiefen Verletzung nicht so leicht nachempfinden. Kriegsentscheidung war also die weitere Absicherung des Opiumhandels, notwendig für den Ausgleich des britischen Handelsdefizits mit China.

Das Missverhältnis zwischen dem chinesischen Feudalstaat und dem hochgerüsteten britischen Kolonialreich zeigte sich dann sofort bei den ersten Gefechten. Mit 22 modernen Schiffen, angeführt von der Nemesis, dem ersten dampfgetriebenen Kriegsschiff in Ganzmetallbauweise. Die technische Ausrüstung der Briten wird schon allein in der Geschoßgröße der modernen Gewehre sichtbar. Sie betrug das 10-fache der Chinesen. Diese stellten den Briten holzgefertigte Dschunken, Küstenschiffe, gegenüber, mit 200 Jahre alten

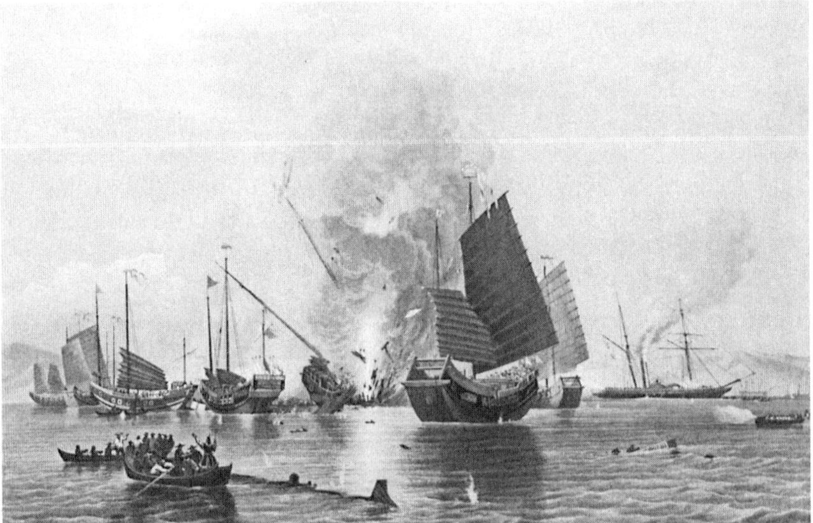

Abb. 48 Edward Duncan(1803-1882). „Destroying Chinese war junks“. Gemälde um 1843 heroisiert das gewaltsame Öffnen eines Marktes für den Opiummissbrauch

Kanonenmodellen. Die Personalstruktur der Chinesen entsprach der Feudalstruktur des Landes, hierarchisch, korruptionsgesteuert. Der Gouverneur, der die chinesische Opiumabwehr organisierte, wusste um die Schwäche und Verletzlichkeit der chinesischen Kräfte, die nach seiner Aussage gekämpft hätten, „ohne das Gesicht des Feindes zu sehen", weil die Briten weitreichende Waffen besaßen. Nach der verheerenden Niederlage und der ungehinderten Vordringen der britischen Invasionsflotte entlang der ostchinesischen Küste brach der Widerstand am Kaiserhof in Peking zusammen.

Im Vertrag von Nanking 1842 sowie im Vertrag von Tianjin 1858, der während des 2. Opiumkrieges unterzeichnet wurde, musste China das gesamte Land neben anderen Zugeständnissen. dem Opiumhandel der Briten öffnen.

In der Darstellung des Sepoyaufstandes 1857 erscheint im Verhalten der Aufständischen das Bild von Asiaten, die zur Zivilisation erst geführt werden müssten. Es bildet eine britisch-eurozentristische Geschichtsreflexion ab. Der barbarische Umgang mit den Chinesen endete mit der Zerstörung des Alten Sommerpalastes, der beim sogenannten Boxeraufstand endgültig Jahrzehnte später vernichtet wurde.

Betrachtet man den Zusammenhang mit der erzwungenen Einfuhr des Suchtmittels Opium, dessen Import sich vom 17.Jhdt. bis Ende des 19.Jhdts. verhundertfachte, wie auch eine Zerstörung von Zivilisationssymbolen der chinesischen Nation, ist also die durch Opium ausgelöste Unterdrückung einer nach damaliger Intention unterentwickelten Nation ein Missachtung aller ethischen Prinzipien. Auf diese hat man sich mit schönen Worten Ehre, Zivilisation, Fortschritt usw. in der Begründung berufen. Das westliche Zitieren von Menschenrechten ist bei den beiden größten Nationalstaaten der Welt auch mit den Erfahrungen in der Geschichte in einem Zusammenhang zu reflektieren. Die fälschliche Einstufung eines oft zügellosen Umgangs mit Opioiden und anderen zur Abhängigkeit(Sucht) führenden Substanzen, hierzulande leider als liberal deklariert, wird nicht als Vorbild verstanden, zu Recht. Die Geschichte bietet des Nachdenkens werte Lehrbeispiele.

Morphinismus und Opioidkrise

Die Erfindung der Injektionsspritze gehört zum Entstehen einer neuen Erfahrung mit Morphin, dem das 19.Jahrhundert den Namen Morphinismus gab. Die schweren Verletzungen bei neuer Waffentechnik während der, damals noch begrenzten, Konflikte (Krimkrieg bis 1856, stärker noch im amerikanischen Bürgerkrieg, bis zu den österreichisch-preußischen, oder französisch-preußischen Krieg 1870) wurden zunehmend von wachsender chirurgischer Kompetenz begleitet. Diese schweren Konflikte fordern die Großen der operativen Medizin und führten zu sprunghafter Verbesserung der Versorgung der Verletzungen an Knochen und Muskeln. Die erste Verpflichtung für das Feldlazarett lag aber in der Schmerzlinderung vor Ort, am Schlachtfeld, in „erster Linie". Der für die Anästhesie inspirierend aktive Chirurg Carl Ludwig Schleich verfasste eine Schrift mit dem Titel „Die Selbstnarkose der Verwundeten in Krieg und Frieden". Der Erstversorgung mit Morphin folgte dann eine wiederholte Gabe in der anschließenden Weiterversorgung. Die anhaltenden Folgen zeigten sich erst verzögert bei einem Teil der Verletzten. Entweder wegen weiter bestehender Schmerzen oder auch bereits früher, als Folge des Wohlempfindens, wurde die Injektion von Morphin wiederholt, bis eine Abhängigkeit eintrat. Demgegenüber beschreibt Morphinismus eher eine Mode, die beginnend im ausgehenden 19. bis zur ersten Hälfte des 20.Jahrhunderts, Kreise der Boheme, also Künstler, denen die Themen ausgingen, sowie ihren Mitläufern, erfasste. Neu wurde aber, dass das Morphinspritzen den schwer Verletzten der mörderischen vier Weltkriegsjahre 1914–18 als folgenschwere Nachlast einer Analgesie in den Lazaretten weitergereicht wurde.

Hufeland benennt die Opiumsucht, dieses Wort wird erstmalig um 1829 verwendet, analog zur Trunksucht. *„Woher kommt es, dass die arbeitende, durch Noth oder Pflicht zur Arbeit getriebene Klasse viel weniger kränkelt als die müßiggehende?"* Hufeland spricht von Verwöhnung, warnt auch vor dem Verschleiern des Krankheitszustandes. Das ist zu lesen in seinen Anmerkungen zu Kants „Von der Macht des Gemüths durch den bloßen Vorsatz seiner krankhaften Gefühle Meister zu sein". Es handelt sich um ein Schreiben an Professor Hufeland über dessen Buch „Die Kunst das menschliche Leben zu verlängern". Bitte erinnern wir uns, Sucht, abgeleitet von altdeutsch siechen, wurde ebenso für die Schwindsucht, die Lungentuberkulose verwendet, die das Leben dahinschwinden lässt. Allgegenwärtig. Unter 6 Gefahren sah Hufeland diese Sucht als die „gewiß größte Gefahr" in der „täuschenden Wirkung, die den wahren Krankheitszustand verschleiert".

Ein Schlagwort umschreibt den Ablauf in unserer Gegenwart, denn ein Ende steht nicht im Buch unserer Hoffnungen: Opioidkrise oder auch Opioid-Epidemie. Wir hoffen, dass es bei einer Epidemie bleibt, nicht zu einer Pandemie wird. Thematisiert wurde der Fehlgebrauch eines Morphin-Abkömmlings, Oxycodon. Bekannt seit 100 Jahren unter dem Handelsnamen Eukodal, als Husten erleichterndes Mittel auch bei uns in Deutschland verwendet. Wenn Ende der 90er Jahre in den USA diese uralte Substanz auf dem US-Markt einen explosiven Absatzerfolg erlebte, dann konnte dahinter nicht ein Zunahme von Schmerzkranken stehen, sondern eine Marketingstrategie grausamen Inhalts. Für diese Strategie stehen als Muster die Familien Sackler und Walton als organisierende Firmenbesitzer. Man denkt flüchtig betrachtend, an eine diskriminierende Schublade und formuliert Pharmaindustrie. Doch dieses Konglomerat aus Handel, Apotheken und Supermärkten dürfen wir nicht unter dem Begriff Pharma subsummieren. Genau betrachtet, handelt es sich um sehr geschickte agierende Händler mit Allem, was Geld einbringt. Drogen bringen Geld, weil die getäuschten Nutzer abhängig und damit steuerbare Konsumenten werden. Wie wenig eine Öffentlichkeit die Zusammenhänge erfasst, beleuchtet das Mäzenatenwirkung solcher Gruppen. Walmart wird seit Ende des Jahres 2020 wegen der ungeprüften Abgabe von Opioiden in den USA angeklagt, Sackler wegen der Herstellung und des Vertriebs über die als insolvent gemeldete Firma Purdue, in Deutschland mit Mundipharma vertreten, aus dem Blick der Öffentlichkeit zurückgezogen. Die ersten Verurteilungen mit Milliardenstrafen schaffen keinen Ausgleich für die Langzeitschäden.

Morphin ist kein Heilmittel, es ist ein Hilfsmittel

Die fragwürdige Verbindung zwischen Kunst und Opioidmissbrauch hätte eigentlich allen Beteiligten bewusst sein können. Wenn große, namhafte Firmen kunstfördernden Institutionen bzw. Museen (Guggenheim, Centre Pompidou, Tate Gallery) Millionen an Fördermitteln zukommen lassen, in der dazu gehörenden Presse als „Philanthropie" schöngeredet, hätte jeder der Beteiligten die Hintergründe erkennen müssen. Bösartig könnte man fragen, ob Kunstschaffende so in den Gebrauch der Substanzen eingebunden sind, dass sie diese menschenverachtenden Verbindungen als solche akzeptieren. Das führt aber auch zu der Frage, wieweit Kunst die gesellschaftliche Grundlage für Missbrauch fördern kann.

Als Folge einer relativen Opioidüberdosierung wird von der WHO die Zahl der Toten bisher über 500 000 angegeben. Leider müssen wir diese Zahl als beschönigend auffassen, weil jeder Staat sich vor echten Zahlen scheut. In den USA stieg die Sterberate bei den zwischen 1956 und 1966 Geborenen, und die durchschnittliche Lebenserwartung sinkt seit 2014 bei den zwischen 1979 und 1989 Geborenen; bei Männern um 3, bei Frauen um 1,5 Monate. Das wirft eine wichtige Frage auf, denn es weist auf ein Risikoverhalten, das bereits in der darauffolgenden Generation übernommen wird. In den Darstellungen der Medien wird die Opioidkrise als alleinige Ursache gedeutet. Bei über 100000 Toten in 12 Monaten, so die letzte Schätzung, gilt das zwar für bestimmte Gruppen. Aber es ist in den USA auch mit sozialpolitischem Hintergrund zu sehen. Gleichzeitig ist der tödliche Verlauf von Herz-Kreislauferkrankungen während der Trump-Administration wieder gestiegen und die Versorgung besonders junger schwangerer Frauen hat sich in den USA katastrophal verschlechtert. Zählbar ist das an einer mehrfachen Sterblichkeitsrate gegenüber der in anderen vergleichbaren Ländern. Denn als Folge fehlenden Versicherungsverhältnisse junger Menschen verbindet sich dieser organisatorische Hintergrund mit einer teilweise schlecht ausgebildeten und sogar korrupten Ärzteschaft. Wenn in der täglichen Routine Schmerzen wie bei Migräne oder in der Rückenmuskulatur mit Opioid-Rezepten versorgt werden, liegt auch ärztliches Versagen vor. Untersuchungen gehen davon aus, dass 30% aller Rezepte nicht gerechtfertigt Opioide enthalten, einschließlich der für uns in Europa unvorstellbaren Kombination von Paracetamol mit Codein. Im Staat Ohio wird mit Opioidrezepten gleichzeitig auch das Gegenmittel Naloxon abgegeben. Man geht also grundsätzlich immer von einem Missbrauch aus. Obwohl Todesfälle als Folge von Waffengebrauch in den USA sehr häufig sind, werden diese Zahlen noch von der Zahl an Intoxikationstodesfällen durch Morphin-Derivate übertroffen. Der Popmusiker Prince zeigt in seiner Drogenkarriere ein typisches Beispiel US-amerikanischer Medizin. In Paisley Park, wo zahllose Nutzer, also seine Entourage, ihr Geld verdienten, entdeckten die Ermittler harte Drogen, diskret als Schmerzmittel deklariert, und die ärztlichen Rezepte auf andere, falsche Namen.

Alles das ist kein Phänomen der Gegenwart, sondern schon seit dem ausgehenden 19.Jahrhundert geläufig. Aber erst schrittweise wurde die Beobachtung registriert, dass die Form der Zufuhr entscheidende Bedeutung besitzt. Unter den Abhängigen wurde bereits vor 100 Jahren das wichtigste Thema „wie werde ich high", noch vor dem „was" ich verwende. Denn gerauchtes oder geschnupftes Opioid erzielt den von den abhängig Kranken gewünschten Effekt der Überdosierung. Aber das „Beste" war die Injektion. Alles das ermöglichte Heroin, billig und beschaffbar. Prohibition für Alkohol geht mit dieser Missbrauchsgeschichte einher und beleuchtet, dass sich dahinter eine Schwäche des Verhaltens verbirgt, eine universelle humane Charaktereigenschaft. Warum trifft das nicht auf die Vergangenheit zu, die Opium ja kannte und nutzte?

Laudanum und die oft hilflose Medizin

Laudanum, auch Mekonium genannt, Tinctura Opii simplex im Apothekengebrauch genannt, wird seit dem 16.Jhdt. als weit verbreitetes Medikament beschrieben. Von dem Arzt Theophrastus Bombast von Hohenheim(1493–1541), aus Schwyz bzw. Einsiedeln stammend, der sich selber später Paracelsus nannte. Er war zunächst als Alchemist, später als Arzt an verschiedenen europäischen Universitäten ausgebildet. Seine alkoholische Lösung des Saftes der Schlafmohnkapsel, etwa zu 10 Prozent, und Alkohol(wein) zu 90%, enthält alle Anteile des Mohnsaftes. Der milchige Pflanzensaft, griechisch opos, bietet Vieles zum Verführen.

Die Rezeptur der nicht ohne Grund von Paracelsus als Arcanum(Geheimnis) bezeichneten Tinktur gab er nicht preis. Aber eine Reihe anderer am zentralen und peripheren Nervensystem wirkende Substanzen wie Extrakte aus Tollkirsche, Alraune und sogar Bilsenkraut verstärkten den Effekt und machten den Begriff Laudanum zum wohl weitest verbreiteten Medikament fast bis in die Gegenwart. In der englischsprachigen Welt machte 150 Jahre später die Opiumtinktur Thomas Sydenham (1624–1689) populär mit dem Satz: "Unter den Heilmitteln, die dem Allmächtigen Gott gefiel uns Menschen zur Linderung zu geben, ist nichts so allgemein und wirksam wie Opium." Dieser Satz gehört in das von ihm überlieferte Bild und erklärt auch die Umschreibung als englischem Hippokrates.

John Locke, sein auch in den Artes gebildeter Assistent, war an der Vorwort zu Sydenhams Observationes Medicae beteiligt. Die Realitätsnähe seines medizinischen Lehrers beeinflusste die empirische Philosophie John Lockes. Eher ungewöhnlich, dass ein Philosoph, insbesondere der Begründer des Liberalismus, so lebensnahe und lebensfrohe Vorstellungen in Verbindung mit der menschlichen Vernunft vertrat. "Die Dinge sind gut oder böse nur in Beziehung auf Freude oder Schmerz". „Gut nennen wir das, was in uns die Freude zu wecken oder den Schmerz zu verringern geeignet ist. **Die Beherrschung unserer Leidenschaften ist das wahre Fortschreiten in der Freiheit.**" Hier taucht eine Definition von Liberalismus auf, den alle Jünger dieser Idee heute verdrängen. Bei Locke kann man darin auch die zwiespältige Erfahrung mit dem Verwenden der Opiumtinktur als hochstimmende Arznei ohne eine eigentliche Heilwirkung lesen, im „Essay on Human Understanding".

Eine Variante in der Opiumrezeptur geht auf Thomas Dover zurück. Dover ist uns eher als der Entdecker des Alexander Selkirk geläufig. Es ist dieser Seemann, den Dover nach 4-jährigem Aufenthalt auf den Juan Fernandez-Inseln entdeckt hatte. Die Mannschaft eines bald danach untergegangenen Schiffs hatte ihn dort ausgesetzt. Selkirk wurde zum Vorbild für die Figur des Robinson Crusoe. Thomas Dover, "Doctor Quicksilver", auch ein Schüler Sydenhams, kombinierte in seinem Powder, also Pulver, Radix Ipecacuanha(Brechwurz), Opiumpulver, Zucker. Es blieb, nur wenig verändert, 200 Jahre in Gebrauch.

Laudanum wurde bis an den Anfang des 20.Jhdts wegen der beruhigenden und Schmerzempfindung dämpfenden Wirkung als Allheilmittel relativ großzügig verordnet, selbst Kindern. Wenn sie schrien, konnte man sie mit Laudanum ruhigstellen! Erst sehr verzögert, nach Beobachtung der Abhängigkeit auslösenden Wirkung, stellten Gesundheitsbehörden die Verordnung unter Rezepturzwang.

Die gesellschaftliche Anerkennung äußert sich leider auch in der Beschreibung der scheinbar zunächst Ideen fördernden Wirkung, besonders bei englischsprachigen Autoren, beispielsweise Samuel Taylor Coleridge oder Thomas de Quincey, der wegen starker Neuralgien, Laudanum einnahm. Für die Zeit typisch ist der Hintergrund bei Coleridge, der Laudanum wegen seines Rheumatismus verordnet bekam. Antiphlogistische, entzündungshemmende Medikamente standen, wenn man von Weidenrindenextrakten absah, noch nicht zur Verfügung. Die Einnahme von Laudanum, als Opium der empfindsamen Romantik zuzuschreiben, geht fehl. Es war nur ein Allheilhilfsmittel, weil nichts anderes verfügbar war. Die Medizin war bezogen auf eine gezielte Therapie, für die meisten Erkrankungen, noch in einem archaischen Status. Die Ursachensuche und Diagnostik begann schon erste Fortschritte zu verzeichnen, aber realisierbare Strategien zur Behandlung fehlten weitgehend.

Verführung – Resilienz und Sucht („addiction“)

Daniel Kahnemann zitiert in seinem umfassenden Werk „Thinking, Fast and Slow“ (dt. Schnelles Denken, langsames Denken) das Experiment von Walter Mischel (1930–2018). Die Fähigkeit von kleinen Kindern, 4-jährig, der Verführung, in diesem Falle kleine und große Kekse, zu widerstehen, äußerte sich Jahre später in der geringeren Drogenanfälligkeit. Kann man dieses Verhalten bereits der Resilienz zuordnen? Die Zukunft wird dies zeigen, bis jetzt wissen wir über Verletzlichkeit im Sinne des Suchtverhaltens eines Menschen zu wenig. Aus der Erfahrung muss aber festgehalten werden, dass das Befinden eines Nutzers für den eventuellen Unterschied entscheidend wird, ob sich die Wirkung der Substanz eher helfend im therapeutischen Sinne oder verführend im Sinne einer Sucht wirkt. Wieweit man den Begriff Resilienz in den Reaktionsbereich von Substanzen, die psychische Abhängigkeit(Sucht) verursachen können, übertragen darf, lasse ich offen. Erklärendes Wissen über diese Zusammenhänge wird aber in der Zukunft einer Prophylaxe notwendig.

Nur die kontinuierliche Begleitung des Patienten und seine Beobachtung durch den Arzt vermag das zu unterscheiden, also Gefahr von Sucht(psychische Abhängigkeit) von Therapie zu trennen. Es wäre jedoch eine Illusion, eine objektive Betrachtung des Arztes für selbstverständlich zu halten. Der gleiche Autor, Kahnemann, wies in seinem Werk „Noise“ (2020/21) darauf hin, dass Ärzte auch eine erhebliche Streuung bei ihren Bewertungen zeigen. Die Einschätzung eines Patientenbefundes kann also durchaus verzerrt sein. Suggestive Fragen werden vom Patienten so beantwortet, dass sie dann den erwarteten Vorstellungen eines Untersuchers entsprechen. Die mit den Allgemeinbegriffen Bias oder Noise bezeichneten Abweichungen, erwartete oder zufällige, gehören auch zu unserem Beruf. Wie wir in der „Anamnese“, der Erhebung der Lebensgeschichte, die zur Erkrankung führte, vorgehen und dann etwas Richtiges vorschlagen, ist anspruchsvoll. Gerade bei den Frage von Sucht, besser Abhängigkeit, kann Voreingenommenheit eines ärztlichen Untersuchers zum

Problem werden. Vereinfacht drückt sich das so aus: Man sieht, was man sehen will; man sieht nicht, was man nicht sehen will.

Jeder, der mit Schmerzmitteln einen Kranken versorgt, muss die allgemeinen Folgen von Abhängigkeit im Auge behalten, auch zur Selbstkontrolle eines Behandlers oder Betreuers: wenn im letzten Jahr mindestens drei dieser Symptome aufgetreten sind, ist Gefahr im Verzug:

Kontrollverlust (man kann sein Verhalten nicht mehr steuern),
Dosissteigerung (man braucht immer mehr davon),
Wiederholungszwang (die Sucht will immer wieder befriedigt werden),
Entzugserscheinungen (wenn man damit aufhören will),
Interessenabsorption (das Leben dreht sich nur noch um die Sucht),
Verlust sozialer Kontakte, gesellschaftlicher Abstieg.

Damit verbindet sich ein körperlicher Verfall. Ein Muster, wie im Voraus Risiken reduziert werden könnten, ist der Plan „Jugend in Island“: Die wichtigen Inhalte sind höheres Grenzalter für Alkohol und sowie Verbot für Jugendliche (zwischen 13 und 16 Jahren), nach 22 bzw. 24 Uhr, im Sommer, sich außen aufhalten zu dürfen. Die Resultate können sich sehen lassen: Sportaktivitäten haben sich infolge dieser Regeln verdoppelt, Cannabis-und Alkoholverbrauch wurden deutlich reduziert. Es sind auch positive Entwicklungen politisch durchsetzbar, man muss es nur anstreben.

Historisch blieben Laudanum, Opium und zunächst selbst Morphin sehr lange in Gebrauch, besonders bei Schriftstellern oder Künstlern. Kritisch muss man hinterfragen, ob die zentralen Effekte, die eben auch durch Phantasiebilder charakterisiert werden, als scheinbare Hilfe bei Ideenarmut überschätzt wurden. Selbsttäuschend verdeckt mit dem Wort „Kreativität“. Fraglos bleibt für diese historische Phase auch wichtig, dass Antidepressiva noch nicht erfunden waren. Damit sollte, wie auch gegenwärtig, immer berücksichtigt werden, dass missbräuchliche Verwendung häufig im Zusammenhang mit Depression zu sehen ist. Übrigens gilt dies wie bei anderen Suchtmitteln, Alkohol usw. Aber vor Entdeckung von wirksamen Mitteln wurde Opiumtinktur noch sehr lange bis ins 20.Jahrhundert als antidepressives Pharmakon verordnet!

Die oral verfügbaren Rezepturen unserer medizinischen Vorfahren, also die Opiumtinktur, weisen deutlich weniger zentrale Nebenwirkungen als jede andere Applikationsform auf, also Inhalieren, Schnupfen, oder gar Injektionen. Dazu zählen Müdigkeit, Schlaftypveränderung, geringere Anteile an REM-Tiefschlafphasen mit der Folge fehlender Erholung während des Schlafens, Schwindel, Euphorie. Besonders dramatisch für schwere, oft tödlich endende Verläufe, wirkt sich heute das Kombinieren mit anderen Substanzen aus, die Schlaf induzieren. An erster Stelle stehen dann Benzodiazepine.

Sertürners Entdeckung

Es war unter den damaligen Kenntnissen eine grandiose Leistung- die chemische Analyse eines organischen Stoffes – des Morphins, die dem 21-jährigen Apothekengehilfen Friedrich Wilhelm Adam Sertürner (1783–1841) im Jahre 1804 gelang. Er isolierte aus dem Opiumsaft Morphium. Wie täuschend einfach das klingt.

Noch während seiner Ausbildung hatte er diesen wichtigsten Wirkstoff im Opium entdeckt. Er nannte ihn „Morphium", später wurde dafür das Wort Morphin gebräuchlich. Die Suche nach dem entscheidenden Bestandteil begann schon früher, besonders in Frankreich. Dort befassten sich um den Begründer der modernen Chemie, Vater der ersten chemischen Revolution, Antoine Laurent de Lavoisier (1743–1794), auch dessen Schüler mit der Suche. Aber Frankreich beschäftigte sich mit Revolution und die spöttische Bemerkung zum Tode Lavoisiers drückt das aus: „Sie benötigten nur einen Moment, um diesen Kopf abzuschlagen, aber hundert Jahre genügen vielleicht nicht, einen ähnlichen hervorzubringen."(J.L.Lagrange).

Sertürner gelang die richtige Analyse und auch die frühe Publikation, sodass im späteren Streit um die Erstbeschreibung Sertürner anerkannt wurde. Der hier erstmalig definierten Stoffgruppe gab man bald danach den Namen Alkaloid. Französische Forscher starteten mit der Suche nach aktiven Bestandteilen von Heilpflanzen mehr als 100 Jahre zuvor. Pflanzensaft auszupressen und Destillate zu bereiten zählen zu den ersten Schritten. Jedoch aus den Destillaten die wirksamen Salze oder wirkende Öle oder Geiste zu gewinnen, erforderte Geduld und Systematik. Mit kaum 20 Jahren als Gehilfe in der Hofapotheke in Paderborn, so zielorientiert zu experimentieren, verlangt von uns als Nachgekommenen alle Hochachtung für Sertürner.

Erstmalige publizierte er, auch das zeugt von seiner selbstbewussten Überzeugung, eine große Entdeckung gemacht zu haben, diese Analyse unter dem Titel "Säure im Opium" im „Journal der Pharmacie". Von seiner Fähigkeit, den biochemischen Zusammenhang zu verfolgen, bezeugen auch seine folgenden Experimente an Tieren, z.B. Hunden. Diese Ergebnisse, publiziert er 1817 in den „Annalen der Physik" mit dem Titel "Ueber das Morphium, eine neue salzfähige Grundlage, und die Mekonsäure als Hauptbestandteil des Opiums".

Spätestens ab diesem Zeitpunkt fand er die entsprechende wissenschaftliche Beachtung, denn er hatte mit dem Morphium erstmalig ein Alkaloid isoliert, diese in der Natur vorkommende chemische Verbindungsgruppe. Das Wort Alkaloid beschreibt indirekt die Wege des Suchens nach den Wirksubstanzen. Es ist abgeleitet von dem arabischen al-quala, der Pflanzenasche, und bezeichnete basische (alkalische) Stoffe. Der Apotheker Carl Friedrich Wilhelm Meißner(1792–1853), bestätigte mit der Namensgebung das Prinzip, dass sich in der Natur Basen finden, alkalische Stoffe, die mit Säuren Salz bilden.

Von diesen „Ascheähnlichen“ sind bisher mehr als 10000 in der Natur nachgewiesen.

Weil französische Chemiker zur gleichen Zeit an der Isolierung der Substanzen arbeiteten, war der Streit um die Priorität absehbar, wurde am Ende zu Gunsten Sertürners entschieden. Die Basisuntersuchungen der chemischen Pharmazie stellten den Einstieg in die Analyse von Naturstoffen, der pharmazeutischen Biologie, mit nun folgenden Entdeckungen mehrerer wichtiger Substanzen wie Strychnine (1818), Quinine (China-oder Jesuitenrinde) 1820, Coffein (1823), Nicotine (1828) and Cocaine (1855). Diese Reinsubstanzen, also die im Rahmen der pharmazeutischen Chemie ermittelten Einzelbestandteile, ließen eine korrekte Dosierung zu und ermöglichten damit endlich auch Sicherheit für die Anwendung von Naturstoffen. Sertürners Mut, im Versuch die Wirkung von seinem „Morphium“ zu prüfen, bedeutete dann den Einstieg in eine weitere Säule patientenorientierter Sicherheit, nämlich die Dosis-Wirkungs-Relation. Zuerst an Hunden geprüft, dann erhielten 3 Testpersonen 3-mal ½ Gran (1 Gran entspricht nach den „Nürnberger Apothekergewichten“ etwa 65 mg). Diese Menge summierte sich auf 1/10 Gramm =100 mg Reinsubstanz. Heute enthält eine Ampulle 10 mg, die Tablettenzubereitungen zwischen 10 mg (Anfangsdosis) und unter kontrollierten Bedingungen bis zu 200 mg. Für den Ersteinsatz Sertürners am gesunden Probanden, an sich selber und 2 Freunden, handelten sich die Teilnehmer also eine Überdosierung ein; starkes Erbrechen und Tiefschlaf folgten. Erschreckt von dem Bewusstseinsverlust erzwang Sertürner mit dem Einflößen von Essig das Erbrechen eines Teil der Reinsubstanz Morphin. Alle Nebenwirkungen, die möglich sind, wurden erst viel später, und nur schrittweise, von Ärzten und Pharmakologen registriert.

Morphin avancierte wegen der guten Dosis-Wirkungsbeziehung und eindeutigen Wirkung, wie auch Nebenwirkung, zur „Referenzsubstanz“ für alle zentral wirkenden Schmerzmittel, also Opioide. Es ist die am sorgfältigsten untersuchte und überprüfte Substanz. Codein (1832) griechisch „Mohnkopf“, von dem Franzosen Robiquet isoliert, wurde später aus Morphin synthetisiert durch Albert Knoll, Ludwigshafen (1886). Wegen der hustenstillenden Wirkung stellte diese Substanz den Maßstab für alle hustenstillenden Medikamente. Wir dürfen nicht vergessen, Heilung gab es damals nicht für Tuberkulose (Schwindsucht), schwere Lungenentzündung, Keuchhusten usw. Wobei Morphin als Hilfe für den Husten bei Kindern nur schrittweise durch Codein abgelöst wurde.

In alten Lehrbüchern der Kinderheilkunde spielt Opiumtinktur eine wesentliche Rolle, weil der schmerzstillende Effekt sich mit dem beruhigenden verbindet. Selbst für die Behandlung der Blinddarmentzündung (Appendizitis) wurde es noch bis in den Anfang des 20.Jhdts. vor die operative Versorgung gesetzt. Nicht vergessen, die Angst vor der Operation schloss auch das Wissen um die nicht einfache, sichere Anästhesie von Kindern ein.

Offenbar sind Morphin-Rezeptoren in der Darmwand für die Obstipation (Verstopfung) beim Einnehmen von Opiumtinktur verantwortlich. Das bestätigt die seit Jahrhunderten bekannte darmberuhigende Wirkung. Historisch gab es keine Behandlungsmöglichkeit von Darminfektionen, also blieb an erster Stelle das Opium, um die Stürme des unruhigen Darm, die Durchfälle zu beruhigen. Wenn die modernen Opioide wie Loperamid nicht ausreichen, dann kann heute noch auf diese uns von der Vorfahren überkommene Tinktur zugegriffen werden. Da keine Allgemeinwirkung bei den sehr niedrig dosierten, aber wirksamen Zubereitungen auftreten, wird auch keine Toleranzentwicklung zu erwarten sein. Wie die meisten Pflanzenextrakte finden sich im Saft der Opiumkapsel mehr als 30 unterschiedliche Alkaloide, neben Morphin auch Codein, und andere Verwandte, aber auch krampflösende Naturstoffe wie Papaverin. Eines der am stärksten wirkenden Produkte wurde1909 aus einer Mischung der hochpotenten, aber unterschiedlichen Bestandteile hergestellt: Pantopon. Es war dann das einzige Präparat mit allen wesentlichen Einzelbestandteilen des Opium, in einer injizierbaren Reinform. Es enthielt außer Morphin Thebain, Noscapine, Narcotin, und weitere Alkaloide. Die sehr starke, auch relativ langanhaltende Wirkung erklärt einen 7 Jahrzehnte anhaltenden Verkaufserfolg: Das „injizierbare Gesamt Opium". Als ich vor Jahrzehnten während meiner praktischen Tätigkeit während des Studiums, der klassischen Famulatur, den Einsatz dieser Substanz nachts verantworten musste, beruhigten mich die zuständigen Krankenpfleger mit den spöttischen Begleitworten „da hat man eine ganze Nacht seine Ruhe".

Heilschlaf und anderes Obskures

In der Kombination mit Scopolamin, als „Heilschlaf" ab dem Beginn des 20.Jahrhunderts, folgte ein weiteres Abenteuer der Medizinexperimente. Scopolamin, aus der Gruppe der Belladonna-Substanzen ist der wesentliche Bestandteil von Nachschattengewächsen. Die Wirkung auf das Bewusstsein kann man auch daran ablesen, dass es vor dem Einsatz von Barbituraten als Wahrheitsdroge in der nordamerikanischen Kriminalistik eingesetzt wurde, weil es sedierend, sowie enthemmend wirkte, bis zur apathischen Willenlosigkeit. Der Missbrauch als K.-o.Tropfen kann als weiteres Beispiel der Willensbeeinträchtigung genannt werden. Dieses Thema bleibt hier unberücksichtigt, weil sachliche Untersuchungen kaum vorliegen und Falschmeldungen offenbar häufig in der Öffentlichkeit auftauchen.

In einer Kombination von Opium und Mandragora wurde zeitweise eine Heilschlaftherapie mit dem Argument „Schlaf als Quelle der Erneuerung" als medizinischen Fortschritt deklariert. Der damit zitierte Dante hatte sich vermutlich etwas völlig anderes vorgestellt. So kann man Zitate für andere Zwecke umdeuten. Man pries diese Behandlung für Hirnentzündungen, Infektionskrankheiten, Lungenentzündung, Allergien an. Die Absurdität fand interessanterweise in der Verleihung des Stalinpreises 1943 an den Arzt Andrejew einen Höhepunkt, der das Verfahren in der Sowjetunion als sozialistischen Fortschritt eingeführt hatte.

Opioide - semisynthetisch und synthetisch, Heroin - die Suche nach Fortschritt führt zur Katastrophe

Rohopium, dieser milchige Saft einer hochwirksamen Mischung enthält 10% Morphin, 0,5% Codein, 0,2% Thebain, außerdem Papaverin, Norscapin und als Lösemittel 75% Pektin, Zucker, Wachs, Mekonsäure. Die wichtigen guten Eigenschaften für den Schmerzpatienten sind Analgesie, Anxiolyse (Lösen von Angst) und Beruhigung(Sedierung). Große Unterschiede ergeben sich aus der sehr unterschiedlichen Form der Zufuhr. Das Wie und Wieviel bestimmt den erwünschten Effekt oder eine Nebenwirkung. Wissen und Aufmerksamkeit der Anwender entscheiden über das Wohlbefinden des Patienten. Denn immer gilt ein Grundprinzip, ein wacher Organismus ohne Schmerzen bildet Voraussetzung für Sucht!

Als wesentliche Nebenwirkungen sind Erbrechen (nur bei relativer Überdosierung), Übelkeit, Wirkung auf Herz-und Kreislauf, Atmung, innere Organe, Obstipation, Krämpfe in inneren Organen z.B. Gallenwege zu nennen. So verbinden sich Vorteile mit Nachteilen und verlangen angepasste Dosierungen oder auch Verbesserungen. Diese erklären auch die intensive Forschung der letzten 150 Jahre bis in die Gegenwart.

Mit dem ausgehenden 19.Jahrhundert ermöglichten neue chemische Synthesen die Erfindung anderer Substanzen mit neuem Profil, das bedeutete Alternativen zum Opium und Morphin. Das Verbot frei verkäuflicher Opioide zum Beispiel in England oder eine neue Ordnung unter dem Umgangsbegriff Opiumgesetz zeigten auch Konsequenzen aus dem zunehmenden Wissen um Profil und Risiken. Man nimmt heute an, dass inzwischen alle möglichen chemischen Varianten der Natursubstanz synthetisiert und überprüft worden sind. Die Grundprobleme konnten aber nicht umgangen werden. So ist die Zukunft für andere universelle Wirkungswege einer Schmerzbehandlung offen.

Eine akute Vergiftung wird immer an einer Pupillenverengung sichtbar, ein Phänomen, das auch bei Verwendung dieser dann sehr gefährlich werdenden Mittel in der Gesellschaft erkannt werden könnte! Aber! Gesellschaft nimmt weite Umwege und verdrängt wirklich bedrückende Bilder..

Eine Opioid-Variante können wir als Muster für endloses Lernen der Medizin aus negativen Erfahrungen retrospektiv verfolgen, und wir landen in der Gegenwart. 1874 veränderte der englische Chemiker C.R.Alder Wright(1844–1894) am Morphinmolekül durch Acetylierung, also eigentlich nur ein wenig, die chemische Struktur. 1894 konnte Felix Hoffmann (1868–1946), auch bekannt durch Aspirin, in den Bayerwerken in Elberfeld dieses Acetyl-Morphin unter dem Namen Heroin industriell fertigen. Das gezielte Bemühen ein Morphin „ohne Suchtpotential" zu erfinden, schien erfolgreich. Der Name, welch ein Irrglaube, abgeleitet vom griechischen Wort heros (ἥρως) „der Held", nimmt Bezug zum Kriegshelden, dessen Schmerz zu erleichtern. Zunächst als sicheres Schmerzmittel vermarktet, weil es sowohl als subkutane Injektion wie auch oral als wasserlösliches Mittel einzusetzen war. Aber, dieses Tückische kannte man noch nicht und verstand es nicht, es ist besser fettlöslich als Morphin und kann daher innerhalb von 3 Minuten das Gehirn erreichen. Diese sehr schnelle Anflutung durch die Hirnhäute ins Gehirn führt dann zur psychischen Überdosierung, also den Sucht programmierenden Effekt der extremen Euphorie, dem „vergnüglichen" Kick.

Bereits 1896 folgte die Mischung mit Kokain, Alkohol, Chloroformwasser, auch als „Mistura pro euthanasia" (!!) , benannt nach dem Krankenhaus des Arztes, der das Gemisch kombinierte, als Brompton-Cocktail. Diese Mixtur diente als Hilfe bei Krebskranken und verwies insofern auf eine mögliche Zukunft. Die Substanz Heroin, nach der Einstellung der Pharmaproduktion nur noch illegal im Handel, ist leider einfach herzustellen. Das lässt kriminelle Ideen und die darauffolgenden Movie-Abbilder folgen. Musterbeispiel sind Alain Delon und Jean-Paul Belmondo im Film Borsalino. Sie verkörpern die Erzählungen um Paul Carbone, den Mafia-Boss in Marseille. Er stirbt in einem von der Resistance gesprengten Eisenbahnzug der deutschen Besatzungstruppen in Frankreich. Die Gestapo hatte seine Drogenhandel sanktioniert! Das Germanische Herrenvolk!

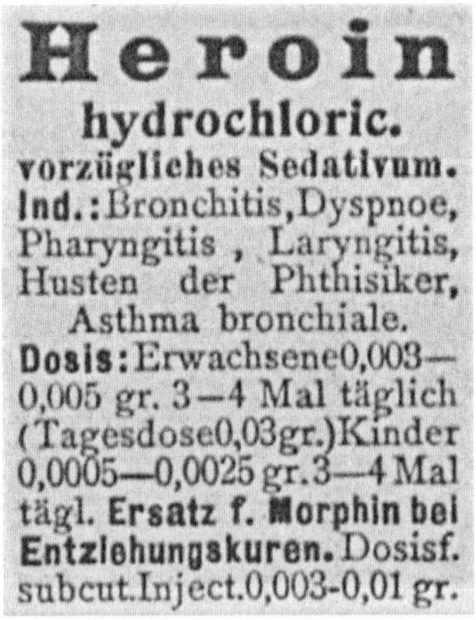

Abb. 49 Werbung für Heroin als sicheres Mittel gegen „alltägliche" Beschwerden in einer Zeitung

Morphin stellt also den Goldstandard der zentral wirkenden Opioide, beispielsweise auch als das klassische Medikament für die Notfallmedizin. Gerade bei dem von Angst geprägten Schmerz infolge eines Myokardinfarktes, der mit einem Vernichtungsgefühl einhergehen kann, weniger deutlich bei der Angina pectoris, nicht ohne Grund „Enge der Brust" genannt, hilft Morphin intravenös sorgfältig dosiert. Selbstverständlich begleitend zu den spezifischen herzentlastenden Medikamenten und der Vorbereitung auf eine Lysetherapie. Es beruhigt, nimmt den Schmerz, kann den Schweißausbruch mindern und den Blutdruck entlasten.

Überdosierung bei Intoxikation bringt zunächst Unruhe, Kopfschmerzen, Desorientiertheit, Euphorie, dann Schläfrigkeit (Sedierung), danach verlangsamte Atmung, weitere Atemdepression, sogar Krämpfe. Ein Blick in die Augen beherrscht das Bild für den zu Hilfe Gerufenen – die kleine, enge Pupille- Miosis. Es wird berichtet, dass Abhängige Pupillen erweiternde Tropfen nutzen, um diese Miosis zu überspielen, dann mit tödlicher Verwechslungsgefahr.

Die toxischen Effekte, auch die Entzugserscheinungen, zeigen sich dramatisch bei Neugeborenen von abhängigen Müttern. Im schrillen Schreien äußert sich das Leiden dieser ausgelieferten kleinen Erdenbürger, Zittern, Schlaflosigkeit, Schwitzen, Fieber, Krämpfe, Kreislaufreaktionen, der lebenswichtige Moro-Reflex ist abgeschwächt (Klammerfähigkeit, Reflex zum ersten Schrei), die Ernährung erschwert. In den USA geht man davon aus, dass mehr als 5% der werdenden Mütter Drogen einnehmen, häufiger sind dies Unverheiratete und weniger gut Gebildete. Daher wäre auch die Versorgung während der Schwangerschaft lebenswichtig, doch sie ist in den USA, wie oben erwähnt, bedrohlich schlecht. Die Verbindung von Alleingelassen und dann Alleinerziehend bedeutet doppelte Belastung, ist biologische Katastrophe und menschlich kaum zu ertragen.

Zahllose andere Indikationen lassen Morphin als Standardmedikament erscheinen, doch die Suche nach Besserem oder auch spezifischer wirkenden Abkömmlingen reicht unverändert in die Gegenwart. Eigentlich bleibt bei allen Substanzen eine Grundstruktur des Morphin erkennbar. Dazu sollte auch betont bleiben, dass die entwickelten Abkömmlinge oft auch nicht unmittelbar selber wirken, sondern sie eher im Körper verstoffwechselt (metabolisiert) werden. Manchmal schon innerhalb von Minuten wird dann aus der verabreichten Substanz im Körper Morphin gebildet, das dann den eigentlichen Effekt erreicht. Das galt schon für Heroin, war aber lange nicht bekannt. Erst die biochemische Forschungsgeschichte von Zufuhr, Verteilung und Abbau von Pharmaka ließ das Verständnis für den richtigen Einsatz entstehen. Pharmakodynamik und Pharmakokinetik lauten die Fachbegriffe und sie bestimmen heute im Wesentlichen die praktische Anwendung.

Zahlreiche Varianten werden entdeckt, besonders gegen Husten

Wir sollten das Verständnis für den Schmerz im Auge behalten, um das Suchen nach einem guten Schmerzmittel von der Potenz des Morphin zu verstehen. In der Fülle von abgeleiteten Derivaten lassen sich in den letzten 100 Jahren wichtige Beispiele beschreiben. Diese Medikamente sind heute häufiger in praktischem Gebrauch als Morphin, weil sie Vorteile besitzen, die sich erst in täglicher Verwendung erschließen.

Hydromorphon (Dilaudid) ist seit 1926 in Gebrauch, sowohl als Schmerzmittel, wie auch als beruhigendes Schmerzmittel früher in Mischung mit der Tollkirschensubstanz Atropin genutzt. Es kann heute in der verzögernden Retardform für die orale Therapie bei Tumorschmerzen sinnvoll eingesetzt werden.

Bei einer größeren Zahl an Opioiden liegt die besondere Bedeutung in ihrem hustenstillenden Effekt. Husten und Schmerz, wie sind diese Phänomene verbunden? Auch der Reiz zum Husten wird wie beim Schmerz von Rezeptoren in den Atemwegen ausgelöst. Besonders im Bereich des Kehlkopfes, den Bronchien, verteilt bis zum Lungenfell wirken diese den Schmerzrezeptoren vergleichbar, auf verschiedene Reize, wie Rauch, Chemikalien, Entzündung mit dem plötzlichen Ausstoß eines Luftstroms. Der Hustenreiz wird über Nerven des Vegetativum in das Gehirn geleitet, im Hustenzentrum beantwortet. Der parasympathische Anteil des vegetativen Nervensystems vermittelt diese Reize. Weil diese Nervenbereiche weit verteilt sind, zum Beispiel über verschiedene Hirnnerven wird der Begriff Vagusnerv, der wandernde, vagierende Nerv verständlich. Die Nachbarschaft von Husten-und Atemzentrum, im zentralen Stammhirn verteilt, erklärt den Einfluss von Opioiden auf den Hustenreiz. Das Schützende dieses Abwehrhustens leuchtet biologisch ein, das Quälende aber ist schrecklich. Es ist dem Schmerz äquivalent. Alles was uns gegen diese Hustenqual hilft, hat bei uns Menschen Erfolg.

Dihydrocodein, um 1911 entwickelt, liegt in seiner schmerzstillenden Wirkung zwischen Morphin und Kodein. Die hustenstillende Wirkung fiel sofort auf, so dass sich Dihydrocodein sehr schnell als Hustenmittel durchsetzte, z.B. unter dem Handelsnamen Paracodin(Knoll). Der Schmerzeffekt fand erst Jahrzehnte später zunehmende Beachtung und damit erklärt sich auch die Bedeutung als Missbrauchssubstanz, jedoch verdeckt unter dem dann falschen Vorzeichen „Hustenmittel".

Oxycodon, um 1917 in den Handel als Eukodal, wörtlich das „gute Kodein" gebracht, ist ein halbsynthetisches Medikament, das aus dem Opiumbestandteil Thebain abgeleitet wurde. Im Vordergrund stand zunächst auch die Hustenwirkung, aber auch ein analgetischer Effekt. Die als Eukodalismus beschriebene Abhängigkeit führte letztendlich dazu, dass die Substanz in Deutschland vom Hersteller Merck vom Markt genommen wurde. Ganz anders der Umgang mit Oxycodon in den USA. Die kurze Wirkdauer von 2 Stunden erweist sich für den Schmerzerleichterung als nachteilig.

Obwohl das Suchtpotential wegen des schnellen Wirkungseintritts und der kurzen Wirkdauer bekannt war, wurde es in den USA die Nr.1, unter verschiedenen Namen, sogar in einer vortäuschenden Fixkombination mit Paracetamol, oder ASS, sogar zum Verkaufsschlager. Als Oxygesic, Oxycontin, auch unter der generischen Bezeichnung im Handel, zeitweise auch Dihydroxycodeinon genannt. Die Wirkdauer liegt um 2 Stunden, schneller Wirkungsbeginn und kurze Dauer prädestinieren für einen Missbrauch. Nach aller Kenntnis der Polytoxikomanie injizierte der Arzt Morell Hitler auch Oxycodon. Der kleine kriminelle Diener dem großen Verbrecher!

Hydrocodon, auch als Dihydrocodeinon bezeichnet, ist nur wenig chemisch verändertes Dihydrocodein (1913). Zunächst überwiegend als Hustenmittel gedacht, verdankte seine Popularität dem US-amerikanischen Fernsehen, Dr. House, als eine Arztserie geläufig. Aber nach unserer Gesetzgebung ist ein abhängiger Arzt nicht zu ärztlicher Tätigkeit zugelassen. Als Problem stellt sich die heroisierende Präsentation des Hauptdarstellers, zwar abhängig, trotzdem Sympathie auslösend. Solche Figuren können immer bei nicht resilienten Zuschauern Nachahmungseffekte induzieren.

Krämpfe, von Hohlorganen wie Gallenwegen, Darm oder Harnleiter ausgehend, sind quälende anfallsartige Schmerzen für uns Menschen. Die Suche nach krampflösenden Medikamenten stand immer im Mittelpunkt des Suchens, schon ab den 1880er Jahren. Erst die Synthese einer völlig neuen Medikamentengruppe bedeutete mit Pethidin 1939 einen Sprung in der Chemie zentral wirkender Medikamente. In den Hoechster Farbwerken synthetisierten 1937 Otto Schaumann und Otto Eisleb das Pethidin, zunächst unter dem Namen Dolantin bekannt werdend. Man suchte ursprünglich einen Ersatz für das Tollkirschenpräparat Atropin, Belladonna, „die schöne Frau", wegen der glänzenden Augen und den weiten Pupillen so benannt. Das aber gelang mit einem Abkömmling der natürlichen Substanz, dem Piperidin, übrigens auch einem Alkaloid. Es findet sich im Gehirn, sodass man es als abgewandeltes Bioprodukt bezeichnen kann, das sollen wir nicht vergessen. Piperidin war damals als Körperbestandteil noch nicht bekannt. Da Pethidin keine Morphinstruktur aufwies, registrierte man zunächst den gewünschten krampflösenden Effekt, erst sekundär die Analgesie. Diese beiden Wirkungen machen Pethidin auch heute noch zu einem weltweit verwandten stark wirkenden Opioid. Es begegnet uns in der Geburtshilfe, wie beispielsweise in Beijing.

Methadon als Hilfe für Abhängige. Schnell oder langsam – die Form der Zufuhr ist entscheidend. Neue Wege – Fentanyl und große Fortschritte in der Opioidforschung

In dem chemisch-pharmazeutischen Forschungsbereich der Hoechster Farbwerke wurde zum gleichen Zeitpunkt, also 1937, eine andere Substanz entwickelt (Max Bockmühl und Gustav Ehrhart), die uns in der Gegenwart noch mehr als damals interessieren muss. Wegen der Kriegsereignisse beachteten die medizinischen Nutzer die später als Methadon bezeichnete Substanz zunächst wenig. Dann im Rahmen der Patententeignung nach dem 2.Weltkrieg in die USA gelangt, fand Methadon in den USA seit den 60-er Jahren als Substitutionsmittel besondere Beachtung. Methadon besitzt die chemische Strukturbesonderheit, dass es 2 spiegelbildliche Formen bilden kann, die in der Produktion als Mischung entstehen. Diese wirken biologisch unterschiedlich, obwohl sie chemisch gleiche Formelstruktur besitzen. Die linksdrehende Form, das Levo-Methadon (1949) ist 2-mal so wirksam wie Morphin, das rechtsdrehende Dextro-Methadon wirkt kaum analgetisch, dagegen hustenstillend. Daher wird Methadon in unterschiedlichen Zubereitungen angeboten. Methadon wirkt relativ lang, so dass eine einmalige Gabe pro Tag ausreicht. Im Unterschied zu anderen Opioiden führt es nicht zu dem euphorisierenden Kick. Es vermeidet die Entzugssymptome bei Heroin-Abhängigen. Daher bedeutet es in Abgabeprogrammen die derzeit wichtigste Ersatz- oder Begleitbehandlung. Daneben werden, wenn auch seltener Buprenorphin oder auch Morphin in der verzögernden (retardierten) Form für diesen Zweck eingesetzt. In Deutschland wird zeitweise eine Zahl von mehr als 160000 Opiatabhängigen genannt. Davon sind etwa 50% in einer Substitutionsbehandlung erfasst, soweit die verfügbaren offiziellen Informationen. Spezialisierte Gemeinschaftspraxen gelingt es wohl am besten, das notwendige Vertrauensverhältnis zu den Abhängigen aufzubauen. Doch die Dunkelziffer mit allen Folgen, insbesondere aber der Beschaffungskriminalität, bleibt erdrückend hoch. Leider ist der Anteil derjenigen, die opiatfreies Leben erreichen mit einer Größenordnung von 5% verschwindend gering. Darin können wir die hochgradige funktionelle Strukturveränderung in den Gehirnzellen ermessen. Bedrückend in einer Gesellschaft, die sich für aufgeklärt hält!

Methadon kann als starkes Schmerzmittel in der Palliativmedizin Verwendung finden. Der Grund liegt in der gleichmäßigen Langzeitwirkung. Vorstellungen, dass Methadon Tumorzellen angreift, aus Tierexperimenten abgeleitet, haben sich als falsch erwiesen.

In der medizinisch-pharmazeutischen Forschung führte das Pethidin (auch Meperidin in den USA genannt) zu einer entscheidenden Entwicklung, zu neuen Wegen. Uns allen ist der Winterschlaf von Säugetieren bekannt, wir wissen um den Sinn der Verlangsamung der Körperaktivität als Lebensstrategie. 2 französische Ärzte, Henri Laborit und Pierre Huguenard, beobachteten schon während des Indochinakrieges, dass überschießende Stressreaktionen bei schwer verletzten Soldaten mit beruhigenden Medikamenten, damals nutzte man antiallergische Antihistaminika, zu verhindern waren. Die daraus abgeleiteten Psychopharmaka wurden unter experimenteller Prüfung mit dem Opioid Pethidin zu einem „lytischen Cocktail" als medikamentöse Basis für einen künstlichen Winterschlaf (artefizielle Hibernation) gemischt. Ein klingender Name, erklärt durch das wichtige Verknüpfen der Wirkungen mit Beruhigung und Dämpfung der vegetativen Sympathikusüberreaktion. Um den Stoffwechsel bei Schwerkranken, im Schock zu reduzieren, kombinierten Ärzte diese Form eines Winterschlaf mit einer Kühlung des Körpers durch Eis. Das Verfahren ist aufwendig und letztlich wieder aus den Augen verloren, denn ein wirklicher therapeutischer Durchbruch ließ sich kaum nachweisen.

Schnell oder langsam – die Form der Zufuhr ist entscheidend

Von sehr großer Bedeutung für die praktische Verwendung von Schmerzmitteln ist die Art der Zufuhr. Einfach formuliert, wie wird eine Wirksubstanz eingenommen? Ein Medikament wird injiziert, intravenös oder subkutan, selten intramuskulär, oder inhaliert. Beim Inhalieren wirkt es am schnellsten, aber auch kürzer. Es kann als Lutschtablette benutzt, z.B. sublingual(unter der Zunge) oder geschnupft werden. Das entspricht, wenn auch mit größeren Schwankungen dem Einatmen oder Injizieren in die Vene. Nutzt man Medikamente als Tablette, wird der Wirkungsbeginn von dem Füllungszustand des Magens bestimmt, damit aber auch die Intensität des Schmerz Stillens und die Dauer. Außerdem lassen sich viele Medikamente in einer retardierten, verzögernden Form als Tablette oder Kapsel verarbeiten. Der langsamste Weg der Zufuhr, aber auch der gleichmäßigste wird durch die Applikation mit Hilfe eines Pflasters erreicht. Doch dieser Weg kann nur genutzt werden, wenn die Medikamente über die Haut aufgenommen(resorbiert) werden können, vorausgesetzt sie sind fettlöslich. Als Letztes sollte die rektale Aufnahme aufgeführt sein. Das Zäpfchen ist zwar noch verbreitet, ist aber für die Aufnahme im Körper unzuverlässig, was die Menge an aufgenommenem Medikament betrifft. In anderen Ländern, wie England, erweisen sich Suppositorien wegen der perianalen Applikation aus soziokulturellen Gründen als eher bedeutungslos.

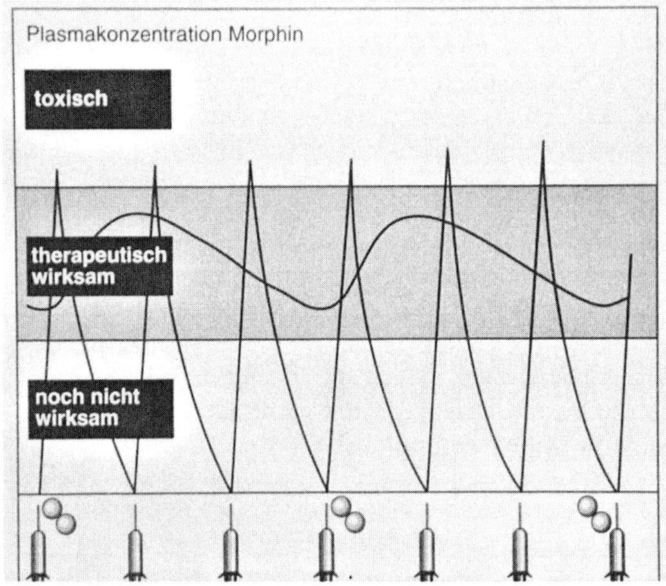

Abb. 50 Verlauf der Konzentration der Medikamente, die gleichmassige Gabe, als Tablette, Infusion oder als Pflaster hilft gegen Schmerzen und vermeidet die gefährlichen Nebenwirkungen. „Spitzen" im toxischen Bereich bringen den „Kick". Helfende oder toxische Dosis sind abhängig von der Methode einer Applikation. Eine regelmäßige Einnahme des Medikamentes, der Tabletten, hilft auf Dauer am besten, vermeidet viele Nebenwirkungen, annähernd vergleichbar das Pflaster („therapeutisch wirksam").

Neue Wege – Fentanyl und große Fortschritte in der Opioidforschung

Seit der Entwicklung von Pethidin (Dolantin) erhielten chemisch ähnlich strukturierte Opioide zunehmende Beachtung, auch unter Berücksichtigung ihrer Wirkdauer und ihrer Fähigkeit vom Körper gut verträglich aufgenommen zu werden.

Ab 1960 veränderte eine neues Opioid zunächst die Allgemeinanästhesie (Narkose), in erster Linie für große Operationen. Das wurde durch die Entwicklung einer neuen Substanz möglich, Fentanyl. Dieses Opioid ist eng verwandt mit dem oben erwähnten Piperidin, also diesem körpereigenen organischen Amin, von dem eine endogene natürliche regulierende Wirkung im ZNS angenommen wird. Mit Fentanyl, in Verbindung anfänglich mit dem ebenfalls völlig neuen Psychopharmakon(Neuroleptikum) Droperidol wurde erstmalig ein reines Schmerzmittel für eine schonende Narkose verwendet, bei guter Verträglichkeit, besonders auch bezüglich einer postoperativen Übelkeit. Später wurden dann in Verbindung mit weiteren und deutlich besser verträglichen Beruhigungsmitteln (Sedativa) neue Formen der Allgemeinanästhesie entwickelt. Diese jetzt als Totale Intravenöse Anästhesie bezeichnete Allgemeinanästhesie(Narkose im herkömmlichen Sprachgebrauch) kann das Inhalieren von Narkosegasen ersetzen. Das gestattet heute eine sehr sichere Auswahl der einzelnen Verfahren für sehr unterschiedliche Operationen, von der Thorax-, Herz- bis zur Neurochirurgie beispielsweise. Nebenbei bemerkt, diese Technik der Allgemeinanästhesie vermeidet auch die für das Klima schädlichen Gase. Fentanyl besitzt, das fiel sehr früh zu seinen Gunsten ins Gewicht, die besondere Eigenschaft der guten Steuerbarkeit. Dieser Vorteil wird durch eine weitere Eigenschaft für die humane Anwendung noch erweitert. Es ist sehr gut fettlöslich. Also wird Fentanyl, als Pflaster aufzukleben, von der Haut resorbiert, aufgenommen, und wirkt kontinuierlich schmerzerleichternd im gesamten Körper. Ergänzt werden diese Eigenschaften durch die Resorbierbarkeit in der Mund-und Nasenschleimhaut. Lutschtabletten und Sublingualtabletten sind für schwierige Grenzsituation sehr, sehr wichtig. Beim Durchbruchsschmerz, wenn plötzlich wie eine Spitze quälender Schmerzen einsetzt oder das Schlucken nicht mehr möglich oder sinnvoll wird, kann diese Zufuhrform wesentlich helfen, Leid zu ersparen. Immer sollte im Auge bleiben, dass Fehlgebrauch bei diesen hochwirksamen Zubereitungen möglich ist. Als Beispiel: es wurde berichtet, dass Kinder die Fentanyl-Lollies der Großmutter gelutscht und weil unbeobachtet, daran gestorben sind.

Die Erfindung von Fentanyl wirkte wie eine Induktion. Es gelang der chemisch-pharmazeutischen Industrie weitere Analgetika abzuleiten, mit sehr unterschiedlicher Wirkdauer und Stärke. Fentanyl besitzt eine analgetische Wirkungsstärke etwa 100-fach so stark wie Morphin. Es folgten Sufentanyl (1974) 1000-mal, Alfentanyl (1976) 50-mal, Remifentanyl (1991) 100–300-mal so wirksam. Die Stärke der Wirkung bleibt aber nicht der entscheidende Fortschritt, sondern wesentlich für den Einsatz sind die Dauer der Schmerzhemmung und der Abbau, die Elimination im Körper. Davon hängt auch die Verträglichkeit und damit die „Bekömmlichkeit" im allgemeinen Sinne als Zeichen für ein überschaubares, steuerbares Wirkprofil ab. Gerade Remifentanyl als die jüngste Variante aus der Fentanylfamilie, mit einer Halbwertzeit von 6 Minuten, erweist sich für begrenzte Operationszeiten als sinnvoll. Weil der Körper dieses Opioid schnell abbaut, lässt sich ein negativer Überhang verhindern.

Und kaum zu glauben, das höchstwirksame Carfentanyl (1974) besitzt die 10000-fache Wirkstärke von Morphin. Es hat seine eigene Anwendungsgeschichte, denn wegen dieser extrem hohen Effizienz ist es nur in der Veterinärmedizin nutzbar (Eisbären, Löwen). Erst seit 2017 ordnete die VR China das bis dahin noch unkontrolliert hergestellte Carfentanyl in die Liste der zu überwachenden Stoffe ein. Der weltweite, missbräuchliche Vertrieb gipfelt in seiner Verwendung als Straßendroge in den USA.

Als ein Zeichen der Induktion eines primären Missbrauchs kann man die Entwicklung das Auftauchen von Fentanyl außerhalb des medizinischen Einsatzes beobachten. Jahrzehnten einer Verwendung zum Vorteil der Patienten folgte nach Ende der Patente wie eine Explosion die illegale Produktion in Laboratorien. Doch auch hier liegt eine Vorgeschichte in der fehlerhaften Verordnung durch Ärzte in den Vereinigten Staaten. Wegen der kurzen Wirkdauer ist eine Verordnung bei Schmerzen außerhalb des Einsatzes für den Tumorschmerz (als Pflaster) nur selten in Ausnahmesituationen unter sorgfältiger überwachender Begleitung indiziert. In den Pflastern verbleiben Restmengen von bis zu 70%. Nach der Extraktion injizierten sich oder schluckten Abhängige diese immensen Restmengen. Dagegen folgte auf dem Drogenmarkt erst sekundär das Zumischen der Substanz, die als Tropfen, Pulver, Nasenspray auftauchen. Tausende von Todesfällen gehen auf Mixturen zurück, weil das katastrophale Versagen der Atmung unerwartet eintritt. Die Beimischung beispielsweise zu Heroin erfolgte auch, weil das illegale Fentanyl billiger herzustellen ist. Im Internet wächst das Angebot unter dem Schirm eines ungezügelten Datenschutzes. In Deutschland könnte auch eine prophylaktische Steuerung möglich sein, wenn Hausärzte die Daten zur Verordnung sammeln dürften. Hiervon sind wir weit entfernt.

Seit den 1970er Jahren sind auch, besonders in Deutschland, zwei relativ schwache Opioide auf dem Markt, deren chemische Struktur von den bisher benannten abweicht. Tramadol zeigt eine Wirkstärke von 1/10 verglichen mit Morphin. Da es auch angstlösende, antidepressive Wirkung zeigt, wird sogar die etwas gehäufte Übelkeit nach der Einnahme akzeptiert. In der Praxis trug der Einsatz ohne den Aufwand einer Sonderrezeptur für Betäubungsmittel zur Verbreitung bei.

Das galt auch für Tilidin, welches etwa 1/5 der Morphinstärke aufweist. Um die Abgabe über eine Betäubungsmittelrezeptur zu vermeiden, wird diese Substanz im Verkauf mit dem Antidot Naloxon versetzt. Obwohl beide Stoffe relativ schwach wirken, taucht Tramadol als Rauschmittel auf, in Afrika, illegal aus Asien importiert. Ebenso wird Tilidin in der Hip-Hop- und Rap-Szenerie sogar als Superdroge hochstilisiert. Irre – was Menschen sich antun lassen.

Infolge des Auslaufens des Patentschutzes wird Tramadol in Indien oder China produziert. Am Drogenimport und -handel sind auch Terrorgruppen wie Boko Haram oder der IS, jetzt deren Nachfolger, beteiligt. Afrikaner beschreiben die stimmungsaufhellende Wirkung, also den antidepressiven Effekt, als Grund für die regelmäßige Einnahme vor Beginn der Tagesarbeit. Das begründet auch eine Steuerbarkeit von Selbstmordattentätern durch ihre Organisatoren, eine diskutierte mögliche Variante eines Missbrauchs.

Eine 3-fach stärkeres Schmerzmittel wurde in dieser Stoffklasse Jahrzehnte später entwickelt. Die üblichen Opioide kennzeichnen wir bekannterweise als euphorisierend. Anders dagegen bei Tapentadol und das hat seine Gründe, denn es besitzt außer der analgetischen auch eine antidepressive Wirkung, die zu erklären Sinn macht. Es geschieht über eine Hemmung der Noradrenalin-Wiederaufnahme, was bei einigen selektiven antidepressiven Medikamenten genutzt wird. Eine Besserung der schmerzbedingten Antriebshemmung kann so mit der Schmerzerleichterung verknüpft sein. Insofern erweitert sich das Spektrum eines Einsatzes. Besonders gilt dies im Einsatz bei chronischen Schmerzen, die eine Langzeitmedikation erfordern. Schmerzen im Bewegungsapparat oder am Rücken beispielsweise, die als „gutartig" bezeichnet, aber von hohem Schweregrad sind, können oft nicht längerdauernd mit den verbreiteten Tabletten, den NSAD, behandelt werden. Das günstigere Nebenwirkungsprofil und die geringere Abbruchrate von Tapentadol spiegeln die bessere Verträglichkeit, verglichen mit anderen Opioiden, wider. Wieweit sich so eine spezifische Eigenschaft auch in der Welt des Missbrauchs äußert, projiziert sich in die Kommunikation im Internet. Dort klingt es so, Tapentadol ist als Freizeitdroge nicht interessant.

Erfindung der Injektionsspritze – „Morphinismus", das altägyptische Theben, ein Opioid hebt die Morphinwirkung auf, Gegenmittel, blauer Lotus

Morphin stand ursprünglich nur als Pulver zur Verfügung, schmeckte bitter und setzte sich gegenüber Laudanum nicht durch. Das wurde anders, als Charles Gabriel Pravaz (1791–1853), ein orthopädischer Chirurg, eine kleine Spritze mit dem Volumen von 1 ml erfand. Aus Silber gefertigt, da man die bakteriostatische Wirkung von Silber kannte. Eigentlich von einer Klistierspritze abgeleitet, auch mit kleineren Vorgängerversuchen und gebunden an die Entwicklung von Injektions-Hohlnadeln, konnte jetzt Morphin in wassergelöster Form injiziert werden. Wenn man das alte Modell sieht, wird uns der immense Fortschritt bewusst, denn so lange liegt diese Erfindung nicht zurück. Später kombinierte man Metall-Glasspritzen, dann Glasspritzen und heute in Milliardenzahlen Injektionsspritzen jeder Größe, Qualität, Beweglichkeit. Fabergé, der Modedesigner der Zeit und ein weltbekannter Schmuckhersteller, lieferte die wohl teuersten Spritzen, die es je gab: in massivem Gold und mit Emaildekor. Faberge landete dann übrigens bei einfachen Metallspritzen während des 1. Weltkrieges, der Weg vom Juwelier zum Spritzenmacher zeigt die sozio-ökonomische Zeitwende mit dem Untergang einer herrschenden Gesellschaftsschicht.

Das altägyptische Theben – ein Opioid hebt die Morphinwirkung teilweise auf

Unter den Opiumbestandteilen richtete sich verständlicherweise die Aufmerksamkeit auch auf die entfernteren chemischen Verwandten von Morphin. Im Kaukasus wächst der scharlachrote Armenische Mohn mit sehr großen Blüten. Der Saft der Kapseln enthält nur relativ wenig Morphin, dagegen reichlich das Opioid Thebain. Schon früh entdeckt(1833), erhielt es den Namen nach der Stadt Theben in Ägypten, die auch als Herkunftsort von Opium in Europa geläufig war. Wegen der eher geringen Wirkung als Schmerzmittel, es war jedoch krampflösend, blieb Thebain unbeachtet, bis in den 60-er Jahren J. Lewis und Mitarbeiter den Wirkstoff Buprenorphin davon ableiteten. Als Besonderheit bindet dieses Opioid zwar an alle Morphinrezeptoren, jedoch unterschiedlich stark und zusätzlich wirkt es verdrängend (antagonistisch). Es weist einen nur partiellen μ-Agonismus, also darin dem Morphin ähnlich, hebt jedoch teilweise dessen Effekt wiederum auf. Das erklärt das geringere Risiko einer Atemdepression. Injiziert man diesen partiellen Morphinantagonisten einem unter hoher Dosis stehenden Abhängigen, kann man sogar Entzugssymptome infolge des gegensätzlichen Antagonismus auslösen. Mit große Hoffnung untersuchten die Entdecker wegen dieser Eigenschaft den Einsatz zur Behandlung von Abhängigen. Genau genommen wirkt es nur bis zu einer gewissen gedeckelten Stärke, eine Erhöhung der Dosis führt von einer Grenze ab nicht mehr zu einer Verstärkung der Schmerzerleichterung. Damit ist Buprenorphin durch eine gewisse Sicherung gegen Überdosierung gekennzeichnet, gerade für ältere Patienten kann das hilfreich werden. In der Praxis erweist sich ein zusätzliche Eigenschaft als vorteilhaft, es kann unter der Zunge (als Sublingualtablette) appliziert, schnell und gut vom Körper aufgenommen werden. Und als weiterer Vorteil, wegen seiner Fettlöslichkeit lässt es sich auch über die Haut zuführen. Diese Pflaster werden als „therapeutische Systeme" definiert. Darunter versteht man Applikationsformen, mit deren Hilfe die Abgabe des Wirkstoffs kontinuierlich und konstant über einen bestimmten Zeitraum abläuft. Buprenorphin besitzt etwa innerhalb seiner begrenzenden Eigenschaften etwa die 30-fache Potenz verglichen mit Morphin.

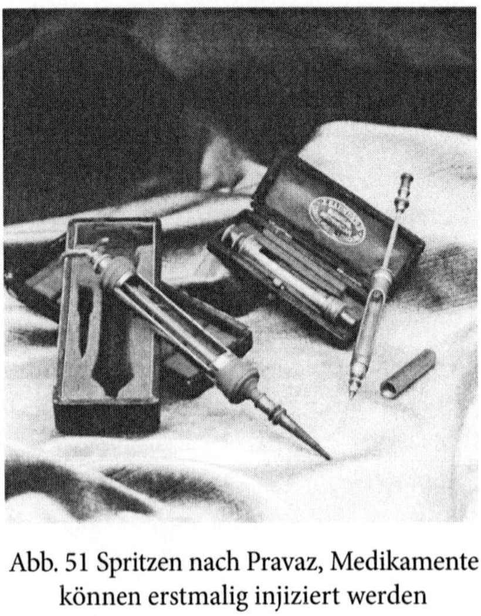

Abb. 51 Spritzen nach Pravaz, Medikamente können erstmalig injiziert werden

Apomorphin-das Brechmittel unter den Opioiden

1845 veränderte der pharmazeutisch forschende Chemiker Adolf Edvard Arppe in Finnland das Morphin-Molekül zum Apomorphin. Doch erst mit Verzögerung, es wirkte nicht analgetisch, stießen Ärzte auf die spezifische Eigenschaft als Brechmittel. Apomorphin zeigt also, wie chemische Varianten eines Naturstoffes sich im Körper unterschiedlich anreichern und danach die Reaktion völlig anders verlaufen kann. Als Naturstoff nicht in Mohnkapseln, sondern in der blauen Wasserlilie (Nymphaea caerulea), blauer Lotus, wird aus Abbildungen in ägyptischen Papyrusfragmenten der Einsatz als erogene Substanz vermutet, weil erektionsfördernd. Herodot: „*Veranlasst, dass mir Süße gegeben wird, veranlasst dass mir Liebe gegeben wird...*". Diese Morphin-Variante besitzt eine Dopamin-Wirkung, deretwegen sie sich auch in der Therapie schwieriger Parkinsonverläufe verwenden lässt, jedoch vorsichtig dosiert.

Neben der Nutzung als Brechmittel nach dem Schlucken von Giften ist die Aversionstherapie bemerkenswert, verbreitet in der Sowjet-Union seit den 30-er Jahren. Der Alkoholismus des Zarenreichs setzte sich wie andere Traditionen nach der Revolution fort. Unter dem Physiologen und Nobelpreisträger I.P. Pawlow übertrug man über mehrere Jahrzehnte die Konditionierung, denken wir bitte an die Parallele des berühmten Pawlowschen Hundes, auf Alkoholiker. Wie erzeugte man diese Aversion: Vor einem Alkoholgenuss, nur bedingt als Genießen vorgesehen, wurde den Alkoholikern nach dem Trinken von Wodka Apomorphin injiziert. Der extreme Brechreiz sollte dann dazu führen, dass die Lust am Alkohol verging. Es lief zunächst als Gruppentherapie. Alle Alkoholiker saßen oder tranken im Kreis und erbrachen gemeinsam in dieser Runde. Anders bei der Individualtherapie. Dann saß der mit Apomorphin „konditionierungsbereite" Individualpatient im Kreis von Alkoholikern und erbrach vor den Augen der anderen Entwöhnungsbedürftigen. Die Pawlowsche Konditionierung ordnete sich in die Vorstellung von Medizin im marxistisch-kommunistischen Weltbild unkritisierbar ein. Die parallel gestartete Konditionierung in der Geburtshilfe muss daher gleichermaßen hinterfragt werden (s. unten).

Aber wir sollten uns positiveren Erfindungen der Morphinvarianten zuwenden. Um der gefährlichsten, akut eintretende Intoxikation in Form eines Atemstillstandes zu begegnen, ließ sich bei einer kleinen Gruppe von Opioiden ein gegenteiliger, in gewisser Weise neutralisierender Effekt für fast alle Opioide nutzen. Das wichtigste Antidot ist Naloxon, 1971 eingeführt. Naloxon bindet sehr stark an die Schmerzrezeptoren, stärker als die bekannten Opioide, auch Heroin. Einen Schmerzeffekt besitzt dieses Stoff nicht, aber er verdrängt Opioide aus ihrer Bindung am Rezeptor und hebt die Wirkung auf. Das bedeutet, wird einem Intoxikierten, der wegen einer (auch relativen) Überdosierung nicht mehr richtig tief und regelmäßig atmet, Naloxon injiziert, normalisiert sich die Atmung. Das kann Leben retten. Ein Team an gut ausgebildeten Notfallhelfern, Ärzte, Sanitäter könnte schonend auch die Atmung assistieren oder kontrollieren. Fehlt eine solche Versorgung, kann die Injektion von Naloxon überbrückend helfen. Aber, da Naloxon nur 30 Minuten wirkt, viel kürzer als die Intoxikation der üblichen Opioide, setzt danach die Atemdepression wieder ein. Die profitorientierte Versorgung des US-amerikanischen Marktes mit Opioiden und den dabei einkalkulierten Risiken, bildet sich auch in der Preisbildung ab. Eine Doppelpackung eines Autoinjektors von Naloxon wurde in den USA schon für 4500 Dollar angeboten. Hierzulande liegt der Preis für die Einmaldosis für einen Notfall bei weniger als 10 Euro.

Alle Opioide verlangsamen die Darmaktivität (Peristaltik). Dieser Begleiteffekt wurde schon sehr früh entdeckt und erklärt, dass Opiumtinktur als übliches Mittel gegen Durchfälle eine lange Tradition aufweist. Man sollte nicht vergessen, dass infektiöse Durchfallerkrankungen eine sehr große Bedrohung der Menschen bedeutet. Dies betrifft zuerst Kinder, aber auch Erwachsene. Loperamid 1969 entwickelt, ist verwandt mit dem erwähnten Pethidin. Dieses Opioid wird von Rezeptoren in der Darmwand gebunden und setzt die Darmmotilität herab. Damit lässt sich der oft bedrohliche Wasser- und Mineralverlust bei Reisediarrhöen reduzieren. Es wird, und das ist gut zu verstehen, in der Liste der unentbehrlichen Arzneimittel der Weltgesundheitsorganisation (WHO) aufgeführt.

Vom künstlichen Winterschlaf zur Analgosedierung

Aus der oben beschriebenen Form der Beruhigung wie dem artefiziellen "Winterschlaf" entwickelte sich in den darauffolgenden Jahrzehnten ein wesentlich auf dem Einsatz von Morphin und seinen verwandten Substanzen beruhendes Verfahren, die Analgosedierung. Medien und im Laiengebrauch wird dafür der Begriff „künstliches Koma" verwendet. Ärzte wählen dieses Wort nicht gerne, obwohl das griechische Wort „Koma" ursprünglich den Schlaf meinte. Doch der medizinische Fachbegriff ist reserviert für einen Hirnschaden. Koma bedeutet den Verlust von Bewusstsein durch eine schwere Hirnstörung, die infolge von Trauma, Stoffwechselkrankheit oder Hirnentzündung auftreten kann.

Analgosedierung jedoch ist etwas anderes, ein reversibler(umkehrbarer) und vorübergehender, gesteuerter medikamentöser Beruhigungszustand. Basis der Medikation stellen Morphin, bzw. besser, Opioide, unterstützt durch schlafanstoßende Medikamente. Diese werden intravenös kontinuierlich zugeführt. Das erklärt u.a. die für Laien so erschreckende Anzahl von Pumpen neben dem Krankenbett, alle weiteren Medikamente müssen aufeinander abgestimmt werden.

Anders empfinden Betroffene, also Patienten, diese komplexe „intensive“ Behandlung, auch in ihrer Erinnerung. Die Mehrheit klagt über das unbequeme Liegen. Der freie Lagewechsel ist eine wesentliche Voraussetzung für unsere Schlafqualität, erst danach folgt der Schmerz. Angst, Unruhe, Pflegemaßnahmen, Geräusche belasten deutlich weniger. Schmerzerleichterung steht also als Grundbedingung für die Maßnahmen zur Behandlung und Unterstützung lebenswichtiger Funktionen an erster Stelle.

In der Intensivmedizin bildet die Analgosedierung eine zentrale, therapeutisch hochwirksame Basiskomponente. Sie nimmt dem Patienten den Schmerz, schirmt gegen Stressüberreaktionen ab und ermöglicht eine gesteuerte Sauer-

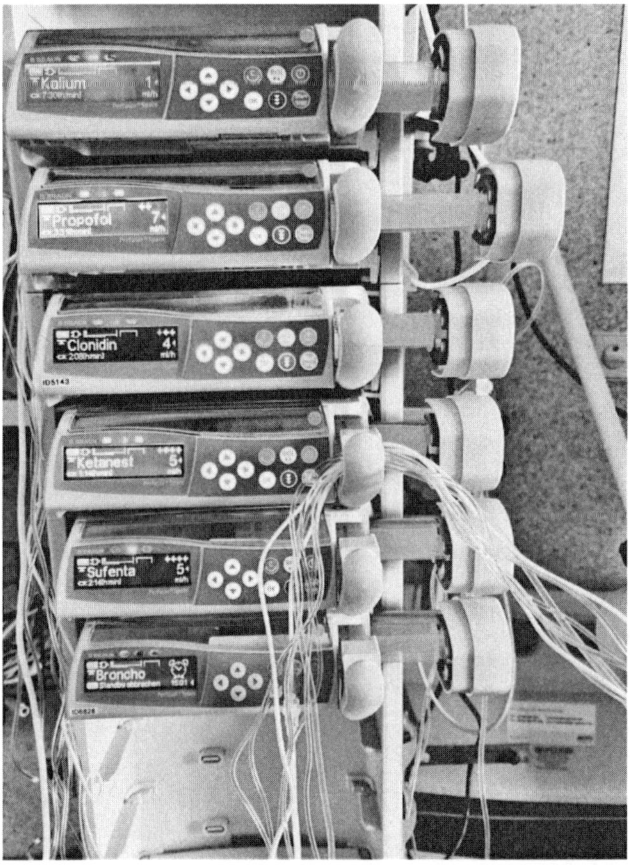

Abb.52 Spritzenpumpen ermöglichen heute ein sorgfältiges Steuern der Beruhigung-Sedierung(Propofol) und Schmerzfreiheit-Analgesie (z.B. Ketamin und Sufentanyl) in der Intensivpflege. Das Gesundwerden beruht auf der Unterstützung des Körpers, Ärzte und Pflegende helfen der Natur.

stoffversorgung. Letztere sehr häufig als künstliche Beatmung. Die „Tiefe“ dieses schmerzfreien Schlafes wird von den in der Intensivmedizin tätigen Pflegern und Schwestern gesteuert. Diese Pflegekräfte, sie sind durch eine herausragende Spezialausbildung sorgfältig geschult, überwachen die Schlaftiefe sehr genau. Sie können, z.B. beim Umbetten, oder im Wechsel von Tag- und Nachtrhythmus, sowie beim Absaugen und Waschen zusätzlich weitere Schmerzmittel verabreichen. Bei guter Steuerung der Schmerzerleichterung (Analgesie) sind dann nur relativ geringe Mengen an Schlafmittel notwendig. So kann auch diese Kombination während der künstlichen Beatmung langfristig, aufrecht erhalten bleiben. Je nach Grunderkrankung und dem Heilungsprozess bleibt auch eine akustische Kommunikation mit dem analgosedierten Patienten erhalten, denn das Hören der Umgebung ist weitgehend möglich und ein Besuch von Angehörigen kann vom Kranken während dieser Behandlungsphasen sogar erinnert werden. Die „Apparate“, von nicht Informierten negativ gedeutet, helfen dem Kranken. Besonders in der Intensivmedizin stellt die pausenlose Versorgung durch die Intensivpfleger und-schwestern ein Höchstmaß an Zuwendung. Das Pflegen von Haut, Haar, Mund, Nase und Ohren, Blasen-und Darmfunktion, u.v.a. bildet die intensivste Zuwendung zum Kranken. Das Nutzen von Beatmungs- und Überwachungsgeräten, Dialyse und deren Steuerung sind anspruchsvollste Tätigkeiten und verbinden die Pflegenden sehr emotional mit dem Patienten. Es ist ein Missverständnis des Laien, die Maschinen als Hauptfunktionsteil zu registrieren. Sie sind Hilfsmittel zur Stützung der Organfunktionen, die Krankenpflege steht in der Mitte der Zuwendung zum Intensivpatienten. Die Schmerzmittel-Analgetika und die Sedativa helfen zum Gesundwerden.

In der viel schwächeren Form erweist sich eine Medikamentenkombination auch als sehr zweckmäßig für die Durchführung von vielen Untersuchungen wie Magen-Darmspiegelung (Gastro-oder Koloskopie). Der leichte Schlaf entspannt und erleichtert die Untersuchung.

Palliativmedizin, eine nicht nur durch die Angst vor dem Schmerz geprägte besondere Geschichte, von Cicely Saunders und Mildred Scheel

Wie sehr sich Medizin, sowohl Forschung wie Praxis von der unmittelbaren Zuwendung zum Patienten entfernte, können wir gut an der Entwicklung der Palliativmedizin beobachten. Denn nicht ärztliches Handeln führte uns wieder zu diesem Ursprung zurück, sondern eine nachdenkliche Krankenschwester – Cicely Mary Strode Saunders(1918–2005). Während Ärzte in der bisherigen Medizingeschichte immer Teil der Sterbebegleitung waren, bewegte sich die Medizin zunehmend fort von dieser Aufgabe. Cecily Saunders begann in Oxford ein interdisziplinäres, damals eher sehr unübliches Studium in Philosophie, Politik und Ökonomie. Um bei Kriegsbeginn praktische Hilfe leisten zu können, arbeitete sie, nach einer Ausbildung zur Krankenschwester, am St.Thomas Hospital in London. 2 Erlebnisse änderten ihr Leben. Zu einer Berührung mit christlicher Lebensauffassung wurde ein evangelikales Sommerlager, dem dann im Jahr 1948 die Begleitung eines sterbenskranken Tumorpatienten folgte. David Tasma, ein polnischer Jude, der das Warschauer Ghetto überlebt hatte, vermachte ihr seine ersparten 500 englischen Pfund, damals nach Kriegsende viel Geld, mit dem Vermächtnis, anderen Sterbenden Hilfe zu geben. Nachdem sie sich zunächst als Sozialarbeiterin betätigte, absolvierte sie zusätzlich ein medizinisches Studium und arbeitete als Ärztin am St. Josephs Hospital in London. Dort bereitete sie sich systematisch auf die Verwirklichung ihrer Aufgabenidee vor, sammelte und analysierte die Verläufe von 1000 Patienten und deren Betreuung. Damals galt Vorsicht in der Medikamentenverordnung als Regel, lediglich bei 4 Patienten durfte sie regelmäßig Opioide verordnen. Warum? Jeder der Vorgesetzten hatte Angst vor einer Abhängigkeit. Für uns in der Gegenwart unvorstellbar, aber damals eine ärztliche Grundvorstellung. Mit dieser Erfahrung konnte sie 1967 im St. Christopher's mit einer Hospizeinrichtung starten. Wie sehr sie damit außerhalb der ärztlichen Berufswelt stand, beschrieb 2011 ihre Nachfolgerin Dr. Mary Baines in einem Vortrag. Man habe sie, Dr. Baines davor gewarnt, sich dieser Thematik der Palliativcare zuzuwenden, dies käme einem professionellen Suizid gleich.

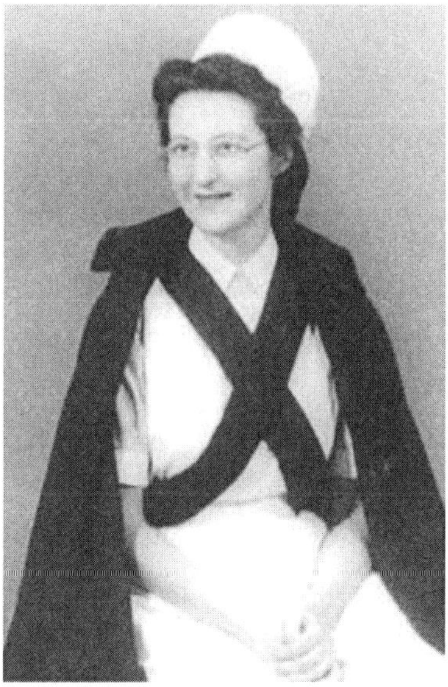

Abb. 53 Cicely Saunders, in Schwesterntracht, Foto aus ihrer Zeit als Nurse

Mit der Veränderung des Bewusstseins ärztlicher Aufgaben in der Medizin, gut zu verfolgen am Begriff „Therapie" und seiner Inhaltsdeutung haben sich die Inhalte der Medizin immer stärker auf erfolgsgesteuerte Ziele gerichtet. Medizinische Spitzenleistungen werden zunehmend an fassbare Ergebnisse im Behandeln von sichtbaren Krankheiten gebunden. In den letzten 50 Jahren, bedrückt von der Hilflosigkeit den bösartigen Krankheiten gegenüber, suchte sowohl die Forschung wie die angewandte Medizin nach Verfahren der Frühentdeckung. Da biochemische Suchverfahren zunächst fehlten, richtete man besondere Aufmerksamkeit auf optische Verfahren. Die Radiologie galt als die weitest entwickelte Technik und die Erfindung von Computertomographie und Magnetresonanztomographie bestätigten das auch. Doch die Grenzen liegen in der optischen Darstellung von entstehenden Zellveränderungen. Krebserkrankungen sind, soweit wir das heute verstehen, entscheidend von immunologischen Prozessen im Körper gesteuert, also dem Aufeinandertreffen von gefährlichen Zellentwicklungen und der Körperabwehr. Deren Früherkennung ist, weil zunächst mikroskopisch klein entstehend, mit diesen Verfahren noch nicht sichtbar zu machen. Laborverfahren und flexible Endoskope lagen ursprünglich noch in der Aufgabenzukunft. Gewissermaßen ein Krieg gegen diese Leiden wurde initiiert. Das drückt sich z.B. in der Zielrichtung eines von großen Ideen getragenen Initiativen aus, der Deutsche Krebshilfe:

„Zweck des Vereins ist es, die Krebskrankheiten in all ihren Erscheinungsformen durch geeignete Maßnahmen insbesondere der Information und Aufklärung, Vorsorge, Gesundheitserziehung, Prävention, Früherkennung, Diagnostik, Therapie, Nachsorge und Forschung zu bekämpfen." Die Ärztin Dr. Mildred Anna Maria Therese Scheel (1931–1985) gründete diesen Verein 1974.

Wie weit persönliche Schicksale unsere Wahrnehmung beeinflussen, findet sein Beispiel in der Entwicklung von Palliativmedizin in Deutschland. Denn von Thomas Sydenham, dem Vater der englischen Medizin und dessen Hinweis auf Gottes Geschenk, dem Opium, führt uns der Weg aus Cicely Saunders Umfeld nach Köln. Helmut Reinhold Zielinski (1944–2017) schloss nach dem Beginn bei den Dominikanern in Walberberg, in Köln und in Bonn sein Studium ab. Mit dem Schwerpunkt in Moraltheologie und Ethik, stellte er sich dann während seines Aufenthaltes in Cambridge in seiner Dissertation der Frage – „Euthanasia in the light of the events of 1939–1945 in Germany". Im engen Kontakt mit der unmittelbaren Realität der Krankenpflege verband er als Theologe diese Problematik mit den Erfahrungen von Cicely Saunders im St. Christopher's Hospice. So vorbereitet übernahm er zwischen 1975 und 1983 die Klinikseelsorge in Köln, später wurde er außerdem Lehrbeauftragter für Medizinethik an der Universität

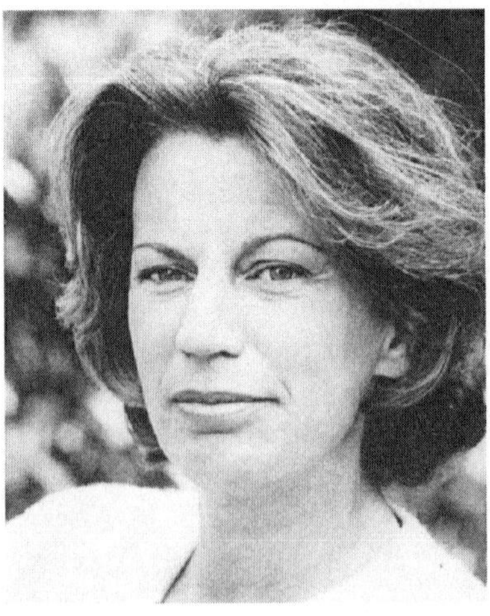

Abb. 54 Die Gründerin der Deutschen Krebshilfe Dr. Mildred Scheel

Düsseldorf. Seine aktive Lehrtätigkeit beschloss er zuletzt noch am Priesterseminar im Chosica in Peru.

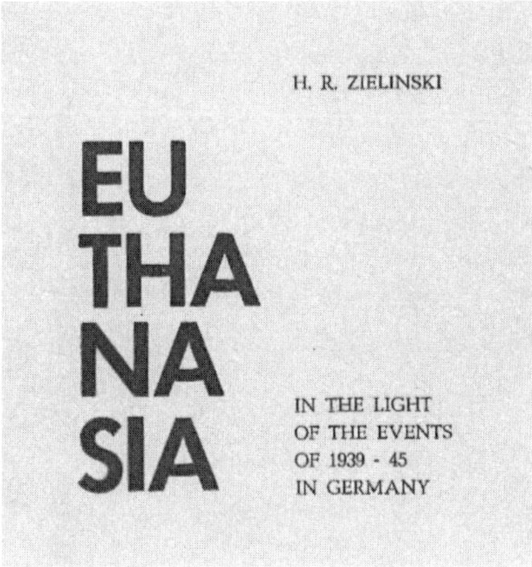

Abb. 55 Zielinski Titelseite der Dissertation

Als Klinikseelsorger an der Universitätsklinik in Köln begegneten sich Mildred Scheel und Helmut Zielinski. Das Schicksal, es klingt heroisch, ich darf es so ausdrücken, traf diese starke Frau in der eigenen Krankheit. Nach einer Bauchoperation musste der Arzt, der sie operierte, der prominente Chirurg Professor Heinz Pichlmaier (1930 -2019) ihr mitteilen, dass er ihren bösartigen Tumor nicht vollständig habe entfernen können. Die Begegnung dieser beiden nachdenklichen Menschen wurde zu einer Erfolgsgeschichte auch in der deutschen Medizinlandschaft.

Während Mildred Scheel, sie war Fachärztin für Radiologie, bisher der Idee der Früherkennung des Krebses ihre Aufmerksamkeit widmete, stand sie nun persönlich vor den Grenzen dieses Weges. Die Deutsche Krebshilfe hatte sich bis dahin, übrigens wie alle führenden Institutionen der ärztlichen Medizin, nicht dem Problem des Umganges mit schwerkranken, nach gängigem Wissenstand nicht heilbaren Kranken gestellt. Ich erinnere noch einmal an die oben zitierte Sitzung, in der sich onkologische Internisten der Universitäten und Großkrankenhäuser mit Politikern getroffen hatten. Auf die Frage, „wie gehe man mit den Patienten um, bei denen die Chemotherapie nicht mehr wirkt“, wurde geantwortet, „damit können sich die niedergelassenen Ärzte befassen (`darum kümmern`), das ist nicht unsere Aufgabe, den Austherapierten zu betreuen.“ In dieser zeittypischen Antwort bedrücken sowohl die Hilflosigkeit der akademischen Leiter damaliger Tumormedizin wie auch die leider gebräuchliche Umdeutung des Begriffs Therapie in dem Wort „austherapiert“.

Man muss an dieser Stelle den Neurologen und Psychiater Horst-Eberhard Richter (1923–2011) zitieren: *„Leiden Der Mensch braucht es nicht, er hat es. Natürlich sind wir darauf aus, vermeidbares Leiden wo immer möglich zu verhüten. Aber Leiden ist eine Farbe unseres Lebens. Wir sind vom ersten Augenblick an und wir bleiben zerbrechliche, endliche Kreaturen. Aber nach dem Ausbruch aus dem Mittelalter und dem Schwinden der Glaubensgewissheit ist die Vision entstanden, dass der Mensch alle Naturmächte beherrschen könne und keinen Gott mehr bräuchte. Ja, dass er sich nach und nach der göttlichen Allmacht nähern könne, es sogar müsse. Das führt zur Unterdrückung von Ergeben-*

heit, Ehrfurcht und eben von Leiden. Man will, wenn man Gott nicht als Halt und Trost hat, selber Gott sein. Das führt dann eben zu einer pubertären Illusion von erreichbarer Grandiosität und Leidensfreiheit. Wer aber nicht mehr leiden will, muss hassen. Und um sich nicht selbst zu hassen, entsteht der Drang, überall das Böse zu suchen, um es zu besiegen. So kommt es zur Unversöhnlichkeit, zur Friedlosigkeit. Der Zwang, ewig siegen zu müssen, ist die Krankheit der Moderne."

Die Begegnung von Zielinski und Scheel resultierten in dem Angebot der Deutschen Krebshilfe, für den Aufbau einer Palliativstation in Deutschland einen Millionenbetrag zur Verfügung zu stellen. An der Chirurgischen Universitätsklinik Köln konnte die erste Palliativstation für Deutschland 1983 eingerichtet werden, Vorbild für die weitere Entwicklung. Beim Abschiedsgottesdienst für Mildred Scheel 1985 drückt Zielinski seine Hochachtung aus: „Frau Dr. Scheel war eine bewundernswerte Frau."

Das öffentliche Gesundheitswesen brauchte sehr lange, Palliativmedizin und Hospizgedanken auch als Aufgabe der Krankenversorgung allgemein zu finanzieren. Denn der Gesellschaft war dieses Umgehen mit einer zentralen Phase menschlichen Lebens sehr fremd geworden, sie verdrängte es. Kann man das erfolgreich nennen? Palliative Medizin stieß auf Widerstand aus sehr unterschiedlicher Motivation. Absurde Vorwürfe gipfelten in der Vorstellung, begleitende Schmerztherapie würde den Gnadentod akzeptierbar machen. Die Begriffsverwirrung erklärt sich auch aus der sehr unterschiedlichen Fragestellung. Unheilbares Leiden kann sich im Verlauf einer Krebserkrankung zeigen, es kann aber auch das anhaltende Leiden einer unbeeinflussbaren Krankheit mit extremer Herausforderung bedeuten. Sehr, sehr viele Krankheiten rufen nach wissenschaftlicher Forschung, um ein Leben glücklich führen zu können. Als Beispiel sollten wir an progrediente neurologisch-degenerative Erkrankungen denken. Nur wenige entwickeln die denkende Autorität eines Stephen Hawking, der mit 21 Jahren mit der Diagnose einer ALS (Amyotrophe Lateralsklerose) konfrontiert, das Leben auf seine besondere einmalige Weise bewältigte. Wenn angeblich in Umfragen zwischen 35% und 81% der Befragten sich für aktive Sterbehilfe aussprachen, verbirgt sich dahinter weitgehendes Unwissen von Gesunden über ein Empfinden in Krankheitssituationen. Aber die Angst vor dem Verlust von Persönlichkeit in Situationen progredienter Demenz wird uns in Zukunft noch viel stärker vor Fragen stellen als in der Gegenwart. Sterbebegleitung ist ein „weites Feld" so lässt sich die Wortfolge von Theodor Fontane zitieren.

In diese Welt an Fragen projizieren sich sehr persönliche Gefühle. Das ungehemmte Temperament erklärt auch, wie einzelne Akteure aktive Sterbehilfe betrieben haben. Musterbeispiele sind Julius Hackethal, ein Arzt, und Hans-Henning Atrott, ein Politologe. Beide nutzten für ihre aktive Sterbehilfe, auch an Öffentlichkeit gerichtet, Zyankali. Sanftes Verabschieden aus der Welt wird damit nicht möglich, aber Aufmerksamkeit gewonnen – sehr fragwürdig.

Palliativmedizin bedeutet das Verwirklichen eines weiten Vorausschauens und Handeln. Hier steht an erster Stelle das Erleichtern des täglichen Lebens, angestrebt im eigenen Zuhause. Lebensqualität umfasst alles, was uns Menschen umgibt. Das Ziel setzt sich auch eine Sterbebegleitung, sie gehört zum Leben. Das Diskutieren von aktiver oder passiver Sterbehilfe ist nicht das erdrückende Thema, obwohl es, außerhalb der Pflegesituation, viel Raum im Diskutieren einnimmt.

Wer heute in einer Einrichtung die Palliativmedizin kennenlernt, wird, so kann glücklicherweise gesagt werden, nicht mehr an den schweren Beginn denken. Am Anfang stand die Notwendigkeit, schweres Leiden an oft unheilbaren Erkrankungen zu erleichtern, also Schmerzen zu nehmen. Denn alle Helfer mussten zunächst den Umgang mit Schmerzmitteln auf eine völlig neue Weise lernen. Es fehlte Erfahrung und es fehlten Medikamente, die praktisch verwendbar waren. Sowohl im stationären, noch mehr im ambulanten Bereich darf man sagen, war Hilflosigkeit die Regel. Bis in die 70-er Jahre stand Morphin, um ein Beispiel zu nenne, nicht als Tablette zur Verfügung. Der Inhalt der Ampullen musste in Tropfenform aufbereitet werden. Der praktische Umgang mit diesen Tropfen war nur sehr schwer zu organisieren.

In der Historie begegnen wir einer anderen Beziehung zu den Betroffenen. In seiner „Chirurgia" spricht schon um 1363 Guy de Chauliac von einer „cura larga praeservativa et palliativa". Das lateinische Wort palliare-umhüllen beschreibt er in unserem gegenwärtigen Sinn sehr klar für den Bereich unheilbarer Krankheiten. Palliative Zuwendung bleibt grundsätzlich Teil ärztlicher Aufgaben während der folgenden Jahrhunderte. Bei Pieter von Forcest (1522–1597) und Antonides van der Linden (1609–1664) wird damit grundsätzlich die Aufgabe gezeichnet, Schmerzen zu betäuben, zu lindern. Vorbelastet wurde die weitere Diskussion, weil im 19.Jahrhundert das griechische Wort vom Sterben *thánatos* (θάνατος) mit um-oder abwertenden Präfixen eine spezielle Umdeutung erfuhr, in Dysthanasie oder Kakothanasie. Damit war der schlechte Tod oder genauer das schlechte Sterben impliziert. Das 20.Jahrhundert brachte die ideologisch 100 Jahre früher induzierte Gedankenwelt zu einer unvorstellbaren Realisierung. Wir werden daran leiden und lernen.

Hospiz – ein Wort, das Hoffnung schenkt

Das Wort Hospiz blickt auf eine lange, gute Tradition zurück, denn sein Ursprung liegt im lateinischen Hospitium, der Herberge. In der französischen Sprache ist der Begriff Hospice auch verbunden mit einer Pflege von verwirrten alten Menschen. Saunders verwandte ihn seit 1967 mit einer speziellen Aufgabe. Der Begriff „Palliativ" ist seit 1939 von Dr. Balfour Mount in Kanada bereits in die medizinische Gegenwart wieder eingeführt. Wie beschrieben ist Pallium(lat.) der Mantel. In der Palliativmedizin steht im Vordergrund das „therapeutische Handeln", vielleicht wirklich mit dem Umlegen eines Mantels symbolisch vorzustellen. Ausgelöst ist dieses Vorgehen durch das Versagen der institutionalisierten Medizin, vielleicht auch einer Krankenpflege, die dem ärztlichen Rhythmus ausgeliefert wurde. Für letztere wurde im Rahmen der modernen Entwicklung der Aspekt des Begleitens eines Kranken eher in den Hintergrund gedrängt. Dies ist auch bis zu einem gewissen Grad richtig und verständlich, um die anspruchsvolle pflegerische Hilfe in einer Medizin zu sichern, die hohe technische Ansprüche an alle stellt. Besonders deutlich wird dies in der Intensivpflege. Diese verlangt, hohe psychische und körperliche mit intellektueller Leistungsfähigkeit zu verbinden. Das übersteigt ohne Frage die traditionale Vorstellung von Krankenpflege.

Die Motivation zur Hospizarbeit wurde von Saunders daher primär in der Verbindung pflegerischer und spiritueller Begleitung Schwerkranker und Sterbender gesucht. Dieser Hintergrund beschreibt ihre Intention vollständiger.

Nicht nur in unserer zunehmend säkular eingestellten, areligiösen Gesellschaft sind Inhalt von Palliativmedizin und die Grenzfragen des Lebens neu zu betrachten und zu beantworten, sondern es betrifft auch andere Religionen wie Islam und Judentum.

Gegen eine Beschleunigung des Todes spricht sich die jüdische Vorstellung aus, aber für das „Entfernen eines Todeshindernisses". Das Bild dieses Wortes sollten wir uns vorstellen. Vollständige Aufklärung über den Augenblick und das Kommen des Sterbens gelten als Teil des Sichverabschiedens. Die Sterbebegleitung ist innerhalb der Familie religiöse Pflicht.

Der Zentralrat der Muslime äußerte sich 2013 dahingegen sehr klar, dass es keinen Einwand gegen Sedierungs-und Schmerzmittel beim Schwerstkranken gibt. Pflegerische Besonderheiten und Verhaltensweisen sollten sorgfältig beachtet werden, denn Verstöße gefährden Vertrauen und offene Gespräche zu wichtigen Themen und Verhaltensweisen. Die helfenden Medikamente in die Pflegeordnung einzubetten, verlangt Wissen und Begleiten. Verordnen nach Mustern wird nicht den wechselnden Situationen des Sterbenden gerecht.

Bei Christen, Muslimen und Juden sollte die Gemeinsamkeit nicht vergessen sein. Wer in der Phase des Sterbens um Hilfe gebeten wird, möge den Ursprung nicht vergessen. Sich auf Abraham zu berufen, wirkt wie das Gehen auf einer Brücke zu einem verbindenden Ziel.

Damit ist in der Praxis auch ein anspruchsvoller Lernprozess verbunden. Isoliertes Handeln ist immer erfolglos. Man darf nie vergessen, wir stoßen in dieser Thematik auf eine Grundfrage biologischen Geschehens, den Tod. Er berührt alle Aspekte des Lebens, von der Einzelzelle bis zur – Ökonomie. Wir können im Auge behalten, große Thematik von Kriminalromanen ist das Erben, denn ohne Tod wird in der Regel nichts vererbt!

Cannabis, eine uralte Substanz wird Mode

Cannabis(griechisch „Hanf“) ist seit 2018 für medizinische Zwecke zugelassen, unter genauer Beobachtung, weil die Verwendung dieser Pflanze und ihres Inhalts sorgfältig bedacht werden muss. Dieses Nachdenken um Wert und Gefahren fand also in der Bundesrepublik in gesundheitspolitischen Entscheidungen ihren Niederschlag, unter der Voraussetzung genauer Dokumentation durch die verordnenden Ärzte, vom Gesetzgeber ermöglicht. Die besondere Schwierigkeit liegt darin begründet, dass die verschiedenen Bestandteile der Pflanze unterschiedliche Effekte haben. Systematisch, wissenschaftlich kontrolliert, liegen relativ wenig verlässliche Untersuchungen bis heute vor. Es handelt sich vorwiegend um Erfahrungsberichte. In der Gesetzgebung ist mit guten Gründen die Neuzulassung von Medikamenten erst nach sehr sorgfältiger Prüfung von Sicherheit, Wirksamkeit, Prüfung von Nebenwirkungen erlaubt. Hier handelt es sich jetzt um ein Naturprodukt oder seine Einzelstoffe, die einer vergleichbaren wissenschaftlichen Prüfung noch nie in der gleichen vorgeschriebenen Form unterzogen wurden.

Die festen Fasern der Hanfpflanze (Cannabis sativa, auch Bauernhanf genannt, und Cannabis indica) wurden bereits viele tausend Jahre genutzt. Funde verweisen auf die Nutzung in Asien als Nahrungsmittel und der Faser bereits in der Steinzeit, möglicherweise also bis vor 30000 Jahren. Die hochwertigen Fasern, von Baumwolle später abgelöst aber nicht übertroffen, wurden Rohstoff für Textilien, Seile und bemerkenswerter Weise chinesisches Papier, das weitgehend auf Hanf zurück geht. Es begann zunächst in China, später Indien, dem Nahen Osten und Europa, z.B. auch Thüringen. Vor mehr als 5000 Jahren lässt sich der Anbau archäologisch nachweisen. Im Mittelalter fertigten Seiler die Sehnen der Langbogen aus Hanf. Sisal, der sich kostengünstig importieren ließ, verdrängte Hanf bei der Seilfertigung. Die vergleichsweise gute Papierqualität im Mittelalter, zum Drucken benutzt, kann auf langfaserigen Hanfbestandteile zurückgeführt werden. Diese Qualität findet in der Nutzung als Papiergeld ihren Niederschlag.

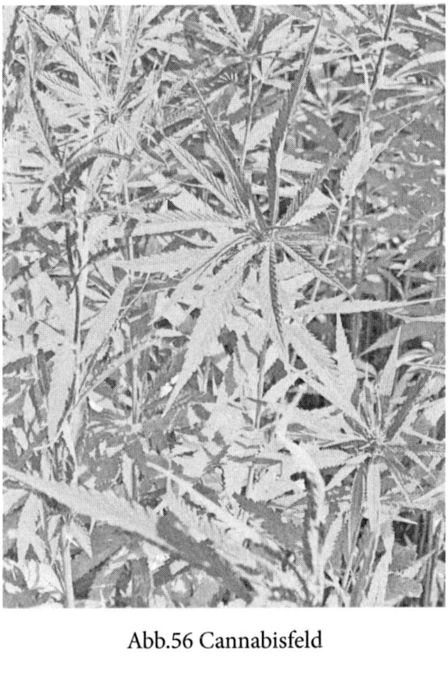

Abb.56 Cannabisfeld

Grabfunde im Pamir Gebirge lassen eine Verwendung als Droge vor mehr als 2500 Jahren vermuten. Wenn sich auch ein medizinische Verwendung nach den Funden annehmen ließe, gilt doch die rituelle Nutzung als wahrscheinlicher. Räuchergefäße mit Cannabispflanzenresten mit höherem THC-Gehalt fanden sich bei Ausgrabungen im Bereich von Gräbern.

Genutzt wurden alle Bestandteile, auch Samen, diese zur Gewinnung von Öl, und Stängel. Im Vordergrund der augenblicklichen Aufmerksamkeit steht die Nutzung der Bestandteile der Blüten und Blätter. Als Marihuana, auch mit dem mehrdeutigen Wort Gras, Weed, Pot umschrieben, bezeichnet man getrocknete Teile, harzhaltig, aus Blüten und kleinen, die Blüten umgebenden Blättern des weiblichen Hanf. Haschisch, ein anderer ebenfalls im Drogenbereich verbreiteter Begriff, bezeichnet überwiegend gepresstes Harz aus den Pflanzenteilen. Der Wortursprung liegt im Arabischen und meint „Gras".

Ein sehr früher Grabfund von Cannabis, etwa auf eine Zeit um 2700 v. Chr. datiert, in der autonomen Region Xinjiang-Uyghur (Sinkiang), VR China, nahe Turpan, verweist auch auf eine mögliche Herkunft aus Kasachstan. Als Heilpflanze wird die Wirkung in einem klassischen Text, der in China seit dem 3.Jahrhundert n. Chr. bekannt ist, beschrieben. Man schreibt in China diesen Text einem legendären Kaiser zu, etwa vor mehr als 3500 Jahren. Dieser Kaiser Shennong, er wird auch mit der Erfindung von landwirtschaftlichen Geräten assoziiert, hat, mythologisch ausgemalt, hunderte von Tee- und Pflanzenaufgüssen probiert. In Indien taucht ein Jahrtausend später ein erstes Zeugnis für medizinische Zwecke auf.

In Ägypten war Cannabis zunächst nur im Gebrauch als Rohstoff für die Seilherstellung. Therapeutisch nutzten die Ägypter es offenbar sehr selten als lokale Umschläge und als Aufguss, auf Augen, Haut, sogar rektal und vaginal, aber nicht wegen seiner zentralen Wirkung.

Haschisch und die Assassinen

Dokumentiert wird Cannabis, als medizinische Anwendung, in Europa schon während der frühen Kreuzzügen. Eine Schauergeschichte begleitet Cannabis seit diesen Jahrhunderten, etwa der Zeit Salah ad-Dins. Es sind die Attentate des schiitisch- ismaelitischen Geheimbundes der Nizariten. Aus gut zu verteidigenden, abgelegenen Bergen in Persien oder Syrien plante und organisierte diese Sekte Attentate auf militärische, aber auch religiöse Persönlichkeiten, meist sunnitische. Während der Kreuzzugszeit taucht bei Wilhelm von Tyrus und einem Nachfolger der Begriff' „Assassinen" (Heysessini) in Texten zum „Alten vom Berg" auf. Diese Wortwahl, abgeleitet vom arabischen Haschisch, prägte die Vorstellung über eine ismaelitische Sekte über Jahrhunderte so sehr, dass sich das Wort zum Ursprung des Sprachbegriffs eines Attentats in einer

Reihe von europäischen Sprachen entwickelte: Assassination. Im 19.Jahrhundert erklärte der französischer Autor Silvestre de Sacy die Attentatsbereitschaft von Sektenmitgliedern mit einer durch einen Drogenrausch verursachten Bereitschaft zum suizidalen Mord. Unter dem Einfluss von Haschisch und einer damit erklärbaren hoffnungsvollen Vorstellung des Eintretens ins Paradies als Auszeichnung sei die Steuerung der ausgewählten Attentäter erfolgt. Diese Idee, sehr gut in die phantasievolle Welt des 19.Jahnrhunderts passend, entspricht nicht der Realität. Unter dem Einfluss von Haschisch ist das Handeln, man bedenke die Umstände bei einem Attentat, wesentlich eingeschränkt. In der islamischen Welt gelten Haschisch konsumierende Menschen, wie andere Drogenabhängige als Außenseiter, asozial und als Gefahr für die Religion. Das Wort haschischiyya, von den Kreuzfahrern als Assassini verstanden, ist also ein Schimpfwort.

Bei Hildegardis von Bingen wird in dem „Liber simplicis medicinae", „Physica" genannt, der Hanf im 1.Buch beschrieben. Neben vielen anderen Pflanzen z.B. auch Mandragora, handelt es sich um Cannabis sativa. Aber nur der Same, auch als extrahiertes Öl, war gebräuchlich und mit bemerkenswerter Einschätzung begleitet: „Der Hanf ist warm und wächst, wenn die Luft nicht sehr warm und nicht sehr kalt ist. Gesunden und kräftigen Naturen ist er bekömmlich, schwachen dagegen nicht, besonders solchen nicht, die ein schwaches Gehirn haben." Besonders der letzte Satzteil trifft den Kern des Fehlgebrauchs dieses Naturstoffes, bis in die Gegenwart.

Eine örtlich entzündungshemmende, schmerzstillende Wirkung ist schon seit Jahrhunderten in Gebrauch. Nach der Klassifizierung des gewöhnlichen Hanfs durch Carl von Linné 1753 folgte die botanische Unterscheidung zwischen C.sativa und C.indica erst am Ende des 18. Jhdts. von Jean Baptiste Lamarck. Diese beiden Arten haben deutlich unterschiedliche Anteile der Wirksubstanzen. Während der hohe Gehalt an THC, bei niedrigem CBD-Anteil für Cannabis sativa typisch ist, mit stärker aktivierendem Effekt – wirkt Cannabis indica mit höherem CBD-Gehalt, geringeren Werten von THC eher entspannend. Dass der indische Hanf also eher betäubend,

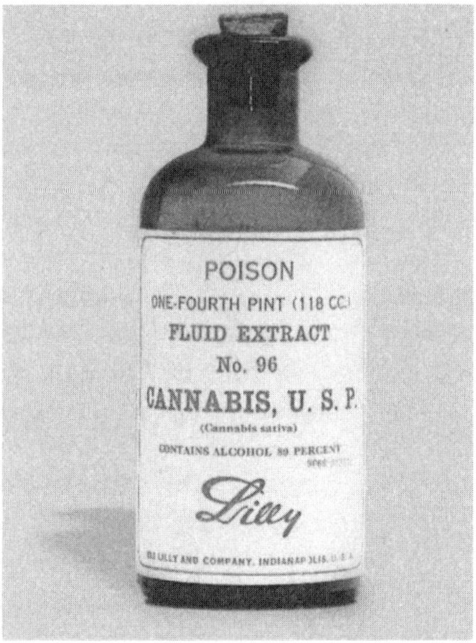

Abb. 57 Cannabis als Medikament vor 100 Jahren(Fa. Lilly USA)

sedierend wirkt, begründet die Vorsicht in der europäischen Pharmakologie. So eingeordnet findet sich Cannabis indica in der „Allgemeinen Geschichte der Pflanzengifte“ von Johan Friedrich Gmelin. Diese Eigenschaften erklären uns aber gleichzeitig den in der englisch Literatur aus dem besetzten Indien beschriebenen Einsatz bei Krämpfen, wie sie bei Tollwut und Tetanus auftreten. Weil eine Ursachenbehandlung bis in das 20.Jahrhundert nicht verfügbar war, gehörten die billigeren Cannabiszubereitungen zum Arzneibestand, angewandt beispielsweise bei Rheuma, Neuralgien – eine früher sehr verbreitete Diagnose, Migräne, epileptiformen Anfällen.

Ab Beginn des 20.Jahrhunderts standen für eine effektive medikamentöse Schmerztherapie zahlreiche neue Substanzen zur Verfügung. Da die negativen Wirkungen zunehmend registriert wurden, beschloss man in einer 1. sogenannten Opiumkonferenz 1911/1912 eine international einschränkende Überwachung. Auf einer im Jahre 1925 folgenden 2.Konferenz wurde der internationale Cannabisexport eingeschränkt, verbunden mit Heroin- und Kokainhandelsverboten. Im Deutschen Reich ordnete man dann ab 1929 im Betäubungsmittelgesetz, das umgangssprachlich unter der Bezeichnung „Opiumgesetz“ lief, Cannabis als verschreibungspflichtig ein.

Verwendung als Medizin – mehr als 100 Bestandteile im Naturprodukt

Problematisch bleibt für Cannabis die Dosierung, weil der Anteil der Einzelbestandteile schwankt und daher unerwartete Reaktionen bis zu Verwirrtheit oder auch paradoxe Reaktionen möglich werden. Bis Ende des 19.Jhdts.und die erste Hälfte des 20.Jhdts. spielte Cannabis, meist in einer alkoholischen Tinktur erhältlich, eine wesentliche Rolle in der ansonsten wenig effektiven Medizin. Beruhigen und Beschwerden bessern beherrschten die medikamentöse Behandlung. So spielt auch die das Bewusstsein verändernde Wirkung bei Künstlern eine bedeutende Rolle. Als Beispiel sei Charles Baudelaire angeführt. Der umgangssprachliche Begriff Knaster, ursprünglich für guten Tabak verwendet, bezeichnete dann die Restblüten aus der Hanfseilherstellung, in Pfeifen anstelle von Tabak geraucht. Wie bei anderen Original-Naturprodukten ist der geringe Anteil von THC kennzeichnend, also auch mit einem relativ geringen Rauscheffekt. Das entspricht dem Inhalt chinesischer Kräutertees.

Medizinischer Gebrauch ist also weit zurück in die Menschheitsgeschichte zu verfolgen. In den letzten Jahrzehnten erlebt diese Substanz ein Revival. Vermutlich eher durch die Drogenszene initiiert als durch eine Analyse medizinischer Anwendung in vergangenen Jahrzehnten oder Jahrhunderten. Die Wirksubstanzen aus den Pflanzen bezeichnet man als Cannabinoide, mehr als 100 (evtl. sogar bis 131) sind beschrieben. Es handelt sich, vereinfacht ausgedrückt, nach der chemischen Struktur um ätherische Öle, chemische Kohlenwasserstoffe. Also Substanzen wie sie uns im Geruch von Kiefern beispielsweise begegnen. Genauer untersucht wurden bisher insbesondere Tetrahydrocannabinol (THC) und Cannabidiol (CBD). Chemisch aufgeschlüsselt sind diese Substanzen seit mehr als 60 Jahren. Die Einzelstoffe unterscheiden sich in der Wirkung deutlich. Das betrifft die Schmerzerleichterung, die krampf-, angstlösende Wirkung, die Besserung von Übelkeit, Einflüsse auf Appetit, Schlaf u.a. Daher sind verschiedene in der Praxis beschriebene Effekte oft auf Mischungen, nicht auf die Anwendung einer Reinsubstanz bezogen. Dies ist eine der Gründe, warum systematische vergleichende und unabhängige Untersuchungen fehlen.

THC(Tetrahydrocannabinol) als Leitsubstanz lindert Schmerz über seine angstmindernden Grundeffekt hinaus. CBD (Cannabidiol) als die weitere bedeutsame Teilsubstanz zeigt experimentell einen entzündungshemmenden Effekt. Bei den Untersuchungen, die zur praktischen Wirksamkeit von Cannabisbestandteilen durchgeführt wurden, wurde die Schmerzlinderung als mäßig, bis zu 30%, eingestuft, aber nicht stärker als Placebo. Die Befindlichkeit zeigte sich demgegenüber tendenziell gebessert. Zuverlässige wissenschaftliche Belege für eine effektive Besserung von chronischen Schmerzen liegen bis heute nicht vor. Die Abbruchrate wegen Ineffizienz oder Nebenwirkungen ist hoch. Positiv kann dagegen bewertet werden, dass Übelkeit und Erbrechen, begleitend während einer Chemotherapie, wirksam und nachweislich zurückgehen. Bemerkenswert bleibt bei allen Studien zur Wirkung von Cannabis und seinen Einzelsubstanzen, dass von Herstellern begleitete Untersuchungen bessere Ergebnisse liefern als unabhängige Untersuchungen. Opioidentzug als Therapien mit Cannabisbestandteilen haben wegen der Nebenwirkung in höheren Dosen zum Versuchsabbruch geführt. Auch das entwickelte sich zu einem Misserfolg, wie es uns bei Kokain begegnete.

Wirkort für diese Substanzgruppe sind, dies ist mit den Opioiden vergleichbar, Rezeptoren. Diese finden sich nicht nur im Zentralen Nervensystem, sondern auch an anderen Stellen im Körper, u.a. in inneren Organen, auch im Herzmuskel. Im Körper, übrigens nicht nur im Menschen, sondern auch bei Tieren, dienen diese Rezeptoren der Wirkung von Endocannabinoiden. Das Endocannabinoidsytem verbindet sowohl erregende wie hemmende Effekte, man kann daraus eine biologische, Gleichgewicht regulierende Wirkung vermuten. Dabei findet die erhöhte Freisetzung von Dopamin besondere Aufmerksamkeit, also der bekannten Substanz, die im neuronalen Belohnungssystem wirkt. Selbst die Freisetzung des zuvor beschriebenen Proteins CREB wird beeinflusst, also der für „Erinnerung", Speicherung wichtigen Substanz. Zusätzlich finden sich Hinweise, dass der Effekt von Cannabinoiden in der Pubertät verstärkt ist.

Dass systematische Prüfungen der Nebenwirkungen notwendig sind, geht auch daraus hervor, das im Immunsystem aktive T-Lymphozyten von CBD geschädigt werden. Dies kann Nutzen zur Immunsuppression bei Autoimmunerkrankungen bedeuten, muss aber in anderen Situationen als nicht gewünschte Nebenwirkung gesehen werden. Alles offene Fragen.

Wichtig bleibt also, deutlich zwischen der medizinischen Anwendung und dem Gebrauch(Missbrauch) als Droge zu differenzieren! Eine Verschiebung von Haschisch zu Marihuana wird beobachtet. In Europa werden diese beiden Substanzen meist zusammen mit Tabak inhaliert, in Amerika eher in der Reinform. Wichtig bleibt dabei, dass Jugendliche mit abweichendem Sozialverhalten häufiger zum Drogenkonsum neigen, das schließt auch andere, deutlich gefährlichere wie Kokain ein. Ein regelmäßiger Gebrauch als Droge verbindet sich zusätzlich auch in der Kombination mit weiteren Drogen (Amphetamine wie Ecstasy, Heroin). Die dem Adrenalin verwandten Amphetamine wirken relativ lange nach. Daher hemmen von Speed übererregte (Fehl)-„nutzer" ihre Überspannung anschließend mit Cannabis, oder anderen Sedativa. Das Wort vom Teufelskreis in der Drogenszene dient nicht nur als Symbol, sondern es trifft die Realität.

Die von Cannabis Abhängigen, eben meist Jugendliche, suchen erst mit einer Verzögerung von 10 Jahren eine Therapieinstitution auf. Bei einem Beginn der Einnahme mit etwa 15 Jahren, startet also eine eventuelle Therapie erst mit 25 Jahren. Es überwiegen männliche Konsumenten. Das deutet auf die Besonderheit der verzögerten neuralen Entwicklung im männlichen Geschlecht, also erst mit höherer Reife wird auch den Konsumenten der negative Effekt bewusst. Warnend müssen wir Ergebnisse aus der Psychiatrie zur Kenntnis nehmen. Beispielsweise wurde im Verlauf von weniger als einem Jahrzehnt die acht-fache Häufigkeit cannabis-induzierter Psychosen registriert. Wie das Team um Dr. Matthew Albaugh, klinischer Psychologe in der Abteilung für Psychiatrie am University of Vermont Medical Center, in JAMA Psychiatry berichtet, ist bei Jugendlichen, die Cannabis mehr oder weniger regelmäßig konsumieren, die Hirnrinde im Bereich des präfrontalen Kortex auffällig verdünnt. Der beobachtete Effekt erwies sich umso stärker, je mehr Cannabis die Jugendlichen nach eigenen Angaben zu sich genommen hatten.

Die sehr aussagekräftigen PET-Aufnahmen(Positronen-Emissions-Tomographie) zeigten zudem, dass Veränderungen besonders deutlich an Stellen auftraten, die viele Cannabinoid-Rezeptoren vom Typ 1 (CB1) aufweisen. Hirnmorphologische Effekte von Cannabis beeinflussten der Studie zufolge auch das Verhalten der Jugendlichen. Ihre Aufmerksamkeit sei reduziert und die Impulsivität erhöht gewesen, schreiben Albaugh und seine Kollegen.

Phyto- und Endocannabinoide sind nicht gleich

Die Worte natürliches und körpereigenes Cannabinoid sollten wir mit Vorsicht interpretieren, zunächst klingt es verwandt. Den körpereigenen Cannabinoiden stehen die pflanzlichen (Phyto-) Cannabinoide gegenüber. Beide unterscheiden sich jedoch grundsätzlich in ihrem chemischen Aufbau. In der Grundstruktur handelt es sich im körpereigenen System, bei den körpereigenen Cannabinoiden, um Arachidonsäurederivate. Diese stellen, wie beschrieben, innerhalb des Schmerzregistrierung und Vermittlung eine Stoffgruppe, die von Acetylsalicylsäure und Ibuprofen, also den entzündungshemmenden NSAR(NSAID) beeinflusst und damit behandelbar wird. Arachidonsäure ist eine Fettsäure, deren Name sich von der Erdnuss ableitet. Erstmalig wurden Rezeptoren für Cannabinoide beim Schwein entdeckt, wie nahe sind wir doch den anderen Säugetieren. Es gibt auch hier Überlappungen in den Wirkungswegen. 22 Cannabinoid-Rezeptoren wurden bisher genauer beschrieben, von der Existenz weiterer kann man ausgehen. Sie finden sich in Nerven, Kleinhirn, und zentralen Partien im Gehirn. Der Cannabinoid-Rezeptor 2, auf Zellen des Immunsystems zu finden, zeigt auch die Universalität der Funktionssteuerung im Körper. Denn auch für Opioide gilt, dass sie auf entsprechenden Zellen mit Rezeptorbindung nachzuweisen sind. Daher die, aber nicht bestätigte Hoffnung, dass Einflüsse auf Krebszellwachstum möglich sein könnten. Es gibt eben doch sehr viele uniform erscheinende Interaktionen von körpereigenen und externen Pharmaka und einer Vielzahl an Reaktionsorten im Körper. Als Sammelbezeichnung gehören sie alle zu den Eicosanoiden, die als Botenstoffe, hormonähnlich, im Körper, innerhalb und außerhalb der Zellen, überall nachzuweisen und wirksam sind. Eine Interpretation muss daher immer die Untersuchungsergebnisse kritisch hinterfragen. Wichtig für die Praxis bleibt, dass diese generellen Zusammenhänge auch für andere geläufige Tabletten gelten, beispielsweise Ibuprofen. Es wirkt auch über diese Arachidonsäure bzw. dessen Abkömmlinge und wird verständlich, dass sogenannte „periphere" Medikamente, eben die NSAID auch zentral angreifen und uns nach der Einnehme psychische Erleichterung vermitteln.

Zentrale Sensibilisierung, Genstrukturen werden umgebaut, Langzeitwirkung, Gefahr für Jugendliche

Urteile über die Risiken fallen, je nach Standpunkt oder Substanz, unterschiedlich aus. Nebenwirkungen wie Müdigkeit und Schläfrigkeit, Schwindel und Übelkeit, im Gegensatz zum antiemetischen Effekt beim synthetisch produzierten THC, sind relativ häufig zu registrieren. Andererseits treten Herz-und Kreislaufnebenwirkungen in Form von Tachykardien („Herzrasen"), Absinken des Blutdruckes, Kopfschmerzen, vegetative Effekte wie Mundtrockenheit auf. Jedoch haben die Einzelsubstanzen z.T. entgegengesetzte Wirkungen, daraus resultieren widersprüchlich erscheinende Wirkungen, die auch dosisabhängig variieren. Während die Verwendung von Cannabisprodukten als Mittel gegen Erbrechen und Übelkeit während einer Chemotherapie hilfreich ist, wird bei regelmäßiger Einnahme sogar ein Cannabis-induziertes Erbrechen beobachtet.

Cannabis bessert die allgemeine Befindlichkeit, hilft bei besonderen Syndromen, es erfordert also sorgfältige Dokumentation aus Verantwortung für die Zukunft einer realistischen Bewertung.

Das Projekt Cannabis als Schmerzmittel sei gescheitert, so lautet die Aussage kritischer Stimmen. Die jetzt vorliegenden Untersuchungen zeigen im Rahmen der Tumorschmerztherapie keine ausreichende Wirkung. „Ein methodisches Minenfeld" nannten es 2 Autoren 2020 in einer Übersicht zur gegenwärtigen Datenlage, die als insgesamt dürftig gekennzeichnet wird.

Vorsichtig formuliert, kann gegenwärtig nur wenig Sicheres summiert werden. Besserung von Übelkeit und Erbrechen, sowie ein nachweisbare Besserung von Spastizität werden in Zukunft Gründe für eine Zusatzmedikation von Cannabisprodukten zur Basistherapie sein. Als positives Beispiel können die den Patienten stark belastenden Symptome beim Tourette-Syndrom genannt werden. So ist das Gesamtergebnis noch offen und verlangt sorgfältige Beobachtung und das Sammeln aller registrierbaren Untersuchungs- und Reaktionsbefunde, also Daten. Paralleles gilt für mit Krämpfen verbundene, relativ seltene kindliche Syndrome. Der Cannabisbestandteil CBD(Cannabidiol) kann bei diesen Krämpfen helfen, doch auch mit widersprüchlichen Reaktionen. Daher können wir gegenwärtig CBD wie ein Orphan Drug („Waisen"-Arzneimittel für seltene Krankheiten) einstufen. Ärzte haben immer von Erfahrungen gelernt, diese müssen aufgezeichnet werden und nachprüfbar bleiben. Der Einwand gegen zu ausgedehnte Dokumentationspflicht und Datenschutz widerspricht ärztlicher Verpflichtung zur Sorgfalt. Cannabis wird nach jetzigem Wissen, in der meist paramedizinischen Werbung zwar angepriesen, eher als Substitut bei Befindlichkeitsstörungen eine Bedeutung haben. Also für die Fülle an Beschwerden, über die viele Kranke oder sich sehr krank Fühlende klagen. Leider verstecken sich oft unklare und fehlende Diagnosen hinter der Verordnung. Auch Ärzte sind dann hilflos und schreiben ein Rezept: „Ut aliquid fiat" (damit etwas getan werde). Wer mit einem Rezept heimkehrt, fühlt sich ernst genommen.

Doch ein wichtiger Aspekt aus der Erfahrung der Medizingeschichte muss bei den Diskussionen im Bewusstsein bleiben. Es kann auch gelingen, über die Wirkmechanismen der vielen Cannabisbestandteile Rezeptor- oder Zellwirkungen zu entdecken, um neue oder variierte Bestandteile mit Effizienz und weniger Nebenwirkung zu erfinden. Dieser Zukunftsblick ist Prinzip jeder chemisch-pharmazeutischen Forschung. Eine gute Dokumentation und die folgende Datenverarbeitung werden helfen, die Einordnung dieser noch nicht endgültig zu bewertenden Produkte für die Zukunft zu realisieren.

Gefahr für Jugendliche wegen der Langzeitwirkung auf die Entwicklung einer Persönlichkeit

Für die Gegenwart nennen wir ganz offen, außer den genannten weitere Gefahren: Cannabiskonsum wird im nichtmedizinischen Bereich deutlich häufiger bei Personen mit niedrigem Bildungsniveau und bei Arbeitslosen registriert. Was ist Ursache, was ist Wirkung? Bemerkenswert ist die Einschränkung der Gedächtnisleistung und des Lernens, sogar eine Herabsetzung des IQ wird beschrieben, außerdem ein kognitives Defizit, erkennbar in beeinträchtigtem Arbeits- und Langzeitgedächtnis, selbst nach Abstinenz, eingeschränkte Aufmerksamkeit (Vigilanz) und verlängerte Reaktionsfähigkeit.

Gesellschaftliche Akzeptanz, das unterscheidet von der viel zitierten Vergangenheit, erreicht die breite Verwendung einer solchen Substanz als Folge eines hemmungslosen Kapitalismus. Sichtbar wird das nicht unmittelbar, sondern indirekt über Medien. Die Steigerung der Aufmerksamkeit durch gehäufte oder provozierende Nachrichten thematisiert eine solche Substanz. Attraktiv ist dann nicht die kritische, sondern die unterhaltsame Orientierung. Dahinter steckt in der Regel eine induzierte Steuerung von Geldschöpfung durch Verbreiten von Informationen. Werbung induziert als Basis das Verbreiten und führt dann indirekt zu finanziellen Gewinnen. Und diese Werbung läuft auf Hochtouren.

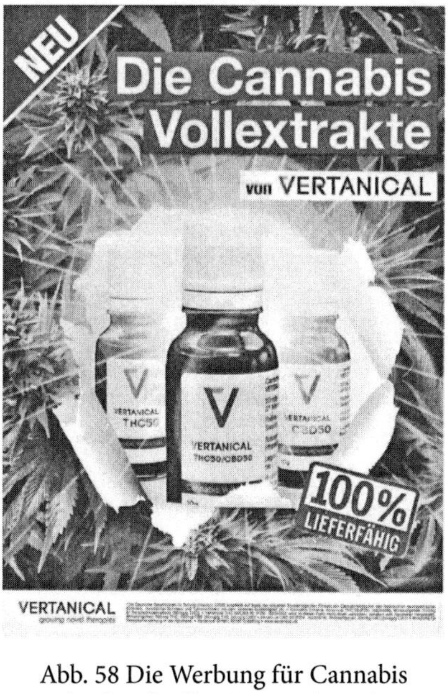

Abb. 58 Die Werbung für Cannabis läuft auf vollen Touren.(2021)

Wer Öffentlichkeit durch Bagatellisierung täuscht, wird für Folgen nicht verantwortlich gemacht. Politisch wird der Zwang zum Handeln anschließend über die Freigabe solcher Drogen „gelöst". Damit werden 2 Ziele erreicht. Zunächst verschwindet das Thema als Negativthema anfänglich aus der Öffentlichkeit. Überwachung, also beispielsweise Polizeikosten werden gespart, das wird sogar zu einem Wahlkampfslogan. Definieren wir die USA als Vorbild? Zusätzlich generiert die Freigabe Steuereinnahmen, als Beispiel blicken wir nach Kanada. Die negativen Folgen kommen so verzögert, dass die Verantwortlichen nicht mehr im Amt sind oder als Verursacher nicht wahrgenommen werden. Die Folgekosten als Fürsorge fallen dann der Gesellschaft erst mit Verzögerung auf. Die Schwierigkeiten liegen also in der Negativentwicklung der Schwachen in der Gesellschaft. Bereits in der Grundschule beginnt die Segregation. Wer nicht lesen kann, entwickelt sich bildorientiert, also durch Werbung steuerbar. Die Unfähigkeit, eigenes Leben und Unterhalt zu schaffen, wird durch Drogenkonsum in der Jugend deutlich verschärft. Es handelt sich um einen gesellschaftlichen Selbstbetrug, den zu steuern Demokratien Mühe haben. Wirkliche Fürsorge vermittelt Schutz vor Selbstschädigung, nicht das Reparieren nach Eintritt von drogenverursachten neuralen Traumen.

Wir müssen die Sekundäreffekte im Auge halten und ansprechen. Psychotische Effekte finden sich bei Cannabisnutzern etwa doppelt so häufig wie bei Nichtnutzern, beginnend mit Euphorie, Störung des Kurzzeitgedächtnisses. Untersuchungen in mehreren Ländern, darunter die Niederlande mit hohem Cannabisgebrauch, brachten das erschütternde Ergebnis, dass tägliche Cannabisanwendung bis zu 5-fach häufig mit psychotischer Symptomatik verbunden sein kann. Dabei spielen Dosis, also die Konzentration bestimmter Anteile und die Anwendungsform eine Rolle. Je schneller die Substanzen aufgenommen werden, umso größer die Gefahren. Also beim Inhalieren gegenüber der oralen Form wird schneller ein hohe Konzentration im Zentralen Nervensystem erreicht und der Genusseffekt der Substanz erhöht. London und Amsterdam, gekennzeichnet durch Angebote mit hohem Gehalt von psychoaktiven Bestandteilen, sind bevorzugte Aufenthaltsorte von Abhängigen. Verbunden mit diesen Beobachtungen ist eine auffällige Häufung von Schizophrenien. Für Obdachlosigkeit als Tertiärproblem wird die Ursachensuche im Bereich von Drogenliberalisierung aus der Wahrnehmung in der Öffentlichkeit ausgespart. Verdrängung und heuchlerischer Selbstbetrug können die Gemeinschaft irreversibel gefährden.

In der medizinischen Fachliteratur fällt eine Häufung von Kreislaufkomplikationen ins Auge. Cannabis bzw. THC führt zu einer sympathikotonen Gefäßverengung. Das ist an Blutdruckanstieg, verbunden mit Herzfrequenzanstieg, erkennbar. Man beobachtet also verengte Arterien, sowohl im Gehirn wie im Herzen. Die Häufigkeit des Auftretens von Infarkten steigt bei Cannabiskonsumenten auf das über 4-fache gegenüber Nichtkonsumenten.

Für Cannabisnutzer gilt wie für Opioidverwendung eine körperliche Anpassung in Form von erhöhtem Abbau in der Leber. Das verursacht bei Narkosen für operative Eingriffe einen erhöhten Bedarf an Narkosemitteln, bis zum 3-fachen Bedarf! Sonst kann es zu intraoperativem Wachsein kommen. Wie Ärzte mit diesen, meist jungen Menschen, bei operativen Eingriffen das realisieren können, ist ein eigenes Thema für Anästhesisten, einschließlich in der

Geburtshilfe. Ob chemische Varianten der natürlichen Cannabisbestandteile für eine effektive Schmerzbehandlung entwickelt werden können, ist unwahrscheinlich. Cannabis wirkt nicht in wichtigen neuralen Schmerzzonen wie die Opioide. Doch positive Überraschungen sind glücklicherweise für uns Menschen immer im Bereich neuer Erfindungen.

Die Kehrseite von menschlichem Fortschritt, hier betrifft dies die hochwirksamen und helfenden Pharmaka, verlangt große Aufmerksamkeit. Das Wegschauen noch Unbetroffener, noch ist es die Mehrheit, nutzen verbrecherische Gruppen rücksichtslos.

Prophylaxe und Drug-Checking, Organisation von Hilfe

Wer erreicht wirklich Drogenkonsumenten? Da das Gefährdungspotential bei Jugendlichen und jungen Erwachsenen am höchsten ist, müssen psychosoziale Kontakte angeboten werden. Bei den Konsumenten ist das Risiko durchaus bekannt, also Verunreinigungen und Hochdosierungen bei illegalen Angeboten. Vereinzelte Angebote zur Überprüfung stellen Beratungsstellen mit Drug-Checking zur Verfügung. Die Angst vor den Gefahren ist bei jüngeren Konsumenten noch vorhanden. Da drei Viertel aller illegalen Drogen verunreinigt oder überdosiert sind, kann das anonyme Analysieren zum Gespräch mit Beratern führen. Aber selbst Partyhochburgen wie Berlin bieten so etwas nicht an. Meist läuft die Beratung hinterher, wenn soziale Konflikte unübersehbar geworden sind.

Die Vereinten Nationen weisen 2022 darauf hin, dass der zunehmende Cannabiskonsum zu steigender Belastung des Gesundheitssystems führt. In der Europäischen Union beansprucht Cannabis etwa 30% aller Drogentherapien. Nachdenken über eine öffentlich sich anbahnende Katastrophe fordert unser aller Aufmerksamkeit.

Opioide, Barbiturate und Suizid – Sterbehilfe, Themen unserer Zeit

Wir können die Diskussion zum Suizid nicht vom Hospizgedanken trennen.

Eine Diskussion zur ethischen Abwägung eines Suizides wird bei uns, das gilt wie bei vielem anderen Nachdenkens werten, in der Regel eurozentristisch geführt. Und zwar überwiegend nach aktuellen Vorstellungen in einer sich immer mehr verändernden Welt. Wir verdrängen sowohl unsere Traditionen wie auch die Vorstellungen in anderen Kulturen. Gleichzeitig suchen wir nach einer rationalen, ethisch vertretbaren Ordnung. Wie anders stellt sich in einer buddhistisch oder hinduistisch inspirierten Umgebung diese Problematik. Wenn eine Reinkarnation als Wirklichkeit den Umgang mit Leben bestimmt, dann verliert der Tod seine Unumkehrbarkeit und wird nicht mehr Auslöser von Angst. Das geistige Sein als menschliche Lebensbasis steht so im Mittelpunkt, dass ein Verschwinden durch den Tod nicht erwartet wird. Reinkarnation befreit in diesen asiatischen Religionsvorstellungen vom Diesseitszwang. Nirvana als Ziel sollten wir nie, westlich geprägt, mit Todessehnsucht verwechseln. Keinesfalls dürfen wir also auch eine Beziehung zum Suizid verbinden.

In den „Buch"-Religionen, also auf Abraham zurückgehenden Religionen, sind, zumindest so wird es überwiegend aufgefasst, die Diesseitswelt, Mensch und seine Zeit, von der Ewigkeit, Gott als Schöpfer, getrennt gesehen. Die metaphysischen Religionen trennen diese Welten nicht voneinander ab. In den 3 abrahamitischen Religionen wird die Selbsttötung als sündhaft bewertet, doch das bewusste Opfern im Martyrium heroisch bewertet.

In den asiatischen Religionen, Hinduismus und beeinflussend auch Buddhismus und Jainismus, kann der Suizid nur als Schritt in ein neues Lebensdasein verstanden werden, insofern auch keinesfalls mit einem guten Sinninhalt verbunden sein. Denn es beginnt ja sofort wieder eine neue Suche. Im Buddhismus findet sich daher eine Entwicklung von totaler Ablehnung bis zur Tolerierung im Sinne von Mitleid. Die japanische Stellung zum Suizid kann taoistisch interpretiert werden, also durch diesseitige Orientierung, verstanden dann als sich Selberopfern aus gesellschaftlicher Abhängigkeit. Das wird mit dem männlichen Heroismus der Handlung unterstrichen, „Seppuku", bei uns als Harakiri (Bauch schneiden) sprachlich banaler klingend. Im Jainismus kann sogar durch Askese das Ende des Lebens als positiv gesehen werden. Das ist deutlich von der Selbstverbrennung indischer Witwen zu trennen. Der geht auf ein Bild der Selbstreinigung durch einen Suizid zurück. Die Entwicklung zum sati, für uns eine archaisch wirkende Tötung der überlebenden Witwe, hatte sich weit von dieser reinigenden Auffassung entfernt und ist auch in der Form der Ermordung von Frauen entartet. Doch ist in der indischen Welt die Leichenverbrennung immer mit der Reinkarnation verknüpft, also sich mit der Seele vom Körperlichen zu trennen. Alle Suizide werden daher mechanisch, nicht medikamentös induziert, dass passt in eine männliche Handlungswelt.

Taoismus, weniger Konfuzianismus sind realitätsnahe Weltvorstellungen, Religionen im weiteren Sinne. Der Ahnenkult verbindet Diesseits und Jenseits. Bei der Suche nach Harmonie wird dann der Suizid als Disharmonie verstanden, ist also sinnlos. Aber nicht verboten, das zeigt wieder die Lebensnähe dieser religiösen Weltanschauung.

Im Präpariersaal des Anatomischen Instituts der ehrwürdigen 1419 gegründeten Universität Rostock standen wir 18-jährige Medizinstudentinnen und -studenten schweigend vor unserer Aufgabe. Vor uns die Leichen eines Pärchens. 2 junge, bildschöne Jugendliche in unserem Alter. Sie hatten sich das Leben genommen, wie man uns erst zögernd mitteilte, indem sie das Auspuffgas in das Innere eines Auto geleitet hatten. Vom Kohlenmonoxid zeugte noch das leicht rosige Kolorit der Haut. Warum? Man deutete es uns nur an: „sie konnten nicht zueinanderkommen", vielleicht wie in Gottfried Kellers „Romeo und Julia auf dem Dorfe". In meinem späteren Aufgabenfeld der Notfall- wie der Intensivmedizin forderte dann das Bemühen um die Versorgung von Suizidversuchen ein herausfordernde Verpflichtung. Ein Beispiel darf ich beschreiben. Ein 24-jähriger Student wurde extrem unterkühlt aus dem Krankenwagen in der Notaufnahme der Universitätsklinik gebracht. In diesem Augenblick kam es zu einem Herzstillstand, kardiologisch handelte es sich um ein Kammerflimmern, äußerlich sichtbar geprägt von den weiten Pupillen des jungen Menschen. Die Wiederbelebungsmaßnahmen, konnten unmittelbar mit der Herzdruckmassage beginnen. Der Zeitpunkt der Einnahme des Betäubungsgiftes, einem oben beschriebenen Barbiturat, lag 24 Stunden zurück, der Fundort im verschneiten Schwarzwald. Hier laufen im Kopf eines Arztes mit den organisierenden Regeln 2 fragende Vorstellungen mit. Haben wir das Recht, den erfolgreichen Suizid zu verhindern und die noch ernstere, darf man dann noch wiederbelebende Therapie vornehmen? Der langfristige Ausblick wäre dafür entscheidend, nicht der Augenblick. Handeln ist aber jetzt Verpflichtung. Langsames schrittweises Aufwärmen, von einem Beginn mit 28°. Das von der Kopfhaut abgeleitete, damals sehr unzuverlässige Elektroenzephalogramm zeigte nicht die geringsten Ausschläge, ließ also innere Bedenken wachsen. Alle Maßnahmen mit künstlicher Beatmung und Restitution der Nierentätigkeit waren immer von der besorgten Skepsis begleitet, richtig oder nicht. Am Ende hat dieser junge Student überlebt, sein Physikstudium erfolgreich beendet und wieder Freude am Leben gefunden. Das Leben, das ihm wegen des Verlassenwerdens von seiner Freundin nicht mehr lebenswert schien. Die extrem niedrige Körpertemperatur hatte bleibende Schäden in den Nerven-und Denkstrukturen verhindert.

Aber wir mussten auch etwas Anderes in kleinen Schritten lernend erfahren. Glücklich über solche, viele, eigentlich die meisten dieser Verläufe hatten wir das Weiterdenken zu erlernen. Weiterdenken über die körperliche Erholung hinaus. Die psychische Seite hatten wir nur im Wachwerden nach den Giften begrüßt. Doch das Wiederkehren in die Wirklichkeit begann außerhalb unseres Wirkungskreises. Und darin steckte bereits eine verlorene Chance. Wiederkehr aus der Intoxikation verlangt nach Begleitung, zu der wir nicht bereit oder auch noch nicht fähig waren. Die frühe Hilfe kann aber langfristig entscheidend werden. Hier beginnt spätestens ein zwingender Schritt der Suizidprävention, mit den vitalen Aufgaben starten und an die Zukunft des Patienten denken. Wenn 90 % der Suizide auf psychische Erkrankungen zurück gehen, dann rückt diese ärztliche Verpflichtung in die erste Reihe ärztlichen Handelns.

Hegel schreibt in seiner Rechtsphilosophie: „Der Staat kann deswegen das Gewissen in seiner eigentümlichen Form, d.i. als subjektives Wissen nicht anerkennen." Also habe der Mensch „überhaupt kein Recht" auf Selbstentäußerung. Die abendländische Diskussion brach seit Platon und Aristoteles nicht ab und das zeigt darin auch die komplexe Bedeutung. Denn dem Staat, der Polis bei den Griechen, wird durch die Selbsttötung Unrecht zugefügt. Bei Kant liegt also, in dem Weiterführen solcher Gedanken, die Ursache in der Selbstliebe, er meint damit die Empfindung. Natur ist mit Selbsterhaltung verbunden, also verneint ein Suizid diesen Eigenschutz.

In der griechischen Philosophie widerspricht dieser Auffassung die ganz andere Richtung Epikurs und der Stoa. Später bestätigt die Rechtsauffassung Roms diese Auffassung, sie ist eingekleidet in heroische Zusammenhänge. Suizid wird zu einem Freiheitssymbol gegen die Tyrannen, aber auch, das ist sehr wichtig, gegen Vergewaltigung. Ob das Erzählen über Lucrezia nun Mythos ist, bleibt wegen der Symbolik bedeutungslos. Es geht gegen brutale, männliche Macht. Seneca zeigt dann historisch die belegte Konsequenz in der römischen Abwehr von Macht. Aus der römischen Strafrechtsvorstellung heraus, zumindest von ihr beeinflusst, wird im Christentum die Selbsttötung als Unrecht sanktioniert. Dante begegnet im 7.Kreis der Hölle den Selbstmördern in ihren Schatten, also ohne die menschliche Form. Statt Selbstliebe entsteht hier eine Vorstellung von Selbsthass. Dante trifft Sokrates in den ersten Kreis der Hölle, der Vorhölle, als Teilhaber griechischer Philosophie. Für diese, die das abendländische Denken begründen, deutet Vergil die mögliche Erlösung an. Sokrates' Suizid, der wegen seines besonderen Geschehens weiter unten noch Beachtung findet, unterwirft der Dichter keinem Urteil,

Das römische Recht betrachtete ursprünglich Suizid wie Desertion, auch von Sklaven und Legionären. Augustinus prägt aus dieser Erwägung die spätere mittelalterliche Bewertung als eine Verzweiflung an der göttlichen Gnade. Am Ende resultiert das in der Beisetzung des Verstorbenen außerhalb des christlichen Friedhofes. Das setzt sich auch in der Reformation fort. Bemerkenswert ist aber gleichzeitig, dass eine Entschuldung des Suizidenten möglich wurde, wenn man sie oder ihn als „wahnsinnig" deklarierte. Immer steckt darin der Vorwurf, sich durch Suizid einer Vergeltung oder Schuld entziehen zu wollen, insofern ist ein typisches Beispiel die Angst vor dem Schuldturm. Erst Ende des 18.Jahrhundert wird die Strafbarkeit des Suizids aufgehoben, Frankreich und England hatten bis dahin sehr stringente Gesetze.

Suizid durch Medikamente kann, wenn rechtzeitig beobachtet, folgenlos versorgt und überwunden werden. Man bewertet die Vielfalt an Ursachen nicht ernst genug, wenn der Charakter als Appellation überbetont wird. Andere Formen, sie stellen die Mehrheit der Ursachen, also mechanische, sind oft unumkehrbar, oder mit leichten bis zu schweren Verletzungen verbunden. Der deutschen Diskussion gehen, bereits wesentlich früher in den USA, den Niederlanden und der Schweiz z.B., Anweisungen in Büchern voraus, die sehr dezidiert Empfehlungen für Medikamente beschreiben, einschließlich der mechanischen Hilfe zur Selbstinjektion. Das Spektrum der verwendeten Medikamente schließt alle Substanzgruppen ein, also die für eine wirksame Behandlung von Schmerzen, einschließlich Psychopharmaka und sedierende Schlafmittel.

Sowohl die Geschichte der abendländischen wie asiatischen als auch theologische, soziologische, psychiatrische, juristische Einwände, Überlegungen sind vom ursprünglichen Ausgangspunkt geprägt und werden im Einzelfall oft zum Ausdruck von Hilflosigkeit.

Hospiz- und Palliativgesetz, 2015 verabschiedet, unterstützte erstmalig organisatorisch den Palliativgedanken. Als Regelversorgung wurde die Palliativmedizin endlich Teil der gesetzlichen Krankenversicherung. Dies thematisierte gleichzeitig einen bisher offenen Aspekt des Umgangs mit Schwerstkranken. Die geschäftsmäßige Förderung der Selbsttötung wurde unter Strafe gestellt. Das Bundesverwaltungsgericht erschwerte anschließend den bisher freien Zugang für individuelle Hilfe im Einzelfall dadurch, dass es 2017 entschied, dass das Bundesinstitut für Arzneimittel und Medizinprodukte (BfArM) diese suizidal verwendbaren Medikamente nur auf Antrag herausgeben solle. Eine, vorsichtig ausgedrückt, sonderbare Konstruktion, da diese Medikamente bekannt und meist schon lange im Handel sind. Was folgte danach? Welche Verwaltungsinstitution besitzt die zu verlangende Übersicht, um dem Antrag mit ja oder nein zu antworten? Eine überforderte Administration jenseits von Lebenswirklichkeit verbirgt sich hinter einer solchen Institutionalisierung.

Ohne einen gegebenen Anlass, eher aus juristischer Spitzfindigkeit, wurde dann gedanklich, spekulativ die folgende Auslegung konstruiert: Die wiederholte Abgabe solcher Medikamente könne Ärzten oder, jetzt wird es besonders gefährlich, auch anderen Personen als „gewerbsmäßig" organisierter Suizid ausgelegt werden. Mit dieser Formulierung wurde Ärzte, die helfen wollen, die Motivation bleibe dahingestellt, „anderen" Personen (also auch Händlern) gleichgestellt. Hier handelt es sich um eine Sprachwelt, die Freiheiten in der Medizin in juristisches Dickicht verlegte.

Eine höchstrichterliche Entscheidung bezeichnet danach das Verbot der geschäftsmäßigen Förderung der Selbsttötung als verfassungswidrig. Gleichzeitig verlangt dieses Urteil, das klingt abschwächend, eine notwendige gesetzliche Regulierung. Während bisher Ärzte nach der vorherigen Rechtslage mit betroffenen Patienten unter Ausschluss von Öffentlichkeit und juristischen Regeln über diese Probleme sprechen konnten, wird jetzt de facto ein Begutachtungssystem installiert. Ein „Begutachtungssystem" für Leidende, welche Absurdität, Gutachter über diese, nie allgemein lösbare Frage diskutieren und entscheiden zu lassen. Nicht umsonst wurde die unsinnige Entscheidung des hohen Gerichts als „nahezu verfassungswidrig“ bezeichnet (S. Augsberg, Universität Gießen)

Ein BGH-Grundsatzurteil mit fragwürdiger Tendenz

Darf man das Urteil so interpretieren: Das Sterben ist zu einer steuerbaren Sache deformiert worden. Das Argument Freiheit klingt gut, sollten wir aber unter dem Aspekt krank werden zu können vorsichtig abwägen. Wer ist voraussehbar frei, wenn er irgendwann mit der Diagnose einer nicht beeinflussbaren Krankheit konfrontiert wird. Der Gesunde glaubt, voraus sehen zu können.

Nachdenklich macht besonders das Wort "geschäftsmäßig". Unsere deutsche Vorgeschichte veranlasste die Initiatoren der Gesetzgebung von 2017, „geschäftsmäßig“ beim Suizid Beistand zu leisten, nicht zuzulassen. In der jetzigen Situation, nach dem Urteil des Verfassungsgerichtes kann jeder, eben wirklich jeder, organisierten Suizid zum profitorientierten Geschäft machen. Konsequent weitergedacht, könnte jeder dann im Internet, aufgerufen bei Google, anbieten, Hilfe zu leisten. Wenn dann kaum kontrollierte Angebote von jedem Depressiven auffindbar sind, vereinfachen sich die Wege aus dem Leben zu gehen. Vielleicht greift dies so weit voraus, dass das werte (oder "unwerte") Leben von Parlamenten definiert werden kann. Solange Gesundheitssystemen genügend Mittel zur Verfügung stellen, sieht das anders aus, nicht aber, wenn die Ressourcen knapp werden.

In der Menschheitsgeschichte wird die Hoffnung, Hilfe im Abschiednehmen zu erhalten, und die Zuversicht, den kranken Mitmenschen zu helfen, die wir ärztlich nicht heilen oder noch nicht heilen können, dadurch genommen. Es wird zu einer Illusion, dies steuern oder in der Hand halten zu können. Das freie Gespräch zwischen einem Menschen, der verzweifelt das Ende seines Leidens sucht und seinem hilfsbereiten Arzt wird zum institutionalisierten, kontrollierbaren Ereignis.

Solche Versuche auf politischer Ebene öffnen den Weg in einen staatlich organisierten Suizid, dessen gesellschaftliche Tendenz zu einer erschreckenden Zukunft in eine Richtung führen könnte, die uns in einer Phase deutscher Geschichte in dem Wort vom „unwerten Leben“ gipfelte. Welch ein Drama wird damit wiederbelebt! Massensuizide gab es immer in der Gesellschaft. Dabei erweist sich der Gruppenzwang als Auslöser. In der jüngeren Geschichte spielt Zyankali als „Angebot“ eine große Rolle, denn der mechanische Suizid verlangt noch mehr Entäußerung. Heute stehen aber im die Text beschriebenen Medikamente für ein scheinbar schöneres Sterben zur Verfügung, von den vielen Sedativa, gegenwärtig die beschriebenen Barbiturate, bis zu den Opioiden. Das besitzt verführerischen Reiz in einer diesseits gerichteten Gesellschaft. Die geschäftsmäßige Förderung der Selbsttötung wurde als Freiheit aufgefasst, welche Freiheitsvorstellung verbirgt sich dahinter? Ist auch in der erlaubten geschäftsmäßigen Förderung eine Werbung für die Selbsttötung enthalten? Man sollte sich an sektenhafte Selbsttötungen in den USA erinnern. Fiele das auch unter das Persönlichkeitsrecht?

Immer müssen wir als Ärzte selbstkritisch fragen, haben wir unsere Freiheiten nicht genutzt. Die Atmosphäre ruhigen Überlegens wurde auch von unserer Seite dadurch gestört, dass wir das Beenden menschlichen Leidens in einer aussichtslosen Therapie nicht akzeptiert haben. Die Beispiele für die Fortsetzung einer Therapie im „Geschehen eines protrahierenden Sterbens" haben auch für Nichtmediziner unsere menschliche Kompetenz fragwürdig erscheinen lassen. Therapie zu beenden, um Sterben nicht endlos ablaufen zu lassen, war für viele in unserem Beruf kein Motiv zum Handeln. Wir hatten uns Leben als manipulierbar vorgespielt. Besonders wir als Berufsgruppe müssen Eberhard Richters Ansage im Bewusstsein halten.

Die Meinung, dass Krankheit und Alter entwürdigend seien, also folgerichtig Anspruch auf Selbsttötung beinhalten, ist uns von der ärztlichen Aufgabe her fremd. Wir können uns dies nur als rechtsfreien Raum vorstellen. Dem entgegen steht die Behauptung, es gebe das Recht auf Selbsttötung, das habe sogar Verfassungsrang. Traurig ist dabei, dass die Pforten für politische Steuerung von Tötung jetzt als Recht wieder geöffnet werden könnten. Wir müssen durch richtige Hilfe, durch Offensein für die Angst der Menschen, Verständnis für sehr unterschiedliche Lebensentscheidungen entwickeln. Oder, wenn wir uns überfordert fühlen, jederzeit die Unterstützung bei den kollegialen Ärzten organisieren, die sich damit intensiv auseinandersetzen. Nur so vermeiden wir ein juristisch gesteuertes Gutachtersystem.

Suizidprophylaxe sollte daher in unserem jederzeitigen Bewusstseinsrepertoire im Auge behalten werden. Wenn 90% der Suizide mit einer psychischen Erkrankung verbunden sind, ist höchste Aufmerksamkeit notwendig. Wir dürfen uns durch das Somatische nicht ablenken lassen. Das Urteil des BGH schafft indirekt ein Angebot zur Suiziddurchführung. Im Internet ist das heute innerhalb kürzester Zeit verfügbar, auch passende Gutachten. Die Beurteilung einer psychischen Ausnahmesituation ist sehr anspruchsvoll, erfordert Zeit, viel Zeit bis eine Vertrauensgrundlage entsteht. Innerhalb eines Gutachtersystems kaum vorstellbar. Suizidassistenz als Angebot klingt verlockend, wenn man im Augenblick verzweifelt ist. Suizidprävention wird anspruchsvoll in einer säkularisierten Welt, in der es ein Gespräch mit einem Pfarrer vor Ort nicht mehr gibt, Familien zerrissen werden, der Stadtmensch in Einsamkeit lebt.

Gesellschaft – Medikamente – Abhängigkeit

Warum sind wir Menschen so leicht zu verführen? In der frühen Phase der neurophysiologischen Forschung standen nur 2 Optionen zur Verfügung. Man prüfte, was der Verlust von Hirnteilen auslöste oder man reizte elektrisch im Gehirn vermutete Funktionsareale. Das erklärt auch einen bemerkenswerten Zufall in einem Experiment von 1954. Mit seinem Mitarbeiter P. Milner(1919–2018), der als Ingenieur eine Elektrode gebaut hatte, experimentierte James Olds (1922–1976) mit elektrischem Reiz im Gehirn einer Ratte. Sie beobachteten: nach einer ungeplanten Positionierung der Reizelektrode wurde ein vom Tier steuerbarer Auslöser von Reizen ununterbrochen aktiviert, bis zu 8000mal pro Stunde, ohne dass Nahrungsaufnahme, Schlaf oder Sex noch ein Interesse auslösten. Diese gereizte Region wurde von dem Psychologen als Glückszentrum aufgefasst. Das ist die einfachste Interpretation, hilft uns aber in der Praxis nicht weiter. Denn es ist in der Natur komplizierter. Besser ausgedrückt, es wirken viele Einflüsse auf uns und wir müssen mit ihnen fertig werden. Affekte und Gefühle gelten seit Charles Darwin als ein sinnvoller Impuls für die Evolution. Belohnung ist ein zentraler Anteil der Motivierung. Zunächst betrifft das Grundfunktionen wie Nahrung, darüber hinaus eigentlich alles was „Freude" bereitet. Demgegenüber gibt es jedoch auch über andere Gehirnpartien verteilte negative „Bestrafungssysteme". Diese neurophysiologischen Grundlagen geben aber nur das Grundmuster zur Erklärung.

Wir wissen heute schon sehr viel über die biochemischen Zusammenhänge. So können wir versuchen, das zu verfolgen und wichtige Naturstoffe zu begleiten. Dopamin wirkt vermittelnd als Neurotransmitter im Bereich des Zentralen Nervensystems. Kokain und Amphetamin hemmen einerseits die Wiederaufnahme von Dopamin bzw. setzen es andererseits verstärkt frei. Opiate lösen vergleichbare Effekte auch über GABAerge Neurone, also hemmend, indirekt aus. Die Mechanismen sind also nicht identisch, aber das Endergebnis scheint gleich. Weitere Neurotransmitter oder Hormone sind in diesem System wirksam, beispielsweise Oxytocin. Das den Geburtsverlauf steuernde Hormon vermittelt positive Antworten bei Körperkontakt, Wohlempfinden. Daher auch die Umschreibung als „Kuschelhormon". Schon das Erblicken, Ankündigen kann zur Aktivierung der Neurotransmitter führen. Diese Vorstellung muss aber erweitert werden. Über klassische Konditionierung, operante Konditionierung, spendet die Kognition, also unser mentales Vermögen, auch ohne stimuliert zu werden, eine Belohnung. Motivation rückt dadurch in den Mittelpunkt menschlichen Fortschritts im Denken. Die Suche nach Glück lässt ein weites Lebensfeld entstehen. Wie schön für uns, aber anspruchsvoll.

Sucht – ein menschliches Charakteristikum? Abhängigkeit – Neugier?

Denn eben das geschieht auch durch „Sucht" auslösende Substanzen wie Alkohol, Morphin, Heroin, Kokain, Marihuana aber auch Amphetamine und Nikotin. Man darf aber nicht vergessen, auch Nahrungsaufnahme, Appetitsteuerung wird durch diese Euphorie, also ein Freudegefühl, bei wiederholter Zufuhr lebensgefährdend von Sucht begleitet. Der Wort Sucht ist, das wird jeder sofort verstehen, gesellschaftlich so programmiert, dass Unbeteiligte sich innerlich zurückziehen. Dass zwischen normalem Verhalten und Sucht Übergänge existieren, verdrängen wir geflissentlich. Nur der die Situation Analysierende hält das im Bewusstsein. Denn der Effekt von Substanzen wird weniger durch diese selbst bestimmt, sondern stärker durch den Anwender und dessen Situation, besonders auch dessen Umgebung und soziales Umfeld. Vereinfacht ausgedrückt, Morphium ist für den Schmerz leidenden eine ungefährliche notwendige Hilfe, für den körperlich Gesunden, der aus Verführung oder ängstlicher Depressivität diese Droge nutzt, ein Lebensrisiko. Daher wird von der WHO(Weltgesundheitsorganisation) von einem Verhaltensmuster gesprochen, bei dem die Droge Priorität gewinnt, nicht die Suche nach Besserung einer Krankheit. Es wird also in der Deutung der Situation, auch um Abhängigkeit als Krankheit zu erfassen, nach dem Ziel des Gebrauchs unterschieden.

Abhängigkeit ersetzt heute international den Begriff Sucht, der vom althochdeutsch „siechen" abgeleitet, dieses Geschehen als Krankheit definiert. Und das kann sich auch jeder Laie vor Augen halten, um das Besondere in der Betreuung dieser Menschen zu verstehen. Denn es handelt sich meistens um ein lebenslanges Kranksein. Daher ist das Verstehen der Ursachen so wichtig, weil sich daraus erst der erfolgreiche Einsatz der Pharmaka in der Heilkunde ohne diese Nebenwirkungen erschließt. In der deutschen Sprache versteht man auch sehr gut, dass diese Sucht sich auch auf das Verhalten bezieht. Es umfasst das Spielen um Geld, an Spielgeräten oder Computern u.v.a. ein, aber auch Sucht nach Nahrung, Zucker, Sex. Die deutsche Sprache verbindet eben das überschießende Verhalten im Streit oder Eifer in diese Süchte ein, schließt aber indirekt Verlangen und Trieb nicht aus. Weil das Wort „Sucht" so anschauliche Vorstellungen ermöglicht, nutze ich es auch noch anstelle des jetzt empfohlenen Begriffs Abhängigkeit(engl. Addiction). Die Diskussion über die Wortwahl ist immer noch international offen, weil die sprachliche Herkunft (Etymologie) solcher Wörter sich unterscheidet von einer Deutung, die regelmäßigem Wandel unterliegt.

Missbrauch und Abhängigkeit sind als Krankheiten international rechtlich definiert

Darin bedeutet Abhängigkeit, dass die Aufnahme der Substanz Priorität gegenüber anderem Verhalten gewinnt. Der Abhängige verliert die Beziehung zu Anderem, besonders auch das Interesse an anderen Menschen. Damit wird die soziale Kompetenz gefährdet, das Denken lenkt nicht mehr, sondern wird gelenkt. Die individuellen Eigenschaften des einzelnen Menschen entscheiden, ob eine Substanz langfristig zur Sucht führt oder auch nicht. Schmerzzustände verhindern, dies ist die Erfahrung, eine Suchtentwicklung, während die Einnahme als „Droge" ohne medizinische Indikation bereits unmittelbar, je nach Substanz zur Abhängigkeit führen kann. Außer der zellulären, organischen Abhängigkeit läuft die soziale Konditionierung parallel zur pathologischen Euphorie.

Der in der Suchttherapie engagierte Arzt Dr. Heinrich Elsner(Bochum), Leitender Arzt der Krisenhilfe Bochum, einer Jugend- und Drogenberatung sowie Methadonambulanz, komprimierte während der Hamburger Suchttherapietage die Zusammenhänge mit dem Satz: „Der Unterschied zwischen einem Arzneistoff und einem Rauschmittel ist oft nicht die Chemie, sondern der Zustand des Anwenders". Hier stellt sich eine für die Zukunft wichtige Frage, wieweit Persönlichkeitsstruktur, also im weitesten Sinn der endogene Anteil von uns, oder die Umgebung, Ursache sind, gerade die soziale Belastungen, Lebensumbrüche.

Neugier

Oft sind suchtgefährdete Jugendliche unsichere Menschen, daher nicht wirklich neugierig. Sie suchen Schutz in der Gruppe. Wenn Ordnungen, Riten fehlen, flüchtet man in die Steuerung durch eine Gemeinschaft. Der dann folgende Missbrauch sollte nicht mit Neugier verwechselt werden. Wir haben uns angewöhnt, das ist auch bequem für das Tolerieren, Neugier mit Wissbegier zu vertauschen. Thomas von Aquin differenziert das sehr deutlich. Neues zu suchen und dann Wissen gewinnen, ist Glück und Kennzeichen des Humanen. Sogenannte Neugier ist im Drogengeschäft das Ausnutzen von einem Trieb des Nachahmens. Dopamin kann als Symbol des chemischen Vermittlers bezeichnet werden. Zentral im Gehirn gelegen kennzeichnet ein Kern unser Zentrum für Glücksempfinden – auf lateinisch, unser Nucleus accumbens. Er ist Teil des Mittel- und Zwischenhirns. Die Nähe dieser Saumzone (limbisches System) und der Kerne sowie ihre Verbindung zum Frontalhirn bei der Schmerzverarbeitung erklärt uns die Beziehung von Schmerz, Gefühl und auch Sucht. Bei chronischen Schmerzen werden diese Verbindungsstränge dauerhafter verstärkt.

In der Dritten Welt findet sich eine Zuordnung von Heroin, die uns im „Abendland" sehr nachdenklich machen muss. Heroin gilt als eine Droge, ein Import aus dem dekadenten, kapitalistischen Westen. Ein Zusammenhang, der zum Nachdenken zwingt.(s. Neel Mukherjee). Ebenso führte in der chinesischen Presse, induziert von einer Bemerkung des Präsidenten Xi Jinping zu Spielen im Internet als „Heroin für Jugendliche" der Vergleich zu dem Begriff des „Spirituellen Opium".

Die therapeutische Umstellung, also der Ersatz einer Droge durch Methadon, muss wegen des sozialen Umfeldes alle Faktoren berücksichtigen, weil die zusätzliche Einnahme von Medikamenten wegen des „wirkung"steigernden Effektes eine Gefahr für jedes Drogenprogramm werden kann. Rückfall ist weniger auf die biochemischen Folgen von Abstinenz, die sind befristet bzw. begrenzt, sondern auf die konditionierten, erworbenen Anreize im Umfeld rückführbar. Im Übrigen unterscheidet sich das Abhängigsein von Schokolade deutlich von dem des Haschisch, Alkohol oder Heroin. Das Belohnungssystem im Mittel- und Zwischenhirn ist also eng mit unserer Hirnrinde verknüpft. Aus dieser anatomischen Ordnung können wir uns das Komplexe des Verhaltens vorstellen. Ein gutes Essen oder alkoholische Getränke schmecken am besten in einer fröhlichen Runde, wer kann sich dann noch selbst gut kontrollieren. Wer Teilnehmer der Runde ist und welche Absichten er verfolgt, gehört auch zur Frage des bekömmlichen oder nicht bekömmlichen Vergnügens.

Adrenalin und Suchtbeziehung

Sportjournalisten benutzen besonders gerne den Begriff Adrenalin zur Kennzeichnung erregender Augenblicke, doch dessen chemische Nähe zu einer wirklich für Glücks- und Suchtverhalten wichtigen Substanz, dem Dopamin, wird nicht ausgesprochen. Die Gruppe der chemisch Katecholamine genannten Stoffe gehört zu den Aminen, Abkömmlingen von Ammoniak, die eine Wirkung als Gewebshormone oder als Neurotransmitter, Nervenimpulse übertragende Stoffe aufweisen. Ein Erfolgserlebnis glücksempfindend zu registrieren, gelingt erst durch die Vermittlung von Dopamin. Das Adrenalin vermittelt die notwendige biochemische Leistung, bevorzugt im Bereich des Kreislaufs, neben anderen Substanzen. Es handelt sich um Botenstoffe, die den Körper in Belastungs- oder auch Not-, oder Fluchtsituationen zum Handeln befähigen. Der menschliche Körper baut Adrenalin innerhalb weniger Minuten ab.

Gesellschaft und Suchtstoffe

Die Verwendung von therapeutisch hochwertigen Substanzen außerhalb der Medizin können wir als lebensbegleitende Verführung in der menschlichen Gesellschaft ansehen. Gefährdet sind bevorzugt Jugendliche. Eltern stellen zunächst das wesentliche Vorbild für Kinder. Das betrifft Alkohol, Tabak, Medikamente, heutzutage auch durch kumpelhafte Beziehungssuche der Eltern ihren Kindern gegenüber wesentlich häufiger zu registrieren. Jugendliche, die in der Pubertät Abstand zu Eltern zu gewinnen versuchen, werden durch den eventuell folgenden Gruppenzwang gefährdet. Ein entscheidende Risiko liegt auch hier in den Vorbildern. Wenn dies nicht mehr die Eltern oder Freunde sind, werden Sportler und Stars diese Rolle einnehmen. Fehlendes Selbstbewusstsein erklärt diese Abhängigkeit von Mustern, die Suche nach diesen ist ebenso wie das Ausprobieren von Handeln und Suche von Gefahren ein Teil der Individualentwicklung.

Der Rausch in der Unterhaltungsindustrie als Muster

Während früher das Kennenlernen von Opium mit erschreckenden Bildern wie Opiumhöhlen verknüpft blieb, ist das Rauschhafte in Film, Fernsehen und Internet zu einem zentralen Darstellungsphänomen von verführerischer Stärke entwickelt worden. Die Unterhaltungsindustrie lebt ganz wesentlich von diesem Ausweichen aus der Wirklichkeit. Auch sozial-politische Bewegungen und ihr Einfluss auf Kunst sind in der Freizeitgesellschaft für schwache Individuen und Gruppen immer wichtiger geworden. Beispielsweise haben sich nach der 68er-Bewegung Drogenfilme durchgesetzt, weil in diesem Milieu die Tabuisierung aufgehoben wurde. Soziale Rücksichtnahme auf Verführbare und Verletzliche interessierten nicht mehr in diesen Bewegungen, die sich eher spätpubertär und antiautoritär als sozial und verantwortungsbewusst orientiert entwickelten. Gleiches gilt für die Unterhaltungs- und die unterhaltende Musikindustrie, die diese Mittel als Stimulans für umsatzsteigernde Pseudospannung ohne Rücksichtnahme einsetzen. Das betrifft alle Genres, Komödien, Science-Fiction, Dramen bis zu Filmen mit Kultstatus. Parallel dazu lassen sich auch Moden beobachten, die Opioide, Marihuana, Kokain, Alkohol, Tabak, LSD usw. je nach Unterhaltungsphasen nutzten.

Gleichzeitig ist der Spielraum der Freizeit gegenüber früheren Gesellschaften expandiert. Gesellschaftliche Langeweile wird überbrückt. Spöttisch ließe sich fragen, ob das Tabakwerbeverbot nicht auch auf andere vergleichbare Situationen übertragen werden könnte. Am Anfang des Films könnte dann, oder sogar intermittierend, zu lesen oder zu hören sein. Der Hauptdarsteller ist kein Vorbild, „ihm zu folgen kann tödlich sein".

Das Freigeben des Drogengebrauchs ist seit Beginn einer Prohibition von sucht-bzw. abhängigkeitsfördernden Drogen oder Handlungen oft mit dem Argument von Freiheit verknüpft worden. Das klingt liberal. Aber ist es das auch? Wir können uns in diesem Zusammenhang an die oben zitierte Definition von Freiheit aus der Feder von John Locke erinnern. Die Freigabe von Drogen als Teil von Freiheit zu bezeichnen ist ein Missbrauch des Begriffs Freiheit. Es ist die Freiheit von Herstellern, den Gewinnern des Vertriebs, aber es ist gleichzeitig das Unfreiwerden der Anwender, der verführten Anwender. Nutzer darf man diese Menschen nicht nennen, weil sie keinen Nutzen haben. Wir müssen uns immer die Folgen von Abhängigkeit bewusst halten. Die Nicht Resilienten haben unter der Wirkung von Drogen fast keine Chancen, ihre Persönlichkeit aufzubauen, selbständig zu werden, sie bleiben unfrei. Unfrei bis zum Existieren in der Obdachlosigkeit. Alle Folgekosten trägt die Gesellschaft, wenn sie soziale Verantwortung pflegt. Aber wenn das nicht der Fall ist; die am Rand der Gesellschaft lebenden Menschen werden in vielen Gesellschaften ausgeschlossen und enden im Elend.

Eine weitere Problemgruppe stellen diejenigen unter uns, die ihren Narzissmus im Leistungsdruck überfordern. Narzissmus hilft uns Menschen in der Auseinandersetzung in der Welt, Selbstbewusstsein ist eine wichtige Eigenschaft. „Die Aufmerksamkeit anderer Menschen ist die unwiderstehlichste aller Drogen". Ihr Bezug sticht jedes Einkommen aus. Darum steht der Ruhm über der Macht (G. Franck). Diesem Anspruch müssen sich alle Darsteller, von der Unterhaltungsindustrie, über die Wirtschaft bis zum Alltagssituation stellen. Wer oben sein will, muss zum Kämpfen bereit sein. Wenn nicht, greift er zum Ersatz, den vielen unterschiedlichen Drogen.

Verbreitung schwappt über durch Bagatellisierung im TV und Film. Mehr als 100 Songs im Musik-Entertainment machen das Thema des Drogenkonsums gesellschaftsfähig. Es sind nicht Individualschicksale, Nachahmer finden Yoko Ono, Britney Spears, Elton John und viele Popstars unter ihren soundberauschten Zuhörern. Titel wie „Cocaine" oder „Heroin" passen in die Hedonisierung einer Gesellschaft. Nach Schätzungen gelten etwa 8% der leitenden IT-Fachleute in Kalifornien als drogenabhängig, eingeschlossen sind dabei ökonomisch Erfolgreiche. 90% der Weltproduktion an Drogen werden in den USA verkauft. Wir sollten uns aber nicht bequem zurücklehnen. Wie drückte es die investigative mexikanische Journalistin Anabel Hernández aus: „Ihr Deutschen seid Heuchler.". Sie verweist im Zusammenhang mit geplanter Drogenfreigabe, den Niederlanden folgend, darauf hin, dass dort in unserem Nachbarland inzwischen eine der größten Drogenproduktionen der Welt aufgebaut wurde. Warum können Menschen große Entdeckungen so missbrauchen? Es gibt keinen Unterschied zwischen militärischer und Drogengewalt. Psychische und körperliche Verletzungen sind gleichermaßen schrecklich.

Der große Kontrast – Forschung für Menschen – am Beispiel P. Janssen, Chemiker und Arzt. Die Opioide für Intensiv- und Schmerzbehandlung

Für die Behandlung starker Schmerzen, also für eine sichere operative Anästhesie und die Intensivmedizin gehen entscheidenden Erfindungen auf einen belgischen Chemiker und Arzt, Paul Janssen (1926–2003)zurück. Postum wurde er, das spricht auch für die Patientennähe seiner Entdeckungen, zum „zweitgrößten Belgier aller Zeiten“ (hinter Pater Damien, und vor Eddy Merckx) gewählt. Zunächst in einem eigenen, selbst gegründeten Labor, aus dem später eine pharmazeutische Firma hervorging, wurden unter seiner Leitung 80 neue Medikamente erfunden. Das bis heute nicht Übertroffene an diesen Erfindungen sind 5, die zu den unentbehrlichen Medikamenten der Menschheit zählen.

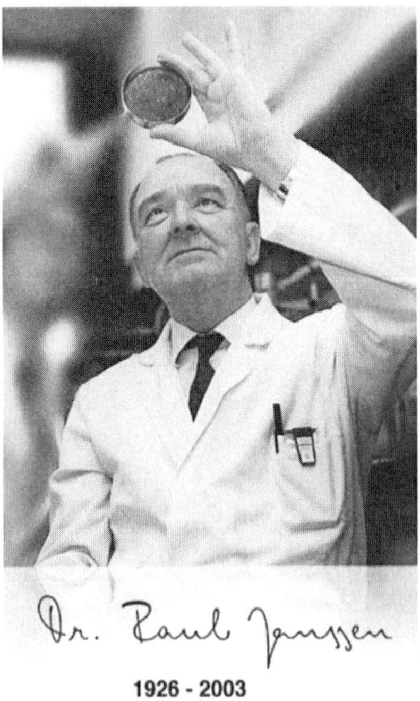

Abb. 59 Paul Janssen, Forschen für den Menschen

Die Genialität dieses Forschers erklärt sich vermutlich einerseits aus der Beobachtung, dass der Medizin für viele Zwecke die wirksamen Medikament fehlten, und andererseits einem funktionellen Wissen um die biochemischen Zusammenhänge. Für 3 Gruppen von Medikamenten entwickelte er Innovationen: Infektionskrankheiten, Psychopharmaka und Schmerzmittel. “*Forschung ist eine Obsession, die man einfach nie mehr stoppen kann.*“ Diese Beobachtung resultierte aus der Beobachtung in der Praxis seines Vaters und illustriert den Stand der Medizin um die Mitte des 20.Jahrhundert: „*Mein Vater hatte nur bei höchstens 10 der 100 Patien-*

ten, die er täglich sah, eine Ahnung, was ihnen wirklich fehlte. Meistens war er machtlos dagegen. Seine Hauptaufgabe war es, zuzuhören. Er hatte so gut wie keine wirksamen Medikamente zur Verfügung." Es gab keine Psychopharmaka, keine Mittel gegen Pilzkrankheiten, Antibiotika standen am Anfang ihrer chemischen Entwicklung, es fehlten Blutdrucksenker, Herzrhythmustherapeutika, von Medikamenten gegen den Krebs ganz zu schweigen. Die Darstellung wissenschaftlicher Pharmazeutik in den öffentlichen Medien zeigt dafür oft bedrückende Verständnislosigkeit, eher das gegenteilige Abwehren. Aber unsere lange Lebenserwartung ist nicht selbsttragend.

Haloperidol, das erste spezifische Antipsychotikum war ursprünglich als Versuch geplant, eine Intoxikation mit Amphetaminen zu behandeln, um von dieser Kenntnis Therapien der Schizophrenie abzuleiten. Seine Sorge galt auch der Notwendigkeit, Medikamente für seltene Krankheiten zu entwickeln, wir nennen diese heute Orphan(griechisch)-Drugs. „Waisen"-Krankheiten sind individuell seltene, aber verbreitete Krankheiten. Wegen der großen Bedeutung, gerade auch bei Kindern, widmet das Fachgebiet Anästhesie dieser Forschungsgegenstand große Aufmerksamkeit. Unerwartete Reaktionen auf tagesübliche Medikamente sind nämlich eine wichtige Seite der Fragestellung. Von den genetisch definierten, eher seltenen 17000 Krankheiten in der Welt sind bei uns etwa 8000 zu erwarten. Diese Aufgabe verlangt weltweit immer mehr Aufmerksamkeit.

Janssen und Mitarbeiter untersuchten in ihren Forschungslaboratorien um 1955 allein über 600 Varianten des Methadon. Unter diesen Abkömmlingen hat sich Piritramid als sehr wirksam und vorteilhafte erwiesen. Diese Substanz wird bevorzugt in der patientengesteuerten Analgesie nach Operationen eingesetzt, weil die Dauerinfusion durch Einzelinjektion ergänzt werden kann. Wer als Patient einen Handschalter zur Verfügung hat, kann, wenn ihn beim Bewegen oder Husten beispielsweise Schmerzen plagen, eine zusätzliche notwendige Dosis injizieren. Dies ist eine von unterschiedlichen Methoden in der Phase nach einer Operation möglichst schmerzarm mobil zu bleiben, schlafen zu können oder bereits mit Übungen zu beginnen. Diese Möglichkeiten bedeuten den Beginn der Rehabilitation zum frühesten Zeitpunkt. Doch wir müssen leider die Realität sehen. Eine sorgfältige postoperative Schmerzbehandlung ist noch, trotz aller pharmakologischen Fortschritte, ein meist organisatorisch ungelöstes Problem. 320 Millionen Menschen werden jährlich weltweit operiert, die Zahl an traumatischen Verletzungen ist unbekannt, sicher ein Vielfaches. 30–50% der Patienten geben, das ist abhängig vom Eingriff, langanhaltende Schmerzen an, jedoch besonders häufig, wenn diese bereits vor der Operation bestanden. Die sorgfältige Vorbereitung auf eine Operation schließt auch diesen Aspekt mit ein.

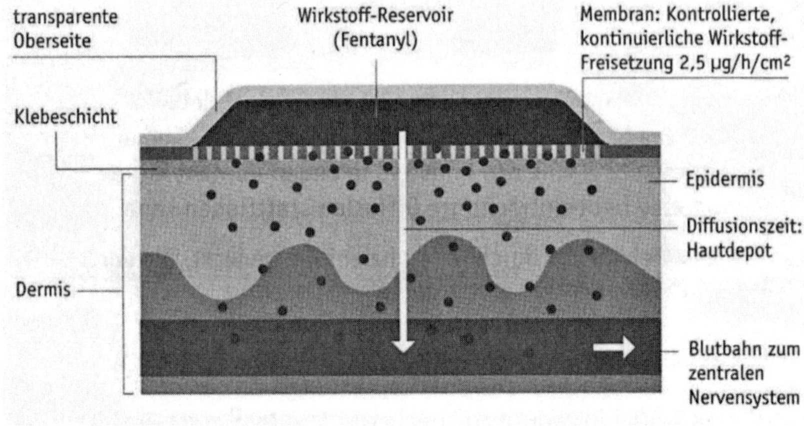

Abb. 60 Pflaster mit dem Opioid Fentanyl, die Konstruktion der einzelnen Schichten erfordert sorgfältige Herstellung. Fentanyl ist fettlöslich, diffundiert durch die Haut und erreicht über die Adern in der Haut die Schmerzzentren des Körpers. (oben Klebepflaster, unten Haut-„Dermis“, Original Janssen)

Fentanyl Pflaster und Carfentanyl, Drama im Dubrowka-Theater

Der Durchbruch in der Entwicklung gut zu steuernder Morphinverwandter gelang Paul Janssen 1960 mit der Erfindung von Fentanyl, einem synthetischen Opioid. Diese Substanz wirkt bei intravenöser Injektion 100-mal stärker als Morphin. Man erzielt daher bereits in sehr niedriger Dosis innerhalb von 1 bis 2 Minuten Schmerzfreiheit. Selbst eine Applikation über die Nasenschleimhaut wird durch die chemische Struktur möglich, das ist für die Notfallhilfe bei Kindern sehr wichtig. Fentanyl öffnete den Weg zur Erfindung einer ganzen Medikamentenfamilie mit unterschiedlichen Anwendungsbereichen. Beispielsweise ist Fentanyl gut fettlöslich. Daher kann es über die Haut aufgenommen werden, mit dem Resultat, dass es mit Hilfe des „therapeutischen Systems Pflaster“, also transkutan, als potentes Schmerzmittel zu nutzen ist. Das letzte, davon abgeleitete Remifentanil, etwa 200-fache Wirkstärke von Morphin, wird im Körper so schnell verstoffwechselt, also abgebaut, dass es als ultrakurz wirkendes Analgetikum bezeichnet werden kann. Ein ideales Medikament für eine Totale Intravenöse Narkosen (TIVA). Dieses Medikament trägt indirekt zum Umweltschutz bei, weil es klimaschädliche Narkosegase ersetzt.

Eine bis dahin nicht vorstellbare Wirkungssteigerung in dieser Substanzgruppe wurde bei einer verwandten Substanz, Carfentanil mit der 10000-(bis

25000)-fachen) Potenz, verglichen mit Morphin, registriert. Zwar besitzt Carfentanyl ein gute therapeutische Breite, doch das Risiko wurde so hoch eingeschätzt, dass dieses Opioid von der Erfindergruppe um Janssen nie am Menschen verwendet wurde. Rücksicht auf Menschen ist typisch für diese Forschergruppe. Da das schützende Patent abgelaufen ist, haben andere Staaten eine Produktion aufgenommen. Eine Nutzung für Großtiere ist möglich, z.B. Elche, Elefanten. Während der blutigen Kämpfe im Norden des Kaukasus nahmen im Oktober 2002 Mitglieder der tschetschenischen Unabhängigkeitsbewegung 850 Menschen während einer Theatervorstellung als Geiseln. Von staatlicher, russischer Seite wurde versucht, die Geiselnahme gewaltsam zu beenden. Carfentanyl wurde, man kann das jetzt als gesichert annehmen, als Zusatz zu einem Aerosol versprüht, um eine Betäubung zur Befreiung dieser Geiseln im Dubrovka-Theater in Moskau auszulösen. Alle bewusstlosen Geiselnehmer wurden erschossen. Erst mit großer Verzögerung ließ sich der Verlauf analysieren, es wurde keine Erklärung von russischer Seite veröffentlicht. Auf Kleidern von überlebenden Opfern aus Großbritannien wurden Reste von Carfentanyl nachgewiesen. Die notwendige Menge an Antidot, also Naloxon als Beispiel, um den Atemstillstand aufzuheben, war zu gering oder stand überhaupt nicht, ebenso wenig wie adäquate Rettungsmittel, zur Verfügung. Daher starben 125 Geiseln. Carfentanyl wurde unkontrolliert in China produziert, sodass von dort ein illegaler Export anzunehmen ist.

Vordenker – Zarathustra, der lange Weg von Persien, über Griechenland nach Europa

Auch mit zunehmender medizinischer Wissenschaft, parallel zur Entwicklung einer systematischen Pharmakologie und Pharmazeutik bleibt das Überlegen über die Interpretation des Schmerzes ein zentrales Thema in der Philosophie, bis in die Gegenwart.

Bei Gottfried Wilhelm Leibniz (1646–1716) kann man in seiner Theodizee III, 342, also seiner Suche nach Gott und der Gerechtigkeit, lesen: *„So scheint der Schmerz tatsächlich nicht nötig zu sein, um die vorhandene Gefahr meiden zu lassen; er pflegt vielmehr als Strafe dafür zu dienen, dass man sich wirklich dem Übel ausgesetzt hat, und als Warnung, ein anderes Mal ihm nicht wieder zu verfallen."* Es sind Worte eines Mathematiker und Juristen, der als Vordenker der Aufklärung gilt.

Da unsere Welt „die beste aller möglichen Welten" ist, fordert er ganz klar zum Aktivdenken auf. Der Schmerz wird nicht mehr als das zu Duldende definiert. Das entspricht seiner aufklärerischen, auch naturwissenschaftlich geprägten Weltsicht. Um den Schmerz sehr ernst zu nehmen, und, wie bei Leibniz aktiv zu sein, klingt es so bei Immanuel Kant (1724 - 1804) in seiner „Anthropologie in pragmatischer Hinsicht" (1798) S. 550: „Schmerz ist der Stachel der Tätigkeit und in dieser fühlen wir allererst unser Leben; ohne diesen würde Leblosigkeit eintreten."

Ausgangspunkt einer strukturierten Medizin mit besonderer Aufmerksamkeit gegenüber dem Schmerz sind Mesopotamien und Ägypten. Sorgfältig und vorsichtig, mit Zurückhaltung, müssen wir alle Beschreibungen interpretieren. Denn auch für die Medizingeschichte gilt, dass die Aufzeichnungen uns nie in ihrer ursprünglichen Gestalt erreicht haben. Lediglich Abschriften, immer wieder kopiert und vom Original abweichend, zweckdienlich umformuliert, umgedeutet, oft als Teilstücke, liegen uns nur noch vor. Auftraggeber und Nutznießer, also auch die Herrscher, haben Inhalte beeinflusst und nach Interessen gesteuert.

Ausgang für die hippokratische Medizin sind Griechenland und der Mittlere Osten, also Iran-Persien. Die Interpretation der Krankheit, entsprechend damaligen Naturbetrachtung, folgte immer einem religionsorientierten Vorstellungsbild. Im parsischen, zoroastrischen Persien, wird Angra Mainyu (zerstörerischer Geist in dem Avesta, später auch Ahriman genannt) als die Kraft angesehen, die „9999 Krankheiten" gegen den Körper der Sterblichen ausgesandt hat. Der gute Geist Ahura Mazda setzt dagegen, „Krankheit, Tod, Schmerz, Fieber, Leiden" zu vertreiben. Daher vergibt die Gesellschaft das Behandeln und Heilen des Kranken sowohl an Priester wie Ärzte. 3 Gruppen von Heilern werden unterschieden, Geistig Heilende, also Priesterärzte, die sich mit dem geistigen, auch jenseitigen Ursachen befassen, dann die Heilkundigen mit Pflanzen, von denen tausende vom Guten Geist in die Welt gebracht wurden, und zuletzt erst die mit Händen und Messer Heilenden. In dem Avesta aus dem Umfeld des Religionsstifters Zarathustra, den wir als Ursprung bezeichnen dürfen, in seinem Wirken zwischen 1800, 1000 oder erst 600 v.Chr. eingeordnet, begegnet uns eine Priestergruppe. Etymologisch verbirgt sich hinter der Bezeichnung Magavan das uns geläufigere Wort Magier, die etwas „können, vermögen". Weit über den altiranischen Sprachraum hat sich als Grundprinzip eine Hierarchie der für menschliches Leiden Zuständigen verbreitet. Diese Dreiteilung der Heilenden können wir, wenn sich auch zunehmend die Aufgabenverteilung verschiebt, in der Geschichte der Heilkunde andeutungsweise weiterverfolgen. In Aristoteles „Politika" liegen die Unterschiede zwischen dem handwerklichen Arzt, dem wissenschaftlich ausgebildeten und dem Laien als Helfer. Also eine deutlich weltlichere Einstellung mit der Trennung von theologischen Einflüssen.

Wir als naturwissenschaftlich ausgerichtete Ärzte, wie auch die Gesellschaft der Gegenwart, glauben objektiv urteilen und handeln zu können. Die Fülle von auch gegenwärtig offenen Fragen, auch und gerade zum Körperlichen, also biologisch oder medizinisch ausgerichtet, sollten wir unverändert kritisch hinterfragen. Denn die nach Religion ausgerichtete Ursachensuche und auch davon ausgehende Therapie wurde immer innerhalb ihres damaligen Wirkbereiches als objektiv angesehen. Dieses objektiv sein betraf dabei auch die Behandlung mit Medikamenten oder aktive Maßnahme, diese als gleich- wenn nicht sogar höherwertig. Denn wenn, und das entsprach zumindest für viele Krankheiten, die Jenseitigen, also Gott oder die Götter die Welt unmittelbar steuern, dann hätte auch der Mensch die Möglichkeit, dieses Eingreifen der „höheren" Instanz zu beeinflussen. Vergleicht man, in der Geschichte der Heilkunde die vielen, in ihrer Zeit gängigen, damals modern anmutenden Behandlungs- und Deutungsmuster, mit gegenwärtigem Wissen, dann müssten wir sehr viel davon in eine Schublade von Scharlatanerie, Fehlerhaftem stecken. Doch bei dieser Deutung sollen wir Vorsicht walten lassen. Wir denken als Beispiel nur an sehr kurz zurückliegende Diagnosen wie Hysterie, Neurasthenie, also Modekrankheiten des 19.Jhdts. In der asiatischen Psychiatrie werden solche Begriffe immer noch genutzt. Aber man darf nie vergessen, dass alleine der Begriff Hysterie, vom griechischen Wort für die Gebärmutter abgeleitet, eigentlich eine von Männern, männlichen Ärzten, Psychologen genutzte Bewertung von weiblich angesehenem Verhalten war. Diskriminierenden Inhalts verkam dann dieser Begriff bis zum Schimpfwort. Aber er wurde als sachlich begründet, scheinbar objektiv ärztlich eingeordnet, mit allen negativen Konsequenzen.

Bemerkenswert empfinde ich in diesem persisch-zoroastrischen Weltbild auch, dass die Sonne als reinigende Kraft angesehen wurde, was durchaus mit heutigem Wissen über den Effekt des Ultraviolettlichtes übereinstimmt. Denn das Reinigen als medizinische Maßnahme oder für antiseptische Zwecke nutzte man vor 3000 Jahren auch. Das wurde in allen Schulen unterrichtet; man nahm Gomez, einen konzentrierten Rinderharn, von weißen männlichen Tieren gesammelt. Einzelheiten über die aktiven medizinischen Maßnahme der genannten dritten Gruppe von Heilern, den mit den Messern, sind selten. Dahinter könnte sich die Form eines nur mündlich weiter gereichten Monopols verbergen. Denn im arabischen Raum wurden dagegen später, gerade was die „Irren", so lautet die Übersetzung, betrifft, viele Einzelheiten genauer beschrieben, beispielsweise das Fesseln von unruhigen Patienten mit eisernen Ketten. Sowohl das mündlich tradierte, eher manuelle Heilwesen als auch das gesamte Spektrum von Medizinerfahrung aus Persien beeinflusst später entscheidend die weitere Inhalte. Dem entspricht, dass das persische Wort für „Hospital" im arabischen Sprachraum übernommen wurde: „Bimaristan".

Die bedeutendste Einrichtung unter diesem Begriff ist seit dem Jahr 271 in Gondischapur dokumentiert. Als Akademie unter dem persischen Sassanidenherrscher Chosrau I.(531–579) besonders gefördert, stellte die als Lehrkrankenhaus zu bezeichnende Institution eine wesentliche Grundlage für das Tradieren sowohl griechischer wie persischer Medizin. Hier sammelten sich gebildete, erfahrene und oft geflohene Mediziner aus dem oströmischen Reich. Byzanz wies eine lange medizinische Tradition auf. Zoroastrische und syrische Ärzte, Nestorianer, Griechen führten unterschiedliche Medizintraditionen zusammen, überwiegend griechisch oder persisch sprechend. Auf der Grundlage der indo-iranischen Sprachbeziehung wurde dort auch sehr früh indische Medizin in den Kanon aufgenommen. Mit der arabischen Eroberung erweiterten die Ärzte dann den Sprachhorizont auf das Arabische. In seinen Grundlagen blieb diese Medizinschule über das Sassanidenreich erhalten. Der weite Sprachhorizont mit griechisch, hebräisch, aramäisch, selbst Hindi ließ selbst ein Integrieren neuplatonischer Philosophie, also das Nutzen antiken griechischen Wissens und die Verbindung mit den benachbarten Kulturzonen zu, selbst aus dem fernen China. Um 750 löste Bagdad mit dem Etablieren der Dynastie des Abbasiden und der gewaltsamen Beseitigung der Umayyaden die Metropole Damaskus ab. Doch für längere Zeit innerhalb einer gewissen Liberalität konnte die tradierte Medizin neue Impulse aufnehmen, weil sie in den zu dieser Zeit noch offenen, umfassenden Bildungsrahmen eingeschlossen war.

Bagdad, speziell im Haus der Weisheit, übernahm schrittweise die Funktionen einer medizinischen Zentrale im arabischen Raum. Gondischapur verlor seine Bedeutung. Im Westen setzte der letzte überlebende direkte Nachfahre der Umayyaden, ein Prinz, der unter dem Namen Abd er-Rahman in Cordoba ein Emirat errichtete, eine eigene Entwicklung in Gang, die aus dem später vereinigten Herrschaftsgebiet Al-Andalus dem Südwesten Europas eine andere Entwicklung an Zentraleuropa gab. Spanien wies zur Zeit der maurischen Eroberung bereits eine relativ hoch entwickelte Medizin auf, tradiert aus der römischen Kulturepoche. Das erweiterte sich jetzt unter der arabischen Herrschaft.

Hippokrates blieb, unter welchen Vorzeichen auch immer, das Vorbild, er stellte das Muster ärztlichen Wissens. Bis nach Persien wirkend. Glücklicherweise, vielleicht aber auch leider, entsprechen wir Ärzte heute dem im „Corpus Hippokraticum" beschriebenen philosophisch gebildeten Arzt nicht mehr. Er gleiche einem Gott, so klingt es dort. Doch wenn man sich bewusst macht, dass griechische Götter sehr menschenähnlich dachten und anordneten, so könnte der Verlust des Philosophierens in der Medizin der Gegenwart auch bedeuten, dass die Nachdenklichkeit über das Leiden des anvertrauten Patienten in dem Handeln um das Naheliegende, die aktuelle Krankheit, zu wenig Zeit findet. Außerdem darf man nicht vergessen, dass eben zunächst Priestern ärztliche Aufgaben zufielen. Dies geschah sicher auch, weil Krankheiten vor der Entwicklung einer Organpathologie, wir denken diesbezüglich besonders an Rudolf Virchow, mit von unsichtbaren Kräften, auch von Göttern, oft als Strafe den Menschen auferlegt schienen. Jede Zeit sucht ihr aktuelles Muster für das Deuten ihrer Gegenwart.

Als der bekannteste Helfer galt Apollon, sein Heiligtum in Delphi ist noch heute geläufig, bevor Asklepios zum Gott des Heilens avancierte.

Die Humoralpathologie, die von Hippokrates (um 400 v.Chr.) entscheidend formuliert wurde, beherrschte alle Bereiche der ärztlichen Kunst im antiken Griechenland. Die Lebensführung ist der zentraler Inhalt der Therapie in der Viersäftelehre, die man vielleicht der heutigen Endokrinologie vergleichen könnte. Es gab zwar auch Ansätze zur Organbehandlung, in der Schule von Knidos (Euriphon, Chrysipp), doch setzte sich diese Auffassung nie durch. Diese Humoralpathologie findet in Galenos (ab 170 n.Chr.) umfassender Gesamtdarstellung ihre schriftliche Grundform. Diese beherrschte das römische Altertum, das ausgehende Mittelalter und die frühe Neuzeit. In diesem Umfeld des Denkens ordnete sich die Therapie des Schmerzes als ein Teil der richtigen Lebensführung ein. Dieses Konzept weist grundsätzliche Stärken auf, doch im Falle des akuten oder nicht abklingen, chronischen Schmerzes stösst es an seine unüberwindlichen Schwächen.

Diese griechische Medizin brachten Sklavenärzte nach Rom. Im juristisch und militärisch ausgerichteten Rom besaß Medizin kein wirkliches Ansehen. Aber man nutzte Hilfe, selbst wenn es Hilfe von Sklaven, jedoch hochgebildeten, bedeutete.

Aus der Schule von Montpellier sagt einer ihrer bedeutenden pharmakologisch aktiven Mitglieder, Arnald von Villanova: „Wie die Formung der Seele den Moralphilosophen angeht, damit die Seele zu einer guten Haltung geführt werde, so ist es die Aufgabe des Arztes, die körperlichen Leiden zu beheben, damit der Körper des Menschen in angemessener Gesundheit erhalten werde."

Darin klingt eine stoische Auffassung von der Unterschiedlichkeit von Körper und Seele an. Bei Demokrit (ca. 460–370 v.Chr.) wird schon sehr früh dieser Dualismus sichtbar. Er begleitet parallel zur hippokratischen Auffassung bis in das Mittelalter die Vorstellung einer Trennung von Leib und Seele. Das wird auch in theologischen Bild unterstützt. Die Seele wird als das höher Wertige gegenüber dem Körper in seiner Schwäche und Unreinheit gesehen. Diese 2 Vorstellungen finden ja bei Descartes und Spinoza auch ihre neuere Deutung. Nachdenklich werden wir bei Pythagoras' Auffassung, weil er wohl die Mathematik als die „Wissenschaft an sich" auffasst, aber Medizin und Musik ebenso in diese wissenschaftliche Kategorie einbezieht, weil beide eben auch messbare Inhalte (in Zahlen formulierbare) verwenden. Das geschah mit der Übernahme griechischen Naturwissens in eine arabischsprachige Philosophiewelt, jedoch außer Medizin auch philosophischer Vorstellungen im Sinne eines Neuplatonismus, wenn dies auch nicht von Dauer so blieb. Besonders deutlich wird diese Beziehung im Werk von Ibn Miskawayh, (gest.1030) auch Muskuyah genannt, einem persischen Gelehrten, der noch hellenistisch beeinflusst, sowohl metaphysische wie ethische Fragen im Islam diskutiert, also die Verbindung von moralischer und körperlicher Gesundheit. Dem bedeutenden Arzt und philosophischen Übersetzer in Bagdad, Jaqub Al Kindi(gest. 873) gibt man sogar den Namen „arabischer“ Philosoph, um die seltene Ausnahme zu betonen, dass er aus Arabien stammt.

Bei Platon stellt der Körper die tragende Hülle für die Seele, psychē. Die frei wird, weil sie unsterblich ist, wenn der Körper stirbt. Eigentlich umgeht Aristoteles eine Antwort, oder ist sehr vorsichtig. Er hält die Seele für sterblich, aber immateriell. Griechisches Denken glaubt man zu fühlen in der 39. Sure, 42. Kapitel: „Gott beruft die Seelen ab, wenn sie sterben und – wenn sie noch nicht sterben – vorübergehend während sie schlafen. Diejenigen, deren Tod er beschlossen hat, hält er dann zurück, während er die· anderen auf eine bestimmte Frist wieder freigibt. Darin liegen Zeichen für Leute, die nachdenken.“

Sucht man nach den Ursprüngen der frühneuzeitlichen Medizin in Mitteleuropa kann das nicht ohne die Kenntnis der arabischen Medizin geschehen. Sie bildet eine wesentliche Vermittlerrolle zu den Ursprüngen historisch gewachsener Medizin einschließlich der Kenntnisse zur Schmerzbehandlung. Während Europa nördlich von Alpen und Pyrenäen erste Wege aus den Zerstörungen der Völkerwanderung suchte, vollzog sich im Vorderen Orient eine große Veränderung. Die arabisch-islamische Eroberung zerstörte bisherige Herrschaftsstrukturen. Doch das medizinische Wissen wurde wenig berührt, die Wissen tragenden Eliten konnten sich in das neue Machtgefüge einordnen. Die Achtung vor den jüdischen und christlichen Glaubensgemeinschaft klingt aus vielen Teilen des Koran, als Teil der „Buchreligionen“. Die Ablehnung von Judentum und Christentum bezieht sich eher auf die Angst vor der Konkurrenz dieser beiden Ursprungsreligionen des Islam.

Die Achtung vor dem Wissen und Können der eroberten Welt hatte Bestand. In Persien, im Gebiet des heutigen Usbekistan, nahe Bucharara, beginnt ein Universalgelehrter, mehr als ein Enzyklopädist, sein Sammeln von Wissen mit dem Auswendiglernen des Koran, Rhetorik, danach bei dem Geometriker Mahmud, Algebra und Arithmetik, Astronomie, Theologie der Sufi. Bei einem christlichen Arzt begegnet er der Medizin, in der er dann sehr erfolgreich und zugleich gefährdet wird. Erfolg bei den Herrschern kann Ruhm bedeuten, der Untergang droht beim Versagen der Behandlung oder beim Untergang des Herrschers. Das erklärt das unruhige Leben dieses usbekischen Gelehrten, den wir heute arabisch nennen und von dem der berühmte Entdecker des Blutkreislaufs William Harvey(1578–1657) Jahrhunderte später zu seinem Freund Aubrey sagt: „Gehe zu den Ursprüngen und lese Aristoteles, Cicero und Avicenna.“ Dante hat Avicenna im Paradies zu den berühmtesten Nichtchristen der Geschichte in seiner „göttlichen Komödie“ gestellt.

Ein Weiterreichen von Wissen trägt die Lebenskultur der Menschheit. Weil Schmerz zum Unmittelbaren von uns gehört, zeigt der Blick in die Geschichte der Medizin, welche Wege dieses Wissen nimmt. Funktionierende Gesellschaften sind Voraussetzung für das Aufnehmen, Umdenken der weiterzureichenden Kenntnisse und Erfahrungen. Medizin dient sowohl unmittelbar, als auch mittelbar als Hilfe für Menschen. Das macht diese Medizinwissenschaft auch unabhängiger von politischen Strömungen. Ich erinnere mich an meinen 13 Jahre älteren Bruder Peter. 1942, am Ende der Schulzeit, stand die Einberufung zum Militär bevor. Unser Vater, aus politischen Gründen, durfte seine Praxis nicht ausüben, sprach mit ihm über eine Berufswahl. Er riet ihm, trotz seiner mathematisch-physikalisch geprägten Neigung wollte er Ingenieur werden, zu einem anderen Weg. Er sagte, Medizin sei von allen Berufen derjenige, der von politischem Druck am Weitesten entfernt sein könne. Er folgte diesem Rat und als erfolgreicher Professor für Augenheilkunde bestätigte er diese Vorstellung.

Der Bildungshorizont eines Vesalius, der ja anfänglich Philosophie studierte, ist als Grundlage für den kritischen Umgang mit der in Mitteleuropa akademisch zu nennenden Medizin kennzeichnend. Neben anderem befasste Vesalius sich mit Rhazes. Rhazes(um 860–925) wird in der Literatur häufig, weil er in Arabisch schrieb, vereinfachend, diesem Bildungskreis zugeordnet. Seine fachliche Herkunft geht auf christliche, nestorianische, jüdische Wurzel zurück und leitet sich von der griechischen Vorstellungswelt ab. Die Übersetzung seiner umfassenden Wissenssammlung, lateinisch „Liber continens" , beschreibt Opium als das stärkste Schmerzmittel. Seine Ausbildungswege erklären den gut zu verfolgenden Ursprung. Sie beginnen bei Abū Zaid Hunain ibn Ishāq al-Ibādī (808–873), lateinisch Johannitius genannt, dieser wiederum ein Schüler des Yuhanna ibn Masawaih (um 777–857) lateinisch Johannes Mesue (sen.). Er wurde von Kalif Hārūn ar-Raschīd zum Leiter eines Krankenhaus ernannt. Ausgang nehmen diese Ausbildungswege in Bagdad bei Isho bar Nun (um 800), der von 823–828 das Amt des Katholikos der Nestorianer führte. Diese akademisch zu nennenden Bildungswege zeigen, wie eng sich Philosophie, Theologie, Naturwissenschaft und Medizin miteinander verbunden fühlten. Sprachgewandt waren sie alle, auf altsyrisch, griechisch, aramäisch oder sogar Sanskrit-indisch und der Umgangssprache bzw. Lingua franca, dem wortreichen Arabisch. Unter diesen Wissenschaftlern wurden nach Reisen in die griechisch sprechenden Teile des arabisch-islamischen Eroberungsgebietes, Ägypten, Syrien, Palästina, also ehemalige römische, griechischsprachige Provinzen, Übersetzungen aus dem noch üblichen Griechisch in die Gebrauchssprache Arabisch vorgenommen. Die griechischen Originale des Aristoteles oder Galens sind verloren gegangen. Die arabisch sprechende Welt integrierte das griechische, jüdische und christliche Wissen in umfassende Enzyklopädien, in einer, nach damaligen Maßstäben, liberalen Welt, weil diese freiere Sphäre in einer Grauzone der arabisch-islamischen Etablierung vorübergehend noch bestand. Der große Einfluss der persischen Kultur auf den islamischen Raum ist von entscheidender Bedeutung sowohl für die Medizin, Philosophie,

Naturwissenschaften, wie Mathematik wie auch für Organisationsstrukturen. Erkennbar an dem Weitergeben der Tradition der Akademie von Gundischapur nach Bagdad, nachdem die Abbasiden die Macht übernommen und die Umayyaden ablösten. Deren „goldenes Zeitalter" , war für die Wissenschaften eine freie Zeit, weil die Mächtigen anfänglich in einer Epoche innerislamischer Kriege (der 1.Fitna) beschäftigt waren, und der folgenden Abbasiden Herrschaft wurde von westlicher Seite später der Titel Goldenes Zeitalter wegen dieser Liberalität zugeschrieben. Weitgehend vorbehaltlos wurden medizinische Traditionen weitergereicht, aber beispielsweise anatomisches Wissen der Antike nur wenig hinterfragt, doch erweitert sich die praktische Erfahrung in der Medizin durch den breiten Fundus an Gebildeten. Pharmakologisches Wissen, gerade auch das Wissen um schmerzerleichternde Zubereitungen von Pflanzensubstraten, sind integraler Bestandteil der entstehenden medizinischen Enzyklopädien. Die schnelle Ausbreitung des Islam wurde durch die Schwäche der Gegner möglich. Sowohl das persische Reich der Sassaniden wie auch das byzantinische(oströmische) Reich hatten sich in 300 Jahren dauernden Kriegen weitgehend erschöpft. In großen Teilen der eroberten Regionen stellten Araber nur eine sehr kleine Herrschaftsschicht. Diese war auf die Zusammenarbeit mit den Eliten angewiesen. Das erklärt die Übernahme griechischen, persischen und römischen Wissens ohne Bruch. Die beschriebene Schicht an Ärzten blieb im Amt und organisatorisch auch vorhandene Hospitalstrukturen. So überrascht es nicht, dass die medizinische Literatur dieser oben genannten Zeitgenossen das griechische pharmazeutische Wissen spiegelt. Neben Opium in sehr unterschiedlichen Dosierungen zwischen 30 mg und sogar mehr als 400 mg(!) als Basis, werden weitere Ingredienzien zum Verstärken aufgeführt. Bibergeil, Weihrauch, schwarzes Bilsenkraut, Myrrhe und einen Extrakt aus der Wurzel der Narde, einem Gewächs aus dem indischen Himalaya.

Abū ʿAlī al-Ḥusain bin ʿAbd Allāh ibn Sīnā stammte aus dem heutigen Usbekistan, einer Kernprovinz des alten Iran, Baktrien (Balch). Als seine Geburtsstadt lässt sich Buchara heute feiern, da er in einem kleinen Dorf in dessen Nähe, Afschana geboren wurde. Ein kürzlich dort errichtetes Museum ist diesem berühmten, großen Geist gewidmet. Avicennas für die Medizin wichtigstes Werk ist der „Kanon der Medizin, der Qánún *fī aṭ-Ṭibb*. Schon der Begriff Qanun verweist auf den griechischen, galenischen Ursprung – Kanon. Unter den mehr als 760 aufgezählten Substanzen ist für uns am geläufigsten Opium, eingesetzt für Versorgung von Verletzungen, Fremdkörperextraktion z.B. Speerspitzen, Amputationen. Die bekannten Substanzen botanischen Ursprungs werden aufgeführt: Weidensaft-Salixextrakt, schmerzerleichternd, fiebersenkend, Cannabis, Mandragora, Mischsäfte aus Bestandteilen von Rhabarber, Ingwer, Datura(Stechapfel), Bilsenkraut-Samen. Wo die erwähnten Schlafschwämme ursprünglich erdacht und erstmalig genutzt wurden, bleibt offen. Eine steuerbare Applikation von Schmerz- und Schlafmitteln entschei-

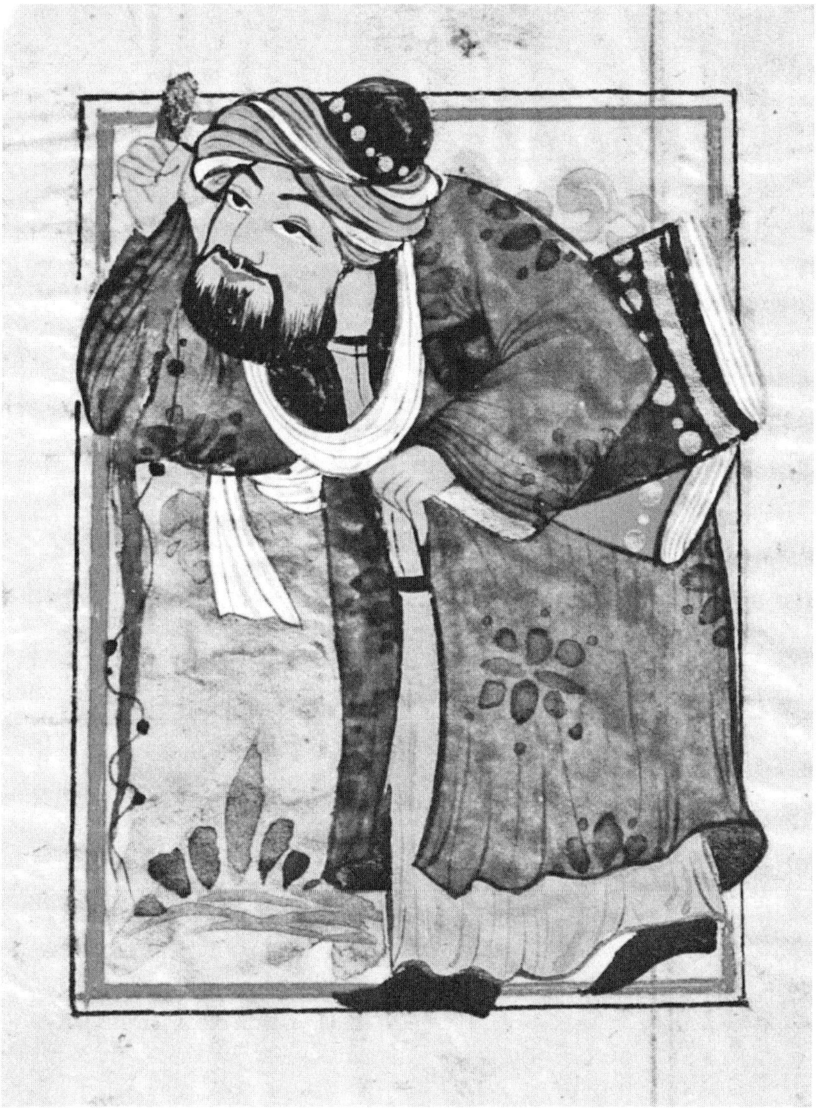

Abb. 61 Avicenna, Bild in einer Kalligraphie aus Buchara. 21.Jhdt.
Heute der medizinische Held Usbekistans.

det sich erst Jahrhunderte später zugunsten einer systematischen Chirurgie in Europa.

Opium findet in seinen Werken besondere Aufmerksamkeit. Wir würden heute nicht mehr Opium zur Behandlung der Kopfschmerzen verwenden. Aber etwas wirksameres stand zu seiner Zeit nicht zur Verfügung. Insofern war diese Empfehlung zielgerichtet. Sonst betraf Avicennas Empfehlungen für Opium u.a. auch Ohrenschmerz, Zahnschmerz. Und die Applikation verrät sehr viel über die Basis der Pharmakokinetik, denn er beschreibt neben dem Schlucken der Lösung auch die nasale und rektale Applikation. Wieweit projiziert sich diese umfassende arabische Literatur in die Welt der Renaissance?

Der graue Star, die Katarakt, wird in vielen medizinischen Texten in arabischer Sprache als Operationsindikation genannt, offenbar verbreitet. Opium gilt wohl überall als Basis für Schmerzerleichterung und zur Schlafinduktion bei der Operation der Linsenextraktion, so bei Alī ibn ‚Īsā al-Kaḥḥāl, Jesu Haly, aus einer christlichen-nestorianischen Medizinschule. Doch grundsätzlich wurde in der arabischen Medizin auf Galens Werk zurückgegriffen.

Es ist gut zu verstehen, dass Isidor von Sevilla (560–636), ein Bischof, als Schutzpatron des Internets verehrt werden kann. Denn seine viel früher entstandene Etymologiae, auch Origines genannt, ist eine Realenzyklopädie mit Jahrhundertwirkung. Unter der Herrschaft der Westgoten, also vor der Eroberung durch arabische Flüchtlinge aus Damaskus, bildete Spanien eine Begegnungsstätte zwischen den Resten des weströmischen Reichs, der byzantinischen Herrschaft und der anarchischen Eroberung durch die Germanen am Ende des Völkerwanderung. Die typische Verbindung von literarischer(z.B. Rhetorik), und mathematischer Wissenschaft einschließlich Astronomie und Medizin in 20 Bänden zusammengestellt, gab das Universalwissen des Altertums über Jahrhunderte voraus, nach Westeuropa, bevor die arabische Expansion die unmittelbare Brücke zum griechischen Altertum vorübergehend abbrach. Ein Zeitgenosse, Paulos von Aigina, lateinisch *Paulus Aegineta* genannt (1. Hälfte des 7. Jahrhunderts; etwa 625–690), war ein byzantinischer Arzt in Alexandria. Paulos beschrieb bereits sehr viele pragmatische Bereiche, beispielsweise Hygiene, Geburtshilfe und Chirurgie. Dessen Enzyklopädie wurde zur Grundlage, den Ausgangspunkt für eine späteres Werk eines andalusischen Arztes Albucasim (Abū l-Qāsim Halaf ibn ʿAbbās az-Zahrāwī) (936–1013). Selbst Wolfram von Eschenbach bezieht sich auf Inhalte dieser umfangreichen Publikation, wenn er Mandragora nennt. Schlafschwämme, die der Schmerzbetäubung bei operativen Eingriffen dienten, enthalten unter anderem diesen Naturstoff. Über Jahrhunderte blieb Albucasims Übertragung aus der Medizin des Altertums bestimmend, bis in die Renaissance.

An der Übersetzerschule am Bischofssitz in Toledo, übersetzte der aus Italien stammende Diakon Gerhard von Cremona, offenbar vertraut mit allen arabisch-hebräischen Schriften dieser Zeit, sowohl diesen Text at- Kitāb at-Taṣrīf wie auch Ibn Sienas (Avicenna) Kanon der Medizin.

Zur Rezeptionsgeschichte dieser Epoche gehört auch, dass später während der Aufklärung ab dem 18.Jahrhundert, auch im Rahmen der kritischen Sicht auf die Scholastik nicht nur Aristoteles, sondern auch arabische Medizin auf Ablehnung stößt. Insofern folgte die Aufklärung den vorausgehenden negativen Urteilen der Renaissance (Schipperges 1976).

Das breite medizinische Wissen Südeuropas, besonders in Griechenland, der Ausdehnung des oströmischen Reiches folgend, also bis Mesopotamien, Syrien, Ägypten, mit Verbindung nach Persien und Indien, erreicht erst mit langer Verzögerung die barbarisch beherrschten Gebiete Mittel- und Nordeuropas nördlich der Alpen. Der Verlust des Wissens der Antiken Medizin in Mittel- und Nordeuropa ist kennzeichnend während der „dark ages". Der aufklärerische englische Historiker Edward Gibbon (1737–1794) nutzte diesen Begriff im Zusammenhang mit seiner Darstellung des Unterganges des römischen Reichs (The History of the Decline and Fall of the Roman Empire), erschienen ab dem Jahr 1776. Man muss sich in Mitteleuropa bewusst sein, dass die Kultur des Mittelmeerraumes erst sehr spät die Alpen überschritten hat. Das erklärt die große Verzögerung einer Übermittlung medizinischer Kenntnisse. Mit dem Einbruch der Langobarden und dem folgenden Untergang des letzten weströmischen Kaisers bildete das Königreich der Langobarden, das den Raum der heutigen Lombardei beherrschte, gewissermaßen einen trennenden Einschnitt im bisher römisch verwalteten Europa. Kennzeichnend für diese Epoche im europäischen Raum ist der große Bücherverlust. Nördlich dieses Herrschaftsgebietes war die noch verbliebene römische Zivilisation barbarischen, hierarchisch organisierten Germanenstämmen ausgeliefert. Diese Stämme fanden erst unter den Franken einen Weg zur geordneten Zivilisation. Die Karolinger, beginnend mit Karl Martell, gründeten ein nach Süden, zum Mittelmeer offenes fränkisches Königreich, verbunden mit einer so genannten karolingischen frühen Renaissance, die Verbindung zu Europas historischem Zentrum wurde wieder rekonstruiert. Der italienische Künstler und Autor Giorgio Vasari (1511–1574) grenzt daher, in dem er seine Zeit die Renaissance nennt, die Epoche ab dem 15.Jahrhundert deutlich von der gotischen. Die Erinnerung an die Eroberung durch West- und Ostgoten war lange lebendig und südlich der Alpen negativ geprägt. Innerhalb des beginnenden Bildungssystems, besonders durch Mönche aus Irland und England, die lateinisch und griechisch sprachen, konnten römische medizinische Texte wie die von Galen und Celsus wieder gelesen werden. Erst jetzt beginnt ein langer Weg, die zusammengebrochenen römischen medizinischen Grundstrukturen wieder aufzubauen. In Karls des Großen 812 veröffentlichten Landgüterverordnung, dem „Capitulare de villis", werden für einen Kräutergartens unter 89 Pflanzen auch Heilkräuter aufgeführt. Dazu werden für Schmerzen, z.B. von uns antirheumatisch bezeichnete wie Kümmel, Leberblümchen, Löwenzahn, Pfefferminze oder Schafgarbe, Meerrettich genannt, aber auch der Diptam(Brennender Feuerbusch) für Kopfschmerzen.

Paracelsus nannte seine Medizin aus der Philosophie, als aus dem „Licht der Natur“ kommend. Aber er unterscheidet in diesem Lehrgebäude deutlich Mikrokosmos, Endokosmos und Mesokosmos. Seine „alchemistisch“ genannte Pharmakotherapie ist eigentlich erstmalig eine pharmazeutisch-chemische Behandlung und bringt mit dem Äther ein über Pflanzenheilkunde, Opium eingeschlossen, hinausgehendes Behandlungssystem. Zu beachten bleibt auch, dass „Ganzheitsmedizin“ unserer ärztlichen Vorfahren auf diesem Verbinden von Philosophie, Spiritualität, systematischer Diätetik und chemischen und pflanzliche Therapien beruht. Es handelt sich um einen wesentlich breiteren, umfassenden Inhalt bei diesem Begriff. Von Paracelsus wird auch das weite Feld der Astrologie miteinbezogen. Manche, die ihn zitieren, verlieren sich auch heute im Obskuren bis zu verwirrten Empfehlungen bei Schmerzen. Paracelsus war ein kritischer Geist. So kritisch, dass er überkommenes Wissen auch der „Araber“ wie Avicenna, aber auch von Galen als barbarisch bezeichnet, selbst den Begriff „bescheißer“ als seine Bewertung verwendet.

Welche sonderbaren Wege eine solche Begriffsverzerrung mit sich bringt, kennzeichnet Friedrich Nietzsches Äußerung in der Vorrede zur „Fröhlichen Wissenschaft: „Ich erwarte.., dass ein philosophischer Arzt im ausnahmsweise Sinne des Wortes – ein solcher, der dem Problem der Gesamt-Gesundheit von Volk, Zeit, Rasse, Menschheit nachzugehen hat- einmal den Mut haben wird, meinen Verdacht auf die Spitze zu bringen und den Satz zu wagen: bei allem Philosophieren handelt es sich bisher gar nicht um 'Wahrheit', sondern um Gesundheit, Zukunft, Wachstum, Macht, Leben…“ lässt nachdenken. Denn um Macht geht es im Umgang mit dem Kranken nicht! Es klingt aus diesen Worten eher die Arroganz des Gesunden, der um das Bedrückende von Schmerz und Leid nicht weiß, obwohl Nietzsche zum Zeitpunkt des Verfassens dieser Essays bereits deutlich litt. Aber es passte in den großen Inhalt der Essaysammlung, des Nihilismus mit der Entwertung von Ethik. Es ist der verzweifelte Sarkasmus eines Unglücklichen.

Albert Camus schreibt dazu: „Doch vom Augenblick an, da das Christentum am Ende seines Triumphes der Kritik der Vernunft unterworfen wurde, wurde in gleichem Maße, wie die Göttlichkeit Christi geleugnet wurde, der Schmerz aufs Neue zum Los der Menschheit.“

Ist gelebte Empathie eine weibliche Eigenschaft?

Martin Heidegger verwendet als Beschreibung des Menschen in der Welt im Rahmen seine „Existentialphilosophie“ das Wort „Geworfensein“, das klingt wie ausgeliefert. Schutzsuchend bemüht sich der Mensch abzuwehren, abzugrenzen. So beschreibt der Philosoph Thomas Metzinger für das Sein eines Menschen das Bild vom „Egotunnel“, um Erleben zu bewältigen. Anders dagegen Viktor von Weizsäcker vor 80 Jahren, erzählt ergreifend vom Leiden des kleinen Bruders und der Zuwendung der „Schwester“. Dieses weibliche Wort steht symbolisch für die erhaltene Fähigkeit zur Beobachtung als Voraussetzung zur Hilfsoffenheit, die wegweisend sein könnte. Die Grenzen einer solchen Hilfe spricht Weizsäcker an, anthropologisch vertiefend: „Wir anerkennen, dass es bei jeder Krankheit etwas gibt, was wir nicht tun können; aber wir sprechen dann von der Heilkraft der Natur und bedenken nicht, dass auf diese Natur kein Verlass ist; dass die Natur mit Gesundheit und Krankheit, mit Leben und Tod nur spielt; dass gerade diese Natur also uns das Unzulängliche unseres Daseins am allermeisten vorhält.“ Und er betont: „Nach der Ordnung der Gebote aber ist die Hinwendung zum Schmerz des Anderen die Sachlichkeit des ärztlichen Berufs.“ Oder doch mehr? Empathie kann wörtlich genommen werden, Sympathie klingt heute zu vulgär, obwohl es unmittelbar mehr ausdrückt. Das Wichtigste bleibt die Bereitschaft sich einzufühlen in das Leiden (páthos) des Anvertrauten. Die Fähigkeit dazu, ist sie angeboren oder erworben?

Der berührende Hinweis Weizsäckers auf die streichelnde Hand der Schwester als Hilfe für den kleinen Jungen, führt uns auch zur Darstellung von Geschichte. Heinrich Schipperges hat einmal selbstkritisch für die Medizingeschichte und gilt das nicht auch für die Philosophie, von einer betont patristischen Perspektive gesprochen.

Der Mensch ist kommunikations- und dabei auch beobachtungsfähig. Und welche Eigenschaft charakterisiert das Beobachten, „das Sehen“, auch mit den Händen, besser als das weibliche Element im Menschen. Denn man muss kritisch hinterfragen, wer wird mit dem Leiden eines von Schmerzen geplagten Menschen ohne Unterbrechung konfrontiert. Als Ärztin oder Arzt sieht man den Patienten, untersucht, operiert und verordnet Medikamente, und gibt ihm durch die verbale Kommunikation Kraft – oder auch nicht! Wirklich begleitend stehen Pflegekräfte dem Patienten bei, und zwar Stunde um Stunde. In der Analyse von Gesundheitssystemen liegt die Zuwendung des Pflegepersonals, es ist bedrückend, das so deutlich sagen zu müssen, eher am Rande des Bewertens.

Zwei Grundsatzfragen sind aber für die Entwicklung eines modernen Gesundheitssystems von zentraler Bedeutung und bedürfen auch im Zusammenhang mit Schmerz einer besonderen Betrachtung.

1. Wie gehen Gesellschaften mit Leiden um, also zuerst mit Schmerz als Ausdruck von Leiden, sowohl körperlichem wie seelischem?

2. Wieviel wenden Gesellschaften für diese Zuwendung auf? Und wie werden Fortschritte in der Wirksamkeit dieser Zuwendung erzielt?

Gibt es Unterschiede in Gesellschaften, Religionen, kleinen oder großen Gemeinschaften? Und provozierend, ist das erlaubt, kann man fragen, warum hat sich im westlichen Europa und später in Nordamerika die moderne Krankenpflege zu ihrem jetzt so hohen Niveau entwickelt?

Es ist nicht Zufall, dass wir Zusammenhänge zwischen Gesellschaftsstrukturen und pharmakologischer Forschung gesehen haben oder weiterhin beobachten können. Aus der Erfahrung als Arzt, gleichsinnig diesen Begriff auch für die Ärztin nutzend, täglich mit Krankheit und dem Symptom Schmerz konfrontiert, stellt sich reflektierend die Frage nach der Entwicklung der angemessenen Wahrnehmung und Behandlung. Und das ist auch mit der Frage nach dem richtigen Medikament und dessen Anwendung verbunden. Glücklicherweise steigt die Lernkurve immer noch zugunsten aller Patienten. Pharmazeutische und pharmakologische Forschung hat uns in den letzten 170 Jahren Fortschritte gebracht, die sich unsere medizinischen Vorväter zum damaligen Zeitpunkt, also in der Mitte des 19.Jhdts. nicht vorstellen konnten. Warum explodierten seit dieser Zeit das Wissen über Krankheits- und Schmerzursachen und das Entdecken neuen Substanzen zum Segen für Patienten und Ärzte.

Gesellschaft, der Staat, das Individuum und der Schmerz: Hegel, Marx, Nietzsche und die Worte von Klasse, Rasse, Nation. Legitimierte Gewalt, Folter

Als Ärztin/Arzt sieht man vor sich ein Individuum, einen Patienten mit seinen Sorgen. Die Begegnung wird von Beiden immer als ein Gegenüber geprägt, selbst für einen Typus von Arzt, der vom Patienten als unpersönlich, nicht mitfühlend, empfunden wird. Zwei Individuen stehen mit gegenseitiger Aufgabenstellung voreinander. Die Gesellschaft als Ganzes sollte dabei keine Rolle spielen. Wenn Zusammenhänge analysiert werden oder Organisationsstrukturen zu steuern sind, wie wirkt sich das auf den Umgang mit dem Schicksal des kranken Menschen aus?

Das Thema „ Staat“ ist in Deutschland seit Georg Wilhelm Friedrich Hegel(1770–1831) ein zentrales Motiv des Denkens. Als sein prominentester, eher indirekter, Schüler, vermittelt vom Nachfolger Eduard Gans, der die für die erste Hälfte des 19.Jhdt. progressiven Grundideen weiterreichte, wird Karl Marx als Junghegelianer bezeichnet.

Eine Frage der Staatsidee schloss für Hegel den Gegensatz zwischen Individuum und dem Staat ein. Hegel hat dieses Thema viermal in seinen Vorlesungen zur Interpretation der klassischen Tragödie „Antigone“ von Sophokles (497/496–406/405 v. Chr.) behandelt. In diesen viel beachteten und die Literatur bestimmenden Vorträgen hat Hegel diese Auseinandersetzung von Individuum(„das Menschliche“) und Staat(„das Gesetz“) dahingehend interpretiert, dass, am Muster Antigones deutlich zu verfolgen, der Gegensatz von Staat als „sittliches Leben“ der Allgemeinheit und die Familie als Symbol des Einzelnen gegenüberstehen. „Antigone ehrt die Bande des Blutes“ und wird daher zur Tragödin, nicht Märtyrerin. So hat es der Züricher Philologe Peter von Matt ausgedrückt: Antigone wird vom Tyrann Kreon, dem Herrscher Thebens zur Hinrichtung verurteilt. Sie hatte ihren Bruder Polyneikes, dieser war im Aufstand gegen seine Vaterstadt Theben getötet worden, beerdigen lassen, um zu verhindern, dass er Tieren zum Fraß gegeben wurde. Und damit sich der Anordnung der Polis, dem Staat widersetzt.

Marxismus, kommunistisch-sozialistische Ideologien, Schmerz und Krankheit

Die Wahrnehmung von Schmerz und insbesondere die daraus folgende Akzeptanz von Leid beim Gegenüber ist von gesellschaftlichen, sozialen and religiösen Grundeinstellungen geprägt. Man sollte jedoch, wenn dieser Hintergrund bewertet wird, davon trennen und nicht vergessen, dass individuelle Bereitschaft sich dem Gegenüber zu öffnen, sehr unterschiedlich verteilt ist. Ärzte und Pflegende folgen glücklicherweise nicht unbedingt einer negativen staatlichen Ausschließlichkeit.

Die Unvereinbarkeit von Individuum und Staat, wird zu einem zentralen Thema bei Marx für die Vorstellung von einer zukünftigen Weiterentwicklung von Gesellschaft. Die Absolutsetzung wird so ausgedrückt: „der Staat ist das an und für sich Vernünftige“. Im nächsten Schritt ersetzt bei Karl Marx die Klasse den Staat, weil die fortschrittliche Klasse das Gesetz der Zukunft in sich trägt. Im Hintergrund eines revolutionären Kampfes steht in der Regel dann der Kampf um Macht.

Verstärkt wird dies durch einen noch weitergehende Aspekt, in der Position Hegels zur Frau. „Stehen Frauen an der Spitze der Regierung, so ist der Staat in Gefahr, denn sie handeln nicht nach den Anforderungen der Allgemeinheit, sondern nach zufälliger Neigung und Meinung." (In: Grundlinien der Philosophie des Rechts oder Naturrecht und Staatswissenschaft im Grundrisse). Die Lösung der Frauenfrage wird bei Karl Marx dann, obwohl er ihre Ausbeutung immer beklagt, in der Zukunft der klassenlosen Gesellschaft gelöst, wie, bleibt hypothetisch, spekulativ unbeantwortet.

Direkte Bezüge zur Fragen des Schmerzes entwickelten Karl Marx und Friedrich Engels nicht, ihren Charakteren und Intentionen entsprechend lag diese Dimension des unter Schmerzen leidenden Individuums ihnen fern. Der frühe Karl Marx hatte, anders als es den Vorstellungen Engels' entsprach, zumindest, was seine Verlobte betraf, eine sehr liebevolle Beziehung. Auch später begegnet im Verhältnis zu den Töchtern diese Gefühlswelt jedem beobachtenden Historiker. Doch im Briefwechsel zwischen ihm und Friedrich Engels kann in gesellschaftlicher, sozialer Beziehung Mitgefühl nicht geduldet werden. Beispielsweise wird in den Briefen gesagt: „Nächstenliebe ist Liebesduselei" oder „Hass sei nötiger als Liebe". Denn der klassenorientierte Determinismus zwingt zu Rücksichtslosigkeit gegenüber den Klassen, die als Gegner definiert werden. Daher ist Gewalt grundsätzlich ein Zukunft tragendes Element. Ein Text wie „...denn das Leiden, menschlich gefasst, ist ein Selbstgenuss des Menschen" zeugt von dem absoluten Anspruch, sozialistische Ökonomie über den Menschen zu stellen. (K. Marx, Nationalökonomie und Philosophie, 239–243)

Daher wird der verschwindende Staat in einer klassenlosen Gesellschaft, durch die Führer des Siegers, dem Proletariat, geleitet. Und zwar in Form einer Diktatur, wir haben gegenwärtig mehrere Beispiele eines solchen Musters menschlicher Staatsorganisation. Das führt in seiner Konsequenz zur Planung des gesamten Lebens. Wie wirkt sich eine solche Ideologie auf den Umgang mit kranken Menschen, dem Individuum mit Schmerz und Leid aus?

Die Interpreten im 20.Jhdt. haben das durchzudenken versucht. Der Internist Walter Brednow sprach 1961 in einer Rede „Der Kranke und seine Krankheit" davon, dass „das Selbstverständnis des Kranken nicht exakt naturwissenschaftlich zu erfassen sei. Krankheit werde zu einem individuellen Erlebnis mit der Konfrontation mit dem Tod. Dichter wie Schiller, Mörike, Hölderlin, Brecht würden in ihrer Sprachkunst die Ängste, den Konfrontationsdruck oft besser ausdrücken, der ein Zeichen des individuellen Erlebnisses von Krankheit und Schmerz sei." Diese Darstellung individuellen Leids wurde von marxistischer Seite mit faschistischen Tendenzen und kapitalistischer Auffassung verbunden, als Tragik „bürgerlicher Humanisten, von imperialistischer Ideologie vorgezeichnet". Individualität ist eben im gesellschaftlichen Sinne mit Fortschritt nicht vereinbar. Ähnliches klingt an, wenn Eugenik vom sozialistischen Standpunkt konsequent durchdacht werde, mit bedrückenden Tendenzen. Daher wird Karl Jaspers als „philosophischer Interessenvertreter des Monopolkapitalismus“ denunziert, auch aus seiner Deutung der Medizin innerhalb der Existentialphilosophie (Oetzel E. 1962) .

Bedrückend kann man empfinden, dass einflussreiche philosophische Schulen des 20.Jhdts, wie die Frankfurter Schule, diesem leidensfremden Bild gefolgt sind. Obwohl Freud'sche Vorstellungen, also Psychologie, insbesondere Psychoanalyse thematisiert wurden, hat das soziologische Vorgehen in marxistisch inspirierter Vorstellung nie vermocht, einen biologischen Zugang zum menschlichen Schicksal zu suchen. Also eine Anthropologie, aus dem natürlichen Grund des Menschen kommend, wurde nie ein Thema. So taucht dort, wie bei Marx und Engels, menschliches Leid, also auch der Schmerz, nicht mehr als Thema auf, Mitleid wird auf das soziale Umfeld bezogen. Die Horizontbeschränkung auf Gruppen, Klassen ließ nicht zu, aus dem Dunkel einer einseitigen Suche nach Lösungen herauszutreten. Aber Krankheit, körperlich und psychisch, betrifft auch einen wesentlichen Anteil der Sozialstruktur und bestimmt viel stärker den Status des Individuum in einer Gesellschaft, als von dieser Gruppe an Sozialwissenschaftlern zugestanden wird.

Diese Konstellation wurde Jahrzehnte zuvor bereits von Bertold Brecht(1898–1956) literarisch „ausgemalt“, so darf man es ausdrücken. „Die Partei“' übernimmt rücksichtslos, aber zielorientiert (eiskalt in der Literaturgeschichte benannt, H. Lüthy) die Deutungshoheit in seinem Bühnenstück „Die Maßnahme“. Die Hinrichtung des Aktiven geschieht nur aus Vorteilsgründen für die kommunistische „Partei“'. Diese tödliche Macht über Menschen stellt für einen Verehrer des Autors, nämlich Heiner Müller, eine solche Auslöschung des individuellen Gesichts dar, dass er in der „Mauser“(1970) gewissermaßen einen psychologischen Ausweg aus dem marxistisch-doktrinären Prinzip sucht. Aber vermag das Unauflösliche einer Diktatur, systembedingt in der Hand der machthabenden Kader einer Klasse, sich überwinden lassen? Wir zweifeln zu Recht.

Wie in einer zu Prosa veränderten Lyrik wird diese Doktrin sehr früh von Isaak Babel in „Die Reiterarmee“ (1994, Berlin S.41) formuliert: „Du weißt nicht, was du liebst, Gedali, ich werde auf Dich schießen, dann wirst du es wissen, und ich kann nicht anders als schießen, weil ich bin die Revolution“...(ursprünglich verfasst um 1927)

Vergleichsweise begegnet uns der Versuch bei Ernst Bloch (1885–1977) in seinem Prinzip Hoffnung, einen Ausweg aus dem unmöglich erscheinendem Dilemma zu finden. Wie verwirrend und täuschend zugleich ist der gute Wille dieses marxistischen Philosophen.

Ich halte es gerechterweise für wichtig dabei zu betonen, dass sich Karl Marx in seiner zweiten Lebenshälfte von der ursprünglichen Radikalität so weit entfernt hatte, dass der 2.(und 3.) Band des Kapitals nicht von ihm, sondern von Friedrich Engels verfasst wurde, unter Verwendung von frühen Schriften,

Jugendzitaten, Arbeitstexten. Marx hat im letzten Drittel seines Lebens sehr bewusst registriert, dass die Arbeiter- und Gewerkschaftsbewegung in England große soziale Fortschritte erkämpfen und als für sich erfolgversprechend verbuchen konnte. Daher rückte für ihn das Revolutionäre immer stärker in den Hintergrund der Entwicklung für die Zukunft. Speziell gilt dies auch unter Beachtung des technologisch-wissenschaftlichen Fortschritts in einer zwar kapitalistischen, aber gleichzeitig auch schrittweise sich demokratischer entwickelnden Gesellschaft. Nur haben seine Anhänger diese Erfahrung ihres Vorbilds nicht wahrgenommen oder verdrängt. Bei Hoimar von Ditfurth klingt das u.a. so: „Die Frankfurter mögen in ihrer Kritik…im Detail recht haben, ….haben -wie alle Linken auch- keine realisierbare Alternative angeboten. Alle sozialistischen und kommunistischen Vorstellungen über die Ökonomie und anderer gesellschaftlicher Bereiche sind in der Praxis gescheitert“. Der fehlende Erfolg in der Praxis ist für das Scheitern nicht beweisend, aber er ist kennzeichnend, wenn versucht wird, für soziale Probleme ohne die biologischen, anthropologischen Daten, Phylogenese eingeschlossen, Lösungen zu konstruieren. Es erinnert uns an die mechanistische Physiologie von Jean-Baptist de Lamarck (1744–1829). Wer die Vererbung erworbener Eigenschaften für die Entwicklung auf dieser Erde als Grundlage für Fortschritt hält, verdrängt die Bedeutung einer ursprünglich vitalistisch gedachten Biologie. Josef Dschughaschwili, später Stalin genannt, hat vermutlich um 1908 Lamarck gelesen. Seine Terrormaßnahmen, die tägliche Anwendung von Schmerz, sowie Hunger und Tod, in den 30er Jahren des 20.Jahrhunderts wären danach begründet in der Vorstellung, einen „Neuen Menschen“ zu schaffen. Terror mit der Begründung, ein neues soziales Umfeld könne das verwirklichen. Ein humanes Umfeld stellt eben nur einen Teil der Grundlagen für Gesundheit, die Basis bildet der Faktor Biologie für eine humane Existenz.

Sehr deutlich erinnere ich mich an mein Studium des Marxismus in der ehemaligen DDR. Acht Semester Vorbereitung auf ein Examen, das von angehenden Ärztinnen und Ärzten das Wissen und Aufsagen sozialistischer „Sprüche“, aber nie ein Wort über das Leiden und den Schmerz eines Kranken verlangte. Diese Ideologie strukturiert die Welt in einer deduktiven Vorstellung. Das erklärt auch ihr Scheitern in der Praxis. Eine anthropologische Betrachtung muss die biologische Phylogenese als Voraussetzung nutzen. Der Mensch verwirklicht biologische Vielfalt, nicht ein genetisches Einheitsmuster. Bereits die griechische Philosophie verstand in ihrer Offenheit den Affekt als wesentlichen Teil des Schmerzes, weiterentwickelt in einer christlichen Auffassung des Humanen.

An erster Stelle kennzeichnen die Inhalte menschliche Ideen. Wie Menschen diese Ideen verwirklichen, steht auf einer weiteren Seite der Geschichte. Wenn eine Betrachtung dieser Zusammenhänge mit dem Schmerz hier einfließt, müssen die Grundmuster zur Klärung beachtet werden. Fehlverhalten,

Missbrauch bilden menschliche Schwächen und Instinkte ab. Im christlichen Umfeld nutzten Mächtige, in vielen, auch kirchlichen Bereichen, Gewalt, also auch Schmerz zum Erhalten ihrer Herrschaft. Sie dürfen in diesem Verhalten nicht als Christen bezeichnet werden. Vergleichbar gilt dies auch für andere Religionen wie Hinduismus, Buddhismus und den Konfuzianismus, die Gewalt als Fortschritt tragenden Inhalt ablehnen.

Die Folgen der marxistischen Grundauffassung sind im Gesundheitswesen sozialistisch-kommunistischer Staaten zu verfolgen. Die Missachtung der medizinisch Handelnden und darunter ausgeprägter, der Krankenschwestern und Pfleger, wird in ihrer gesellschaftlichen Abwertung sichtbar. Sowohl in der Sowjetunion wie in der orthodox marxistisch geprägten VR China zu Zeiten MAO Tse Dungs standen ärztliches und besonders aber pflegerisches Personal am Ende der sozialen Leiter. Die Aufwertung der Kader, ein Zeichen der hierarchisch gegliederten Gesellschaft, ist auch darin abzulesen, dass für die Parteikader Sonder-(Regierungs-)Krankenhäuser zur Verfügung standen, und wie in Nordkorea weiterhin stehen. Trauriges Endglied eines konsequent, deterministisch durchdachten Marxismus war am Ende dieses Systems die kommunistische Volksrepublik Rumänien. Der menschenunwürdige Umgang besonders mit behinderten Kindern entsprach der Parteidoktrin. Eine bedrückende Parallele zum nationalsozialistischen Terror können wir erkennen und dürfen wir nicht leugnen.

Welche Folgen kann man in der Entwicklung des Medizinwesens, ich schließe besonders den Umgang mit Schmerz und Todesangst ein, in den unterschiedlichen Sozial- oder richtiger Wirtschaftssystemen registrieren? Der augenblickliche Aufwand für das Gesundheitssystem liegt für die USA bei mehr als 18% des BIP, in Europa bei 11,5%, erreicht in der Bundesrepublik inzwischen 13%. Demgegenüber wendet China 4,5–5%, Russland etwa 5% auf, immer noch besser als in der ehemaligen Sowjet-Union mit 3%. Die Entwicklung der Produktivkräfte stand im Mittelpunkt des Glaubens an Fortschritt. Behinderte und psychisch Kranke waren in diesen Systemen diskriminiert. Staatsfeinde ordneten die kommunistischen Parteikader so in diese Kategorie, dass man sie in psychiatrische Isolation verbannen konnte. Alkoholismus war schon im Zarismus so verbreitet, dass der jährliche Verbrauch in Eimern (!) nicht in Litern angegeben wurde. Aber nach der Revolution stieg die Alkoholproduktion weiter an. Aus Einzelbeschreibungen muss man davon ausgehen, dass Alkohol wie ein Medikament als Ersatz für Analgetika und Antidepressiva benutzt wurde. Eine Forschung von Pharmazeutika stand jenseits der sozialistischen Planung.

Vereinfacht lässt sich die Wirklichkeit so komprimieren: In sozialistischen Gesellschaften wurde noch nie eines der innovativen Medikamente der Menschheit erfunden. Der vielgescholtene Kapitalismus kann, wenn er von Demokratie gesteuert wird, den großen, den unerwarteten Ideen die Chancen eröffnen. Ideenfreiheit der Wissenschaft ist wirkliche Freiheit. Sie unterscheidet sich grundsätzlich von einem vortäuschenden Freiheitsbegriff, der sich als egozentrisch, unsozial und arm an Hemmung erweist.

Die geringe Wertschätzung der Medizin in China vermag man auch an Symbolen zu erkennen. Mit dem geflügelten Begriff „Rote Umschläge" (hongbao) werden Umschläge mit Geldinhalt bezeichnet. Man übergibt sie an Festen wie dem chinesischen Neujahr oder zu Feiern. Aber sie werden auch gerne von Ärzten angenommen. Vor Operationen sichern sie eine Form des verpflichtenden Anvertrauens. China bezahlt seine, oft wirklich hochqualifizierten Ärzte schlecht, vom Pflegepersonal ganz zu schweigen. Wenn man im gegenwärtigen China lieber Ingenieur, Parteifunktionär oder Finanzexpertin statt Krankenschwester oder Arzt werden will, liegt vor den Verantwortlichen noch eine große Aufgabe für die Zukunft einer alternden Gesellschaft. Der rasante Erfolg der Armutsbekämpfung in China geht auch mit der Notwendigkeit moderner Medizin einher, der ärztliche Beruf blickt auf eine lange Tradition in der chinesischen Gesellschaft zurück. Während der Zhou-Dynastien(etwa zwischen 1122 und 256 v.Chr.), die uns eher durch Laotse, Konfuzius, Mengzi bekannt sind, wurde in der jüngeren Phase bereits zwischen verschiedenen Disziplinen der Medizin unterschieden; den Allgemeinmedizinern, den Wundärzten und den diätetisch ausgerichteten Ärzten. Also deutliche Parallelen zur westlichen, auch persischen Welt. Das folgende „alte Kaiserreich" suchte nach der „Droge des langen Lebens". Nur der unmittelbare Kontakt zum Patienten brachte eine, nach damaligen Vorstellungen, genaue Suche von Ursachen einer Erkrankung. Typisch sind dafür die 5 wichtigen Untersuchungen des Kranken: Das Befragen, das Anschauen, das Riechen und Hören und die Pulsdiagnose. Die Behandlung wird zunächst wesentlich von der Interpretation der Krankheitsursachen gesteuert. Die Übergänge zur Zauberei sind fließend. Dämonen als Verursacher von Krankheiten haben lange Zeit in China zu entsprechende Behandlungen, Beschwörungen, Exorzismus geführt. So wird von Paul Unschuld aus der „Einführung in die Medizin" von Li Ch'an zitiert: „Wenn man plötzlich von einem Dämonen angegriffen wird, so gleicht das dem: Von einem Pfeil getroffen zu sein. Unverhofft ergibt sich an einer bestimmten Stelle ein unerträglicher Schmerz. Wie handelt man richtig: man nehme ein Stück Pfirsichschale und hefte es, nachdem man es innen angefeuchtet hat, auf (den Ort) des Schmerzes. Sodann nehme man einen Löffel und drücke dessen Mulde auf die Pfirsichschale auf. Man rolle weiterhin eine feste Kugel aus Beifuß Blättern, etwa von der Größe einer Walnuss, und verbrenne sie auf der Löffelmulde. Nach kurzer Zeit wird der Schmerz aufhören."

Wieviel Nähe liegt dann in unserem Wort vom „Hexenschuss“, wenn wir glauben, moderne Menschen ohne Bilder von Dämonen zu sein

Den sehr kritischen Umgang mit der Effizienz medizinischer Maßnahmen versucht eine Erzählung aus dem klassischen China zu verdeutlichen. Laternen, im Fenster der Arztpraxis aufgehängt, galten als Erinnerung an erfolglos behandelte oder verstorbene Patienten. So deutet in der Erzählung ein Patient die geringe Zahl der Laternen bei seinem neuen Arzt als Vertrauen gebendes Zeichen. Doch der Arzt muss ihn belehren: „Ich habe erst gestern mit dieser Praxis begonnen!“ Bezahlt wurde nur nach einem Erfolg, als Teil einer Vereinbarung. So galt das Risiko bei Wanderärzten als das höchste, sie verschwanden nach der Bezahlung, weil eine anhaltende Besserung des Schmerzes sich nicht erwarten ließ. Gesellschaftliche Strömungen, das Eindringen anderer Religionen, wie des Buddhismus nach China, brachten. immer auch Anpassungen der Medizin an diese Entwicklung. Der Buddha als der „König der Ärzte“ befreit von „Geburt und Tod“. Ein Fatalismus, der das Ertragen leichter macht, klingt aus Zhang Dais Geschichte der Ming-Dynastie(1627): „Wenn das, was uns im Alltag zustößt, nicht schmerzlicher ist, dann erregt es uns auch nicht; was nicht wirklich schmerzt, kann keine starke Erregung hervorrufen.“ „Der aufgestaute Schmerz kann erst durch den raschen Schnitt des Messers weichen.“. So wird trotz aller Jenseitigkeit als Hilfe auch die praktische Medizin mit dieser Weltvorstellung verbunden. Unter den wichtigen Pharmaka sind Zinnober, Quecksilber und Salpeter zu nennen. Opium wird ursprünglich, wenn überhaupt, zur Linderung von Durchfällen verordnet. Soweit manuell, operativ medizinisch gehandelt wurde, bedeutete der Inhalt solchen Vorgehens keine Lehrweisheit, wurde kaum dokumentiert. Wesentliche operative Medizin entsteht erst mit der Öffnung nach Westen, also zunächst in den Missionskrankenhäusern, sehr begrenzt. Auch Pflegebereitschaft in den buddhistischen Klöstern wird anfänglich beschrieben, wenn auch damit von der traditionellen chinesischen konfuzianischen Vorstellung abweichend. Das Komplementäre in den Bildvorstellungen von yin und yang veränderte sich in der chinesischen Geschichte. Vor mehr als 2000 Jahren war yin mit dem weiblichen, mit kalt, oder Regen verbunden, der Tiger, yang mit dem Männlichen, der Hitze verknüpft.

Naturwissenschaftliche Vorstellungen aus Europa bringen im 17.Jhdt. Jesuiten nach China, besonders astronomische und mathematische. Medizin gelangt aber erst verzögert über andere christliche Missionare im 19.Jahrhundert in das Reich der Mitte. Zwar erfolgreich und gerne angenommen, aber immer mit Vorsicht überwacht. Der negative Hintergrund kolonialistischer Eroberungspolitik erschwerte eine Breitenwirkung. Doch die zunehmende Realitätsnähe kritischer Chinesen öffnete das Interesse für die naturwissenschaftliche

Medizin aus der westlichen Welt. Im 20.Jhdt. lösten medizinische Ausbildungsstätten diese missionarisch geprägten Hospitäler ab, beispielsweise um 1900 in Shanghai ein kleines Krankenhaus, dem später eine medizinische Fakultät folgte. Auch die Yale Universität richtete eine medizinische Fakultät ein. Dort hatte der „Große Vorsitzende" bereits sehr früh Kontakt zu wissenschaftlicher Medizin und äußerte: „ist die Schaffung einer Einheitsfront gegen Imperialismus, Feudalismus und Aberglauben zwischen dem wissenschaftlichen Denken des chinesischen Proletariats und jenen bürgerlichen Materialisten und Naturwissenschaftlern Chinas, die noch fortschrittlich gesinnt sind, möglich." (1940). Die Gründe für den Rückfall in traditionelle Formen der Medizin während der Kulturrevolution haben sicher Gründe in der Suche nach der „permanenten Revolution". Der „Große Sprung vorwärts" und die Kulturrevolution sollten der Partei auch langfristig die Steuerung von Macht sichern, die in einer nichtproletarischen, evtl. sogar verbürgerlichten Gesellschaft verloren zu gehen drohte. Aber auch der Mangel an ausgebildetem medizinischen Personal veranlasste die Rückkehr zu antiquierten Methoden. Eine Milliarde Menschen nach naturwissenschaftlichen Methoden zu versorgen, „westlich" umschrieben, war ökonomisch unmöglich. In den Gesprächen, kurz nach den Prozessen gegen die Viererbande wurde nur sehr vorsichtig über die unvorstellbaren Ereignisse während der Kulturrevolution im Bereich der Krankenversorgung berichtet. Chirurgen wurden aus ihren Kliniken auf das Land vertrieben, um beim Grasschneiden die Nähe des Volkes zu erleben. Die Berichte über Behandlung von Erkrankungen erschrecken; wie akuter Blinddarmentzündung (Appendizitis) mit traditioneller chinesischer Medizin behandelt, wie Moxibustion, ausgeführt von Barfußärzten, die in Universitätsinstituten eingesetzt wurden. Sie ersetzten die als reaktionär eingestuften akademischen Ärztinnen und Ärzte. Kritischer Widerstand gegen diese Tod bringenden, naturnah bezeichneten Methoden, konnten Folter, Verlust der Arbeit, auch physische Vernichtung bedeuten. Aus dieser Erfahrung heraus ist gegenwärtig die Distanzierung der Jugend gegenüber traditioneller chinesischer Medizin, die heute dem Feudalismus zugeordnet wird, noch deutlicher geworden. Das Bemühen, wissenschaftlich Anschluss zu gewinnen, ist ein Charakteristikum der neuen Generation. Meine Beobachtungen, wie erwähnt, in den unterschiedlichsten Operationssälen des Landes zeigten immer sehr geschickte Chirurgen und Anästhesisten, die mit allen geläufigen operativen und anästhesiologischen Methoden vertraut waren. Vor Jahrzehnten äußerte ein europäischer Kollege nach langem Aufenthalt in der Volksrepublik zur Frage, ob Akupunktur für Operationen anwendbar sein: „Zuerst müssten die westlichen Chirurgen erst die extreme Feinfühligkeit der chinesischen Kollegen lernen." Soviel Spott gibt es in unserem Beruf.

Die traditionelle Pharmazeutik schließt auch die Anwendung von Extrakten, Zubereitungen seltener Tiere ein, jedoch nicht verbunden mit unserem kritischem Aspekt des Artenschutzes. Bei der älteren Generation ist der Bezug zur traditionellen Pharmazeutik häufiger zu beobachten. Daher sei wiederholt: Reisen von Chinesen nach Tibet sind immer mit dem Einkauf in tibetischen Emporien von den seltsamsten „Therapeutika", verknüpft. Schlangen, Insekten, Kriechtiere, junge und alte, usw. werden gekauft und bereichern die Hausapotheke. Die chinesische Volksrepublik verändert also ihr Gesundheitssystem kontinuierlich. Schuppentiere finden sich jedoch unverändert unter der verwirrend zusammengesetzten Vielfalt von Tieren und Pflanzen zur Therapie von Schmerzen. Generationen haben diese Traditionen seit der Zeit der Dämonenbekämpfung als Heilprinzip, vor mehr als 2000 Jahren, weiter gereicht. Krankheitsbilder, die im psychosomatischen Zusammenhang bei uns erfasst werden, schloss die ideologisch orientierte Staatsmedizin als nicht vorstellbar aus. Diskussionen über psychische Hintergründe von Krankheiten stießen daher in der VR China in dem ausgehenden Mao-Zeitalter auf Unverständnis, selbst im kleinen Kreis von Fachleuten.

Das 19.Jahrhundert, Ideologien, und die Krankenversorgung

Karl Marx steht auf der einen Seite der Ideologien des 19.Jahrhunderts, der revolutionär genannten. Doch revolutionär in einem anderen Sinne wirkten auch Vorstellungen auf der anderen, bürgerlich zu nennenden Seite, deren Vorstellungen ebenso zur Basis für zerstörerische Entwicklungen im 20.Jahrhundert wurden. Als Beispiel lässt sich Friedrich Nietzsche als Essayist und Philosoph zitieren. So kann Nietzsches Deutung von menschlicher Beziehung in dem Konstrukt des „Übermenschen" als rechtfertigende Basis für die Ausübung von Macht stehen. Was kann man von einem Satz halten, „Im Schmerz ist so viel Weisheit wie in der Lust: er gehört gleich dieser zu den arterhaltenden Kräften ersten Ranges.". und weiter: ..Das sind die heroischen Menschen, die großen S c h m e r z b r i n g e r der Menschheit:... jene Wenigen..! Es sind arterhaltende, artfördernde Kräfte ersten Ranges: Darum ist der Tod Gottes eine Chance für den Übermenschen." Welch ein Sprung zum Satz „Der Schmerz macht Hühner und Dichter gackern." sowie das vielzitierte „Du gehst zu Frauen? Vergiss die Peitsche nicht". Zitate aus „Also sprach Zarathustra", „Vom höheren Menschen", „Die fröhliche Wissenschaft". Persönlich für diesen Autor kennzeichnend wirkt der Satz „Mitleidsethik ist Dekadenz –." Die Überbewertung des starken Individuum kann als Muster für Machthaber des 20.Jahrhunderts gelten, die aus Ideologien ihre Rücksichtslosigkeit als Teil ihrer Vorstellung ethisch berechtigt zum Zufügen von Schmerz ableiteten.

Es sind dies einzelne Sprüche eines verletzten Menschen, die ihn überlebt haben. Sie sind jedoch auf dem Weg der Menschen in das 20.Jahrhundert Schritte, die Grenzen von Humanität auszulöschen. Daher werden sie gerne zitiert. Kann man bei Friedrich Nietzsche eine Parallele zu Kleists „Michael Kohlhaas“ suchen? Die Kränkung, ein so tiefer seelischer Schmerz wie der körperlich definierte, ist von Thomas Mann im „Doktor Faustus“ für diesen Autor in berührend empfundener Tiefe beschrieben. Die Kränkung durch eine Frau, eine „Prostituierte“, das Versagen vor dieser, eigentlich niederwertig aufgefassten Person, löst Hass und „Wiedergutmachung“ durch Selbstbestätigung aus. Das leitet über zu einer Grenzen überschreitenden Perversion in nachfolgenden Generationen. Doch es ist auch die Folge von Hilflosigkeit des sich als beleidigt fühlenden, eigensüchtigen Menschen. Das zentral Böse wird verdeckt durch eine großartig klingende Sprache, der perfekt klingende Essayist wird zum „Philosophen“?

Thomas Mann beschreibt das Schicksal, besser die Gründe für das Ablehnen weiblich empfundener Liebe und die daraus resultierende zerstörerische Ablehnung von Mitleid in seinem Roman „Doktor Faustus“. In seinem einführenden Vortrag im Mai 1947 in New York: „Sein Schicksal war sein Genie. Aber dieses Genie hat noch einen anderen Namen. Er lautet: Krankheit-.“ Nietzsche lebte mit dem Bewußtwerden dieser Krankheit immer mehr bindungsarm. „Meine Existenz ist eine fürchterliche Last: Beständiger Schmerz, mehrere Stunden des Tags ein der Seekrankheit eng verwandtes Gefühl, eine Halblähmung, ..wütende Anfälle“. Das Verweigern des Erkennens, denn die Paralyse als Folge einer Lues war damals durchaus geläufig, ist eine „Dissimulation des Wissens um den Ursprung“. Die Selbsterhöhung in „Ecce homo“ wirkt wie der Versuch, den theologisch vertrauten Begriff auf sich zu münzen, eine Hybris. Selbstschutz zu suchen wird zum Ursprung für zerstörerische Sätze.

Die eigene Schwäche wird dann in der Verzweiflung in den protestierenden „Willen zur Macht“ formuliert. Nietzsche ist weniger Philosoph mit einem in sich schlüssigen System, sondern der geniale poetische Essayist. Seine markant klingenden Sätze sind, isoliert erfasst, verführerisch für unwissende Leser und können dann der Motivation zum Bösen, zur Gewalt, zum Ablehnen von Hilfe im Schmerz den Weg bahnen. Diese Verführung gipfelt dann in dem Bild eines Übermenschen, oder einer höheren Rasse. Da ihm, nach seiner persönlichen Sichtweise seine bürgerliche oder religiös getönte Welt nicht helfen könne, muss sie verdammt werden.

Philosophische Ideen des 19.Jahrhunderts betonten nicht nur die Macht von Männern, sondern etablierten also mit dieser Frauenfeindlichkeit auch ausgrenzende, zerstörend wirkende Vorstellungen. Das gilt dann für die andere Rasse oder die andere Klasse. Autoren wie Arthur de Gobineau, Houston Stewart Chamberlain und ihre Rassentheorien blieben bei späteren Machthabern nicht ungelesen und griffen indirekt in die Krankenversorgung ein und gipfelten im tödlichen Experimentieren in Konzentrationslagern.

Das Wort von Navid Kermani: „Nationalsozialismus und Kommunismus (Stalinismus)..heben das Gebot auf: Du sollst nicht töten.“ in „Entlang den

Gräben (2017)“ mahnt uns. Tötungshemmung ist zwar ein biologisch sichtbares Verhalten, das durch Zivilisation vertieft wird. Aber eine Programmierung des Verhaltens durch Erziehung in die entgegengesetzte Richtung begleitet die Menschheit. Der Jugoslawienkrieg hat gezeigt, dass Nachbarn gegen Nachbarn mörderisch vorgehen, wenn nur einmal die erworbene Hemmschwelle überschritten wird. Im übertragenen Sinn wird seit Karl Marx’ Schrift „Zur Kritik der Hegelschen Rechtsphilosophie“, eigentlich parallel zu Inhalten in seiner Publikation „Zur Judenfrage“ , einem antisemitischen Text nach Hannah Arendt, eine andere Dimension des Naturstoffes aus der Mohnkapsel ausgesprochen. Marx erweitert den Sinn, indem er schreibt von Religion als „Opium des Volkes“, oben im Zusammenhang mit süchtig nach Macht zitiert. Trost sei menschliche Erfindung der Religion. Doch die Umkehrung ließ nicht auf sich warten, wenn auch mit Verzögerung. 1955 erscheint „L’opium des intellectuels“ von Raymond Aron (deutsch „Opium für Intellektuelle“). In der Sucht nach Weltanschauung übernahm der Marxismus die Bedeutung von Opium bei einem Teil linker Ideologieanhänger, speziell auch in Frankreich.

Man muss diese Tendenzen unter dem Aspekt der historischen Gewaltexplosion im 20.und 21. Jahrhundert kritisch interpretieren. Die Entwicklung marxistischer Ideologien äußern sich direkt, die Gedankenwelt von Nietzsche, verbunden mit Rassenideologien eher indirekt. Aber vergessen darf man das im Zusammenhang mit Schmerz und Leid nicht. Gewaltexzesse werden zuerst gedacht, Schmerz des Anderen ignoriert, ob der Seele oder des Körpers! Oder man nutzt den Schmerz am Feind, um ihn in Physis oder Psyche zu zerstören. Man verweigert ihm das Recht auf ärztliche und pflegerische Hilfe.

Folter findet sich in bedrückender Vielschichtigkeit. Die Hilflosigkeit eines Gerichtes, Ursachen und Ablauf von wirklichen oder vermuteten Verbrechen zu ermitteln, verführte sowohl historisch wie auch gegenwärtig die untersuchenden Instanzen zu Gewaltanwendung. Geständnis als Grundlagen für Urteile sind Teil des inquisitorischen Rechts. Im Römisches Recht durfte Gewalt zum Gestehen einer Schuld eingesetzt werden. Gewalt in Form von Folter, beschränkt seit der Königszeit zunächst auf Sklaven, später, seit Justinian, aber staatssichernd auch auf Bürger ausgedehnt, wurde als Basis in Europa tradiert. Das weltliche Gerichtsverfahren, als Indizien noch nicht galten, erzwang Geständnisse durch das „peinliche“ Verfahren, die Tortur, den nicht ertragbaren Schmerz. Immer bleibe die sprachliche Beziehung von poena-Strafe und Pein in unserem Bewusstsein! In Begleitung einer klerikalen Entfernung vom barmherzig ausgerichteten Christentum im Ausgang des Mittelalters und in der frühen Neuzeit wurde Schmerz-Tortur auch zum Mittel von Recht in Religionsfragen. Das dem gegenüberstehende ‚Adversatorische Strafverfahren“, wie in Nordamerika, sucht das Recht nicht primär als öffentliche Aufgabe. Daher liegt dort das Gewaltrisiko bevorzugt im Vor- und Umfeld der Rechtsprechung, was historisch auch Lynchjustiz bedeuten konnte, in gewisser Weise Femeurteilen in unserer Geschichte entsprechend. Es erklärt auch die unmittelbar Schmerz nutzende Gewaltanwendung im Polizeiwesen Nordamerikas.

Folter bildet in der Gesellschaft ein Demütigungs- und Unterdrückungsmittel in einem unvorstellbaren Ausmaß, historisch und doch fast unverändert bis in die Gegenwart. Die Phantasie der Folternden übersteigt unser Vorstellungsvermögen. Und hier tauchen auch Ärzte als Handelnde auf, die das Wissen um Schmerz und die Anatomie und Physiologie des Körpers missbrauchend, als Organisatoren sich aktiv beteiligten. Perversion unseres Berufes. Kampf gegen Folter ist eben auch Kampf gegen „genutztes" Zufügen von Pein. Dass darin auch sehr stark männlich zuschreibbare Vorstellungen einfließen, wird in meinen Augen sichtbar in der schrecklichste Form eines zugefügten Schmerzes, der Vergewaltigung einer Frau. Bedrückend müssen wir registrieren, dass Gesellschaften auf der gesamten Welt das Wahrnehmen dieser Form des Zufügens von Schmerz weitgehend verdrängen.

Musik und Schmerz

Wir sollten uns als Kontrast zu dieser Reflexion anderen, oft guten und schönen Seiten menschlichen Bemühens um Schmerzerleichterung zuwenden. In den frühneuzeitlichen Armeen erhielten Pfeifer und Trommler den doppelten Sold verglichen mit den anderen Landsknechten. Gewiss, sie beherrschten ein Hand- und Mundwerkzeug, das kann als Erklärung für den höheren Anspruch herhalten. Aber über diese vordergründige Erklärung hinaus sicherten sie sehr wichtige Funktionen, denn sie ersetzten die Datenübertragung, die uns heute in anderer Form selbstverständlich erscheint. Militärmusik in vergleichbarer Form wird schon seit der Antike beschrieben. Das Pfeifen und Trommeln übertönt alle anderen Geräusche und wurde daher als Überträger von Befehlen umso notwendiger, je größer die kämpfenden Gruppen, zuletzt Armeen, wurden.

Doch diese Musik diente auch einen weiteren Zweck, einen psychologischen, bis in die Gegenwart. Musik hilft in der Formung von Gruppenidentität, es lenkt ab von persönlicher Reflexion, wenn Rhythmus und Marschtritt zusammenklingen, und – es kann die Angst vor Schmerz und Tod mindern, übertönen. Das findet auch eine Parallele in Massenveranstaltungen gegenwärtiger Unterhaltungs-(Ablenkungs-)musik, die in vielerlei Hinsicht entfesselnd wirkt. Ein sich opfern wollen wird heute nicht mehr erwartet, aber im offenen Kampf der bisherigen Militärgeschichte war es notwendig, heroisches, selbstzerstörendes Handeln zu fördern, vom Schmerz bei Verletzungen abzulenken. In einer postheroischen Gesellschaft ist das nicht mehr nachzuvollziehen. Sich opfern für etwas stößt in unserer gefühlsärmeren Zeit auf Unverständnis oder Ablehnung.

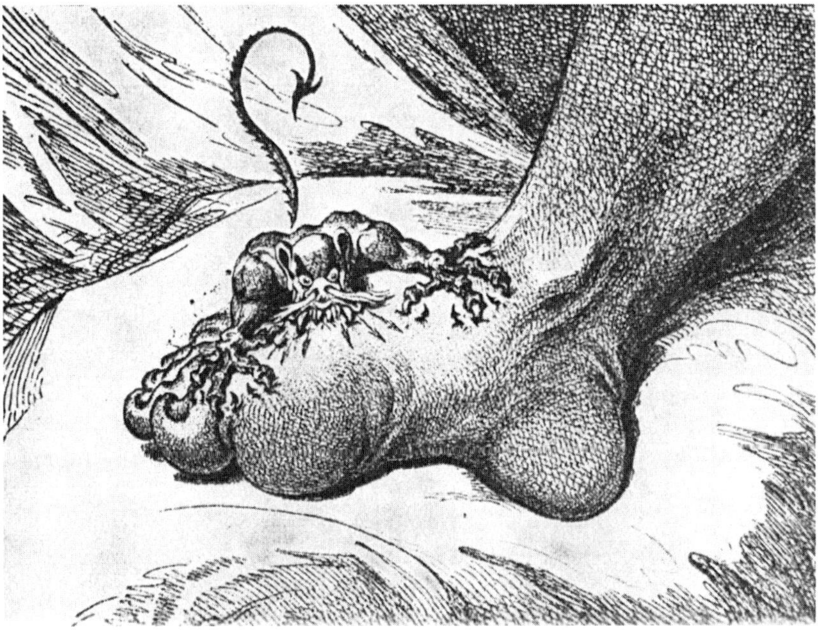

Abb.62 Das Leiden des Gichtkranken.
Die Beschwerden auch einer ungesunden Lebensweise

Doch Musik kann auch ganz anders wirken, helfen und darstellen. Schmerz im Sinne von Leiden der Seele, gleichermaßen erschreckend wie körperlicher Schmerz, spielt in den Inhalten und der Darstellung in musikalischen Kompositionen eine große Rolle.

Von der „musica humana“ wurde im Mittelalter geschrieben: „Von der Kunst der Musik kommt alle maßvolle Ordnung, und von dieser Kunst hat auch die Medizin einen Nutzen. Denn wie die Musik alle Dinge, die in sich nicht übereinstimmen, in Ordnung bringt und sie zur Übereinstimmung zurückführt, genauso bemüht sich die Medizin, dasjenige in den natürlichen Zustand zurückzubringen, was von der natürlichen Ordnung abweicht und im menschlichen Körper das abgewogene Maß verliert, wenn eine Krankheit ihn angreift.“ (Gossouin von Metz, 13.Jhdt. in W.F.Kümmel). Diese humane Auffassung von Musik reicht bis in spätere Epochen: das „empfindsame Zeitalter“ drückt es nur anders aus: Sensibilität, Emotion und Natürlichkeit.

„Medicina sanat animam per corpus, musica autem corpus per animam” Giovanni Pico della Mirandola(1463–1494), ein jung verstorbener Renaissance-Philosoph, der mit seiner Rede „Über die Würde des Menschen“, die Freiheit des Willens als menschliche Eigenschaft betonte. Dazu passt das Zitat, das dem Menschen Mut zum Selbsthandeln gibt und daher auch die Heilkraft der Musik betont.

„Gesang ruft den spiritus animalis, den Übermittler der Sinneswahrnehmung,.. auf diese Weise wird den vom Schmerz betroffenen Körperpartien die Wahrnehmung genommen, somit auch der Schmerz aufgehoben.“ Henri de Monantheuil (Ludus iatromathematicus, musis factus. Paris 1597).

Oder bei Jacobus Balde „Solatium podagricorum“. München 1661 (s.Abb.)

„Spielst Du“, fragt der Verteidiger der Podagra „nicht auch zuweilen ... auf der Flöte, Violine oder Gitarre? Ein gewisser Harphius that es immer, sooft und sobald er die feurigen Stachel gefühlt. Er stimmte ein Freudenlied an, und linderte so die Schmerzen.“ (J.Balde, Q 1661, aus „Trost für Podagristen, deutsch dargeboten von Johannes Neubig“. München 1833, 56)

1809 empfiehlt Johann Ludwig Chemnitz in seiner Dissertation „Über die Heilwirkung der Musik“ Musik zur Schmerzerleichterung bei chirurgischen Eingriffen, und bei Krankheiten, weil es Schmerzen durch andere Gedanken und Empfindungen verdränge.

Allgemein verfügten Hebammen über sehr viel Wissen zu zahlreichen Drogen zur Geburtserleichterung, aber eben auch magisch genannten Praktiken bzw. Zaubergesängen. Unseren ärztlichen Kollegen lag das fern, denn für die Geburtshilfe wurden Ärzte bis in das 19.Jahrhundert bevorzugt nach den Grundgedanken der Humoralpathologie ausgebildet.

Es gab aber auch verständnisvollere Mediziner, die im Sinne eines anders interpretierten Hippokratischen Komplexes für Musik zur Schmerzerleichterung rieten.

Der Stadtphysicus in Eisenach, Christian Franz Paullini beschreibt 1692 die gute Wirkung der Musik:

„Eines Dorff-Predgers Weib hatte geraume Zeit/eben ums neue Jahr/ in Kindesnöten gezappelt/und erschien nirgendwo Hülff oder Erleichterung. Da kam der Schulmeister mit seinen Buben/ Landesmanier nach/vors Haus/ und sung zum neuen Jahr/auch in Respect seines Pfarrherrn/ mehr als ein Lied. Darüber erfreute sich die Kreisende hertzinniglich/ daß sie noch unter währendem musiciren glücklich gebahr.“

Es findet sich auch eine viel ältere Vorgeschichte. Schmerzen lindern zu können, wird schon seit altersher dem Musizieren zugeschrieben. Besonders bei Gicht und Ischiasbeschwerden wurden in griechischer Überlieferung aus Theben einem Doppelblasinstrument, Aulos, die Fähigkeit zur Besserung zugeschrieben. Wie phantasiereich Erklärungen gesucht werden, äußert sich dann so: Musik könne, wie ein warmes Fußbad „die Seele von der Schmerzempfindung ...abziehen..“(Kümmel). Wichtig ist hierbei, dass sich darin bereits grundsätzlich ein sinnvolles Erklärungsmuster für eine erfolgreiche Musiktherapie innerhalb eines Therapiekonzeptes ausdrückt. Hören ist eine neurale, d.h. nervenverbundene Urfunktion der Lebewesen. Sie ist ein zentraler Teil unserer Fähigkeit Umwelt zu erfassen. Schmerz wird eben nicht nur wahrgenommen, Schmerz wird auch bewertet, ist mit dem klassisch genannten Empfinden, dem Affekt verbunden. Die Bewertung erfolgt in präfrontalen Anteilen des Großhirns, als wichtiger sei der cinguläre („Gürtel"rinde) Anteil genannt. Diese werden von den im Gehirn zentraler gelegenen Partien, dem limbischen System und den Basalganglien mit den sensiblen und sensorischen Signalen in-

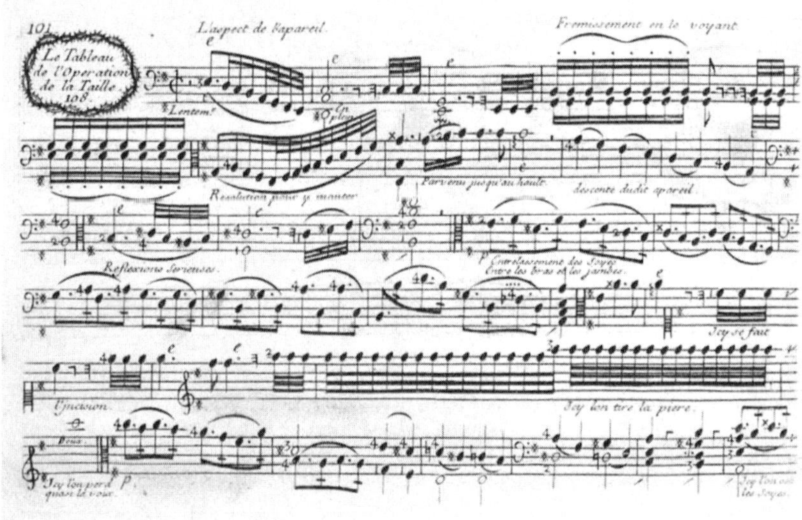
101
Le Tableau de l'Operation de la Taille 108.
L'aspect de l'apareil.
Fremissement en le voyant
Lentem.t
Parvenu jusqu'au hault.
descente dudit apareil.
Reflexions serieuses.
Icy se fait
l'incision.
Icy l'on tire la piere.
Icy l'on perd quasi la voix.
Icy l'on oste les soyes.

Abb. 63 Marin Marais. Die musikalische Darstellung einer Blasensteinoperation des 17.Jahrhundert

formiert. Alle Signale können aber untereinander konkurrieren, also auch der Schmerz steht im Wettbewerb mit anderen Reizen. Wenn wir nun, man könnte es banal Ablenkung nennen, schönere Signale empfangen, rückt der Schmerz in die zweite Reihe. Der Musikalische reagiert dann beispielsweise auf eine ihm bekannte Melodie oder als schön gewerteten Klang, wer den Rhythmus liebt, freut sich über den der Trommel. Angst und resultierende Spannung können zurückgedrängt werden. Also ist Musiktherapie ein wichtiger Anteil von interdisziplinärer Schmerztherapie geworden. Sie symbolisiert einen wichtigen Anteil von Ganzheitsmedizin, so können wir auf vielfältige Weise einem Chronischwerden und den Absturz in die Depression begegnen.

Hören begleitet uns vom Beginn des Lebens, ohne Kommunikation werden wir nicht zu Menschen, bis an das Lebensende. Daher rührt die sehr große Bedeutung in der Palliativmedizin. Auch der Bewusstlose (oder nur scheinbar Bewusstlose!) hört, selbst unter starker Medikation. Es wird nicht nur mehr verstanden als bei oberflächlicher Beobachtung zu vermuten wäre, nein, auch Inhalte werden gehört und verstanden. Das erklärt auch, warum der Gesang, ein Lied, eine Melodie oder ein Rhythmus den extrem unruhigen Patienten unter Medikation beruhigen kann. Wir müssen es nur nutzen und dann beim Besuchen anwenden. Mit Singen oder wer's nicht kann, sollte etwas Bekanntes, wieder zu erkennendes, abspielen oder sprechen, von etwas, was bekannt ist und das Herz berührt.

Doch gibt es auch vereinzelt Beispiele von besonderen Situation des Erlebens medizinischer Eingriffe.

Der zu seiner Zeit höchst erfolgreiche Gambist Marin Marais(1656–1727) Couperins Schüler, komponierte nach heutiger Definition, Programmmusik, Charakterstücke („pièces de caractères"). Diese motiv-orientierte Musik kann, von unterschiedlichen Besetzung, auch für Viola und Basso Continuo, aufgeführt werden. Das Leben am Hof Ludwig XIV. in Versailles ist ohne Frage von Begegnung mit Krankheiten geprägt. Aus Ernährungsgründen, die Kost der Reichen war sehr ungesund, ist gesellschaftlich die Entwicklung von Blasensteinen ein geläufiges Thema. Die musikalische Darstellung einer Steinschnitt-Operation („Le Tableau d l'Opération de la Taille") darf man daher nicht als Fiktion betrachten. Immer sollte man vor Augen haben, dass die „Patienten" im wirklichsten Sinne, vorher festgebunden, die „Erduldenden-Leidenden" waren. Die tastenden Hände des Steinschneiders suchten den Stein – welche Größe musste er bereits erreicht haben, um ihn zu fühlen – in Richtung auf den

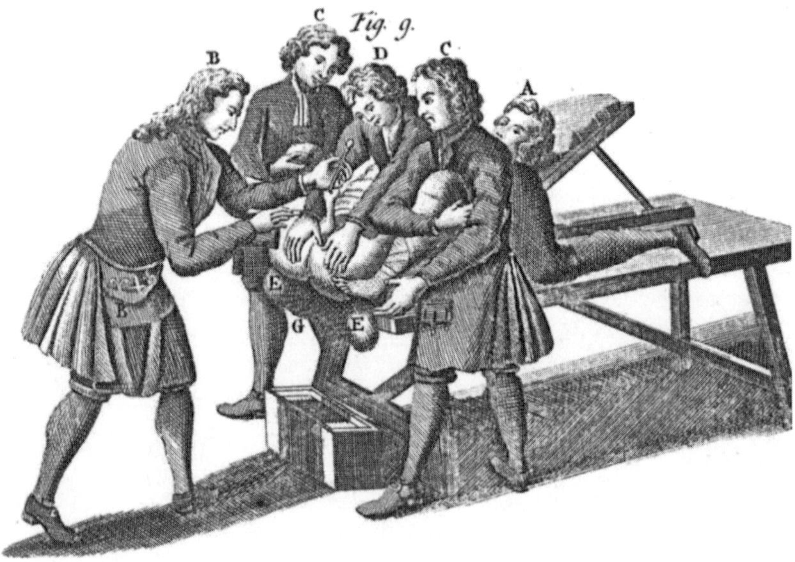

Abb.64 Das Steinschneiden(Lithotomie) in einer zeitgenössischen Darstellung

Damm zu drängen und dort durch einen Schnitt zu entfernen. Blasenstein-Operation, das Stechen des Stars und Schädeltrepanationen sind seit dem Altertum belegt. Jeder Beteiligte wusste, dass nur wenig Chancen bestünden, das zu überleben, mit welchen Dauerfolgen! Mehr als 80 von 100 Patienten starben, der Tod war allgegenwärtig. Daher geschah auch die Interpretation der Operationsmusik im Zusammenhang mit „Leichenreden".

Sehr nachdenklich machend beschreibt der Medizinhistoriker Werner Friedrich Kümmel die kompositorische Symbolik des Operierens: „ …das Zittern des Patienten beim Anblick des Operationstisches durch ein doppeltes Tremolo, …hinaufzusteigen durch einen schnellen Lauf nach oben. .. die ernsten Gedanken.., der Schnitt durch zwei kurze Tremoli, der erstickende Schrei durch einen langen, ersterbenden Ton, die Ohnmacht als Stille, tropfendes Blut mit absinkenden Tönen, und der Schmerz, durch das absteigende Quartintervall („Lamentobass"), die zuletzt versagende Stimme durch einen höheren langen, nun aber ganz leisen Ton. Auf diese Weise werden Schmerzen und Schreie des Patienten ausgedrückt, die vor der Ära der Narkose bei einer Operation unvermeidlich waren, bis dem Patienten eine Ohnmacht zu Hilfe kam."

In zahlreichen Kompositionen treffen wir auf das Thema Schmerz als Ausdruck seelischen Leidens. Wir können uns an Friedrich Smetana oder Franz Schubert erinnern. Beide habe den Verlust durch unerbittlichen Tod von jungen Menschen, Freunden oder Kindern, sehr nachfühlbar in Klängen gefasst. Ludwig van Beethoven hat in einem Kanon die Grenzen unserer ärztlichen Möglichkeiten ausgelotet: „Doktor sperrt das Tor dem Tod, Note hilft auch aus der Not." Wie eng die Hoffnung werden kann, klingt aus der reibenden Disharmonie des 3.Taktes der 4-stimmigen Komposition.

Krankenpflege-Gesellschaften, Religion

Wir gehen hoffnungsvoll davon aus, dass in allen Gesellschaften und Religionen eine Zuwendung zu kranken Mitmenschen anzunehmen und Hilfsbedürftigen Beistand zu leisten ist. Also denen, wenn sie alleine wären, infolge von Verletzungen, Alter, Krankheiten schicksalhaft zum Untergang verurteilt sind. Es gibt Hinweise aus anthropologischer Forschung, die diese Meinung unterstützen, dass also schon in frühmenschlichen Gruppen die Pflege von Gefährten Teil des sozialen Gefüges war. Das lässt sich aus verheilten Verletzungen schließen, die ohne menschlichen Beistand nicht zu überstehen wären. Doch das dokumentierte Verhalten im rücksichtslosen Umgang mit Neugeborenen, die nicht in die Ordnung einer Gesellschaft aus Gründen des Mangels, des Geschlechts oder der Belastung passen, stellen uns auch die Frage, ob wir diese vorstellbare Zuwendung für selbstverständlich halten können. Kindesmord ist nachweisbar ein Thema, das gleichzeitig aus archaischen Kulturen diesen kritischen Rückblick verlangt.

Wir stoßen bei der Suche nach Erklärung auch um Klassen-oder Stammesgeschichte, den philosophisch-soziologischen und religionsorientierten Hintergrund, in Verbindung mit den naturwissenschaftlichen Fortschritten. Eine provozierende Frage sei an den Anfang gestellt. Und hier führt die Suche auch nach der Erklärung, warum sich in Europa eine geschlechterneutrale Krankenpflege entwickeln konnte?

Aus den archaischen Hochkulturen ebenso wie aus dem antiken Griechenland und römischen Reich sind zahlreiche heilkundliche Schriften bekannt, ebenso sind dort bereits „pflegende" Berufe wie Krankenpfleger, Geburtshelfer oder Ammen gelegentlich erwähnt, jedoch inhaltlich nie auf reelle Funktionen beschrieben. Ärztliche Tätigkeiten, Untersuchungstechniken und Pharmakotherapie sowohl in Mesopotamien, Ägypten, in China und Indien beherrschen die vorliegende Überlieferung. Der Pflege als Teil einer medizinischen Struktur wird keine Aufmerksamkeit geschenkt, sie wird, so lautet unsere Annahme, als selbstverständlich in der Familie, und dort von den Frauen ausgeübt. Ob dies wirklich so anzunehmen ist, muss aus den bisherigen Kenntnissen über die Entwicklung des Heilwesens in Griechenland, besonders jedoch im Römischen Reich offenbleiben. Frauen werden zumindest nicht genannt. Männer herrschen, eben auch in der Geschichtsschreibung.

Die besondere Seite des Zuwendens und der Begleitung eines Mitmenschen, der von Schmerzen, unausweichlichem Leid und Todesangst bedrückt ist, wird in der Bedeutung der Krankenpflege sichtbar. Hier müssen wir uns in der Retrospektive klar bleiben, dass die Paläoanthropologie über die frühen medizinischen Maßnahmen nur eingeschränkt Auskunft geben kann, indirekt wie erwähnt über Krankheitsfolgen, meistens am Skelett, am Knochen, soweit diese erhalten geblieben sind. Dabei sind aus der Jungsteinzeit für uns Nachkommen die Schädelöffnungen, Trepanationen, besonders beeindruckend. Man kann dort Heilungszeichen an den kreisrund ausgeführten Knochenlöchern erkennen. Also muss jemand den Betroffenen geholfen haben, vermuten wir. Unsere Mutmaßungen über die Gründe reichen von Tumoren bis zur Vorstellung von kultischen Gründen oder dem Versuch Geisteskrankheiten zu heilen. So fern sind diese „einschneidenden" ärztlichen Handlungen nicht. Denn in der afrikanischen Volksmedizin wurde noch bis in das 20.Jhdt. die operative Öffnung der Haut bis auf den Knochen zur Behandlung von chronischem Kopfschmerz dokumentiert. Aufzeichnungen über pflegende Hände fehlen uns für die Geschichte der Medizin vollständig, vielleicht, weil man das Handeln der Frauen selbstverständlich und damit nicht erwähnenswert hielt. So können wir nur die Annahme wiederholen, ohne dies beweisen zu können, dass in den Stammesgesellschaften die Frauen pflegerische Aufgaben in der Familie übernommen haben. Je weiter sich Medizin entwickelte, umso wichtiger wurde für den Erfolg ärztlichen Handeln das Pflegen, also die umfassende Begleitung des Hilflosen, der verletzt, operiert oder sterbenskrank war. So gehören Pflege- und Arztberuf eng zusammen, und haben sich doch wegen der unterschiedlichen Aufgabenstellung voneinander getrennt. Ein genauer Blick kann das beispielhaft zeigen.

Das Gesetz des Hammurabi (um 1600 v.Chr.) kodifiziert bereits ärztliches Handeln, Kosten und auch Bestrafungen für Fehler. Genauere Beschreibungen für Untersuchung und Behandeln ist in ägyptischen Papyri (z.B. Papyrus Ebers, Papyrus Edwin Smith) zu finden. Die Überlieferung dieser bereits kausal ausgerichteten Medizin geht auf Herodot(5.Jhdt.v. Chr.) zurück.

Die häusliche Medizin, sehr einfach zu reduzieren auf Wein, und Öl, wurde im römischen Reich vom Familienvater verwaltet. Diese beschränkte Tradition mit sehr geringen Möglichkeiten geht bis auf etruskische Quellen zurück. Das Militärwesen und die Sklavenhaltung sahen die Römer sehr ökonomisch. Also widmete man diesem Wertfaktor Soldat/Sklave auch eine Form der Werterhaltung, Gesundheit zum Bewahren der Arbeits- und Kampffähigkeit. Der Ursprung dieser Spitäler für das Militärwesen, Valetudinarien, kann in dem Zweck einer Versorgung erkrankter Sklaven vermutet werden, erwähnt bei Columella (1.Jhdt.). Die Einrichtung wurde seit der Herrschaft des Augustus (27 v-14 n Chr.) angeordnet. Diese römischen Krankenhäuser entstanden dann in größerer Zahl nach der Mitte des 1. Jahrhunderts n. Chr. Sie dienten der Gesunderhaltung von Legionären, einem wichtigen Teil der Militärlogistik in der Peripherie des Reiches. Während Ärzte im Zivilbereich nur zum Behandeln und Verordnen von Medizin den Kranken besuchten, wurde in diesen Valetudinarien auch Wunden und Verletzungen behandelt. Wer die verletzten oder erkrankten Soldaten wusch, mit Essen und Trinken versorgte und bettete bleibt unerwähnt. Jedoch stellen diese Maßnahmen die Grundbedingung für das Ertragen von Schmerzen, für die Ruhigstellung verletzter Partien und damit der Wundheilung.

Das Wissen von Medikamenten, das sich im Orient, in Griechenland, also von weither gesammelt hatte, stellt im 1.Jahrhundert ein griechischer Gelehrter, in Rom tätig, in einer Pharmakologie, so nennen wir das heute, zusammen. „De Materia Medica", nennt es Pedanios Dioskurides, der dieses Riesenwerk zur Zeit des Kaisers Nero verfasste. Er war vermutlich auch im Militärwesen tätig, das erklärt auch den Umfang. Selbst sein unmittelbar folgender Zeitgenosse Galen beruft sich auf ihn. Unter den für die Schmerzbewältigung wichtigen, von ihm aufgeführten Substanzen finden sich Schöllkraut gegen krampfartige Schmerzen, Weide, Hanf, Bilsenkraut(Hyoscyamin). Johanniskraut, Mohn(Opium). Ihm folgen alle Pharmakopöen, später sowohl in arabischer Sprache, einschließlich Avicenna, und die Europäer bis in die letzten Jahrhunderte. Das erstaunt nicht, wenn man vergleichsweise die Wege moderner Pharmaforschung nachvollzieht.

Krankenpflege als gestaltendes Element der Medizin ist in den östlichen Weisheitsreligionen bestenfalls nur in Andeutungen zu entdecken. Buddha

(Siddhartha Gautama, etwa 563–483) soll einst zu seinen Mönchen gesagt haben: „So, wie man mich pflegen würde, soll man Kranke pflegen." Man interpretiert dies mit der für uns passenden Vorstellung, dass nicht nur Familienmitglieder, sondern jeder Kranke im Buddhismus ganz besonders umsorgt werden soll. Ärztliches Handeln, also das Anwenden von Kräutern, Diäten, auch operative Eingriffe, von denen viele bereits früher beschrieben wurden, wird nicht vom Pflegen getrennt. Einen fassbaren Unterschied zwischen Arzt und Pflegenden kann man aus den Texten nicht ableiten. Die Texte, die auch medizinische Anwendung betreffen, sind, wie bei allen vergleichbaren Religionsentwicklungen zunächst mündlich, dort oft in Form von klaren Lehrsätzen, tradiert worden. Der Pali-Kanon und der daraus abgeleitete, Vejjavatapada, ein Eid, dem Hippokratischen vergleichbarer Verhaltenskodex ist erst Jahrhunderte später verfasst worden. Das Besondere liegt in dem Selbstverhalten eines Menschen, nicht in einer aktiven Medizin. Das Gewinnen von Schmerzlosigkeit wird durch Ruhe in der Meditation gesehen. Im Pali-Kanon wird das vieldeutige Wort *dukkha* im Sinne von Leid, Schmerz, Übel, Elend, dem Begriff *sukha* für Wohlbefinden, auch Glück gegenübergestellt. Im Zentrum einer Ursache steht das Auslösen der Leiden durch die Ich-Sucht. Versucht man eine Deutung im Sinne medizinischer Begriffe, missversteht man die meditierende Grundauffassung des Buddhismus. Dieser sieht unser Leben nicht einfach, begrenzt diesseitig, sondern jenseitig orientiert. Es geht um Wahrheiten im Sinne von Inhalten sowie die Frage nach dem richtigen Verhalten auf dem Weg ins Nirwana, einem seelenlosen Vergehen.

Im Hinduismus gilt für das pflegende Handeln gleichzeitig auch die Strenge der Geschlechtertrennung. So soll Pflege gleichgeschlechtlich erfolgen, um Kontakt mit dem anderen Geschlecht zu vermeiden. So wird verständlich, dass Hindu-Frauen sich weigern, ihre Kleidung zur Untersuchung oder einer pflegerischen Handlung auszuziehen. Außerhalb der Medizin können wir eine Parallele beim Baden im Ganges an den Ghats in Varanasi noch unmittelbar sehen.

Das Verständnis für diese Grundvorstellung erklärt auch die emotionale Ablehnung christlich geprägter, als westlich bezeichneter Pflege in den indischen Gesellschaften, die schon lange zu beobachten und leider heute noch in einer, auch stärker politisch motivierten, zunehmenden emotionalen Abwehr zu finden ist.

Im islamischen religiösen Verständnis werden Männer und Frauen als gleichwertig betrachtet. Sie sind aber keinesfalls gleich. Als Oberhaupt einer Familie gilt immer der Mann, das dreimalige Sprechen einer Scheidungsformel macht dem Mann die Scheidung leicht, während die Frau den Weg über eine Scheidungsklage zu nehmen hat. Der Unterschied wird auch daran deutlich, dass die gleichgeschlechtliche Pflege bevorzugt wird. Das findet besondere Beachtung bei Pflegemaßnahmen, bei denen geschlechtsspezifische Körperregionen entblößt werden müssen. Muslimische Krankenschwestern, die eine

Pflegeausbildung bei uns begonnen haben, sind mutige Vorreiterinnen. Sie verwirklichen, was sich in den Äußerungen des Propheten zur Barmherzigkeit findet. Zur Krankenpflege bereite Frauen in Saudi-Arabien würden sich über diese Freiheiten freuen.

Muslime sehen diese Problematik sehr deutlich. In der arabischen Medizindarstellung stehen Ärzte und deren männliche Helfer im Mittelpunkt. So heißt es bei Boualem Sansal (geb.1949) in „Erzähl mir vom Paradies“: „Ich bin ein guter Muslim, aber siehst du, ich stelle mir Fragen. Warum gibt es keine Frauen in den Heiligengeschichten der Muslime? Nichts als Typen! Kalifen, Emire,..Imams, Generäle ..?“. Wenn auch moderne Medizin westlicher Prägung in arabischen Ländern heute die Regel ist, so wird der Religionseinfluss auch in Grenzsituationen sichtbar: „Wenn der Schmerz unerträglich wird, reden wir vom Paradies“ lässt Boualem Sansal den Arzt aussprechen. Oder weiter „Ich selbst, der ich Toubib in einem Krankenhaus bin, das durch die sozialistischen Errungenschaften heruntergewirtschaftet, ruiniert wurde, was habe ich davon gelernt, so viele arme Leute sterben zu sehen?“ und es folgt später: „Die Angst ist ein Gefängnis, wer es betritt, kommt nicht mehr heraus.“ In diesen Texten werden auch die Verirrungen im arabischen Sozialismus sichtbar, in dessen vermeintlicher, konstruierter Beziehung zum Islam. Es handelt sich um ein Thema, das erst am Anfang einer offenen Analyse steht.

Aus der Jüdische Gemeinschaft sind immer führende Persönlichkeiten der Medizin hervorgegangen. Die Notwendigkeit des Zusammenhaltes hat dabei die Familie als Pflegegemeinschaft vorausgesetzt. Andererseits zwang eine Minderheit, als sich die Juden historisch immer erleben mussten, zu einem sozialen Netzwerk mit der Organisation von Selbsthilfe. Das oft erzwungene Leben in einer fremden Welt wird schon im Alten Testament mit der Aufforderung verbunden, sich der Nichtjuden anzunehmen: „Darum sollt ihr die Fremden lieben, denn ihr seid auch Fremdlinge in Ägypten gewesen.“ (5Mose10).

Es gab sehr früh, zur Zeit des Tempels Brüderschaften. Allgemein war mit dieser Glaubensgemeinschaft, das ist eine Besonderheit, die Armenpflege, Bestattung von Toten und die Krankenpflege verbunden, als Teil einer Gemeinschaftsaufgabe. Während die Männer verantwortlich für männliche Kranke waren, gab es auch Frauenvereinigungen für weiblichen Patienten. Die Geschlechtertrennung gilt also für die Krankenpflege und wird erst im liberalen Judentum aufgehoben. Es gibt, erklärbar aus dem gemeinsamen Ursprung, Parallelen zum Christentum, was theologisch in den Geboten der Barmherzigkeit (Rahamanut) und Nächstenliebe(Ahava) begründet ist. Jüdische Krankenhäuser, oft durch die Chewra Bikur Cholim (Gesellschaft zur Pflege der Kranken) initiiert, standen allen Fremden offen.

Wo sind die Frauen in der Geschichtsbeschreibung der Medizin und Schmerzbehandlung?

Sollte man ins Grübeln kommen, wenn man sich weiter in der Geschichte nach Umgang mit dem von Schmerzen geplagten Menschen umsieht. Ärzte, Medikamente, Operationen, Krankenhäuser werden beschrieben. Jeder Kranke, der heute stationär oder ambulant eine regelmäßige Versorgung benötigt, erwartet eine pflegerische Zuwendung wie selbstverständlich. Wie selbstverständlich ist das aber im Rückblick in der Geschichte der Heilkunde? Wirkliches Wissen über die Entwicklung gibt es nicht. Bilder wie sie uns in Romanen, „The Physician", von Noah Gordon, (dt. „Der Medicus") werden nicht von ungefähr dem literarischen Vorbild von Fantasy Erzählungen zugeordnet. Also ein Heldenepos in einer als mittelalterlich beschriebenen Welt, wie sie seit Jahrhunderten in der europäischen Erzählkunst beschrieben wird. Die geographischen Daten entsprechen ebenso wenig wie auch die medizinischen, spannend erzählten Phantasiegeschichten, der Realität. Jedoch die Beschreibung, wer die ausgedachten Kranken pflegt, könnte zur Wirklichkeit passen. Denn die ärztlichen Personen legen selber Hand an, deutlich in der übrigens damals nicht existenten Infektion mit Yersinia pestis, dem Pesterreger. Die im Spannungszentrum stehende Pestepidemie gab es zu diesem Zeitpunkt nicht. Wir stehen wie bei allem Reflektieren über das Pflegen vor einer Darstellungslücke. Warum ist das die Regel ?

Wir begegnen dem Phänomen einer Medizingeschichte fast ohne Frauen. So erinnern wir uns an die beschriebene historisch eingeengte Betrachtungsweise. Der Medizinhistoriker Heinrich Schipperges deutet diese einseitige Beschreibung der Medizinentwicklung als Folge einer patriarchalischen Geschichtsdeutung. Als Ausnahme existieren für Ärztinnen sehr vereinzelt römische Grabmonumente. Das könnten wir als ein sichtbares Zeichen für deren Anerkennung in der römischen Herrschaftszeit deuten. Ob es sich aber dabei um besonders erfolgreiche, auch ärztlich erfahrene Hebammen handelte, bleibt dabei unserer Phantasie überlassen. Wird in der erzählenden oder beschreibenden Literatur gelegentlich von einer „Ärztin" berichtet, müssen wir leider konstatieren, diesen Stand gab es nicht. Heilkundige Frauen halfen vermutlich oft zuverlässiger und gezielter als die an Universitäten erzogenen Kollegen. Im deutsch sprechenden Europa ließ an der Universität Zürich die Medizinische Fakultät erstmalig Ende des 19.Jhdts. Frauen zum Medizinstudium zu.

Auch in der arabisch-islamischen Welt beginnt man gegenwärtig nach weiblichen Vorbildern zu suchen und findet wenig. Der persisch-usbekische Gelehrte al-Buchari (810–870) beschreibt in seiner Sammlung von Hadithen die Tochter eines Arztes aus Medina, Rufaida Al-Aslammiyyah aus dem Stamm

Aslam, die sowohl ärztliches Handwerk wie die anschließende Pflege erlernte und anwandte. Auch von anderen Frauen aus dem Umfeld von Mohammed wird berichtet, die Verletzte nach den vielen kriegerischen Auseinandersetzungen versorgten. Daraus spricht weniger der Beginn einer Pflegetradition, sondern eher die Hochachtung vor den Frauen, die den Propheten in seiner frühen, gefahrvollen Gründungszeit unterstützten. Die Versorgung von Kranken verblieb in der Regel bei den Auszubildenden, den angehenden Ärzten, eben nicht Frauen in den Bildungsstätten. Die Einordnung in Stammestraditionen können wir auch daraus entnehmen, dass die Versorgung von verletzten stammeszugehörigen Kranken in einem gesonderten Zelt erwähnt wird. Die Gruppe, genauer der Stamm hält zusammen.

Schmerz und Krankenpflege

Wer pflegte und wie hat sich dieser Berufsstand entwickelt, der für das Gesundwerden unersetzlich ist, dessen Mitglieder das Können und Wissen und die Fähigkeit besitzen. Mitfühlen, Handeln und Helfen in Schmerz und Leiden stellt hohe Ansprüche. Der Gesunde verdrängt das alles, für sich selber durchaus erfolgreich, aus seinem Nachdenken.

Gleich zu Beginn will ich betonen: die Diskussion über Gleichberechtigung wird überwiegend von der Frage der Machtverteilung zwischen den Geschlechtern beherrscht. In der Organisation des Medizinwesens geht es vielleicht oder sogar sicher, auch um Machtfragen, doch in der wirklichen Medizin für die Menschen kommen andere Eigenschaften zum Tragen. Und in den Überlegungen geht leider oft die Frage der biologische Vielfalt im Verhalten von Menschen unter!

So muss nun noch weiter gefragt werden, warum sich eine von Frauen geprägte, moderne Krankenpflege entscheidend in der christlichen Kultur entwickelte und nicht in anderen Kulturkreisen. Teil des technologischen Fortschritts in der westlichen Welt im Verlaufe der letzten Jahrhunderte ist die Pflege sicher nicht. Erst die jüngere Erfahrung der Medizin der letzten 150 Jahre hat gezeigt, dass die auf langfristige Heilung ausgerichtete Betreuung, besonders von Schwerkranken, entscheidend von einer sich weiterentwickelnden Pflege gesichert wurde.

Diagnose, Anordnen von Medikamenten, operative Intervention liegen in den Händen von Ärzten, das eigentliche Leiden der Schwerkranken in denen der Krankenpflege. Übrigens ist dieser Begriff erst jüngeren Datums. Wann beginnt funktionsorientierte Krankenpflege, und welchen Weg hat sie genommen.

Betrachtet man realistisch die Entwicklung, dann entspringt Medizin institutionell und organisatorisch leider, das zeigt der Blick in die Vergangenheit, den kriegerischen Auseinandersetzungen des Menschen. Verletzungen stellen alle kämpfenden Gruppen vor die Notwendigkeit, diese zu versorgen. Immer betrifft diese Versorgung nur die Mitglieder der eigenen Gruppe, dem Stamm.

Medizinwissen wurde im Europa nach dem Untergang des römischen Reiches nur noch in Klöstern weitergegeben. Umfassende staatliche, ländliche und städtische Strukturen waren während der Völkerwanderung weitgehend zerstört. Schon früh haben sich einzelne pflegende, christliche Ordensgemeinschaften zusammengeschlossen. Auf diese christlichen Gemeinschaften gehen die ersten Spitäler zurück, etwa ab dem 4.Jahrhundert. Alleine schon der Begriff verweist in seinem Ursprung hospital auf die Verbindung von Bewirtung mit Pflege. hospe, das lateinische Wort, bedeutet Fremder oder Gast. In der Benediktinerregel gilt das Gebot: „Die Sorge um die Kranken muss vor allem und über allem stehen, man soll ihnen dienen, als seien sie Christus."

„Die kranken Brüder sollen einen eigenen Raum haben und einen eigenen Pfleger, der Gott fürchtet und ihnen sorgfältig und eifrig dient. Man biete den Kranken, sooft es ihnen guttut, ein Bad an." Da es an staatlicher Ordnung fehlte, wurden über diesen klösterlichen Beginn hinaus, in den wieder sich konsolidierenden Städten Hospitäler als Bischofsinstitutionen oder als Stiftung organisiert. Wie spezifisch die Nutzung war, können wir in den später zugeschriebenen Namen erkennen, benannt Leprosenhaus, Blatternhaus, Pesthaus. Verwundungen, Infektionen, Seuchen verlangten nach Betreuung, zunehmend in einer mobiler werdenden Gesellschaft. Ähnliches entwickelte sich sehr früh in der Region des östlichen Mittelmeers. Die Xenodochien, die in Ostrom üblichen Institutionen dienten, wie der griechische Name sagt, der Aufnahme des Fremden, später auch über die Versorgung von Pilgern hinaus der allgemeinen Pflege. Die Altenfürsorge gehörte primär in den Familienhaushalt, doch auch diese Aufgabe wurde schrittweise in diese Einrichtungen integriert.

Stiftungen brauchen auch eine Finanzierung. Eine sehr realistische Sündenauffassung trug sicher zur Spendenfreudigkeit bei, denn weltlich gutes Handeln bedeutete auch Freisprechen von himmlischen Strafen. Ökonomisch definiert, handelt es sich um eine individuelle Wiedergutmachung zugunsten der Allgemeinheit.

Eine große Rolle für das Entstehen neuerer Versorgungsorganisation ist sehr früh in Form kämpfenden Männerorden zu beobachten, die wohl zuerst im Rahmen der Reconquista in Spanien entstanden. Kreuzzüge waren gefährliche Unternehmungen, also waren es auch Männer, die sich in Pflegeorden zusammenschlossen. Christliche Rittergemeinschaften, die in den Kreuzzügen die Öffnung des Vorderen Orients erzwingen und eine christliche Herrschaft errichten wollten, mussten also gleichzeitig die Grundversorgung an Gesundheitshilfe sicherstellen. In den eroberten Gebieten stand zunächst nichts an Hilfe zur Verfügung. Nichtkämpfende Mitglieder der Gemeinschaft, also in der Regel waren dies „Brüder", also theologische Laien, schlossen sich zusammen und richteten Krankenhäuser ein. Verletzte wurden versorgt, Infektionen isoliert. Die Bedeutung des Ordens vom Spital des Heiligen Johannes zu Jerusalem, können wir an Hand einer historisch beschriebenen Größe von 1000 Betten ermessen. Das beleuchtet indirekt auch die Zahlen an Verletzungen, Infektionen und Seuchen wie Lepra, sehr viel später auch der Pest. Diese Pflege, also eine strukturierte Versorgung von Pilgern, Kranken und Alten, kennzeichnet einen wenig beachteten Hintergrund der Kreuzzüge. Geläufig sind uns die Johanniter, die später nach der Vertreibung durch die Araber über den neuen Ordenssitz Malta den Namen Malteser erhielten.

Der Deutschritterorden, behielt, auch trotz späterer kämpferischer Zielsetzung, die Pflege als Aufgabe bei. Die Krankenpflege in Europa, dem Abendland, lag in den Händen von vielen vergleichbaren Pflegeordensgemeinschaften. Sie waren Teil der oft großen Orden: Franziskaner bzw. Minoriten oder Tertianer, also Dritte Orden, Antoniter, die ihren Namen nach einer früh gestellten Aufgabe, der Bekämpfung des Antoniusfeuers erhielten, sowie Dominikaner. Bemerkenswert auch die Herkunft des Begriffes Lazarett. Die nach dem Lazarus (aus Bethanien, Neues Testament) benannte Ordensgemeinschaft, die Lazarener, haben einen armenischen-christlichen Ursprung.

Die Pflege wurde in den genannten Einrichtungen nach aktuellen Vorstellungen ihrer Zeit realisiert. Bis zur Einrichtung von Hospitälern mit aktiver ärztlicher Versorgung, erst seit 200 Jahren schrittweise aufgebaut, verging aber noch Jahrhunderte. Die Hilflosigkeit in Krankheiten, aber auch Armut, Hunger drückt Sebastian Brant (1457–1521) mit einem der Sinnsprüche des Narrenschyff (1494) aus:

> „Man spüret wol jn der alchemy
> Vnd jnn des wynes artzeny
> Was falsch / vnd bschiss vff erden sy."
> „Man spürt wohl in der Alchemei
> Und in des Weines Arzenei,
> Wieviel Beschiß auf Erden sei."

Frauenorden

Gute Taten wenden sich in religiös orientierten Gesellschaften dem armen Nächsten zu, sie gelten aber auch für den Gebenden eine Hilfe, die ihm im Jenseits angerechnet werden kann. Die soziale Handlung erweitert sich in dieser Sicht auch zum persönlichen Gewinn. Ein Phänomen, das sich auch in anderen Religionsgemeinschaften findet, wenn sich also das Gutsein auch ins Jenseits projizieren lässt. Mit ausgehendem Mittelalter wird diese Bedeutung der Guten Tat für das Jenseits zunehmend infrage gestellt, auch ausgelöst durch den

Missbrauch in Form von Ablassbriefen. Luthers Kirchenkritik nahm hier ihren Anfang.

Üblicherweise wird die Geschichte der Frauenorden, so ist unsere Vorstellung und so wurde sie auch gepflegt, auf religiöse Motive reduziert. Doch die Auseinandersetzung um Frauenrechte konnte in Zeiten von Gewalt und Obrigkeitsdenken nur in der Suche nach Unabhängigkeit von männlich geprägter Ordnung beginnen. In der germanischen, alten Welt, besaßen Frauen wenig Rechte. Schutz gab es nur durch Familie und die Verheiratung, dann unter dem männlichen Begleiter, eher im Sinne einer Vormundschaft, entsprechend der germanisch-archaischen männlichen Wehrhaftigkeit. Sich zu lösen aus dieser familiären Vormundschaft war nur durch das Eintreten in eine klösterliche Gemeinschaft möglich. Die Familie besaß institutionelle Sicherungsfunktion mit ökonomischen Vorteilen für alle Beteiligten. Eine Alleinstehende blieb als Hilfsperson in dieser Familie integriert. Nur das Kloster ließ alleinstehenden Frauen eine relative Selbständigkeit gegenüber der Familiengemeinschaft.

Da leitende Funktionen in Klöstern höher Gestellte übernahmen, setzten diese Frauen, oft wirklich selbstbewusst, auch Sonderrechte durch. Einzelne Äbtissinnen erkämpften das Recht zu lehren oder sogar Anteile an Jurisdiktion. Wie das Beispiel Burgos zeigt. deutlich erfolgreicher als in der gegenwärtigen Hierarchie. Die Äbtissin der Abtei Santa Maria la Rea, von Citeaux, dem Ursprung des Zisterzienserordens eingesetzt, übte mit dem Titel prelatus bischöfliche Rechte aus. Wie vieles wurde auch das verdrängt

Zusätzlich kann auch die Frage gestellt werden, wer vermittelte in späterem Altertum und im Mittelalter die in der Regel pflanzlichen oder mineralischen Medikamente. Ärzte ließen sich für ihre Konsilien, Empfehlungen und Sprüche bezahlen. Pflanzen und deren Teile bildeten eine wertvolle Handelsware. So ist das Wort Apotheke zu verstehen, Kasten oder Ablage im griechischen bedeutend, verweist es auf die Lagerhaltung. Auch Wein gehörte zum Inventar eines solchen Lagers. Ähnliches entwickelte sich im Orient. Heilpflanzen gelten auf der ganzen Welt als wertvolle Handelsware. Das Herstellen von Extrakten, das Wissen um die Löslichkeit, das Abwiegen, also Dosieren, alles anspruchsvolle Aufgaben erklären, dass im frühen Mittelalter, neben den ursprünglichen Klosterapotheken auch in den Städten Apotheken entstanden.

Doch Frauen beherrschten das Wissen über Standorte, Pflückzeiten, besaßen auch tradiertes Wissen über die Wirkung. Das Sammeln der Pflanzen und Pflanzenteile, also Wurzeln, Blüten lag in Händen von Frauen. Erfahrenes Wissen reichten die Generationen mündlich weiter. Die Kenntnis der Kräuterfrauen und ihr Können war Voraussetzung dafür, dass sie nicht ersetzbar waren. In mittelalterlichen Epen, wie von Gottfried von Straßburg dem „Tristan“, bei Hartmann von Aue und anderen sind die heilkundigen Frauen die wirklich Helfenden. Deutlich im „Parzival“ von Wolfram von Eschenbach, sehr schön von Heinrich Schipperges zitiert in „Die Kranken im Mittelalter“:

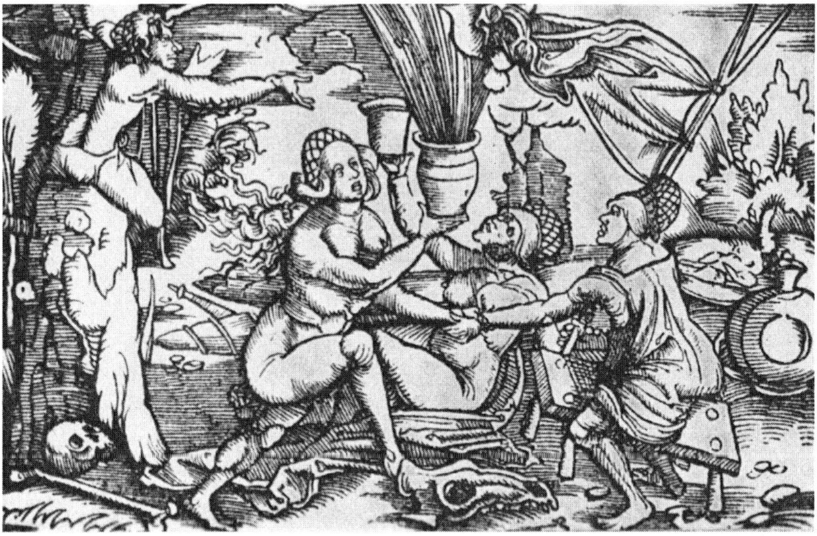

Abb. 65 Darstellung von weisen Frauen. Holzschnitt. Das Adjektiv „weise“ ist hier abschreckend gemeint. Gefäße weisen auf geheime Mixturen, Schädel sind Ausdruck über Leben und Tod, die Haltung (nackt) der Frauen zeugt von gesellschaftlichem Außenseiter Verhalten.

> *„Frau Arnive, des Ritters Gawan's Großmutter hält ein Haar des Zobelpelzes vor den Mund; nachdem der Helm des schwer Verletzten von Frauen abgebunden war, folgte die Prüfung, ob noch Leben da sei, das Haar aus dem Zobelpelz bewegte sich vor dem Mund. Dann die lebensspendende Flüssigkeit: die Fingerlein zwischen den Zähnen goß das Mädchen Wasser in den Mund, zuerst ein wenig, dann mehr. Gawan, die alte Königen, nahm das Wundkraut Diptam“.*

Letzteres auch Diktam genannt, ist ein Dostgewächs, zur Wundheilung mit warmen Wein. Übrigens wird bei Vergil beschrieben, dass Venus dem Trojaner Aeneas in gleicher Weise behandelte. Die offenbar wirklich in Heilkunde erfahrene Königin Arnive gibt dann ein „Schlafkraut“ in den Mund. Zu vermuten sind Mandragora(Alraune), Bilsenkraut(Hyoscin) oder gar Papaver(Schlafmohn). Das eben war ein Geheimnis, das offenbar auch Wolfram nicht lüften konnte oder wollte.

Was bedeutete in dieser Umbruchzeit, dass Frauen oft das größere Wissen, traditionell ungeschrieben, aber zuverlässig weitergereicht, besaßen. Dieses Wissen war gleichzeitig auch geheimnisumwittert. So kann man erklären, dass in diesem sich auflösenden Mittelalter bei Beginn der Neuzeit solche Geheimnisse Missgunst auslösten. Täuschend ließ sich daraus eine Verdächtigung formulieren. In dieser Zeit treten in Europa schwere Krisen auf. Krankheiten (Pestseuchen z.B. ab 1384), Klimaveränderungen, nach anfänglicher Erwärmung die kleine Eiszeit, also Kältephasen, sind von Hungersnöten gefolgt. Jemand musste als Schuldiger gefunden werden. Mit Beginn der frühen Neuzeit beobachten wir das Aufkommen der Hexenverfolgungen, gleichzeitig mit dem Abtrennen eines sich ordnenden Medizinalsystems. Frauen und ihr Wissen wurden als Konkurrenz empfunden. So schrecklich und absurd das für uns klingt, aber Konkurrenzkampf ist oft ein Auslöser von Verbrechen. Das älteste und wichtigste Aufgabengebiet der Medizin liegt in der Hand von Frauen, den Hebammen. Die Menschheit begleitend sammelte sich bei ihnen ein begründetes Erfahrungswissen. Das geheimnisumwittere Wesen von Frauen in der meist von Männern beherrschten Welt drückt schon allein der Titel einer Schrift des 13.Jhdts aus: „Das Buch von dem Geheimnissen der Frau", auch Pseudo Albertus genannt.

Geburtshilfe verlangte nicht nur das Wissen um das Gebären und allem, was mittelbar und unmittelbar verbunden war, sondern auch nach dem Wissen um Empfängnisverhütung, Abtreibung und dann noch geheimnisvoller, den Umgang mit Pharmaka, von Mandragora bis Mohnsaft. Mit Beginn der Neuzeit, also vom 15.Jahrhundert an, wurde gerade auch über den Weg des Buchdrucks, das Beschreiben der Frauenheilkunde als Domäne von Ärzten reklamiert.

Neuere Entwicklung von Hospitalpflege

800 Jahre Medizin- und Pflegegeschichte kann der Besucher verstehen und mitfühlen, wenn er das Gemälde der Krankensäle im Sint-Jaans-Spital Brügge genau betrachtet. Nonnen und Mönche versorgen hier Kranke, Pilger und auch Reisende. Bis in das letzte Jahrhundert konnte diese Einrichtung funktionieren, weil die Erbauer sie funktionell gestalteten. Jede Krankenschwestern mit großer Erfahrung kann bestätigen, wie gut sich die Kranken in den Betten von beiden Seiten versorgen lassen. Die Nutzung der Säle erweist sich patientengerecht, alles gut belüftet, überschaubar und besaß doch, das ist für die Nutzung sehr wichtig, eine intime, blickgeschützte Ordnung. Es gab damals keine Trennung von Allgemeinmedizin und Psychiatrie. Schwerkranke und Sterbende wurden versorgt, palliative Zuwendung war vor Jahrhunderten ein selbstverständlicher Anteil von Pflege und Medizin. Die Heilung und Pflege von Körper und Seele wurde als Einheit gesehen und im Alltäglichen verwirklicht. Für die Hospitalkapelle schuf Hans Memling, wie ein Kontrast zum Leiden in dem Haus, denn Medizin verfügte über wenig aktive Behandlungsmöglichkeiten, aber über eine geübte Pflege, mit der Geburtsszene eine Mut machende Szenerie. Das St.Johannes-Triptychon zeigt auf der Mitteltafel die Hl. Katharina von Alexan-

drien mit dem Rad, die Hl. Barbara als eine der Nothelfer. Damit stehen Frauen im Mittelpunkt eines Altarbildes des Spitals, zwei von diesen auch als Sinnbild von lebensaktiven Frauen, wobei die biographische Streitgeschichte um Katharina, in Wirklichkeit vermutlich der Mathematikerin Hypatia, (4.Jhdt.) noch eine eigene theologische Dramatik hat, wenn man ihr Schicksal bedenkt, wegen ihres überragenden Wissens als Heidin ermordet zu werden. Das Irdische und das Himmlische stehen unmittelbar vor uns im Gebetsraum einer Heilstätte, die Realität des Lebens und Schmerzleidens wird erinnert. Auch an Rochus, wieder bewusst geworden während der Corona-Pandemie, weil dieser Franziskanerpater das Symbol für die Pflege während der Pest-Pandemie darstellte. So wurde er zum Heiligen der Siechenhäuser. Als Mittelpunkt der Kunstwerke von Hans Memling erinnert der Ursulaschrein an den „Guten Tod", zu dem diese Heilige helfen solle. Jedem war Hiob 1,21 als Teil der Lebenswirklichkeit bewusst und wurde nicht verdrängt:

> „Nackt kam ich hervor aus dem Schoß meiner Mutter;
> Nackt kehre ich zurück, Der Herr hat gegeben,
> der Herr hat genommen;
> Gelobt sei der Name des Herrn".

Gegenwärtig erscheint uns Pflege als Hilfeleistung für den Nächsten, den Kranken, als selbstverständlicher Teil der Heilkunde. Historisch stoßen wir jedoch, mit unserem Blicken in andere Teile der Welt, auf andere Religionen und Zivilisationen, nur sporadisch auf nachweisliche Spuren. Denn Voraussetzung für

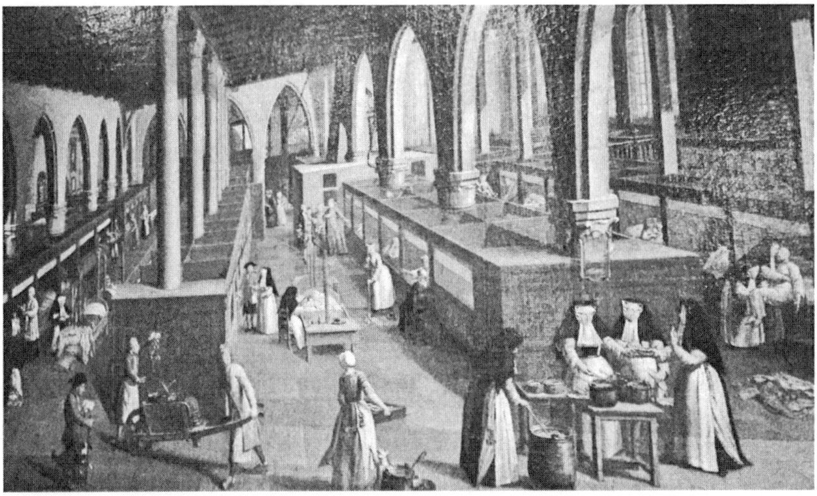

Abb.66 Brügge Sint-Jans-Spital

die Entwicklung der Menschheit war das gemeinsame Leben in der Gruppe, es ermöglichte Zuwendung und Überleben. Weiter konnten unsere Vorfahren nicht blicken.

Die historischen Behandlungsempfehlungen führen keine Einzelheiten in der Nachsorge auf. Selbst spätere medizin-historische Übersichten wie Herodot sie verfasste, lassen das pflegerische Umfeld in außereuropäischen Gesellschaften als definierten Teil der Medizin nicht erkennen. Unter dem indisch-buddhistischen König Ashoka(272–231 v.Chr. taucht zwar der Begriff eines „Pflegenden“ in einem Erlass auf, jedoch auch nur allgemein und ohne Beschreibung einer Funktion. Die Deutung des Wortes bleibt unserer Phantasie überlassen. Auch im alten Griechenland mit schon differenzierter Medizin wird das Pflegen des Kranken immer als unmittelbarer Teil ärztlichen Handelns gesehen, nicht im Sinne eigenständiger Verantwortung. Dagegen wird die Pflicht zu helfen als Teil religiöser Ethik im Talmud, dem jüdischen Gesetzesbuch, eindeutig umschrieben: „Jeder, der nicht Kranke besucht, ist als ob er Blut vergieße.“ (Nedarim 40a). Wir müssen also bei der Suche nach konkreter Pflegestruktur im noch mittelalterlichen Europa beginnen.

Die Beghinen, ihre Vorgänger und Nachfolger

Wenn man eine Zeitenwende nach Ereignissen und nicht nach Jahren beschreibt, könnte man fraglos das Entstehen von unabhängigen Frauen-Orden im 12.Jahrhundert als Beginn von Neuzeit auffassen. Unabhängig von Ordensregeln entstehen in Europa, und das muss betont werden, von Frauen geführte Gemeinschaften, die Beghinen. Für die Entwicklung solcher Freiheiten sollte man sich vergegenwärtigen, dass Frauen aus gehobenen Gesellschaftsschichten Unabhängigkeit fast nur über den Eintritt in einen Orden erreichen konnten. Das Durchsetzungsvermögen dieser Frauen lässt sich, wenn man beispielsweise in juristischen Auseinandersetzungen in den Archiven, wie in Straßburg liest, gar nicht hoch genug einschätzen. Von Frauen selbst geführte Gemeinschaften verlangten organisatorisches Können und Mut von den Gründerinnen. Umstritten und kritisch bedrängt blieben diese Gemeinschaften, aber sie breiteten sich von Flandern, über das Rheinland in Europa aus. Die historischen Niederlassungen, Beghinenhöfe, finden sich in vielen Städten. Pflege- und Verhaltensregeln sind für Brügge schon ab 1188 belegt, vermutlich sind sie älter. Der große Krankensaal wurde dort um 1200 gebaut, die umfassend pflegerische Organisation wird auch in dem Bau einer angeschlossenen Apotheke bestätigt. Verzicht auf persönlichen Besitz, Gemeinschaftsleben mit jährlich erneuertem Gelübde zeigen Parallelen zu den pflegenden Ordensgemeinschaften. Doch die Möglichkeit des Ausscheidens, auch späteres Heiraten zeigten, berücksichtigt man die Epoche, relativ viel Freiheit. Christliche Motivation der Nächstenliebe bedeutete für diese Mitglieder die verwirklichte Form der „Nachfolge Christi". Die Leitung der Gemeinschaft wurde als Meisterin jährlich gewählt. Widerstände gab es genug, auch Ablehnung von klerikaler Seite. Möglicherweise auch wegen der Tendenz, dass sich spirituelle Eigenheiten, die theologisch umstritten waren (Fegefeuer-Vorstellung) unter den oft selbstbewusst auftretenden Frauen beschrieben werden. Historische Beghinenhöfe finden wir heute noch in vielen Städten Mittel- und Westeuropas, in der Regel liegen sie in den zentral gelegenen Altstädten. Das spiegelt die Nähe zu den Betreuten, den Bürgern wider .

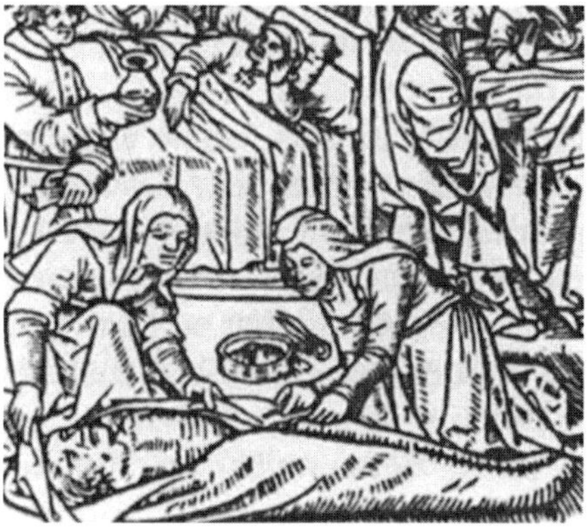

Abb. 67 Beghinen Holzschnitt, Brügge

Diese Krankenpflege entsteht also erst parallel mit der Ausbreitung der christlich geprägten Städte in der europäischen Welt. Man könnte als Hauptargument anführen, dass die christliche Religion nicht einem Clan, einem Stamm zugeordnet ist, eben von Beginn an auch Sklaven einschließt, also keine Grenzen kennt. Heute wird dies gerne als antirassistisch bezeichnet, aber es bedeutet, politisch formuliert, viel mehr, denn es wirkte klassenübergreifend. Ausgang der christlichen Pflege, damit auch einer weltoffenen Pflege findet sich bei Lukas 10, 25–37. Denn die zentrale theologische Frage „was muss ich getan haben, um das ewige Leben zu bekommen?" wird mit dem Beispiel vom guten Samariter beantwortet. „Wer ist der Nächste dessen geworden, der unter die Räuber gefallen ist?" Die Antwort lautet, „ der sich seiner erbarmt hat." Zentral für die Szene ist, dass die Stammesgrenzen, die Schranken des Clans überschritten werden zugunsten des „Nächsten".

Sehr früh begann eine Entwicklung, soweit historische Berichte vorliegen, mit der Christianisierung Kleinasiens seit der Gründung von Konstantinopel (Ostrom) durch Konstantin. Um das Jahr 372 wird in Kaisareas ein Krankenhaus beschrieben, dem später eine weitere Reihe folgte. Konstantinopel besaß im später, im 12.Jahrhund eine vorbildliche Institution, im Pantokrator-Kloster gelegen. Weit voraus greifend bestand diese Einrichtung bereits aus 5 speziellen Abteilungen für medizinische Spezialitäten wie Augen, Frauenleiden oder Verletzungen. In diesem Zusammenhang wird, und das ist eine Ausnahme, auch ausdrücklich das Pflegepersonal aufgeführt. Diese mehr als 1000 Jahre bestehenden oströmischen Institutionen existierten bis zum Zusammenbruch und der Zerstörung bei der türkischen Eroberung.

Im lateinischen, vorchristlichen Rom kann bis heute kein Hospital nachgewiesen werden. Später lag die Versorgung in den Händen von „Fremdarbeitern", meist ärztlich gebildeten Sklaven aus Griechenland. Nur das Militär, der den Staat stabilisierende Stand, sicherte seine Investitionen in den genannten Valetudinarien zugunsten der Legionäre. Aus der griechisch sprechenden Welt breitete sich auch im lateinisch geprägten Westen und Norden bis zu den Germanen eine Entwicklung aus. Das älteste Xenodochion wurde dort das vom Frankenkönig Childebert 540 in Lyon gegründete. Doch grundsätzlich müssen wir uns bewusst bleiben, dass in einer arbeitsgeteilten Gesellschaft mit hoher Geburtenfolge eine Pflege im Allgemeinen häuslich beschränkt bleibt.

Fragen zur Entwicklung von Krankenpflege im Islam lassen sich nicht beantworten, weil eine Berufsbeschreibung historisch fehlt. Das Organisieren von Pflegemaßnahmen in den Krankenhäusern, einem Bimaristan, wird lediglich angedeutet. Vereinzelt werden zwar Pflegekräfte genannt, so für das Krankenhaus in Kairouan, dort wird das Anwerben von Pflegerinnen aus dem Sudan erwähnt. Ordensgemeinschaften nach dem Muster Westeuropas haben sich nicht entwickelt, stießen eher auf Widerstand, wie beispielsweise den Sufismus ablehnend, wegen dessen spiritueller, mystischer Ausrichtung.

Neben pflegerischen Einrichtungen in Klöstern oder an städtische Ordensgemeinschaften gebundenen Siechenhäusern oder Hospitälern, entwickelten sich auf der iberischen Halbinsel und in Frankreich neue Gemeinschaften. Bedeutung erreichen die Barmherzigen Brüder des Juan de Dios in Granada. Diese Gemeinschaft von Laienbrüdern betonte in ihrem Gelübde die Hospitalitas, also die Pflege. Wie ernst die barmherzigen Bruder genommen wurden, klingt aus der Komposition der Missa brevis des Heiligen Johannes, also Juan de Dios. Joseph Haydn hat sie den Barmherzigen Brüdern in Eisenstadt gewidmet (1775). Vermutlich blieb diese Musik die einzige Komposition für die Pflegeberufe. Doch man kann sagen, dass sich dahinter der weitläufige Erfolg dieser Orden verbirgt.

Oft führten persönliche Erlebnisse zu aktivem Nachdenken über die Nächstenliebe. Vinzenz von Paul (1581–1660) musste als Geistlicher bei der Versorgung von Galeerensklaven helfen. So folgte die Gründung der Lazaristen in Paris als Konsequenz. Später, im dörflichen Umfeld von Paris, veranlasste ihn die völlig fehlende Kranken- und Armenpflege zur Gründung einer Frauengemeinschaft, der Dames de la Charité. Unterstützung erhielt er von Louise de Marillac (1591–1660), einer Witwe, die als uneheliches Kind sicher ihre ganz besonderen Erlebnisse in einer formal sehr strengen Gesellschaft hinter sich hatte, wenn sie auch durch eine Heirat später sogar am Hof der Königin Maria von Medici in höhere Kreise kam. Zunächst, aber auf Dauer ohne bleibenden Erfolg, schlossen sich wohlhabende Frauen an. Wirklichen anhaltenden Fortschritt brachte dann die systematische Ausbildung von jungen Frauen, die lesen, schreiben und rechnen sowie pflegerische Praxis in Zusammenarbeit mit Ärzten lernten. Sogar formulierte Verträge schützten diese Schwestern. Um die Würde der Pflege zu sichern, durften die Schwestern nicht von Ärzten öffentlich getadelt werden. Bezahlung, Wohnung, häufig in Mutterhäusern und soziale Sicherung erklären den Vorbildcharakter und die weite Anerkennung der Vinzentinerinnen. Die Größe solcher Einrichtungen, beispielsweise mehr als 1000 Pflegebedürftige im Pariser Hôtel-Dieu, erforderten Organisation mit Hausordnungen und Hygienevorschriften. Wie lebensnah die Gemeinschaft wirkte, sie pflegte auch Häftlinge, elternlose Kinder, kommt in der Kleidung zum Ausdruck. Nicht ein Schleier, sondern eine bretonische bzw. flämische Landestracht aus gestärktem Leinen trugen die Schwestern als unübersehbares Zeichen. Die mehr als 20000 Mitglieder zeugen heute noch von der Idee, Kranken und Schwachen zu helfen. Hier treffen wir auf mehr als 400 Jahre aktive Geschichte von Krankenpflege. Die Schwestern versorgten die Menschen 24 Stunden am Tag und wörtliche Begleitung ersetzte noch fehlende Medikamente. Worte wie „Ganzheitsmedizin", „Psychotherapie" als Hilfe beim Schmerz waren noch nicht erfunden, aber sie wurden gelebt. Denn Krankenpflege in diesen Jahrhunderten gründete sich in der Vorstellung und dem Ziel der Nächstenliebe. Gerichtet an alte Menschen, elternlose Kinder, Arme und Hungernde, Obdachlose, Kranke und alleingelassene werdende Mütter. Gerade in Letztem erkennen wir die Bigotterie, die in dieser oder jener Form alle Zeiten nutzen, um den Schein zu wahren. Das Medizinwesen bleibt in eine Vorstellung von Wohlfahrt innerhalb der absolutistischen Staatsordnung eingebettet. Das Krankenhauswesen spiegelt damit gesellschaftliche Verhältnisse, also auch deren Gegensätze wider. Der reiche Patient wird in seinem Haus vom Arzt behandelt und von privaten Pflegerinnen versorgt, der Arme im Krankenhaus.

Das Medizinwesen kann sich nur langsam aus dem spätmittelalterlichen bzw. frühneuzeitlichen Handlungsrepertoire lösen. Hygienekonzepte tauchen auf, wenn auch noch bis zum Ende des 19.Jahrhunderts, trotz lange begonnenem Mikroskopierens, Miasmen, verunreinigte Luft als Krankheitsursache und Überträger von Infektionen die Vorstellungen beherrschten. Das zunehmende Wissen über Organe und Organerkrankungen führt in der praktischen Medizin nur in sehr kleinen Schritten zu ersten Konsequenzen, Pockenimpfung, Digitalis zur Behandlung der Herzinsuffizienz können als Beispiel dienen. Dass Sauerstoff, den 1772 der aus Stralsund stammende Carl Wilhelm Scheele entdeckte, lebenswichtig und zu therapeutischen Zwecken nutzbar sei, blieb lange unbekannt. Wenn auch die von Joseph Priestley und Antoine Laurent de Lavoisier 1774 beschriebenen Wirkungen von Sauerstoff erste Hinweise gaben und dessen immense Bedeutung ahnen ließen.

Handwerk in der Medizin, die Chirurgie. Die pflegenden Frauen im christlichen Europa. Ideologisch-inhumane Kontraste

Anfänglich existierte chirurgisches Handwerk eher am Rande des Medizinwesens, besaß aber trotzdem sehr große Bedeutung. Auch weil die sichtbaren Schäden, besonders offene Wunden, Knochenbrüche, manuell geschickten Menschen zum Eingreifen oder zum Einrichten Anlass gaben. Aber dieses Handanlegen spielte sich sehr, sehr lange außerhalb der akademischen, universitären Medizin ab, bis auf wenige Ausnahmen, wie beispielsweise in Paris. Etwa 80% Sterblichkeit gilt als realistische Einschätzung, denn das Fehlen von Anästhesie bzw. Narkose ließ für operative Eingriffe nur eiliges Handeln zu, Geschwindigkeit galt als Kunst und ließ Sorgfalt im Detail nicht zu. Daher waren tödliche Folgen akzeptiert. Lorenz Heister berichtet von einer Amputation, 6 starke Männer hätten den armen Patienten mit aller Kraft festhalten müssen. Heister, ein bereits etablierter Chirurg in der ersten Hälfte des 18.Jahrhunderts, später Professor an der Universität Nürnberg-Altdorf, hatte den legendären „Dr.Eysenbarth“ (Johann Andreas Eisenbarth) als Vorbild bezeichnet. Wir müssen uns immer vor Augen halten, die Möglichkeiten der Medizin waren zu dieser Zeit, nach unseren Maßstäben gemessen, weitgehend von Hilflosigkeit geprägt. Die Sorge um den nicht ertragbaren Schmerz verband Heister mit einer wichtigen Beobachtung. Wir kennen alle die Gefühlsveränderung bei langem Druck auf bestimmte Körperpartien, genau genommen sind es die Nerven, die zu lange gedrückt werden. Diesen Effekt, Gefühllosigkeit, damit fehlende Schmerzempfindung, nutzte er in Form einer Kompression des Oberschenkels, in der Tiefe desselben liegen die Nerven. In den wenigen Minuten bis zum Wiederkommen der Schmerzempfindung konnten chirurgische Eingriffe in Eile vorgenommen werden. Anschließend

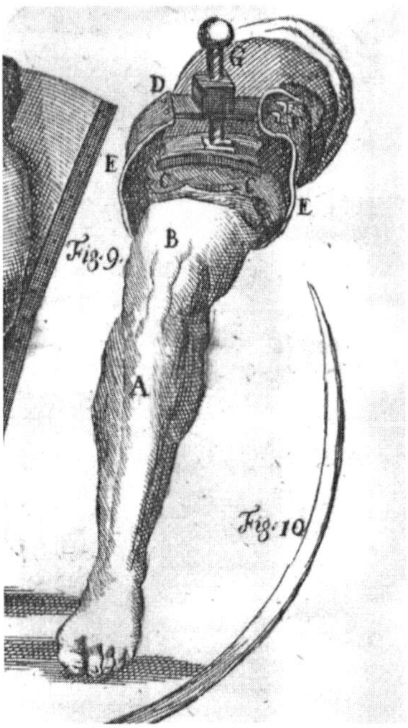

Abb. 68 Lorenz Heister (18.Jhdt.) Kompression der Oberschenkelnerven führt zu Gefühllosigkeit, wenige Minuten anhaltend, und macht Operieren (Amputation) unter weniger starken Schmerzen wahrscheinlicher.

muss sich jedoch irgendjemand um diesen Amputierten kümmern. Jetzt erst beginnt der Übergang zum Weiterleben, herausfordernd.

Krankenpflege ist bis zur Entwicklung moderner Medizin, bis in die Mitte des 19.Jahrhundert in den Aufgaben und den Möglichkeiten dieser beschränkten Traditionen eingebunden. Vorstellungen von unserem Bild einer Krankenhauspflege in diese Vergangenheit zu projizieren, ginge an der Wirklichkeit dieser Epoche vorbei. Aber wir dürfen nie vergessen, die uns verloren gegangene Spiritualität in der Begleitung der Patienten stand in diesen Zeiten als Grundkonzept immer im Mittelpunkt. Dabei spielten auch die Persönlichkeit, das Temperament, Emotionalität und Gefühlswelt von Behandler oder Pflegerin in dieser Beziehung eine wichtige Rolle. Im Guten wie im Harten, beispielsweise im zu festen Ton einer Ansprache, die als unfreundlich empfunden werden kann. Das „leibliche Wohl“ steht anfänglich im Mittelpunkt. Die Vielzahl an Aufgaben am Patienten, seine Angst, Gefühle der Isolation oder Verzweiflung, Erschöpfung, eingeschränkte oder fehlende Selbstversorgung bezogen auf Körperpflege, Nahrungsaufnahme, Ausscheidung, gestörten Schlaf und anderen Verlusten des Persönlichkeitsempfindens verlangen gleichzeitig nach körperbezogener Hilfe und Zuspruch. Dazu müssen alle Maßnahmen mit der Einnahme von Medikamenten abgestimmt werden. Gewissermaßen wird das eine Basis zur helfenden Krankenpflege. Der Anspruch an Wissen und Beobachten, körperliche Leistung und Fähigkeit zur Kommunikation ist hoch. Oft sehen Außenstehende eher einmal Defizite als die große Leistung. Nicht zu vergessen: auch Patienten behalten ihren Charakter und zeigen ihre Eigenheiten in solchen Grenzsituationen. Geduld gegenüber den an Schmerzen leidenden Kranken gehört zum großen Können menschlichen Verhaltens.

Schmerz und notwendige Pflegehandlungen; das Wort Zuwendung ist wörtlich zu nehmen, die Pflege der Haut, des Körpers, beispielsweise die Mund- und Nasenpflege, die Haare, das Lagern im Bett, dabei lagen historisch immer 2 Patienten in einem Bett, das Füttern, das Trinken-es gab keine Infusion- ein zentrales medizinisches therapeutisches Prinzip, die Hilfe bei Übelkeit und Diarrhoen, Umschläge, Wärme- und Kältebehandlung, die richtige Einnahme von meist bitteren Kräuteraufgüssen liegt in den pflegerischen Händen, auch das wichtige Wissen wann und wieviel.

Der wenig bekannte Mannheimer Arzt Franz Anton Mai (1742–1814), auch in Heidelberg später tätig, er begegnet uns als der Theaterarzt bei der Uraufführung von Schillers „Räuber“, verfasste nicht umsonst ein Lehrbuch für angehende Ärzte, schon der Name spricht Bände : „Stolpertus“ in 5 Büchern. Er schreibt: „nicht die Arzneien allein, sondern die gute Pflege in der Krankheit und die schickliche Labung in dem Zeitpunkt der Wiedergenesung sind die Hilfsmittel, die verlorene Gesundheit wieder herzustellen.“. Seine Krankenpflege- und Hebammenschule wurde im öffentlichen Medizinwesen hintertrieben und geschlossen, weil man sie in den ärztlichen Institutionen wegen der positiven Wirkung als Konkurrenz ansah. Das Wissen der anordnenden Ärzte sollten wir nicht überbewerten. Ihr sehr unterschiedliches Verhalten hängt auch mit der völligen Trennung von Pflege und ärztlicher Ausbildung zusammen. Das Lernen fand in geschlossenen Kreisen statt und erreichte oft nicht die tägliche Wirklichkeit.

Die besseren Muster für ein Krankenhauswesen entwickelten bisher, wie beschrieben, die katholischen Teile Europas: Paris, Wien, Mailand, Florenz, München seien als Beispiele genannt. Die starke Ablehnung von katholischen Pflegeorden in England war auch mit der Unterdrückung der Iren verbunden, aus denen sich ursprünglich pflegerische Gemeinschaften meistens rekrutierten. Als Kontrast charakterisiert später die Lebensgeschichte der viel zitierten Florence Nightingale (1820–1910) die Realität und die Widersprüche. Im German Hospital in London, vermittelt über den Diplomaten Christian von Bunsen(17891–1860), lernte sie die Wirklichkeit einer besseren Krankenpflege kennen.

Theodor Fliedner (1800–1864), seit 1822 Pfarrer in Kaiserswerth, hatte mit der Fürsorge für Gefängnisinsassen, besonders weiblichen, und Kleinkindern begonnen, dann aber nach dem Vorbild der katholischen Krankenpflege, die im Rheinland bereits länger etabliert war, sich besonders verpflichtet gefühlt, eine vergleichbare Krankenversorgung in seinem Verantwortungsbereich einzuführen. Das im Neuen Testament beschriebene Amt der Diakonisse wurde das Vorbild für seine erfolgreiche Initiative. Arme hilfsbedürftige Kranke zu versorgen, stellte eine Herausforderung dar, nach dem Vorbild der oben beschriebenen Barmherzigen Schwestern. Nach deren Regeln organisierte er eine Gemeinschaft, die sowohl eine medizinische wie pflegerische Ausbildung anbot. Die Mitglieder wurden durch ein Mutterhaus finanziell gesichert und geschützt. Ärztlichen Lehrstoff stellte ein Buch des bekannten Chirurgen Johann Friedrich Dieffenbach(1792–1847), der wesentliche Partien aus dem Pflegelehrbuch von Mai übernommen hatte. Dass auch hier, von Kaiserswerth ausgehend, „Spirituality in Nursing“ sich zu einem Grundmotiv entwickeln konnte, hängt auch damit zusammen, dass Fliedner Krankheit als sichtbares Zeichen Gottes auffasste. Aber nicht passiv daran zu leiden, sondern aktiv zu helfen, darin sah er die Aufgabe.

Die englische Krankenpflege erhielt damit ein populäres Vorbild im Leben von Florence Nightingale. Die Enteignung und Zerstörung der Klöster unter Heinrich VIII. führte wie auf dem Kontinent zu einem Zusammenbruch des klerikal organisierten und funktionierenden Hospitalwesens. Daher wurden ab Beginn des 17.Jhdts. kommunale Hospitaleinrichtungen gegründet. Dort findet sich auch der Ursprung einer Entwicklung zum sozial anerkannten Stand der Sisters und ihren Helfern, den Nurses. Das 19.Jhdt. war anfänglich noch von schlecht bezahlten und kaum ausgebildeten Pflegerinnen gekennzeichnet. Überfüllte Krankensäle, mangelnde Hygiene verhinderten, dass beginnende Fortschritte der Medizin durch die pflegerische Krankenversorgung einschließlich einer gesicherten Schmerzerleichterung unterstützt wurde. Das gilt sowohl für die Chirurgie wie Innere Medizin. Wichtigen Anteil für diese weitere Entwicklung nahm schrittweise eine systematischere Ausbildung für pflegenden Frauen. Männliche Helfer, die Clergs, stellten eher ein Ausnahme dar.

Florence Nightingale übernahm, gegen starken gesellschaftlichen Widerstand, „als Frau aus guten Kreisen darf man sich nicht diesen niederen Aufgaben widmen", so klang es im viktorianischen England, eine Vorbildfunktion. 1850 konnte sie während eines Aufenthaltes von 2 Wochen in Kaiserswerth das erfolgreiche Wirken der Diakonissen kennenlernen. 1851 folgte ein Aufenthalt von 3 Monaten. Erfahrungen aus Paris übertrug sie, auch immer gegen große Widerstände auf Institutionen in England. Ihre Arbeit während des Krimkrieges, begleitet von Ordensfrauen und Schwestern von St.John, unter den Augen von Militärärzten organisatorisch und pflegerisch konsequent realisiert, trugen zur Anerkennung und später auch Unterstützung in der englischen Öffentlichkeit bei. Der Öffentlichkeitserfolg von Florence Nightingale überstrahlt die über Jahrhunderte ältere Krankenpflegetradition auf dem Kontinent. Doch diese Entwicklung der von Frauen geschaffenen Krankenpflege resultierte langsam in dem Durchbruch einer Wahrnehmung der Leistungen von Frauen. Es legt eine Basis für Gleichberechtigung, weit bevor erste akademische Zulassungen erkämpft wurden. Es wirkte vermutlich indirekt mehr als manche verbalen Demonstrationen.

Im Westen weitgehend unbenannt sollte Elena Pawlowna, Großfürstin in Russland nicht vergessen sein. Als Friederike Charlotte Marie von Württemberg(1807–1873), aus Stuttgart stammend, in Paris mit fortschrittlicheren Ideen aufgewachsen, vertrat sie auf der gegnerischen Seite die Fürsorge für die russischen Verletzten. Sie sammelte ein Gruppe von Pflegerinnen, die sich der Versorgung der Verwundeten annahm. Aus dieser weiblichen Gruppe von Krankenschwestern ging später das Russische Rote Kreuz hervor.

Doch die lange Vorgeschichte, die dem 19.Jahrhundert vorausgeht, besitzt einen intellektuellen Ursprung. Wenn man im Brief des Apostels Paulus an die Römer (Römer16) die vielen Namen von Frauen liest, sollte man sich der Bedeutung dieser Namensnennung bewusst sein. Während die Diskussion über die Bedeutung dieser Namen leider nur auf theologische Amtsfragen beschränkt wird, hat sich in der Prominentesten, Phöbe, schon seit langem die Aufgabe auf die Diakonie erweitert. Unabhängig von dem möglichen, theologisch definierten Amt verweist der Text auf die fürsorgende, also im weiteren Sinne pflegerischen Ämter der genannten Frauen. Wer sind die Menschen, die uns begleitend helfen, wenn wir unter Schmerzen und Ängsten leiden? Lesen wir also Römer 16, ab 1, bewusst: „Ich lege Euch hiermit Phoibe, unsere Schwester, ans Herz, die im Dienst der Gemeinde von Kenchreä steht. …Sie hat vielen geholfen, auch mir. Grüßt Prisca und Aquila, meine Mitarbeiter und

Mitchristen, die mein Leben unter Einsatz ihres eigenen Lebens gerettet haben. Grüßt Maria, die viel für Euch getan hat, sowie Andronikus und Junia, meine Blutsverwandten und Mitgefangenen, herausragende Apostel, die schon länger Christen sind als ich....Grüßt Philologus und Julia, Nereus und seine Schwester Olympas und alle die Heiligen, die bei ihnen sind! ....Unser Herr Jesus bleibe mit seiner Gnade bei Euch allen." Wie sich der Blick erst sehr spät diesen Frauen gegenüber einengt, zeigt sehr deutlich die Diskussion zur Person Junia, deren Figur erst 1200 Jahre nach ihrem Leben als Frau in Frage gestellt wird. Ihre Zeit empfand das anders: „Wie groß muss die Weisheit dieser Frau gewesen sein, dass sie für den Titel Apostel würdig befunden wurde." (Johannes Chrysostomus-Goldmund).

Wenn man das am Rande der Höhle (arabisch Mağarat) im syrischen Maalula gelegene Kloster der Heiligen Thekla (Mar Taqla) besucht, führt dieser Ort die zentrale Stellung von Frauen im Christentum in besonderer Weise vor Augen. Die Widersprüche zur Bedeutung der Frauen im Christentum werden leider in theologischer Funktionsvorstellung eingeengt. Es geht um viel mehr. Thekla rufen die Menschen beispielsweise zur Heilung an, sie erreicht damit also die Bedeutung einer Vertrauensheiligen. Kommunikation mithilfe von Frauen, eine zentrale Aufgabe der spirituellen Seite der Krankenpflege, findet überall Belege. Evangelientexte schreiben Frauen viel mehr Aufgaben und daher auch Rechte zu. Ich fürchte, diese Aufgaben sind in der Interpretation von Texten, aus sehr enger Betrachtung heraus, nicht richtig verstanden. Verdrängung ist bei den Verteidigern männlicher Macht innerhalb einer „traditionellen" Vorstellungswelt verbreitet wie aber auch bei Vertretern feministisch deutbarer Streitschriften. Die Gleichstellung der Maria Magdalena als Apostel, bei Thomas von Aquin schon zu finden, wurde geflissentlich überlesen. Deren Anerkennung dauerte dann bis in dieses Jahrhundert, erst 2016 auf Veranlassung von Franziskus.

So hat das kirchliches Amt, wörtlich im griechischen als Dienen geläufig, eine Deutungsveränderung im 19.Jahrhundert erfahren, die Diakonisse, der Diakon. Das für Andere Tätigsein, also dienen als Aufgabe, ist allen christlichen Amtsinhabern aufgetragen, vergaßen Amtsinhaber sehr oft, wie uns vielfältige Geschichte lehrt. Denn der Bischof übernahm ursprünglich auch Verantwortung für caritative Aufgaben, die übertragen an Diakonissen wie Diakone, auch seelsorgerische Pflichten einschlossen. Insofern versteht man gut, dass Theodor Fliedner als Vorbild für selbständig verantwortlich tätige Nächstenliebe Phoibe wählte, wie Paulus sie beschrieb. Von Kaiserswerth begann diese Entwicklung einer umfassenden Krankenpflege im evangelischen Raum nach den Vorbildern im französischen, süddeutschen und italienischen katholischen Krankenpflegeumfeld. Das erwies sich bald darauf in bedrückendem Ausmaß als notwendig. Wie im Altertum lösten die militärischen Massenkriege mit einer bis dahin kaum vorstellbarer Zahl an Verwundeten die Gründung eines Sanitätswesens aus, nach dem Erleben der Schlacht von Solferino 1859 durch den Schweizer Unternehmer Henry Dunant. Die nach Schmerzerleichterung und Hilfe schreienden verletzten Soldaten wurden jetzt einer größeren Öffentlichkeit bewusster.

Sir Robert Clive, Eroberer Bengalens, nach der Schlacht von Plassey 1757 nannte Kalkutta den „gottlosesten Ort des Universums". Über eine Interpretation lässt sich gewiss streiten, denn das britische Kolonialreich trug sicher auch zur sozialen Demontage eines Anteils indischer Bevölkerung bei. Aber wir können auch die Frage stellen, wie geht Hinduismus, wenn dieser pauschale Begriff auch sehr vorsichtig zu nutzen ist, mit Schmerz, Krankheit und Tod der Mitmenschen um. Das Sterben ist der Übergang zur Wiedergeburt, oder, als Zeichen richtigen Lebens, ins Nirvana. Ob diese Vorstellung das, von uns als gefühlsarm empfundene, Beobachten des Sterbens in Indiens Straßen begründet, kann ich nicht entscheiden. Doch es ist Tatsache. Die grundsätzlichen Einwände indischer Öffentlichkeit gegen eine Pflege durch die Missionarinnen der Nächstenliebe, gegründet von Mutter Teresa (geb. 1910 in Üsküb-Skopje, jetzt Nordmazedonien, gest.1997), die ihre Tätigkeit an den evangelischen Räten, also Armut, Ehelosigkeit und Gehorsam ausrichtete, sind von prinzipiellem Unverständnis aus einem anders orientierten Sozialempfinden erklärbar. Amarthya Sen, der Nobelpreisträger für Wirtschaft und Philosophie, der aus Bengalen stammt, erklärt diese Spaltung der indischen Gesellschaft auch mit der religiösen Einstellung. Pflege als mystische Begegnung mit Jesus zu beschreiben und aus seinen Worten „Mich dürstet" zu handeln kann in Indien sehr fremd wirken. In der muslimischen Bevölkerung Indiens besteht eine andere Orientierung, der Koran verlangt Zuwendung und Hilfe für Kranke.

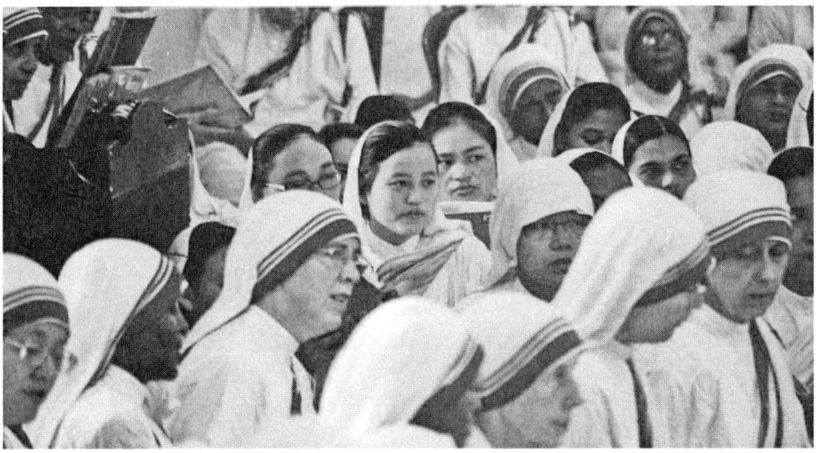

Abb. 69 Christliche Schwestern in Indien (Missionarinnen der Nächstenliebe in Kalkutta)

Augustinus (von Hippo, 354–430), unterschied nicht nur, mit wesentlichen Folgen für eine sehr enge Sexualethik, Caritas, die Liebe, von Cupiditas, der Begierde. Dieser Systematik folgt auch, ein Satz von ihm: „Denn der Seele ist es eigentümlich Schmerz zu empfinden, nicht dem Körper." In der Trennung von Leib und Seele, zum Erklären von einem Passivdenken bei der Deutung von Schmerz, entfernt er sich von der frühen Auffassung der Christen. Krankheit und Leid stellen im Neuen Testament gerade eine zentrale Funktion in der Beschreibung des Lebens Jesu dar. Die Aussage von Augustinus kann aber auch in Übereinstimmung mit dem Beschreiben des körperlichen Bewusstwerdens von Schmerz im Kopf als vorstellbarer Ort der Seele gesehen werden. Bertrand Russell, der sicher eine diesseitige Betrachtung gepflegt hat, stellt die Frage: „Wenn ein Bein schmerzt, das amputiert wurde, wo ist dann der Schmerz? Sagt man, er sei im Kopf, wäre er dann im Kopf, wenn das Bein nicht amputiert worden wäre?" Sehr plastisch formuliert er den Widerspruch.

Kontraste- ideologisch und inhuman

Der Versuch, körperliches Leiden ganz anders zu erklären, das vollständige Verlagern in die diesseitige Welt ist seit dem 19.Jahrhundert allgegenwärtig. Es ist Kennzeichen einer Weltanschauung, die heute in der Kategorie einer materialistisch orientierten gesehen werden kann. Im Werk des Nobelpreisträgers

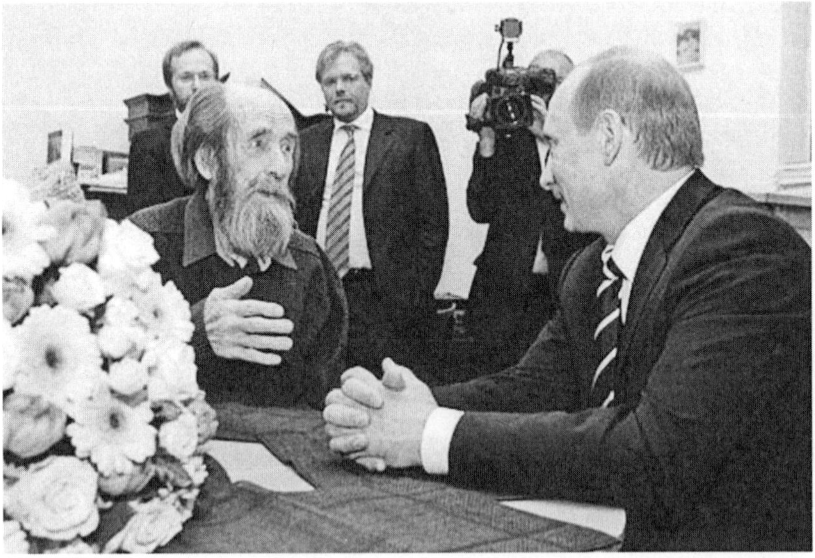

Abb. 70 Solschenizyn und Putin. Treffen kurz vor des Schriftstellers Tod.

Alexander Solschenizyn (1918–2008) spiegelt sich das zerrissen Sein zwischen den ideologischen Spektren des 19.Jahrhunderts wider. Nachrevolutionär aufgewachsen, wird des Schriftstellers Bildungshorizont vom leninistischen Marxismus geformt. Dabei liegen die familiären Wurzeln in einem typisch bäuerlichen Milieu Russlands. In seiner und der Familie seiner Frau Natascha wird ein hoher Bildungsgrad einer Gruppe von Menschen erkennbar, die im sowjetischen Kommunismus als Intelligenzia bezeichnet wird. Zunächst weniger die menschliche eher die sozial-ökonomischen Defizite einer sozialistisch-kommunistischen Welt lassen die junge Generation ins Zweifeln geraten. Das Zweifeln ist aber in diesem System bereits staatsgefährdend und führte zum Straflager, dem Gulag. Hier entwickelt der Autor sein Verstehen für das Individuum in einer staatsorientierten sozialistischen Welt. Mit welchem Pathos zitieren Schulubin und Oleg, Solschenizyns alter ego, Georg Herwegh: „Wir haben lang genug geliebt, und wollen endlich hassen!"

Und einer der jüngeren Patienten spürt die Widersprüche, wenn er zweifelt, „Mitleid zu erwarten, dazu hat man kein Recht." Die Wirklichkeit von sich, als vom Tod bedroht Fühlenden, die dem sozialistischen Behandlungssystem ausgeliefert waren, zu beschreiben, war verboten. Die 2 Bände der „Krebsstation" erschienen nur illegal im Samisdat, der Untergrundliteratur. Nachdenklich machen den Betrachter die Bildes von Solschenizyn in seinem Haus, kurz vor seinem Tod, und Wladimir Putin im Jahre 2007. Das Gegenüber der Beiden verbindet sich mit den Fragen nach Veränderungen weg vom sozialistischen, übrigens gleichzeitig nationalistischen Klassendenken in der Medizin zu einem Gesundheitssystem, das Mitleid zuließe mit Hilflosen, die unter Angst und Schmerzen leiden. Es konnte auch ein Maßstab für Hoffnung auf Fortschritt sein – oder wird es nicht mehr.

Die Widersprüche in einem kommunistischen System werden besonders in Nordkorea deutlich, das wird bei Verehrern von Karl Marx eher ignoriert. Dann zitiert man lieber die Gesundheitsversorgung in Kuba. Die politische Macht blieb seit der Revolution, der Machtübernahme, immer in männlichen Händen. Kuba gilt für Frauenrechtlerinnen daher als typisches Patriarchat. Andererseits wurde in diesem Land eine basisnahe Medizin organisiert, die alle Sympathisanten als vorbildlich lobten. Diese hat kostengünstig, also einfach strukturiert, effiziente Geburtshilfe und Infektionsprophylaxe, letztere ursprünglich in der Sowjetunion auf breiter Basis angeordnet, zur Regelversorgung gemacht. Dieser gute Wirkungsgrad in einem sehr eng finanzierten Gesundheitssystem ist mit der effektiven Struktur eines noch ärmeren Landes, Bangladesch vergleichbar.(Dreze J./Sen A. 2020)

Prozentual liegt der Anteil der Gesundheitsausgaben in einer vergleichbaren Höhe wie in Europa (etwa 13%). Das BIP (Bruttoinlandprodukt) beträgt nur gut 1/5 des deutschen, ist 4-mal so hoch wie Bangladesch. Jedoch wie dieses kommunistische System mit Ärzten und Pflegepersonal umgeht, wird nicht nur in der sehr niedrigen Bezahlung dieser Gruppen sichtbar. Es wird berichtet, dass Taxifahrer deutlich besser als Ärzte verdienen, diese erhalten wenig mehr als 50 Dollar im Monat! Ärzte und Pflegepersonal stehen gleichzeitig als Devisenbringer in dem armen Inselstaat zur Verfügung. Gegen hohe Bezahlung, die die Regierung einzieht, vermietet der Staat Ärzte und Pflegekräfte in andere Länder wie Sklaven. 75% des Einkommens behalten sozialistische Funktionäre in Kuba, die Gesamteinnahmen werden mit mehr als 11 Milliarden Dollar jährlich beziffert. Hochbezahlt leben Parteifunktionäre und Militärs in ihrer eigenen Welt. Die Covid19-Pandemie hat die Grenzen des Systems gezeigt. Doch wollen wir uns fragen, gibt es eine menschenwürdigere Betrachtung von Schmerz und Leiden?

Anthropologie: Leiden als Appell, die Kunst des Abbildens

Interpretiert man aus heutiger Sicht in religiösen Schriften die darin geäußerten Deutungen wörtlich, dann entsteht häufig die Vorstellung, diese Texte würden das passive ertragen Können als von Gott verordnet positiv bewerten. Wenn Freude und Schmerz als gleichwertig angesehen sind, dann seien sie Teil des Lebens und müssten als Heilsplan geduldet werden. So wird beispielsweise bei Thomas von Aquin, als mittelalterlichem Interpreten, sein Text zu den Passiones (Leidenschaften) als Forderung zum Willen verstanden, der alles erträgt. Hier muss deutlich der Zusammenhang von Hoffnung und Leidenschaft, auch aus der Begriffswelt der griechischen Philosophie gesehen werden. Denn dieses Thema findet sich schon bei Platon, Aristoteles, den Stoikern. Nicht vergessen darf man auch dabei, dass Lust und Unlust als Affekte eingestuft werden, dies als wesentlicher Anteil des Schmerzes. Es geht um den tieferen Sinn von Schmerzen. Haben wir heute eine Antwort auf das Problem, wo liegt der Sinn von Schmerz, wenn er sich verselbständigt? Wir finden in den neurophysiologischen Erklärungsmodellen keine Sinnerklärung. Und Thomas denkt in dieser Tradition wie die Autoren eines Teils des Neuen Testament, besonders in den Paulusbriefen. Leiden zu können ist dort aber ein Teil von Strategie für die Fähigkeit zum Widerstehen, gegen Unterdrückung, Todesgefahr, aber übrigens auch Abwehr fremder Religionsvorstellungen. Die Beschreibung der Synoptiker zeigt deutlich die Wichtigkeit von Krankheit, Leid und Schmerz.

„Mein Gott, mein Gott, Warum hast du mich verlassen? Ich schreie, aber meine Hilfe ist ferne. Mein Gott, des Tages rufe ich, doch antwortest du nicht, und des Nachts, doch finde ich keine Ruhe.“ (Ps 22, 2–3) wird aus dem Alten

Testament in die Enderzählung übertragen. So wird es auch bei Markus zitiert (Mk 15,34)

Wieviel Angst spricht aus dem Schrei „Mein Vater, wenn es möglich ist, soll dieser Leidensbecher an mir vorüber gehen.“ (Matthaeus 26/39) „Meine Seele ist übervoll an Leiden, und mein Leben ist nahe dem Tode. Ich bin denen gleichgeachtet, die in die Grube fahren, ich bin wie jemand, der keine Kraft mehr hat. Du hast mich hinunter in die Grube gelegt, in die Finsternis und in die Tiefe“ (Ps 88, 4–5.7–9). So früh lautet schon das Klagen in den Psalmen.

Die Hiobsereignisse deuten die Interpreten unterschiedlich. Uns interessieren die lauten Klagen: „Haben wir Gutes empfangen von Gott und sollten das Böse nicht auch annehmen?“ (Hiob 2,10). Leid wird im AT gedeutet als Folge von Schuld, dabei ist die Gruppe, das Volk einbezogen, erzieherisches Moment von Gottes Seite und Teil des Plans. Damit wird Leiden ohne Schuld erklärt, Leid als Prüfung, als Stellvertreter erduldet, auch der Gerechte erfährt dieses Leid. Er darf aber seine Unschuld beteuern und, das wird wichtig für das Handeln, das Leid anklagen. Wie betont wird das von manchen Interpreten, weil unverstanden, als Zwang zur Passivität betrachtet. Das wäre aber ein Missverständnis. Die Projektion in Organe wie Herz, Niere, das Erfahren von Schmerz beim Beschneiden, bei Folter, Verletzung zeigt wie stark sich auch in diesen Testamentstexten Psyche und Soma verbinden. Klagen können und auch dürfen erweist sich als eine Fähigkeit des Menschen und gewinnt entscheidende Bedeutung für eine Kommunikation. In Zeiten ohne wirkliche Hilfe durch die Medizin ist das Mitteilen des Schmerzes und der Angst auch an Gott sicherer als an Menschen. Herausragendes Beispiel für einen leidenden Gerechten ist Hiob. Er hat sich nichts zu Schulden kommen lassen, wird aber mit Krankheit geschlagen.

Das Neue Testament stellt aktives Helfen und Behandeln im Leid als Pflicht vor Gott dar: Matthäus 25,35–36. „Ich war hungrig und ihr habt mir zu essen gegeben, ich war durstig und ihr habt mir zu trinken gegeben; ich war fremd und ihr habt mich bei Euch aufgenommen, ich war nackt, und ihr habt mir Kleidung gegeben, ich war krank und ihr habt mich besucht...“

Und in Vers 40: „Darauf wird der König ihnen antworten: Amen, ich sage euch. Was ihr für einen meiner geringsten Brüder getan habt, das habt ihr mir getan.“ Bei dem Blindgeborenen weist Jesus die Annahme einer Bestrafung für die Sünden der Eltern ausdrücklich zurück (Joh 9,2f).

Schmerz und Leiden sind also zentrale Themen im Neuen Testament. Wunder, sie werden anschaulicher „Zeichen“ oder „Machttaten“' genannt, betreffen sehr anschaulich die Themen Krankheit, Schmerz oder Sterben. Die Heilung erfolgt ohne Vorbedingungen, die Ursache der Krankheit wird nicht als Sündenstrafe angesehen. Wer Wunder als reale Heilung in unserem medizinischen Sinn deutet, versteht den Hintergrund nicht. Es handelt sich richtiger um eine Strategie zur Resilienz, besonders auch im Schmerz. Spätere Umdeutungen öffnen uns eher den Blick in die Veränderungen der Medizin. Diese verbreitet Hoffnung, erfüllt sie vor der Neuzeit jedoch niemals! Da mussten wir bis ins 20.Jahrhundert warten, mit wesentlichen Einschränkungen. Unsere Rückschau entspricht dem Verhalten, wie es Daniel Kahnemann zuletzt 2021 in dem Buch „Noise" als unsere typische Überschätzung beschreibt, also eine unverkennbar menschliche Eigenschaft. Die Parallele zu den psychologischen Forschungen über Grundeigenschaften des Menschen drängen sich auf. „Einige glückliche Menschen sind optimistischer als wir übrigen." Erblich bedingt, verbunden mit einer Disposition zum Wohlbefinden, kann Optimismus Teil eines erfolgreichen Verdrängungsverhaltens werden. Ohne Frage bleibt dieses Eigenschaft aber auch mit einer Neigung zur Fehleinschätzung verbunden.

Eigentlich versteckt in der Calixtus-Katakombe Rom, entstand im 3.Jhdt das Fresco des Guten Hirten, der ein Schaf auf der Schulter trägt. Dieses Bild wurde später zu einem Symbolbild für die Leiter der Herde, also den „Pastor", oder den Bischof. Der Hirte in seiner Tätigkeit kann aber auch als der Tragen des Schwachen, des kranken Schafes, gesehen werden. Für meine Vorstellung steckt in der Darstellung auch etwas, das wie einer Handlung, wie ein Krankentransport gesehen werden sollte. Ob man nur das Bild des Leiters der Herde sehen muss? Denn wir wissen, dass die Amtsinhaber, also die Bischöfe, in den ersten Jahrhunderten, bei Auflösung der staatlichen römischen Ordnung während der Völkerwanderung auch die Organisation der Krankenversorgung übernahmen, also diese weit gefasste Hirtenaufgabe realisierten.

Ein Künstler wie Vincent van Gogh (1853–1890) gewinnt zum Erleben von Kranksein eine umfassendere, tiefere Beziehung. Und seine Empfindung berührt uns sehr, wenn man das Gemälde des Getroffenen ansieht. Vermutlich angeregt durch Bilder von Eugene Delacroix oder Rembrandt van Rijn malte Vincent van Gogh das Bild des barmherzigen Samariters. Van Gogh's Nachdenken resultiert jedoch in anderer Interpretation. In einem Brief an seinen ihn stützenden Bruder Theo schrieb er aus Saint-Remy, dort in der Anstalt auf engen Raum beschränkt, er male seine Interpretation zum Vorbild. Das Tragen ist wie beim Guten Hirten sichtbar. Die Anstrengung des Helfens ist auch bei Delacroix nicht zu übersehen. Bei van Gogh beeindruckt oder richtiger bedrückt den Betrachter der Blick auf die sich abwendenden Personen. Es sind nicht die Figuren des Räubers, sondern die Menschen, die nicht helfen. Ein Priester und der Levit gehen vorbei ohne Hilfe zu leisten. Sie symbolisieren „Gesellschaft". Wer hätte schon das Recht, darauf den Finger zu richten. Van Gogh trifft ein wichtiges Thema, Helfen ohne Vorbehalte von Stammes- und Religionszugehörigkeit. Samariter galten im Judentum, als synkretistische Abweichler, insofern ist das Darstellen von Jesus in dem Gleichnis provokant, aber viel mehr. Es ist ein Beispiel, damit also ein Muster für menschliches Handeln

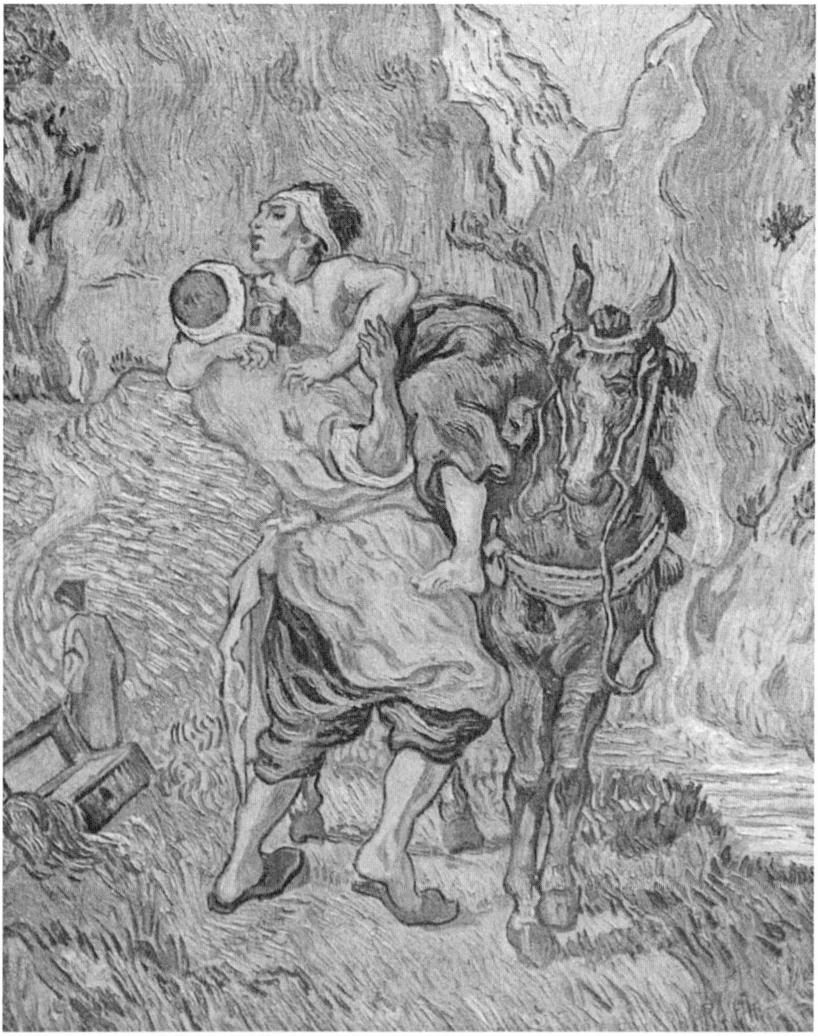

Abb. 71 Vincent van Gogh. Der Barmherzige Samariter. Gemälde (1890)

aus Barmherzigkeit, jedoch auch Mut, wenn auch in der Deutung begleitet von Symbolik. Damit rückt in den Mittelpunkt christlicher Aufgabenstellung auf die Frage nach dem Weg zum ewigen Leben die Antwort „liebe Deinen Nächsten." mit dem Beispiel für den Nächsten „Der sich seiner erbarmt hat." (aus Lk 10,25–37).

Die Darstellung von Jesus in der Kunst spiegelt auch das Denken der Zeit über das Verhältnis zum Leid wider. Im oströmischen Reich, also unter den byzantinischen Kaisern bestimmt ab dem 6.Jahrhundert die Darstellung von Christus als siegreichem Weltenherrscher. Dieses Bild des Pantokrator mit herrschaftlichen Zeichen schaut gerade aus, blickt nicht zugewandt. Die Normannen in Sizilien lassen ihre Kirchen mit dem gleichen Bild schmücken, des heldenhaften Herren der Welt. Zwar werden alle Bilder im normannischen Herrschaftsraum von byzantinischen Künstlern ausgeführt, sie stellten die Elite der Künstler. Doch die Darstellung entspricht auch ihrem heroischen Bild eines Herrschenden, der Macht und Stärke verkörpert. Daher ist der Gute Hirte im östlichen Christentum kein bedeutendes Bildthema. Ursprünglich gilt der Begriff Pantokrator dem allherrschenden Vater. Um die göttliche Natur zu betonen, wird der Begriff auch ab dem 4. Jahrhundert auf Jesus von Nazareth übertragen und für die Ikonographie bestimmend. Die byzantinische Darstellung des herrschenden, nicht sein Leiden ausdrückenden Jesus entspricht auch die literarische Beschreibung von Jesus im Koran. Eine Kreuzigung ließe sich für Mohammed nicht mit der Darstellung eines Propheten vereinbaren. Nicht nur im kaiserlichen Byzanz, ebenso wie im arabischen Raum, in der Entstehungsphase des Islam konnte eine Kreuzigung nur negativ gedeutet werden.

Diese Anthropologie im islamischen, vielleicht auch im byzantinischen Bild könnte auch die fehlende Entwicklung einer speziellen, in das Religionsbild ein-

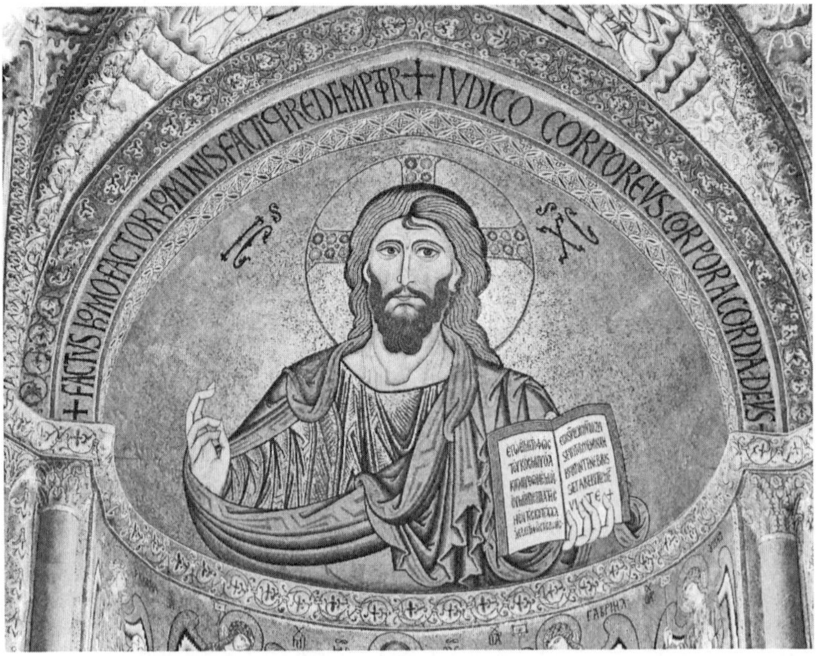

Abb. 72 Pantokrator. Apsismosaik der Kathedrale in Cefalù (1145)

geordnete Krankenpflege erklären. Das Leiden und der Schmerz sind als religiöse, also ostkirchliche wie muslimische Theologie anders thematisiert worden. Krankenpflege im Schmerz ist, wenn angedeutet, weltlicher zugeordnet. Zur Krankenpflege innerhalb dieser Kulturkreise fehlt bisher eine Dokumentation.

Andererseits wird in der westlichen, römischen Kirche, und das wird für die Krankenpflege entscheidend, ein Menschenbild sichtbar, das die Darstellung von Trauer und Leid nicht verdrängt. Künstler wollen auch die körperliche Seite von Empfindung abbilden. Das konsequente Verbot von persönlicher Abbildung im Islam, kurzfristig auch in der Ostkirche, verstärkte demgegenüber die Tendenz, Schmerz nicht zum Bildinhalt werden zu lassen.

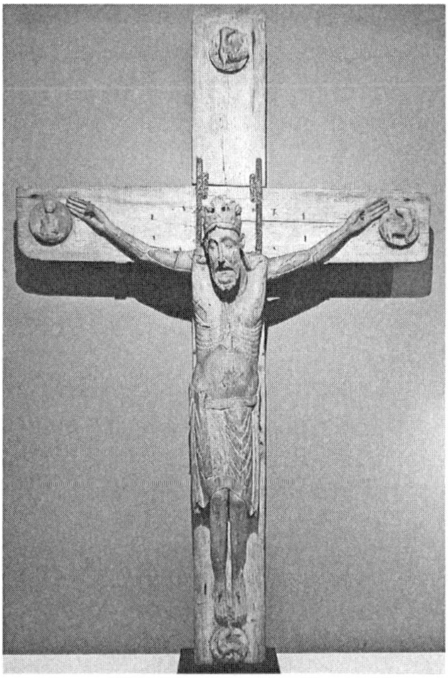

Abb. 73 Triumphkreuz aus Bockhorst, Landesmuseum Münster(um 1150)

Das Triumphkreuz in der Romanik leitet zu einer plastischen Darstellung eines gekreuzigten Jesus über. Noch bleibt, auch an der Position sichtbar, eine Herrscherbild erkennbar. Das Triumphkreuz hängt im Chorbogen, oberhalb des Lettners. Die eher strenge Gestaltung passt zu einer Krone, die, wie auch die Schuhe, das Königliche andeuten. Die Darstellung des Gekreuzigten aus der Dorfkirche in Brockhorst, jetzt im Landesmuseum Münster, bildet den Übergang vom Herrscher-zum Leidensbild ab.

Später wird, übergangsweise zur Gotik, das Leiden deutlicher vorgestellt. Selbst in der Höhe war das für den Kirchenbesucher sichtbar, das Aufgehängtsein, in der Körperlänge abstrahierend überzeichnet, Arme und Beine oft in erdrückender Dürre, Fixationsnägel unübersehbar, die spärliche Kleidung betont den körperlichen Schmerz. Der Schmerzensmann, so wird für die Skulptur später formuliert, wird nicht mehr mit einer Krone oder Gloriole geschmückt, sondern die Dornenkrone wird, tief eingedrückt, positioniert. Wer die Bedeutung der quälenden Schmerzsensibilität der Knochenhaut (Periost) kennt, versteht das künstlerische Mühen um dieses Detail.

Das Erdulden von Schmerz äußert sich auch in der Darstellung von Mutter und Sohn in dem Bild der Pietà. Das Mitfühlen für die Hilflosigkeit der Mutter eines toten Sohnes wird oft einer Marienverehrung zugeschrie-

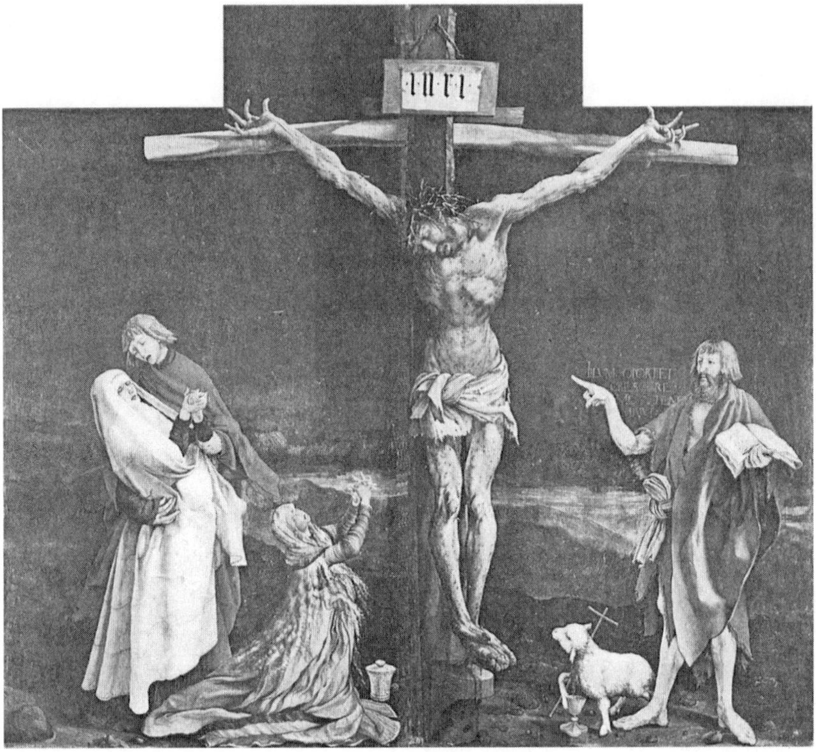

Abb.74 Matthias Grünewald. Isenheimer Altar, ab 1512 geschaffen. Museum Unterlinden in Colmar

ben. Das bedeutet eine eingeengte Interpretation. Der Schmerz einer Mutter veranschaulicht schon der Begriff Pieta, eben Mitleid. Es ist das in der Person einer Frau verkörperte Humane, auch im verpflichtenden Sinn. In vielen Denkmälern nach den Kriegen des 20.Jahrhunderts fällt das gleiche Motiv der an Verlustschmerz leidenden Mutter auf, die im verspäteten Bemühen den Toten hält. Dieses Motiv ist dort zu sehen, wo das Heroische im Denkmal nicht mehr zählt. In Usbekistan zeigt die Denkmalkunst ein Nachdenken über sinnloses Sterben in Europas Gewaltgeschichte. Die Usbeken mussten, eingezwängt in die Sowjetunion, sich am 2.Weltkrieg beteiligen. Hier handelte es sich um einen europäischen Krieg, ohne innere Beziehung zur zentralasiatischen Geschichte.
Der Isenheimer Altar weist vielfältigen Bezug zu menschlichem Schmerz auf. Die Aufstellung im Antoniterkloster in Colmar präsentiert den unmittelbaren Zusammenhang mit dem Bruderorden der Antoniter. Das nach dem Hl.Antonius benannte Krankheitsbild, auch „Heiliges Feuer“ genannt, gras-

sierte im Mittelalter. In Getreidekörnern, bevorzugt Roggen, entwickelte sich bei besonderen Witterungslagen ein Schlauchpilz, dessen Bestandteil Mutterkorn, eine Vergiftung verursachte. Das Mutterkorngift Ergotamin führte zu einer massiven, anhaltenden Verengung der Blutgefäße. Sichtbar wurde dies mit Muskelkrämpfen und beim Fortschreiten im Absterben von Haut oder Extremitäten mit der Notwendigkeit von Amputationen. Der brennende Schmerz war für die Befallenen unerträglich.

Antoniterklöster, genauer –spitäler findet man in ganz Europa seit der Gründung um 1065 bei Grenoble. Isenheim war eines von mehr als 365, darin spiegelt sich auch die pflegerisch-medizinische Bedeutung dieses Laienordens, einer Vereinigung von Fratres hospitales. Die gleichen pflegerischen Aufgaben übernahm der unabhängige Orden der Hospitalerinnen des Hl.Antonius.

Das Gemälde des Malers Mathis Gothard Nithard (genannt Grünewald) stellt auf dem Flügel-(Wandel-)altar die Kreuzigung in den Mittelpunkt. Das Kreuzigungsleiden wird hier in den Folgen des Antoniusfeuers realistisch verbildlicht. Die krampfartige Deformierung der Finger, das Blau, Gelb und Grün von Haut und Lippen, die zahlreichen Wundmale, sind gleichzeitig Appelle an den Betrachter, das Leiden mitzuempfinden wie auch eine Bildgebung des schmerzhaften und meist tödlichen Antoniusfiebers. Dies passt auch zu dem intellektuell geprägten Hintergrund des Auftraggebers, des Preceptors Jean d´Orlier, einem humanistisch beeinflussten Vorsteher des Isenheimer Hospitals. Im Hintergrund des Gemäldes kann man das Kloster Rupertsberg der Hildegard von Bingen identifizieren. Das von den Schweden während des 30-jährigen Krieges zerstörte Kloster stellt die pharmazeutische Beziehung gegenüber: Hildegard und die Salweide als Ursubstanz des Aspirin und das Gift Ergotamin, das die Grundlage für die Behandlung und auch Erforschung des Migräneschmerzes wurde.

Das Thema der Krankheit begegnet noch einmal in der Darstellung der Versuchung des Antonius. Der neben ihm liegende Schwerkranke zeigt den aufgetriebenen Bauch, aber besonders deutlich die Nekrosen an der Haut als Zeichen des Gewebstodes. Agonie ist auf diesen Bildteilen das erschreckende Thema. Doch der Dunkel-Hell-Kontrast, man kann ihn bedrückend nennen, begegnet uns auch in der Auferstehungsdarstellung, Hoffnung gebend. Für mich als mit dem Sterben Vertrauten liegt gerade in diesem Bild als Sinngebung eine Paralalle zu Hieronymus Bosch.

Frauenrechte, Krankenpflege und Schmerz, Hinduismus, Islam, und Aufklärung?

Krankenpflege dürfen wir nicht von Frauenrechten getrennt betrachten. Eine innere und äußere Beziehung zwischen diesen Rechten und der zivilisatorisch so bedeutenden Zuwendung dem Schmerz leidenden Menschen gegenüber wird kaum formuliert.

Die vom Hinduismus geprägte Kultur kennt zwar Śakti, die weibliche göttliche Kraft, auch in Bildern wie Parvati oder Kali erscheinend, aber das bedeutet keinerlei Gleichberechtigung. In der von Männern beherrschten Vorstellungswelt gilt die Ambivalenz des Weiblichen, also zwischen wohlwollend-kreativ sein und destruktiv-gefährlich als Grund für jede Form der Ablehnung einer Gleichberechtigung.

Wird der frühe Islam mit den Vorstellungen von Mohammed mit älteren arabischen Gesellschaftsvorstellungen verglichen, dann brachte der Koran einen deutlichen Fortschritt für Frauen. Wesentliche Rechte, von Mohammed formuliert, geben, auch in der Scharia, wenn man der Interpretation von Annemarie Schimmel folgt, Frauen sehr wesentliche Zeichen einer Gleichberechtigung. Das bezieht sich überwiegend auf die Ehe, nicht jedoch auf Freiheit in der Gesellschaft. Der kaufmännische Aspekt im Umfeld von Mohammed erklärt sehr gut diese neue Offenheit, denn er selber verdankte seinen organisatorischen Aufstieg seiner Frau Chadidscha. Sicher lässt sich sehr viel an der engen Sicht von Freiheiten für Frauen im Islam auf Tradition zurückführen. Doch vielleicht weniger der Koran, sondern noch mehr die Vieles bestimmende Überlieferung in Form der Hadithe, die ja auch auf Mohammed zurückgeführt werden, gelten als Grund für deutlich eingeschränkte Frauenrechte und als Basis für das vorherrschende Patriarchat. Nachdenklich wird man über den zitierten Hadithe in Al-Buchari's Sammlung, wenn man gleichzeitig in Buchara, Usbekistan, auf die vielen Hinweise auf seinen Landsmann, Ibn Sina, den wir Avicenna nennen (gest.1037) stoßen. Der für die Medizin so viele Anregungen publizierte, dass man sich nach Gründen für die abweisende Strenge in der Hadithe- Sammlung von Al-Buchari (gest.870) fragt. „Mir wurde die Hölle gezeigt. Ich habe vorher nie so etwas Schreckliches gesehen. Ich sah, dass die meisten Bewohner Frauen sind."

Doch die Zahl von Interpretationen der Worte des Propheten schließt eine so große Vielfalt ein, dass die Vorstellung für die Zukunft mehr Hoffnung auf Freiheiten erlauben kann.

Die von Konfutse, aber auch vom Taoismus, geprägte chinesische Auffassung weist die Frau in enge Grenzen. Die Familie als Lebensort stellt Frauen in den Haushalt, die Landwirtschaft. Auch das yin -das Weibliche ist eher dunkel, das yang-das Männliche stellt Freundschaft unter Männern höher. Autorität erlaubt keine freie Verbindung von Frauen, in Ordensgemeinschaften etwa europäischer Form. Einflussreiche Frauen, in Politik und Kunst, Literatur, begleiten gewissermaßen wie kleine strahlende Sterne, viel zitiert, die chinesische Geschichte. Die Einschränkung der Freiheit einer Frau gipfelt in der Unsitte, nach unserer Vorstellung, die „Lotos“form eines Fußes durch das schmerzhafte Einbinden während der frühen Jugend zu erzwingen.

> *„Wie traurig ist es, als Frau geboren zu sein,*
> *nichts auf Erden wird so gering eingeschätzt!*
> *Geborene Jungen erscheinen wie Götter in irdischer Form.*
> *Ihre Herzen trotzen den vier Meeren, dem Sturm und dem Staub von zehntausend Meilen.*
> *Niemand aber freut sich über die Geburt eines Mädchens,*
> *die Familie legt keinen Wert darauf.*
> *Wird es größer, versteckt es sich in der Kammer,*
> *zu ängstlich, um einem Mann in sein Gesicht zu blicken.*
> *Niemand weint, wenn es schließlich aus dem Hause verschwindet – plötzlich wie eine Wolke nach dem Regen.*“ (HARTE ZEIT- FU XUAN, 217–278)

Lassen sich buddhistische Frauenorden mit weiblichen Orden vergleichen? Schon seit der Zeit des Siddhartha Gautama, des Erleuchteten, sind in der Frühzeit Frauenorden bekannt. Dies geschah mit wenig Gegenliebe, geschweige deutlicher Unterstützung. Es klingt wirklich nicht nach der Andeutung einer Gleichberechtigung, wenn es heißt, eine Frau, also eine Nonne zu grüßen, ist einem Mönch untersagt. Eine Tradition von Nonnenorden hat sich daher nur langsam, oft lange unterbrochen, entwickelt. Die niedrigere Stellung der Frauenordination wird auch an den Regeln sichtbar. Zitiert werden 227 für Mönche, aber nur 10 für die Nonnen. So drückt sich auch die Wertschätzung des Gautama indirekt aus. Die Suche nach dem rechten Weg der Erlösung ist Sinn des Nonnendaseins. Die Pflege eines von Schmerzen geplagten Erkrankten konnte nie als Aufgabe gesehen werden. Denn das war fremdes Schicksal, denn Schmerz blieb schuldbeladen.

1798 erklärt die französische Nationalversammlung, dass „die Menschen von Geburt gleich frei und gleich an Rechten seien.“ Diese Revolution wird nicht ohne Gründe, gerade wegen der Formulierung von Menschenrechten als bürgerlich erklärt. Später definiert marxistische Ideologie als Nachfolger diese bürgerliche Klasse als die zu liquidierende. So eng können Teile von Gesellschaft in Identitätskategorien eingeordnet werden. Aber wie steht es mit der biologisch entscheidenden Hälfte der Gesellschaft, den Frauen? Ohne Frage beinhaltet Aufklärung geistigen Aufbruch zu neuen Ideen und wurde so zur Grundlage politischen Umbruchs. Aufklärung wird seit 200 Jahren gerne mit einer Gloriole, also wie einem Heiligenschein umgeben, den man nicht infrage zu stellen hat. Aber steckt in dieser Illusion nicht Vergleichbares, wie dem Umgang von „Intellektuellen“ mit Pädophilie. Wir sollten nie vergessen, dass ein misshandelter Körper eines Kindes, ob dies nun sexuell oder mechanisch geschehen, mit einer erhöhten Schmerzempfindlichkeit lebenslang antworten kann. Erst in der Gegenwart deutet sich eine Entmystifizierung der Aufklärung und der bürgerlichen Revolution an. Denn der Freiheitsbegriff wurde als Mittel zur Durchsetzung männlicher Interessen missbraucht. Meint das französische „hommes“ Männer oder Menschen? So wird gefragt. Jean-Jaques Rousseau schreibt 1762, die Frau sei „eigens dazu geschaffen, dem Mann zu gefallen“. Es war eben nicht nur De Sade. Insofern setzt Vanessa Springoras „Die Einwilligung“ auch die Forderung von Rechten für die Frau fort, vervollständigt damit den Anspruch, nicht männlicher Macht ausgesetzt zu bleiben.

Das Schicksal einer Frau wie Olympe de Gouges (Marie Gouze, 1748 -1793) zwingt zum kritischen Nachfragen. Die zwangsverheiratete Frauenrechtlerin, Autorin von Theaterstücken, das schon ein Skandal an sich, war bereits früher in der Bastille in Haft. Die Anklage lautete, sie dürfe nicht eine Autorin sein, da Esprit „männlich“ sein müsse. Nach 1789 begann sie zu kritisieren, dass Frauen in der Revolution ausgeschlossen seien. Die 1791 von ihr formulierte „Erklärung der Rechte der Frau und Bürgerin“ (Déclaration des droits de la Femme et de la Citoyenne) sagt u.a.:

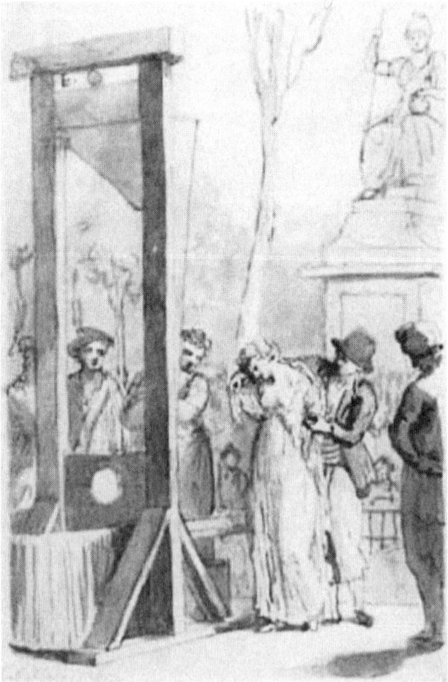

Abb. 75 Olympe de Gouges vor der Guillotine. Tuschezeichnung von Lavis de Mettais, 1793

In Artikel 04: „Freiheit und Gerechtigkeit beruhen darauf, dass dem anderen abgegolten wird, was ihm zusteht. So stößt die Frau bei der Wahrnehmung ihrer natürlichen Rechte nur an die ihr von der Tyrannei des Mannes gesetzten Grenzen.“

Und, welche Ironie des Schicksals in Artikel 10: „Die Frau hat das Recht, das Schafott zu besteigen. Gleichermaßen muss ihr das Recht zugestanden werden, eine Rednertribüne zu besteigen. ...“.

Man erklärte diese Frau u.a. für schuldig gegenüber der Revolution, weil sie rhetorisches und ironisches Talent besitze, weil sie gegen die Todesstrafe als Rechtsmittel spreche, sei sie royalistisch. Tatsache also, die Revolution nutzte Methoden wie spätere Diktatoren des 20. und 21.Jahrhunderts. Sie schloss die Hälfte der Menschheit von der Forderung zur Freiheit aus.

Das männliche Revolutionstribunal, weit entfernt von sozialen, pflegerisch orientierten Rechten, argumentierte, den Kampf um gleiches Recht ablehnend, gegen die Autorin einer Publikation mit dem Titel „Öffentlichen Einrichtung zur Ausbildung von Hebammen" blindwütig. Ihre Worte im Gericht klagen an:

> „Ich sterbe unschuldig. Alle Rechte, worauf eine Frau, verdient um ihr Jahrhunderts, sich berufen kann, sind vergewaltigt . „

Zum Tode verurteilt endete ihr Leben am 3.November 1793 auf der Place de la Concorde unter der Guillotine. Wie sagte sie:

> „Mann, bist du überhaupt imstande, gerecht zu sein?"

Die Vorstellung von Frau, wie sie bei Rousseau klingt, zeigt das Widerstreitende in der Aufklärung. Die Welt seiner Romanfigur Emile wirkte auf dem Weg über die Pädagogik sehr weit. Mütterlichkeit, was kann man sich darunter alles vorstellen, wird als biologisch gegeben, der Intellekt aber gleichzeitig als begrenzt, zur Abstraktion nicht geeignet, gesehen. Frau sei vom der männlichen Vernunft auszuschließen und Gefühl für Mitleid und Altruismus gibt der Frau die gute Seite in der Gesellschaft. Also Vernunft und Mitleid würden sich in dieser Deutung ausschließen.

„Die Frau ist ein Wesen, das sich anzieht, schwätzt und sich auszieht". Voltaire (1694–1778, eigentlich François-Marie Arouet) ist, obwohl vielfach als Aufklärer gepriesen, darin auch nicht viel besser als de Sade. Dem Schmerz leidenden Menschen gibt die Aufklärung wirklich keine Hilfe.

Gotthold Ephraim(1729–1781) beschreibt seine Zeitgenossen in der „Emilia Galotti", wenn Gräfin Orsina sagen: „Wie kann ein Mann ein Ding lieben, das, ihm zu Trotze, auch denken will? Ein Frauenzimmer, das denkt, ist ebenso ekel als ein Mann, der sich schminkt." Sollte uns der Unterschied zwischen dem Urteilen eines „aufklärenden" Zeitalters und dem 2500 Jahre älteren Talmud (Nedarim 40a) und seinem Text nicht zu denken geben? Daher sei der Text wiederholt. „Jeder, der einen Kranken besucht, erbarmt sich und gibt ihm Leben, wer ihn nicht besucht, nimmt ihm das Leben." Lange bevor das Selbstbewusstsein des modernen Menschen die Illusion vermittelt, besser als alle Vorfahren zu sein, ist in diesen Worten die zwischenmenschliche Beziehung bereits definiert unter Einschluss der helfenden Verpflichtung.

Der Sieg menschenverachtender Ideologie über humanes Verhalten wird, nicht nur über in der Hinrichtung der Olympe Gouges sichtbar. Wir versuchen, in das Konzept der Schmerzbehandlung als entscheidendes Element, dem Leidenden Angst zu nehmen. Demgegenüber Maximilien de Robespierre (1758–1794) aber: „Ohne den Terror ist die Tugend machtlos…". Jeder, der nicht in das politisch-ideologische System passt, darf ausgeschlossen und terrorisiert werden. Mörderisch identifizierende Begriffe wie Rasse, dann Klasse und am Ende auch Nation dienen dem Gegenteil von Helfen in Schmerz und Angst. Es bahnt sich hier eine Entwicklung an, die das 19.Jahrhundert formuliert und das 20.Jhdt. realisiert. Dem ideologisch ausgerichteten Revolutionsgeschehen fiel auch die Krankenversorgung in Frankreich zum Opfer. Das Verbot religiös orientierter Krankenpflege brachte das Ende einer Hospitalversorgung im ganzen Land. Symbolisch für das radikale Handeln ist auch die Hinrichtung von Kran-

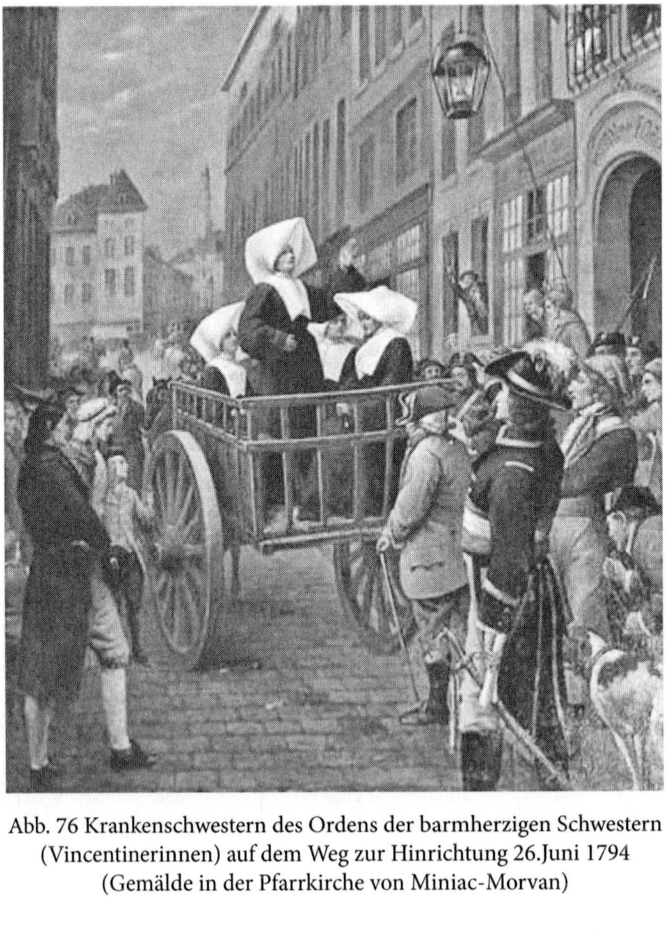

Abb. 76 Krankenschwestern des Ordens der barmherzigen Schwestern (Vincentinerinnen) auf dem Weg zur Hinrichtung 26.Juni 1794 (Gemälde in der Pfarrkirche von Miniac-Morvan)

kenschwestern, die nicht dem Bild der Tribunale entsprachen. Eine Abbildung zeigt den Transport von Krankenschwestern aus dem Orden Filles de Charité, den barmherzigen Schwestern, die das Armenkrankenhaus betreuten. Es ist der Weg zur Guillotine in Cambrai 1794 . Wie männlich ist die Guillotine? Man darf nicht vergessen, dass die Enthauptung mit dem Fallbeil, der Guillotine, als weniger schmerzhaft deklariert wurde. Mit Schwert oder Beil musste oft mehrfach zugeschlagen werden. Wer vermag die Angst und den Schmerz des Verurteilten nachzuempfinden? Niemand. Die infolge der französischen Revolution verursachte Katastrophe in der allgemeinen Krankenpflege war so ausgeprägt, dass Napoleon Bonaparte die pflegenden Barmherzigen Orden 1807 wieder zuließ.

Das christliche Abendland macht den für die Krankenpflege wichtigen Schritt heraus aus dem Umfeld des Stammes, der Klasse und Rasse. In der Krankenpflege treffen wir auf den theologischen Kern: „wer ist denn mein Nächster?"(Lk 10,30). Was neuere Ideologien zur Krankenpflege, speziell auch für den Schmerz leidenden Menschen, und zur Frauenfrage beitrugen, ist kein Ruhmesblatt. Das ist eigentlich noch vorsichtig formuliert.

Aber wir haben viel gelernt. Denn aus dieser Erfahrung erklärt sich auch die Aufgabenstellung, die heute eine moderne Krankenpflege der Gesellschaft und darin dem Schmerzmanagement bietet. Die Subjektivität des Kranken wird anerkannt und dafür wird wichtig, dass die Pflegenden Schmerzen einschätzen können, die medikamentöse Schmerzbehandlung und deren Nebenwirkungen kennen und anwenden, durch genaue und den Patienten begleitende Beobachtung die Wirksamkeit zu überprüfen vermögen. Das schließt die zur Einschätzung notwendige Dokumentation ein. Grundlage dieses verantwortlichen selbständigen Handelns ist die Beherrschung der nichtmedikamentösen Pflegemaßnahmen zur Behandlung der ursächlichen Krankheit und daraus verursachten Schmerzen. Die große Bedeutung für den Umgang mit Patienten, die unter akuten oder chronischen Schmerzen leiden, verlangt also spezielles pflegerisches Wissen. Eine „Pain Nurse", so die aktuelle Bezeichnung, wirkt an der Schnittstelle zur ärztlichen Arbeit. Vermeiden von Sekundärfolgen schlecht oder überhaupt nicht behandelter Schmerzen liegt im Vermeiden unversorgter Schmerzen.

Im Zusammenhang mit meiner Berufserfahrung als Arzt, besonders in der Versorgung Schmerzkranker, Operierter, Patienten auf der Intensivstation, habe ich die Rolle der Krankenpflege achten gelernt. Gerade in diesen Bereichen steht das Wissen um Schmerz und Schmerzvermeidung, die Kenntnis von Wirkung der Analgetika im Mittelpunkt pflegerischer Verantwortung. Der Pflegeberuf erscheint in der Geschichte überwiegend weiblich, die Aufgaben werden eben auch überwiegend als weiblich eingestuft. Der Mann habe heroisch, schmerzresistent und hart zu sein. Wir kennen alle solche Pauschalen zur Genüge. Sie verdecken den wesentlichen Anteil männlicher Pflege, wie er uns sehr früh in den männlichen Laienorden begegnet ist. Denn Pflege ist anspruchsvolle Arbeit. Sie verbindet körperliche Leistungsfähigkeit mit Empathie und Intelligenz. Die augenblickliche öffentliche Präsentation prägt das negative Bild. Aber dies beschreibt Folgen von falscher Organisation, praxisferner Ausbildung und schlechten Umgangsformen. Das spiegelt jedoch die politische Ebene ab, nicht die anspruchsvollen Inhalte von Krankenpflege in diesem 21.Jhdt.

Stellen wir uns den Ablauf von Verordnungen genauer vor. Während der Visite, oder in der Praxis, nennt der Arzt das Medikament, wenn es ausführlicher abläuft auch die Einzeldosis, oder ordnet das Ausfüllen eines Rezeptes an. Doch dann kommen die Fragen, im Sitzen oder Liegen, nüchtern, morgens, oder nach dem Frühstück, wieviel Flüssigkeit dazu, wann beginnt die Wirkung, wann sollte die nächste Einnahme folgen, wann vor dem Abend? Wie kann man sich nach der Einnahme bewegen, wann ist Physiotherapie möglich und sinnvoll, wie wird der Schlaf beeinflusst. Fragen über Fragen, die aber erst bewusst und bedacht werden, wenn der Arzt nicht mehr erreichbar ist. Es gibt eine Fülle von Wirkungen, gute wie unerwünschte, das Mitreagieren mit anderen Medikamenten. Und dann folgt, wer glaubt mir, wenn ich als Patient mich beklage, das Medikament bessert meinen Schmerz nicht. Wer fragt dann, wo sich dieser verbleibende Schmerz zeigt, und wann er auftritt. Ob bei Bewegung oder in Ruhe ist von großer Bedeutung. Wesentlich aufwendiger wird die Begleitung, wenn ich als Patient mit Hilfe einer Pumpe die Schmerzmedikamente erhalte. Eine einmalige Erklärung reicht nicht aus. Wenn ich krank bin, ist meine Aufmerksamkeit vermindert. Der gute Krankenpfleger und die geübte Krankenschwester stehen mir als Patient näher und sind, das kann betont werden, oft erfahrener!

Das Lebensende – Schmerz des Abschiednehmens

Die Vorstellung vom Sterben unter dem Beil des Henkers oder mit eingezwängtem Hals unter der Guillotine löst in uns abwehrendes Schaudern aus. Es ist weit von unserer lebensfreudigen Wirklichkeit entfernt. Eine diesseitsgeprägte Gesellschaft, die den Tod so sehr verdrängt hat, richtet auch die tägliche Lebensweise nicht etwa auf Gesundheit aus. Das betrifft weltweit und zunehmend eine Mehrheit und zeigt unseren Mechanismus an Verdrängen. Als Beispiel denken wir an den prasserischen Umgang mit Nahrungsmitteln und dessen Folgen auf den Körperumfang.

Das Lebensende charakterisiert einen Schmerzaspekt in besonderer Weise – den Affekt. Schmerz bewegt uns an der Grenze zu Angst und Trauer.

Unser Zeitgefühl wechselt mit unseren Stimmungen. Wenn in Einsteins physikalischer Vorstellung Zeit zur vierten Dimension im Raum wird, also relativ, dann wirkt beruhigend, wenn er gleichzeitig sagt: „Zeit ist das, was man an der Uhr abliest." Das passt zu unserem Verhalten. Solange wir gesund sind, interessiert das Jetzt. Das ändert sich alles, wenn unsere biologische Ordnung gestört wird. Dann wird der Augenblick zum Mittelpunkt, erfüllt mit Hoffnung oder auch Verzweiflung. Einer kämpft um jeden Tag im Leben, dagegen wollen Andere das Leben für sich beenden.

Unsere Vorfahren, die ihre Hoffnung an ein existentes Jenseits richteten, gingen anders mit dem Sterben um, als der heute vom Bild des Nichts im Sterben Beherrschte. Hinter allem stehen Vermutung, Glauben oder Angst.

Gedanken an den eigenen Tod können wir kaum bewältigen, weil Sterben von uns Vorstellung verlangt, die uns fehlt. Oder ein entgegengesetztes Bild, das Leben bedrückt uns so unerträglich, dass nicht zu leben, besser erscheint.

Eingekleidet wird dieses Mühen um das Nichtleben in der Rechtsdiskussion mit Begriffen wie Autonomie und Würde. Verbunden wird dies gleichzeitig mit Selbstbestimmung. Im Jahr 2020 bestätigte das Verfassungsgericht als Teil des allgemeinen Persönlichkeitsrechts das Recht auf selbstbestimmtes Sterben, ein existierende Recht also, noch einmal. Dieses Recht ist ja grundsätzlich Teil unseres Lebens. Das Gerichtsurteil unterschied sich aber von dieser Freiheit durch den weiteren Inhalt, geschäftsmäßige Beihilfe von Strafe frei zu stellen. Helfen beim Sterben gibt es so lange Menschen das Sterben wahrnehmen und Hilfe geben können. Als Beispiel: zu akzeptieren ist ohne Frage, dass ein alter Mensch Nahrung verweigert, um sich aus der Welt zu verabschieden. Palliativmedizin beinhaltet auch immer, Sterben erträglich zu machen.

Wir Gesunden sollten uns bei allen Gedankenversuchen einen Spruch bewusst halten, der in vielen Obduktionssälen zu finden ist. „Hic est locus ubi mors gaudet succurso vitae" (Dies ist ein Ort, wo der Tod freudig dem Leben hilft). Denn jedes Sterben ist ein sehr persönliches Ereignis, einmalig. Das gilt sowohl für das Sterben eines Einzelnen wie auch den Tod auf dem Schlachtfeld. Auch dann stirbt „jeder für sich alleine", es ist das Enden einer Persönlichkeit. In der Gegenwart vollzieht sich eine grundsätzliche Veränderung. Moderne Medizin führt uns aus dem biologischen Schicksal heraus in eine zusätzlich verfügbare Lebensperiode. Damit projiziert sich in diese Periode auch ein Bewusstsein für Lebensqualität. Ein Gesunder lebt in einem anderen seelischen Status. Suizidgedanken sind für einen Gesunden nicht vergleichbar mit denen eines Kranken. Wer als Kranker diese Gedanken entwickelt, befindet sich in einer Krise, von anderen so nicht nachfühlbar. Wie vorsichtig man auch von religiös motivierter Seite sein muss, ergibt sich aus dem Urteil von frühen Theologen. Die Selbsttötung von christlichen Frauen in der Verfolgung, wurde als altruistisch aufgefasst und sogar mit Seligsprechung in ein Vorbild verwandelt (s. Ambrosius von Mailand, Johannes Chrysostomos-Goldmund).

Unsere Linearität von Zeit verlangt ein anderes Denken zu diesem Thema. Andere Religionen betrachten durch die Vorstellung der Wiederkehr eines Individuum auch den Tod unendlicher. Selbsttötung bedeutet das Wiederkehren der gleichen Entscheidungsfrage für den, der stirbt. Es ist also keine Lösung eines Problems, nur das Verschieben. Im Buddhismus kann Selbstaufopferung manchmal als gut, altruistisch bewertet sein. Diese Situationen passen alle nicht in die Moderne, dem Überschreiten von natürlichem Erdenschicksal in ein medizinisch-zivilisatorisch verlängertes Leben.

Hilfe zur Selbsttötung – das Sterben als gesteuertes Ereignis?

Hilfe zur Selbsttötung ist keine medizinische Aufgabe. Aber sie kann es werden, wenn sich der einzelne Arzt der Verantwortung stellen will.

Wer sorgfältig der Erzählung von Hans Christian Andersen „Das kleine Mädchen mit den Schwefelhölzchen" folgt, wird die Gedanken dieses armen Mädchens vermutlich mit sehr verwirrenden Gefühlen begleiten. Der kritische soziale Hintergrund steht beim Reflektieren an erster Stelle, aber der Ablauf verweist auf zusätzlichen Zusammenhang. Es gibt für das Sterben im Erfrieren eine Parallele, die Kohlenmonoxid-Vergiftung. Heute seltener geworden durch moderne Heizungen, aber immer wieder eine Todesursache. Das Gas Kohlenmonoxid entsteht bei nicht ausreichender Luftzufuhr zu einem offenen Feuer, Kohle oder Holz, beispielsweise sogar einer Shisha-Bar. Tückisch für den Hinzugerufenen ist die rosige Farbe der Haut. Kohlenmonoxid verbindet sich mit dem Farbstoff der roten Blutkörperchen(Erythrozyten) etwa 200(bis 300)-fach wie der Sauerstoff. Für das Körpergewebe, besonders aber das Gehirn, führt dies zum

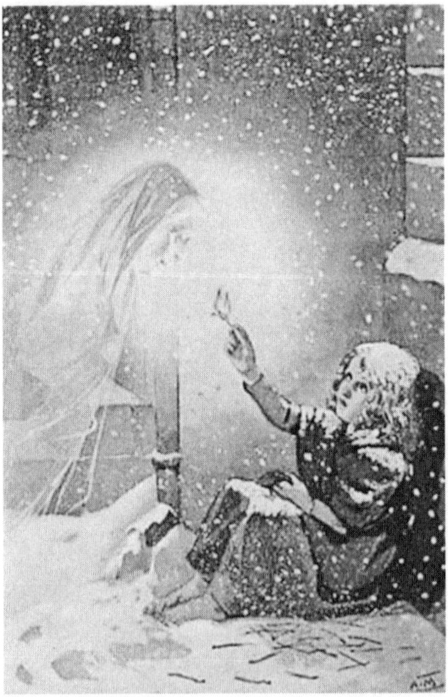

Abb. 77 Hans Christian Andersen: „Das kleine Mädchen mit den Schwefelhölzchen"

Zelltod (wie eine Schlaganfallwirkung). Mehrere hundert, bis zu mehr als 600 Todesfälle werden in Deutschland jährlich registriert.

In großer Kälte bindet der rote Farbstoff den Sauerstoff so stark, dass er von den Blutzellen nicht mehr hinreichend an das Gehirn abgegeben wird. Also entwickelt sich ein tödlich verlaufender Sauerstoffmangel. Sauerstoffmangel im Gehirn verändert das Wahrnehmungsvermögen, nicht etwa im Sinne einer Abwehraktivierung. Nein. Der Mangel ruft besondere Bewusstseinstäuschungen hervor. Nach Kohlenmonoxidvergiftungen, wenn die Wiederbelebung, korrekter ausgedrückt Wiederherstellung gelingt, werden gedankliche Erlebnisse besonderer Form berichtet. Der Übergang in die Hypoxie verläuft schleichend und ist mit Wohlempfingen verbunden, selbst angenehme Träume werden berichtet. So klingt es dann beim Dichter: „Niemand wusste, was sie Schönes erblickt hatte, in welchem Glanze sie mit der alten Großmutter zur Neujahrsfreude eingegangen war!" Andersen stellt uns vor ein Rätsel, das uns in mehrfacher Hinsicht zu denken aufgibt.

Hieronymus Bosch (eigentlich van Aken, um 1450–1516) erlaubt uns als Betrachter viel Freiheit. Man muss vermuten, dass Bosch als Mitglied der Bruderschaft Unser Lieben Frau an der St.-Johannes-Kathedrale, also einem exklusiven Kreis von Gebildeten und Adligen, besonderen Kontakt auch zu Ärzten, Apothekern, Juristen hatte. Dieser Umgang, verbunden mit der Nähe zu Theologen, könnte auch den Umgang mit dem Thema Sterben in seinem Werk erklären. Das in Öl auf Holz gemalte Bild „Aufstieg der Seligen" ist ein zum Nachdenken zwingendes Gemälde. Es wurde um 1505 begonnen, als eine Partie eines Viertafelbildes zur Jenseitigkeit. Auffällig sieht der Betrachter den Kontrast des Blickes in einen aufsteigenden Tunnel und das Dunkel, das die Menschen davor umgibt. In religiös interpretierbarer Deutung ist dies eine realistische Betrachtung von Menschen, die die Welt verlassen müssen, völlig unter Verlust aller Persönlichkeit, von Bekleidung bis zu den Gesichtern. Erlauben wir unserer Phantasie Raum, wäre auch das Licht im Tunnel als die Vorstellungswelt des Sterbenden möglich. Spontan liegt heutzutage kaum etwas näher als eine Deutungen im Sinne von Nahtoderfahrung. Zugegeben, das ist fraglos eine bestreitbare Auffassung, doch mit Plausibilität. Das Gemälde beeindruckt nicht nur durch diese Perspektive, sondern besonders auch durch Hell-Dunkelkontraste. Es vermittelt Hoffnung, weil es das Sterben als Teil des Daseins veranschaulicht. Das Gegenstück – in Hieronymus' Gemälde „Tod eines Geizhalses" fällt in der Sterbeszene eben nicht das Licht auf den Geizhals. Dieser selbst und sein einziges Streben nach Geld, symbolisch in den Münzen abgebildet, ist nicht zu übersehen. Und was sich in unserem Denken abspielt, ist von Bosch auch in der „Versuchung des Heiligen Antonius" thematisiert. In den Halluzinationen im Antoniusfeuer, im Zusammenhang mit der der Vergiftung durch Ergotamin, dem Pilzgift, das eben später, umgewandelt und wohldosiert zu unserem ersten Therapeutikum für den Migräneschmerz wurde. Ich sehe von der Seite der ärztlichen Vorstellung viel mehr den Aspekt dieser Zusammenhänge als nur den Versuch, das Böse in der Welt, hier den Geiz uns als Betrachtern vorzuführen. Es wird, wie bei anderen zeitgenössischem Bildern auch mit dem damals bekannten Naturwissen verknüpft.

Für diese Bilder vermochten Untersucher inzwischen auch ein Erklärungsmuster konstruieren. In der AWARE-Studie befragte man nach überlebten Herzstillständen die Überlebenden. Diese beschrieben neben anderen, teilweise lebhaften Bildern auch Lichtphänomene. Eine Erklärung für ein Auftreten dieses Lichtsehens besteht darin, dass die Sehzone in der Hirnrinde auch bei Sauerstoffmangel sehr lange überlebt.

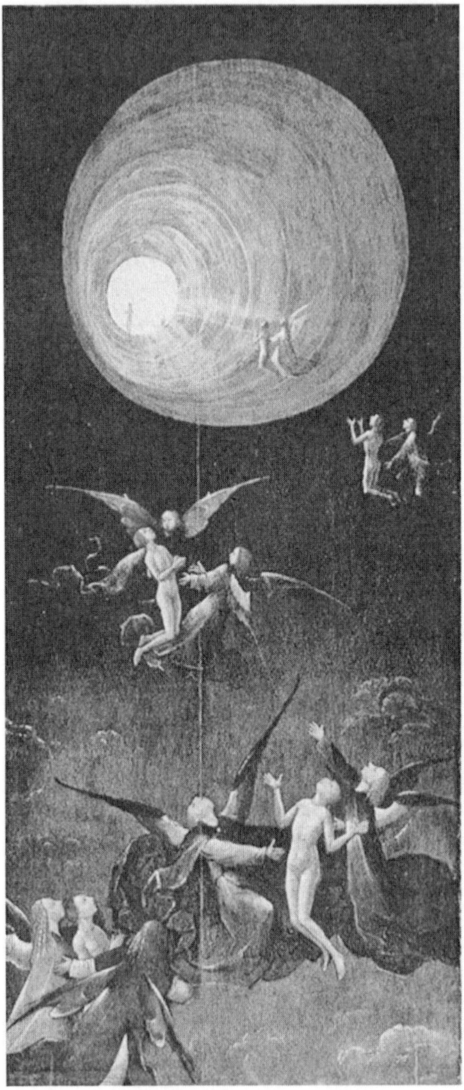

Abb. 78 Hieronymus Bosch.
Aufstieg der Seligen. Teil eines Viertafelgemäldes
(Galleria dell'Accademia Venedig)

Denken wir Menschen an das Sterben und wird uns mit den Worten zur Ewigkeit Mut zugesprochen, sucht unsere Vorstellung immer auch in einer Zukunft. Wir wollen, zumindest als Gesunde und Starke, nicht sterben. Ewigkeit als philosophischer Begriff reicht weiter. Er schließt Gegenwart und Vergangenheit mit der Zukunft zusammen, diese 3 Zeiten sind eins. Denken wir an Albert Einsteins Hinweis auf die Zeit. Unser Zeitbegriff unterscheidet sich völlig, wie könnte es für ein biologisches Wesen wie den Menschen auch anders sein, nach biologischen Gesetzen mit Kommen und Gehen verbunden. Niemals mit dem tiefen Sinn von Ewigkeit, der diese biologisch und physikalisch begrenzte Welt überschreitet. Der rumänische Schriftsteller Liviu Rebreanu drückte in seinem

Roman „Der Wald der Gehenkten", die hingerichteten Deserteure im Kriege sind gemeint, das Denken an Jetzt und Später so aus: „Der Preis des Lebens ist die Zukunft". Eine harte Seite von Leben klingt aus diesem Satz.

Künstler griffen schon lange vor Salvadore Dali gerne zu Symbolen als Hilfsmittel. Schmerz und seelisches Trauma bieten sich thematisch an. Schmerz ist in der Entwicklungsgeschichte der Menschheit ein zentrales Thema, von der Bestrafung Erwachsener bis zur „Züchtigung" von Kindern. „Wer nicht hört muss fühlen". Das gilt für Gruppen wie für das Individuum. Weil Selbstschutz und Gruppenschutz anspruchsvolle Kommunikation verlangen, ist Schmerz ein mechanisches Hilfsmittel. Schmerz als Strafe wird in die Transzendenz verlagert, wenn Religionen Gewalt als Mittel verweigern. Liest man in Dantes „Commedia", die später von Boccaccio als Göttliche Komödie tituliert wird, begegnet uns eine Fülle von Schmerzursachen. Vielleicht sollte man eher von Folterqualen sprechen, da sich alle Leiden auf gebräuchliche Gewalt beziehen. Das Rechtswesen dieser Zeit nutzte Folter als Werkzeug zur vermeintlichen oder wirklichen Wahrheitsfindung. Zentral steht für Dante Alighieri (1265–1321) jedoch der psychische Schmerz, die verletzte Seele: „Kein Schmerz ist größer, als sich der Zeit des Glückes zu erinnern, wenn man im Elend ist." Menschliche Schwäche, bösartige Gedankenwelt und Verhalten dem Nächsten gegenüber sind die Anklagen. Die schmerzhaften Leiden bei Dante stehen immer im Zusammenhang mit Schuld und sind als Strafe aufzufassen. Man kann Glauben machen, dass dies einer mittelalterlichen Jenseitsvorstellung entsprach. Dantes Inferno zeigt die irdische Wirklichkeit, und nicht umsonst den politisch motivierten angstgesteuerten Schmerz. Diese Bildhaftigkeit Dantes, weil sie menschlichen Fehlern gilt, berührt den Leser. Dante wählt nicht von ungefähr Vergil als Begleiter. Er verbindet das Mittelalter mit der römischen Gedankenwelt, ihrer Korruption und ihren Intrigen und den psychischen und körperlichen Schmerzen.

Die Körperlichkeit in Dantes Text veranlasste viele Künstler zum Illustrieren, gerade um Somatisches, also den Schmerz, und Psyche, das Empfinden von Leid oder im Gegenteil das Glücklichsein zu veranschaulichen. Große Namen können wir mit Dante und seinen Zusammenhängen von sozialen und körperlichem Schmerzdarstellung verbinden. Diese Künstler stehen am Beginn der Renaissance, besonders bemerkenswert Sandro Botticelli. Er malt die Hölle, die als Trichter, sehr einprägsam, gezeigt wird. Sich gegen diesen Sogeffekt zu wehren, verlangt menschliche, zu übende Stärke. Im Himmel, wir sollten es mit Dante mitfühlen, ist Beatrice bei ihm. Welche Freude vermittelt uns das Weibliche. Das ist kein Zufall, beim Eintritt in das Paradies begleitet Beatrice den Dichter anstelle von Vergil. Die Frau wird zum Zeichen von Hoffnung.

Der Gegensatz zur folgenden Epoche zeigt sich darin, dass trotz aller Italienliebe im Barock Dante nicht mehr die gleiche Verehrung erfährt. Der religionsbetonte Inhalt beherrscht die Interpretation. Schmerzende Gewaltdarstellung ist zwar häufig abgebildet, doch viel weniger mit Erklärung sozialer Zusammenhänge und psychischer Verletzung. In der Aufklärung werden der soziale Hintergrund und seine Beziehung zu Schmerz, Affekt und Körperlichkeit kaum nachempfunden. Sogar Lessing und Goethe äußern kritisches Unverständnis für Dante.

Erst die Romantik des 19.Jahrhunderts greift die bildliche Darstellung von Botticelli wieder auf, in realistischen Bildern von William Blake oder Auguste Doré. In dieser Bildhaftigkeit, jeder leidet für sich alleine, endlos in Feuer, Hitze, Kälte, bildet sich Hoffnungslosigkeit ab. Doch bedenken wir, Dantes Texte wirken eher wie kritische Satire, nicht mittelalterlich, sondern analysierend für die Folgen des Verhaltens. Schmerz und Glück werden Teil menschlicher Kommunikation und Urteilsfähigkeit.

Diese Auffassung über mittelalterliches Bewusstsein von Hölle und Fegefeuer hinweg bis in die Gegenwart macht Renato Guttuso (1970) in seiner Illustration von Dantes „Inferno"-Szene als ein Blutbad des 20. Jahrhunderts sichtbar, mit Gestalten wie Stalin, Vertretern des Ku-Klux-Klans und Mao. Man meint sogar, Pol Pot und Osama Bin Laden auszumachen, doch das Werk stammt aus dem Jahr 1970. „Weltweisheit gibt dem Schmerz den besten Halt". Das wäre eine Mut gebende, diesseitig orientierte Hilfe bei Dante. (Reichwein 2015). Die Hölle, so wie meistens an uns überliefert, diente Erziehungszielen und drohte mit Körperstrafen. Das treffen wir auch in einer vergleichbaren Bildgeschichte wie dem Struwwelpeter des Psychiaters Heinrich Hoffman (1809–1894). Wir sehen das gegenwärtig ablehnend, jedoch nimmt gleichzeitig reale Gewalt in diesem Jahrhundert in bedrückender Weise zu. Schmerzende Gewalt und Tod bleiben leider ein menschliches Thema: „Hölle auf Erden" .

Ars moriendi, die Kunst des Sterbens

Welche Alternativen hat der Mensch in seiner Entwicklung als denkendes Lebewesen gefunden, um gewünscht oder freiwillig(?) ohne Medikamente zu sterben?

Die beschönigende, euphemistische Umschreibung hilft uns Menschen für eine Distanzierung von dem so Fremden, dem Sterben. Dieser Euphemismus begegnet uns in den Worten wie Entschlafen, Heimgehen, heroischer bei den Soldaten als Gefallenen. Wie fragwürdig ist dieser Begriff, aber unwidersprochen. Alles was Redner den Zuhörern bei der Bestattung umschreiben, dient meist der Ablenkung, dem Beschönigen.

Ein Zeitgenosse Shakespeares, John Webster, versucht uns klar zu machen, dass diese Vielfalt der Worte von der Vielfalt des Sterbens übertroffen wird. Hilft oder erschreckt er uns, wenn in der makaber zu nennenden Tragödie „The Duchess of Malfi“ gesagt wird :

> „ I know death hath ten thousand several doors
> For men to take their exits; and ‘tis found
> They go on such strange geometrical hinges.”
> „Ich weiß, der Tod hat Zehntausende Türen, durch die der Mensch letztendlich gehen kann“. (s. auch Sherwin B. Nuland)

Wie unterschiedlich Sterben gedeutet wird, äußert sichtbar in einer Systematisierung die Psychiaterin Kübler-Ross (1926–2004). Für sie beginnt das Sterben in der ersten Phase mit der Nachricht von der Unheilbarkeit einer Erkrankung, in gewissem Sinne als dem Zeichen des drohenden Verlustes von Leben. Diese Konfrontation setzt voraus, dass die Krankheit vom Patienten als lebensbeendend aufgefasst wird. Darüber sind wir, viele Jahrzehnte nach dem Entstehen dieser Vorstellungen der Autorin, glücklicherweise weiter fortgeschritten. Nun rücken in der Angst des gegenwärtigen Menschen Veränderungen der kognitiven Leistungen immer mehr in den Fokus. Chronische Prozesse werden gegenwärtig auch deswegen zum Thema, weil Künstler, die gesellschaftliche Stimmungen sowohl beschreiben wie auch beeinflussen, das Altern als Teil menschlichen Lebens häufiger als früher wahrnehmen und zum Thema nutzen. Wir Ärzte können und sollen das auch als Hilfe zur Aufklärung verstehen. Die künstlerische Verarbeitung hilft, das schwächer Werden in den Verlauf von Leben einzuordnen. Diese Kenntnis existierte im Erwartungsbild unserer Vorfahren immer und blieb auch Voraussetzung für die Angehörigen, offen und gewissermaßen dafür bereit zu sein. Dass individuelle Charaktere, unfreundliche eingeschlossen, auch die späten Phasen des Lebens beeinflussen, also mit mehr oder oft weniger Altersweisheit, gehört dazu. Es führt in der Pflege, innerhalb einer Gemeinschaft, wie der großen Familie, zu einem wesentlichen Verhaltenskodex. Die gegenseitige Anerkennung lässt sich einüben, sie bildet einen Teil von Erziehung. Dies sicherte einen wesentlichen Anteil des Grundtrainings für gegenseitiges Respektieren, einschließlich des Ertragens von herausfordernden Schwächen eines Kranken.

Das Leugnen, der Zorn, dann das Verhandeln, Depression und Leid, und schließlich das Annehmen des Unausweichlichen kennzeichnen nach Kübler-Ross die einzelnen Stufen oder Phasen. Bei diesen handelt es sich aber um das nachdenkende Auseinandersetzen mit dem sich nähernden, drohenden Ende. Diese Gedankenwege könnten bei der Orientierung helfen. Solche Schemata weisen gewisse Wege, sie bilden aber nicht die Vielfalt des Geschehens ab. Die Autorin brachte aber das Thema erfolgreich, dabei auch provozierend und unter Verwendung von vielen vorher bereits entwickelten Ideen, in die breitere Öffentlichkeit.

Für jeden, der mitten im Leben steht, stellt sich die Frage: „Warum ich?". Bei „erfülltem" Leben, wie wir es bezeichnen, wird das Akzeptieren eher leichter, auch weil die abwehrende Kraft versiegt. Ein Nachdenken und das folgende Erarbeiten einer Strategie des Verabschiedens, besonders in einer kommunikationsfähigen Umgebung, kann sich erleichternd auswirken. Ein weiterer Schritt, das ist aber sehr anspruchsvoll, schuldbekennendes Gespräch mit Widersachern, ja Wiedergutmachung oder im Gespräch mit Gott gipfeln. Hier kann der Gläubige im Vorteil sein.

Die Vielfalt von Gedanken in diesem Suchen findet sich in der Entwicklung der Vorstellungswelt der Psychiaterin Elisabeth Kübler-Ross in späteren Lebensjahrzehnten wieder. Spekulationen zum Nahtod, zu Reinkarnation, bis zum Tanz. Doch wer sich so intensiv in diese Gedankenwelt verliert, dem darf man auch das Recht einer traumähnlichen Gedankenwelt zubilligen. Es geht nicht mehr um Wissen, sondern um menschliche Vielfalt im Bemühen um das Ertragen des Todes. Worte wie „Ich werde mit den Galaxien tanzen. Und ich freue mich darauf" klingen bei ihr verheißungsvoll. Sind es Übungen zum Abschiednehmen?

Beobachtungen in der Natur zeigen, dass Verwandte, also Jungtiere oder Elterntiere, bei toten Tieren verweilen. Alle Interpretationen auch dieses besonderen Verhaltens sind sprachlich davon gekennzeichnet, dass ein Denken um menschliches Sterben in die Welt der Tiere projiziert wird. Wir wissen über Tiere und das, was wir beim Menschen Gefühl nennen könnten, nichts. Vermutung ersetzt Wissen. Tiere können sich reflektierend nicht äußern, denn das ist eine zutiefst menschliches Vermögen. Wir sehen aber ein Bemühen in der Natur, Tod oder das drohende Sterben zu ertragen. Gejagte Tiere, Beutetiere, Vögel, Säugetiere beispielsweise, können im Zustand des Gepacktseins vom Jagdtier in eine völlige Starre ohne Bewegung verfallen, eine Akinesie. Dieser Totstellreflex von Tieren besitzt eine Schutzfunktion. Ein unbewegtes Objekt ist für ein jagendes Tier weniger interessant, wenn es nicht ein Aasfresser ist. Es tritt dann möglicherweise die Situation ein, dass das völlig unbewegt scheinende, gejagte Tier für den Jäger uninteressant wird, er davon ablässt. Wie kann aber ein gejagtes Tier, im Gefühl des drohenden Sterbens, völlig stillhalten, in eine täuschende Todesstarre verfallen. Vom autonomen Nervensystem kann eine Aktivierung, jedoch entgegengesetzt auch eine Ruhestellung erzwungen werden, offenbar unter Hemmung der Abwehr- oder Fluchtinstinkte. Dabei ist vorausgesetzt, eine Hemmung unterdrückt Angst und verhindert jede abwehrende Reflexbewegung. Das Verdrängen von Angst ist im Sterben offenbar existentiell. Leben schützt sich in der Risikophase des Sterbens, in gewisser Hinsicht als einem Teil von Vitalität. Ist dieser Schutzreflex Teil der Überlebensstrategie?

Erträglich wird diese Situation für das Tier also nur durch das Abschalten von Angst als auslösendem Unruhestifter. Besitzt der Mensch auch noch

Fähigkeiten dieser Art? Wären Nahtoderfahrungen vergleichbar, oder können wir das hoffen? Dieses Phänomen erweitert auch unsere Sicht auf eine Verwendung von Medikamenten, sowohl Schmerz wie Angst erleichternd. Wir können Natur unterstützen.

Zunächst müssen wir uns in das Bewusstsein rufen und etwas bedenken. Sterben zeigt zwei Aspekte, die des Sterbenden und die des Beobachters oder eines Begleiters im Idealfall. Die biologischen Zeichen des Sterbens können den Begleiter erschrecken, sie sind auch ästhetisch gesehen, bedrückend. Die Reaktionen im Aussehen, den Augen, der Haut, der Atmung, rufen nach dem helfenden Eingreifen. Als helfendes, aktives Beispiel können wir die Gabe von Scopolamin auffassen. „Todesrasseln" begleitet oft das Sterben. Dieses Geschehen erschreckt Angehörige und Begleiter zutiefst. Die Gabe des bereits erwähnten Alkaloids in der Tollkirsche, eines Nachtschattengewächses, verhindert oder erleichtert dieses bedrückende Phänomen.

Ein Nichteingreifen in dieser Situation muss erst in den Gedanken verarbeitet werden. Unsere Vorfahren waren, weil es allen Menschen begegnete, damit besser vertraut. Sie entwickelten Riten, Handlungen, die auch dem Begleiter beim Sterben halfen. Das ist uns in der Gegenwart verloren gegangen. Wir können es wieder aufarbeiten. Die Angstprojektion ist eine entscheidende Ursache für das Rufen nach Euthanasie, diesmal nicht der vordergründige Schmerz. Wir müssen also bei der Überlegung zu helfen, immer beide Seiten im Auge behalten. Leidet der Sterbende, wenn er röchelt, wenn Schaum vor dem Munde steht, wenn er scheinbar nach Luft ringt? Der Augenblick des Sterbens kann für den im Abgerufen Seienden friedlicher sein als es wirkt. Der Begleitende müht sich durch dieses Geschehen und die große Belastung. Wir drücken dies und weiter alle helfende, aktive Zuwendung nicht ohne Grund mit

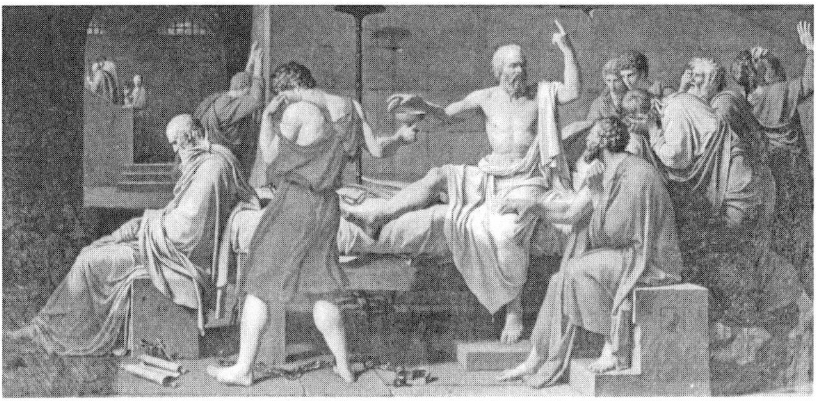

Abb.79 Tod des Sokrates, aus der Sicht Platons empfunden.
(J.-J. David, 1787) Metropolitan Museum New York

dem Wort von „vorausgenommener Trauerarbeit“ aus. Aber „Der Tod bleibt immer fremd.“ So treffend drückt es der Arzt Rudolph Ascherbach in „Die Jakobsbücher“ der Nobelpreisträgerin Olga Tokarczuk aus.

Stehen wir vor dem Gemälde „Tod des Sokrates“, zwingt uns der klassizistische Künstlers Jacques-Louis David (1748–1825) zum Besinnen, auch aus toxikologischem Wissen. Das etwa 1787 entstandene Gemälde zeigt den erzwungenen „Freitod“ des Sokrates, inmitten von Schülern. David projiziert in die Szene heroischen Mut, so wie er Sokrates den Schierlingsbecher nehmen lässt. Vielleicht können wir in diesem Bild die Stimmung des Heroismus ahnen, die David 7 Jahre später mit Robespierres und sogar dessen Terrorherrschaft verband. Eine der vielen Versuche des Menschen, sich dem Sterben zu nähern. Voraussetzung bleibt, dass die Kraft und das nicht begrenzende Vorstellungsvermögen des Gesunden Angstgefühlen keinen Raum gibt. Das Schierlingsgift Coniin löst zunächst eine Erregung, dann eine Lähmung der Nerven aus. Den anfänglichen Krämpfen folgt verzögert ein Versagen der Atmung. Weil das Bewusstsein nur wenig oder überhaupt nicht getrübt wird, ist das Sterben eine Qual. Trotzdem wurde dieses Gift nicht nur zur Hinrichtung, sondern auch zum Suizid verwendet. Später wird aus Griechenland berichtet, dass wegen der schrecklichen Erfahrung diesem Gift Mohnsaft, Opium also, zugesetzt wurde.

Anders bildet der Maler Grégoire Guérard (etwa 1512–1538), auch „Maître du triptyque d'Autun“ genannt, in dem Gemälde „Tod Mariens“ eine Hoffnung gebende Szenerie ab. Anstelle von Familie sind die 12 Apostel versammelt, dabei ist jeder mit seiner Aufgabe verbunden, nicht mit dem Tod.

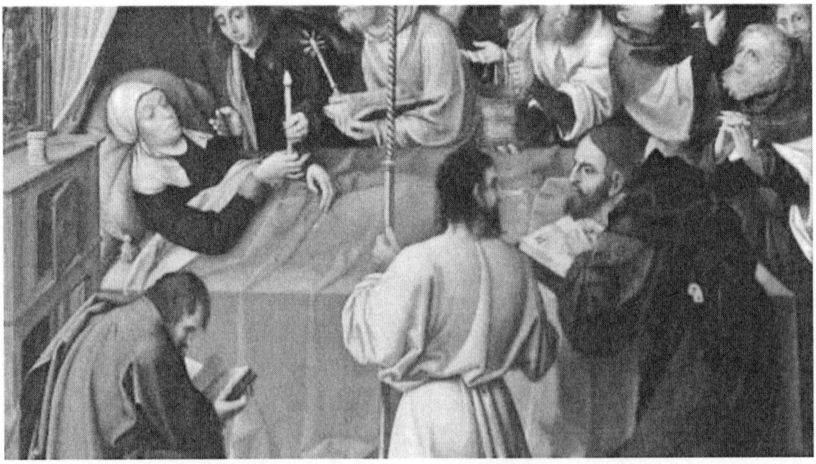

Abb. 80 Grégoire Guérard(?). Dormition de la Vierge
(Tod Mariens, Ausschnitt) um 1530

Symbolisch für das Sterben, dass alle Begleitenden weiter ihr Leben gestalten müssen und dürfen, nur der Sterbende nicht. Die Seele wird durch Engel in das Jenseits getragen.

Ars moriendi, die Kunst des Sterbens. Biologisch oder besser phylogenetisch ist Sterben die Voraussetzung für Leben, wessen Leben, das der Anderen? Das hilft uns als Individuum nicht, so eine Interaktion bleibt abstrakt. Unsere Vorfahren besaßen mehr Lebenserfahrung, sie haben das Sterben regelmäßig begleitet, sie waren geübter. Und die Rituale, die uns gegenwärtig oft nur als äußerlich erscheinen, waren ursprünglich aus verständlichen Inhalten entwickelt. Inhalte, die Mut geben konnten, sind von uns jetzt vergessen, weil wir sie nicht mehr verstehen. An erster Stelle stand das Bild des Weiterlebens der Seele. Die Seele, also das „Geistige" im Menschen, ist das Eigentliche, es besitzt den höchsten Wert!

Der Schriftsteller Hans Fallada (Rudolf Wilhelm Friedrich Ditzen, 1893 1947) wählte für seinen letzten Roman „Jeder stirbt für sich allein" das Thema Angst, überwiegend als Ausdruck der Angst in einer Diktatur. Der Titel greift darin das Individuelle des Lebensende als Thema auf. Bedenken wir, das Alleinsein beim Verlassen dieser Welt ist ein uns alle betreffendes Thema. Der Verlust sozialer Bindungen ist hier im politischen Milieu angesiedelt, verbindet sich aber, und das ist das Bedrückende in einer wachsenden Bevölkerung dieser Welt, mit zunehmender individueller Einsamkeit. Diese wird beim aktiven Publikum durch elektronische Datenübermittlung nur scheinbar überbrückt. Der Mensch als Lebewesen ist aber biologisch auf den direkten Kontakt und existentiell auf die Notwendigkeit moralischer Werte programmiert. Das Besondere liegt in der Entscheidung der beiden Akteure, des Ehepaares Quangel, das sich vor der Hinrichtung durch den NS-Terror vor eine Entscheidung gestellt sieht. Selbstmord oder Erdulden der ungerechtfertigten Tötung, weil die Hoffnung auf das kleine Glück des Wiedersehens stärker ist. Das Mut gebende liegt nicht so sehr im Schluss des Romans, der für andere Personen Zukunft andeutet, sondern im mutigen Durchhalten des Diesseits der Eheleute. Was bedeutet diese banale Wort

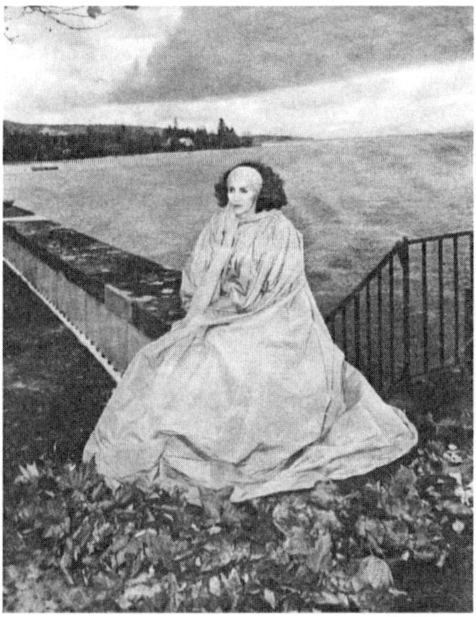

Abb. 81 Sandra Paretti. Darstellung ihres inszenierten Suizids in einer Illustrierten.

„Durchhalten“? Es zeugt von der Größe eines Menschen und wir können es keinesfalls von jedem erwarten.

Leben mit seinem Auf und Ab zu tragen bzw. ertragen, kann nicht jeder Mensch. Oder er will es nicht. Sandra Paretti, der Künstlername wurde zum Wahrzeichen der Millionenautorin. Sie hieß, bürgerlich nennen wir es, Ingrid Schneeberger (1935–1994). So dramatisch wie ihre Romane, vielleicht auf ein solches Empfinden auch durch schriftstellerische Ideen eingestimmt, konnte sie sich nicht zu einer Therapie bei ihrer Krebserkrankung entschließen. Das Züricher Umfeld thematisierte schon länger eine Selbsttötung als Ausweichen vor einer Krankheit. Diese Unterleibserkrankung, heute durch eine Impfung in der Jugend vermeidbar, war offenbar als infaust dargestellt worden. Vielleicht half ihr diese Inszenierung bei der Einnahme an überdosierten sedierenden Medikamenten, den oben beschriebenen Schlafmitteln, diesen Schritt zu gehen. Ihre Lebenssymbolik kann sich auch in ihrer vereinfachenden Formulierung der Entscheidung dazu finden: -Keine Kinder, Kein Schmerz-. Die veröffentlichten Fotos in einer Illustrierten zeigen die Inszenierung des Suizids. Schlagzeile „Das Todesfest der Sandra Paretti- sie lebte noch 7 Stunden nach dem Gift.“ Bei dem zum Suizid verwendeten Medikament handelt es sich um ein Barbiturat. Also um die Substanz, die uns als Schlafmittel beim „Gröfaz“ in Berlin wie auch beim Großen Vorsitzenden im Fernen Osten begegnete. Auch die sogenannte „Giftspritze“, eine auch in den USA zugelassene Spritzenkombination zur Hinrichtung, enthält ein Barbiturat. Welche sozialen Aspekte begegnen sich in dieser Relation?

Peter Noll

„Zeit ist alles, Geld ist nichts. Das Sterben ist in erster Linie ein ästhetisches Problem, und zwar für diejenigen, die weiterleben müssen.“ „Es war eine schöne Leiche“ sagt man in der Schweiz. Wie können wir mit solchen Worten umgehen?

Den völlig anderen Weg findet dagegen ein intellektueller Nachdenkender, Peter Noll (1926 - 1982), zunächst Professor für Strafrecht an der Universität Mainz, ab 1969 an der Universität Zürich. Als Mitverfasser des Alternativentwurfs zu einem allgemeinen Teil des deutschen Strafgesetzbuchs, welcher den Besserungsgedanken in den Vordergrund stellte und eine Entkriminalisierung durch Reduktion der Straftatbestände anstrebte, vermochte Noll die Revision des Strafgesetzbuchs im deutschen Bundestag maßgeblich zu beeinflussen. Sein Werk „Schweizerisches Strafrecht“ (1981) fand große Anerkennung. Nachdenklich stimmen auch seine juristische Darstellung und Aufarbeitung „Landesverräter: 17 Lebensläufe und Todesurteile 1942–1944.“

Berührend, besonders auch für jeden nachdenklichen Arzt, lesen sich die „Diktate über Sterben und Tod.“ Max Frisch gab dieses Tagebuch einer tödlichen Krankheit 1984 heraus. Wie Noll über die Gespräche mit Ärzten und die Mitteilung der Diagnose schreibt, könnte für jeden Arzt Hilfe sein, um zu lernen, den Patienten zu verstehen. Im Alter von 54 Jahren teilt der Arzt ihm mit, dass er an einem bösartigen Blasentumor leide, der in die Umgebung eingewachsen sei. Diese bösartige Geschwulst verschließt den Harnleiter einer Niere. Die verursachte Stauung hatte, Schmerzen auslösend, eine eingehende Untersuchung veranlasst. Der ärztliche, und sicher wohl bedachte Rat lautete „Radikale Zystektomie“ („Totaloperation“). Doch diese Operation bedeutete sehr große körperliche Veränderungen. Die vom Tumor verursachten Verschlüsse muss der Operateur chirurgisch umgehen, also andere Organverbindungen herstellen. Die langfristigen Chancen lagen bei höchstens 30%, sind aber auch mit massiven anatomischen Folgen der Operation verbunden.

Er begegnet der Frage, sich operieren zu lassen oder nicht, sehr nachdenklich, weil er sie mit der menschlichen Vernunft verbindet. Diese stellt er infrage. Zurück gehen seine Gedanken bis zu Michel de Montaigne und dessen Skeptizismus, wie formuliert in dem Satz „Das unglückseligste und gebrechlichste aller Geschöpfe ist der Mensch, gleichzeitig jedoch das hochmütigste.“ Noll über Montaigne: „Ein besseres Leben kann man sich eigentlich nicht vorstellen, befreit von allen Zwängen und Pflichten, nur der lustvollen Selbstdisziplin des Denkens folgend. Ständig hat er mit dem Tod sich beschäftigt, und seine Weisheit beweist, dass diejenigen, die sagen, der Tod sei kein Thema, dumm sind.“

Hier klingt an, wie sehr ihn gesellschaftlichen und philosophischen Zusammenhang und die Frage von Handeln oder Ausgeliefertsein berühren. Das liest man schon in seinem Buch „Der kleine Machiavell – Handbuch der Macht für den alltäglichen Gebrauch“. „Ich will nicht in die chirurgisch-urologisch-radiologische Maschine hineinkommen, weil ich dann Stück um Stück meiner Freiheit verliere. Mit Hoffnungen, die zusehends kleiner werden, wird mein Wille gebrochen, und am Schluss lande ich dann doch in dem bekannten Sterbezimmer, um welches alle einen großen Bogen machen. Vorraum des Friedhofs.“

Als Jurist hielt er die Möglichkeit, sich entscheiden zu können, für ein zentrales Anliegen des Menschen. Daraus resultiert die Angst vor Entmündigung des Körpers und dem folgend, des Denkens. Der Mensch liefert sich aus, nach seinem Empfinden, und fühlt das auch.

Er lässt sich erklären, wie es weiter gehe, wenn er nicht zur Operation ja sage. „Ärzte schützen sich selber im Gespräch, persönliche Anteilnahme wird unmöglich“. „Jetzt werde ich ungerecht“ schreibt er nach diesem Satz. Und er plant schriftlich jede Einzelheit für seine Begräbnisfeier im Züricher Großmünster.

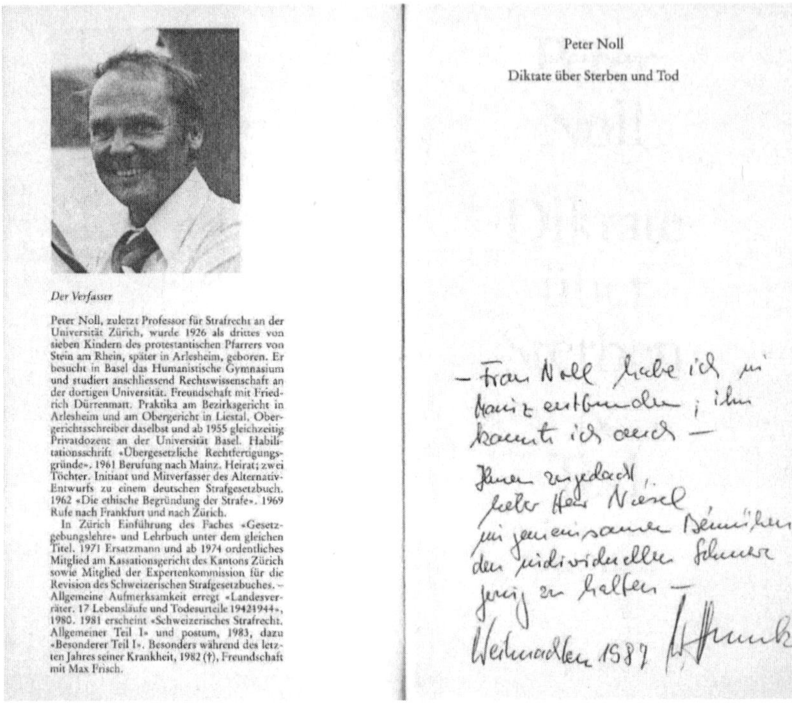

Abb. 82 Noll Peter (1984) Diktate über Sterben und Tod. Mit einer Totenrede von Max Frisch. Zürich. Titelblatt mit kollegialer Widmung.

Was denkt man, wenn Noll nach der Diagnose sagt: „ Das Gespräch zwischen einem, der weiß, dass seine Zeit bald abläuft, und einem, der noch eine unbestimmte Zeit vor sich hat, ist sehr schwierig. Das Gespräch bricht nicht erst mit dem Tod ab, sondern schon vorher.“ Und „Leben kann nur leben wollen“.

Ein Mensch, der dem Tod Geweihten begegnet, kann aus diesen Sätzen lernen.

Noll beginnt protokollierend am 28.Dezember 1981 mit seinen Diktaten und endet, nach einem Tag mit sehr hoher Morphiumeinnahme verwirrt, am 30.September 1982, 10 Tage vor seinem Tod zu Hause. Es ist zu bemerken, dass zu diesem Zeitpunkt Diskussionen über eine humane Palliativmedizin erst begannen. Der Einsatz von Schmerztherapien und von gut verträglichen Morphinzubereitungen war weder etabliert, noch pflegerisch und ärztlich in den Blick genommen worden. Wir sollten immer vor Augen haben, dass dagegen Palliativmedizin in Mittelalter und früher Neuzeit in der regelhaften Vorstellung von Leben und Sterben selbstverständlich Teil des zwischenmenschlichen Beziehung blieb.

Wie sehr diese Gedanken die Menschen seiner Umgebung berührten, können wir in der Totenrede von Max Frisch hören. Frisch hat, und das fühlt man im Vergleich der Texte deutlich, als Atheist Schwierigkeiten mit dem Gottvertrauen von Peter Noll. Dieses Vertrauen ist sehr feinfühlig, kritisch, aber führt über die Hilflosigkeit einer atheistischen Betrachtung hinweg.
Die Hilflosigkeit beherrscht auch das Autobiographische in Karl Ove Knausgårds „Min Kamp", abschwächend ins Deutsche umformuliert zum Titel „Sterben" (2009). „Wenn das Leben den Körper verlässt, gehört dieser im selben Moment zum Toten." Das Erleben vom Untergehen des Menschseins im Alkoholismus, der in Skandinavien ähnlich wie in Osteuropa häufig zu beobachten ist, wirkt als Trauma. Alkohol half unseren Vorfahren in Form von Wein, im „Trunkensein" Schmerzen während operativer Eingriffen weniger deutlich zu spüren und später vielleicht auch zu vergessen. Damals, in Zeiten ohne andere medikamentösen Möglichkeit, kam es einem Segen gleich. Heute muss gelernt werden, zwischen dem Genießen und der Abhängigkeit zu unterscheiden. Diese Abhängigkeit wird ohne fremde Hilfe oder Appell an die Umgebung, dies ist der Weg des Schriftstellers Knausgård, nicht bewältigt. Tradierte Regeln sind häufig in unserer modernen „Gesellschaft der Einsamen" nicht mehr als helfende, verhaltenstherapeutisch wirkende Basis akzeptiert. Der Einsatz von Medikamenten zum Beruhigen oder zum Vermeiden von Sterbensangst, was wir auch immer darunter verstehen sollten, entzieht sich einer Normierung.

Denn so unvorstellbar vielgestaltig wie das Kommen in die Welt, ist auch das Vergehen. Als Arzt wird man nicht mit diesem Teil des Lebens vertraut gemacht. Man wird in gewisser Weise „hineingeworfen". Der Begriff des Philosophen Martin Heidegger trifft auch in unserem Beruf der Medizin die Wirklichkeit. Da können eine aufmerksame junge Ärztin und ihr zu selbstbewusster Kollege sehr viel von Schwestern und Pflegern lernen. In der Vergangenheit wurde das sicher zu erwartende Sterben von religiös gefestigten Schwestern, Diakonissen oder Nonnen, mit Verstehen für die Grenzsituation immer mit klaren Regeln begleitet.

Diese Handlungsordnung benutzte nicht das Abschieben in eine stille Abstellkammer, das tauchte erst auf mit zunehmender Entfremdung des Krankenhausbetriebes von religiös geprägten Abschiedsformen, in gewissem Rahmen sogar der Krankenpflege. Diese Ordnungen halfen allen Beteiligten, sie erleichterten den Angehörigen mit vielleicht nur symbolisch erscheinendem Abschiednehmen die Schwere dieser Augenblicke. Allen Beteiligte konnte mit dem Bereiten eines gepflegten Bettes und einem Gebet geholfen werden. Wenn wir in unserer Sprache sagen „zu Herzen gehend" meinen wir unseren Affekt. Für die Pflegenden ist die Sorge um einen sterbenden Patienten auch ein trauriger Augenblick. Eine medikamentöse Begleitung kann dann allen beteiligten Seiten das Sterben erleichtern. Das gehört zu dem Mantel, dem „Pallium", den man umlegt. Wenn sich Ärzte, das war immer zu beobachten, immer mehr von den Sterbenden zurückzogen, blieben die Krankenpflegenden oft alleine. Leider konnte gezeigt werden, dass der Aufenthalt während der ärztlichen Visite immer kürzer wurde, je näher ein Ende rückte.

Außerhalb eines Medizinbetriebes zeigte sich das Vertrauen auf ein Jenseits in der Selbstverständlichkeit der kirchlichen Abschiedsformen wie der Letzten Ölung, einem Sakrament in allen christlichen, katholischen und auch orthodoxen Kirchengemeinden. Der Satz „mit den heiligen Sterbesakramenten versehen“ wurde zur Hilfe, weil die Menschen damit auch die Vorstellung eines Weiterseins einer Seele, also des intellektuellen Anteil am Menschen, verbanden. Wir haben gegenwärtig die Erinnerung als zentralen Teil einer Trauer zur Regel gemacht, rückwärtsgewandt. Das ist vermutlich die andere Form des seelischen Weiterlebens. Verhaltenskodizes, Gesten heben den Menschen aus dem animalischen, nur materiell definierten Sein hinaus.

Der Koran verweist sehr klar auf die Endlichkeit des Menschen. Auch die Rituale sind dem Sterbenden gewidmet und vielleicht spricht ein Sufi-Dichter am deutlichsten die Hoffnung aus: „Wenn Du mein Leben nimmst, ist der Tod süß wie Zucker.“ Der „Meister“ (Maulavi) Rumi, ein berühmter islamischer Mystiker und Poet aus Persien (13.Jhdt.), drückte es so aus. Aber auch bei Muslimen wird das Abnehmen eines Jenseitsglaubens beklagt. Die Bestattung folgt jedoch, auch das wirkt beruhigend, einer eher stillen Sitte des Verabschiedens. Das Gemeinsame der Buchreligionen entspringt dem Judentum. Die Begleitung eines Sterbenden wird hier als sehr wichtige Aufgabe empfunden und das begleitende Gebet ist aus den Worten für das größte, dem Versöhnungsfest (Jom Kippur) entnommen.

Als junger chirurgischer Geburtshelfer in einem Schwarzwälder Krankenhaus rief mich die Nachtschwester zu einer jungen Wöchnerin. Diese Wöchnerin war 2 Tage zuvor unkompliziert von einem Jungen entbunden worden. Eine plötzliche Blutung, vermutlich ausgelöst durch den verbliebenen Rest der Plazenta, hatte zu sehr schwerem Blutverlust geführt. Bei meinem Eintreffen schien die junge Frau nicht mehr zu leben, kalkweiß, die Atmung nicht mehr erkennbar, kein fühlbarer Puls. Als erstes hob ich das Fußende des schweren Messingbettes an, dann gelagert auf einen Stuhl, suchte ich alles Notwendige zum Infundieren einer Blutersatz-Minerallösung zusammen, Infusionsnadeln damals noch ganz einfach aus Stahl. Die Schwester, die mich gerufen hatte, blieb verschwunden! Als ich nach Anlegen der Infusion geringe Pulsschläge tastete, stand die Nachtschwester mit dem Pfarrer am Fußende – zur Letzten Ölung! Die junge Frau öffnete langsam die Augen bei wiederkehrendem Kreislauf, sah den segnenden Pfarrer und rief: „Ich bin aber nicht katholisch!“ Der Pfarrer mit den Grenzgängen zwischen Leben und Tod vertraut, lächelte und antwortete: „Es hat Ihnen aber geholfen.“ Wer hätte da widersprochen.

Intensivstationen sind ja immer mit einer besonderen Aura der von außen Blickenden verbunden. Die Fortschritte der Intensivtherapie wären vor Jahrzehnten unvorstellbar gewesen. Sie wurden aus den ursprünglichen Wachstationen der chirurgischen Kliniken und den ersten Beatmungszentren entwickelt. Erfahrungen während der Pandemien bei Poliomyelitis(spinaler Kinderlähmung) oder epidemischem Auftreten von Wundstarrkrampf (Tetanus) gaben die Impulse zur Entwicklung einer schonenden künstlichen Beatmung. Die Erfindung sehr gut verträglicher Opioide und sedierender Beruhigungsmittel kann während dieser Beatmung auch gefährlichen Stress vermeiden. Eine sorgfältige Steuerung der Organe, also Herz, Lunge, Niere und Gehirn sichern deren Funktion bis zur vollständigen Wiederherstellung des Körpers. Die regelmäßige Kommunikation mit dem Patienten, beispielsweise verbal oder mit Schreibhilfen, zeichnet das Ziel voraus, die Wiederherstellung.

Werden die Grenzen der Medizin sichtbar, oder wenn ein Weiterbehandeln das Sterben aufschiebt, also keine Hoffnung auf ein menschenwürdiges Genesen das Handeln bestimmt, wird es sehr ernst. Die Gesellschaft musste erst den Umgang mit diesem Fortschritt lernen. Die Ängstlichkeit von Ärzten, ihre medizinische Grenze zu akzeptieren, führte auch zum fragwürdigen Fortsetzen von Therapien. Wenn wir Autonomie des Patienten fordern oder diese in Vorsorgeverfügungen zu lesen ist, dann bedeutet das Abschalten einer nicht mehr wirklich helfenden Maschine dem Menschen auch eine Form von Autonomie. Unter diesen Gegebenheiten ungehindert sterben zu dürfen, gehört zur Freiheit. Das müssen Ärzte und Pflegekräfte akzeptieren. Krankenschwestern und Pfleger entwickeln bei der Versorgung und Pflege Schwerkranker, also auch und gerade von sedierten Intensivpatienten eine sehr tiefe innere Beziehung zum Kranken. Ihn sterben zu sehen, ist sehr, sehr hart! Jeder stirbt für sich allein, aber hier ist er nicht einsam!

So öffnet das Sterben im Krankenhaus einen Blick auf Gesellschaft. Wer mehr als 50 Jahre den Krankenhausbetrieb auf unterschiedlichen Ebenen erlebt hat, konnte auch das unterschiedliche, von sozialen, ethischen und auch politischen Vorzeichen geprägte Verhalten beobachten und sehr viel lernen. Im organisatorisch überforderten Krankenhaus konnte es möglich sein, dass das Bett eines Sterbenden in einen abgelegenen Raum gestellt wurde, zum einsamen Tod. Diakonissen und Ordensschwestern haben immer auch das Sterben als Abschied zu einem Weiterleben gestaltet. Die brennende Kerze, ein verabschiedendes Gebet, verhinderten das einsames Sterben. Wir, oft auch darin hilflose Ärzte, sagten dann untereinander: „die Schwestern haben ein besseres Verhältnis zum Jenseits". Wir zogen uns, wie erfolglos, zurück: „jetzt helfen nur noch die Schwestern und der Pfarrer". Welche Hoffnung können psychologische Interventionen vermitteln?

In Gedanken überschreitet Frida Kahlo bereits die Grenze zwischen Leben und Tod, wenn sie in ihr Tagebuch schreibt:

„Ich ging und ließ die Liebe zurück.
Die seltsame Welt war schon meine,
eine Welt der sträflichen Stille
der wachsamen fremden Augen ...
Dunkelheit am Tag.“

So wie es eigentlich nur eine gläubige Christin gewohnt war, spricht sie dann ein „mea culpa“ – ein Schuldbekenntnis : „Ich gebe zu, meine Schuld ist groß, so groß wie der Schmerz.“ Der Tagebucheintrag endet mit der Vision einer starken Hand, die sie annimmt. „Hier bin ich“, sagt sie. Doch mit wem spricht Frida? Wem gehört die starke Hand, die sie ergreift? So können wir es verstehen. Menschen vermitteln, was Jenseits bedeutet.

Krampf und Schmerz, Auschwitz holt uns ein?

Ungeordnete, wie in Wellen, kommende und abklingende Schmerzen, verursacht durch übermäßige Spannungszustände der glatten Muskulatur, bezeichnet man als Koliken, Krämpfe. Beispiele für die schmerzhaften Kontraktionen sind gallen- und harnableitende Wege, Gebärmutter, aber auch Krampfzustände der Arterien, am Herzen oder den Bronchien. Meistens überfallen uns diese Koliken als akuter Schmerz. Sie können aber auch wiederholt auftreten. Wie extrem belastend solche Krampfschmerzen sind, zeigt sich an der starken Mitreaktion des autonomen, hier des sympathischen Nervensystems: mit Schwitzen, Ansteigen des Blutdrucks, Pulsbeschleunigung und anderen Symptomen. Ursachen suchen und behandeln ist das Ziel ärztlichen Bemühens, als Musterbeispiel kann die extreme Kolik beim Harnleiterstein gelten. Überbrückend müssen krampflösende Medikamente genutzt werden. Eines der ältesten Schmerzmedikamente im Wissen der Menschheit, der Wirkstoff Hyoscyamin (Atropin), aus der Tollkirsche oder dem Stechapfel gewonnen, hemmt den parasympathischen Anteil des vegetativen Nervensystems. Der übliche Einsatz wird heute in der Verbindung Butylscopolamin möglich. Den vegetativ entgegengesetzten Ansatz nutzen Medikamente, die den Sympathikus aktivieren, Sympathikomimetika. Mit ihrer Hilfe werden Krämpfe von Muskeln auch im Bereich der Atemwege (im Asthmaanfall) gelöst. Unter den genannten „peripheren“ Schmerzmitteln führte die Forschung über Antipyrin (1884) und Pyramidon (1897) zu dem jetzt seit 100 Jahre bekannten Phenazon-Abkömmling Metamizol (Novalgin), der wirksamsten Substanz (1921). Für den Einzeleinsatz sehr wirksam, ist jedoch die Dauereinnahme international wegen eventueller, extrem seltener Einwirkung auf das blutbildende Organsystem umstritten. Die Abkömmlinge von Morphin, also die Opioide, betäuben den Schmerz, haben aber auf die Muskelkrämpfe selber kaum eine Wirkung. Sie können sogar die Muskelspasmen an den Gallenwegen verstärken. Die beste krampflösende Wirkung wird mit dem oben beschriebenen synthetischen Opioid Pethidin erzielt. In der Praxis erweist sich eine Kombination von Medikamenten unter Verwendung reduzierter Einzelmengen als sinnvoll und oft besser verträglich.

Krampfartige Schmerzen im Bereich der Herzkranzgefäße (Angina pectoris) werden mit Nitroglycerin(richtiger bezeichnet als Glycerintrinitrat) seit seiner Erfindung therapiert, das aber nicht den eigentlichen Krampf entscheidend beeinflusst, sondern die Arterien erweitert, den Blutdruck senkt und damit die Herzarbeit reduziert. Die Schmerzbehandlung wirkt also auch gleichzeitig ursächlich und schonend, hält jedoch nicht an. Übrigens wird die Wirkung dieser Substanz auch über NO (Stickstoffmonoxid) vermittelt, das uns bei der Wirkung vom Cocablätter-Kauen bei den Inka-Läufern schon begegnet ist.

Ein Dauerkrampfzustand, der Schluckauf ist das so schrecklich?

Schluckauf, dieser intermittierende, also sich wiederholende Krampf entwickelt sich bei Kindern häufiger. Dieses Leiden ist bei kurzzeitigem Auftreten wenig belastend, da zeitbegrenzt. Einfache Rezepte helfen beim Verdrängen. Der sich wiederholende Singultus (engl. hiccups), ohne Unterbrechung alle 2–3 Minuten kommend, kann zu einer für den Gesunden nicht vorstellbaren Qual werden. Er wirkt dann auf den Menschen wie ein Dauerschmerz. Nur wenige Ärzte sind mit anhaltendem Singultus(Schluckauf) vertraut, der zwar selten auftritt, jedoch dann aber extrem belastend ist. Als Dauerzustand handelt es sich um einen Reiz im Verlauf des verantwortlichen Nerven, des Nervus phrenicus – des Zwerchfellnerven. Tag und Nacht quälender Schluckauf, fast im Minutentakt. Der Kranke kann nicht mehr schlafen, essen, weil dauernd ein Brechreiz provoziert wird. Welche Qual das bedeutet, will ich beschreiben.

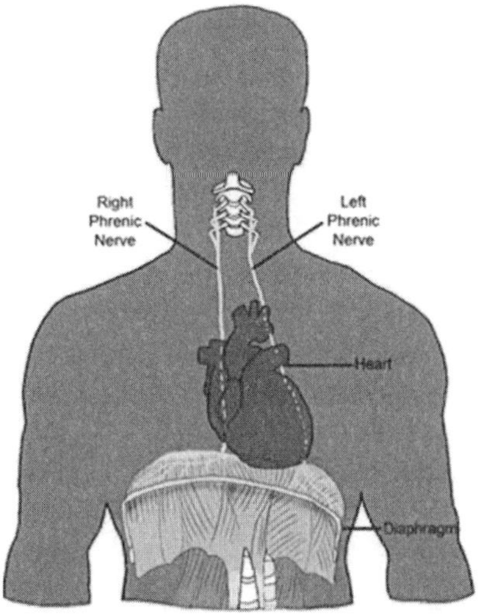

Abb. 83 Zwerchfellnerv (Nervus phrenicus). Eine kreisende Übererregung führt zum ununterbrochenen Singultus(Schluckauf)

Es ist ein, wie in der Medizin oft sehr kühl klingend, Fallbericht. Das wurde er nicht nur, sondern noch mehr ein Anlass zum Nachdenken. Ein 68-jähriger Patient suchte unsere Schmerzambulanz wegen eines mehr als 6 Monate anhaltenden Singultus auf. Therapeutische Versuche waren von mehreren Fachärzten und Kliniken, wie verbreitet auch mit Psychopharmaka ohne Erfolg unternommen worden. Der Schluckauf in einem Rhythmus von 2 Minuten (!) quälte den Patienten extrem. Als vorgehende Ursache konnte eine aorto-koronare Bypassoperation angenommen werden. Wenige Tage nach der Operation zeigten sich erste Beschwerden.

Etwa 2 Wochen nach dem Eingriff entwickelte sich dann der aktuelle Rhythmus von 1–3 Minuten. Als Ursache dieses Krampfes handelte es sich um einen andauernde Übererregung des linken Nervus phrenicus. Dieser zieht am Außenrand des Herzbeutels vorbei zum Zwerchfell. Bei diesem Patienten wirkte dieser Reflex unter Einbeziehung des gesamten krampfenden Zwerchfells sehr fest eingefahren. Eine Hilfe konnte nur durch eine Hemmung des überschießenden Reizes des verantwortlichen Zwerchfellnerven kommen. Dazu wurde mit einer kleinen Menge (8 ml) eines örtlichen Betäubungsmittels der Nerv blockiert. Es ist dies eines der Medikamente, die wir als die modernen, sehr gut verträglichen Nachfolger des Kokain bezeichnen. Der Zwerchfellnerv verläuft, vom Halsbereich des Rückenmarks kommend, verdeckt von Muskeln, in den Brustkorb. 5 Minuten nach der Injektion hörte der Singultus auf. Das Medikament wirkt eigentlich unmittelbar nur 2 Stunden, aber die Unterbrechung reichte viel länger voraus. Das Stoppen eines kreisenden Reizes bringt auch anhaltende Hilfe. Beim Wiederauftreten des Schluckauf nach 2 Tagen folgte eine erneutes Blockieren, diesmal mit einem länger wirkenden örtlichen Betäubungsmittel, nach 3 Tagen musste die Injektion noch einmal wiederholt werden. Danach beim Wiedersehen, ohne den quälenden Schluckauf, sagte der Patient zu mir: „Der Schluckauf war schrecklicher als Auschwitz!“. Diese Worte bleiben mir tiefer im Gedächtnis als alle anderen Erinnerungen aus mehr als 50 Jahren aktiver Medizin. Wir suchen, wenn wir leiden, nach Worten aus unserer Sprache, aber auch nach anderen Ausdrucksformen. Doch in meiner medizinischen Erfahrung überstieg dieser Vergleich meine Vorstellungswelt. Der Patient erzählte mir dann über sein Schicksal. Mit 12 Jahren in das Vernichtungslager verschleppt, überlebte er die Zwangsarbeit. Nach der Befreiung durch die Rote Armee im Januar 1945 gelang es ihm, jetzt 14-jährig, als „Displaced Person“ die folgenden Monate zu überleben, bis zur Auswanderung nach Israel. Mit seiner dann dort gegründeten kleinen Familie besaß er den Mut nach Deutschland zurückzukehren. Übrigens begleitet von seiner liebevollen Tochter, setzte der leidgeprüfte Vater mit ihr zusammen das Berichten fort. Beide waren sprachgewandt, mit mehreren Fremdsprachen vertraut. Dies, sicher auch ein Zeichen des Überlebenkönnens, ließ die Tochter zur Dolmetscherin für den Film „Schindlers Liste“ werden. Sie hat für Stephen Spielberg die Berichte von Überlebenden übersetzt.

Schmerz – Worte für das Leiden – Dokumentieren

Mit welchen Worten versuchen Leidende ihre Schmerzen zu kennzeichnen? Anders als beim Schmerzgedächtnis, das wir für den Nerven und das Nervensystem auffassen, gibt es ein Schmerzerinnern. Das griechische Wort „Anamnesis“ drückt eben dies aus. Doch kann man sich erinnern? Ärzte, Psychotherapeuten und Psychologen versuchen, durch das Aufrufen von Erinnerungen die Krankheitsgeschichte zu erfahren. Auch ein gut trainiertes Pflegepersonal kann heute diesen Weg zum Verstehen des Kranken nutzen. Doch es stecken in diesem Wort unterschiedliche Aspekte: das vorausgegangene Geschehen der Krankheit scheint dabei als der wichtigste Faktor zu gelten, doch die allgemeinen biographischen Daten können für die Suche nach Zusammenhängen sogar zielführender werden. Nicht nur Krankheiten, sondern auch soziale, familiäre und andere Faktoren gehören zum Suchen.

Warum? Schmerzen bestehen aus der Wahrnehmung, sind also sensorisch, sowie der affektiven Komponente und schließlich dem Bewusstwerden. Doch wer will das voneinander trennen, wenn es ihn plagt. Als typisches Beispiel kann der unstillbare Juckreiz gelten, denn viele Ursachen verbergen sich hinter diesem weit verbreiteten Symptom. Diesen Juckreiz, ebenso wie Schmerzen können wir nicht messen. Experimentelle Verfahren, mit Messungen von Temperatur-, mechanischen oder elektrischen Reizen, tragen zur Einordnung wenig bei, weil das Andauern von Schmerzen experimentell nicht rekonstruiert werden kann. Daher bilden Schmerzfragebogen und Schmerztagebücher eine entscheidende Hilfe zur Darstellung und Erinnerung. Zunächst ist es für Patienten ungewohnt, den Tagesablauf schriftlich zu formulieren. Vorbereitete Fragenkataloge können beispielsweise helfen, Tages- und Nachtrhythmus, Zusammenhang mit Therapien und Medikamenteneinnahme, verstärkende oder bessernde Aktivitäten, Ärger, Schlaf festzuhalten. Auch das Aufzeichnen von Stimmung und Gefühlen helfen nach Zusammenhängen zu suchen. Diese schriftlichen Aufzeichnungen sind anspruchsvoll und werden manchmal als Zumutung empfunden. Aber das Erkennen von Zusammenhängen, Ursachen, Therapien, ergänzen das sehr sorgfältige Erfassen der Vorgeschichte, die Anamnese. Im Gegensatz zu der unstrukturierten, spontanen Psychoanalyse bedeuten diese „Begegnungen“ von Patient und Behandler einen großen Fortschritt.

Um Intensität, Verlauf von Schmerzen und Behandlung zu vergleichen, wurde schon vor 100 Jahren versucht, zahlenmäßig eine Skalierung zu verwenden, sogar mit einer Maßeinheit dol, abgeleitet von dolor, dem Schmerz. Skalen, auf denen die empfundene Schmerzstärke vom Patienten markiert wird, bilden gegenwärtig die Grundlage für die Ergebnis- und Erfolgsprüfung. Von „kein Schmerz bis stärkster vorstellbarer Schmerz“ reicht eine „visuelle Analogskala" (VAS), in Zahlen von Null bis zehn. Die für Kinder verwendete Skala mit Abbildungen, Smilies, bietet nicht nur den Vorteil, dass Kinder, die noch nicht lesen können, ihre Empfindungen äußern, sie zeigen auch im Gesichtsausdruck affektive Momente, sind daher umfassender. Auch mit Worten formulierbare Ordnungen finden sich in dem Bemühen, Ordnung in unserem Beschreiben von Schmerzqualität und -stärke zu bringen.

Voraussetzung für den Erfolg von Behandlungen der bisher nicht zu zählenden Schmerzursachen, ihrer Hintergründe und unterschiedlichen Symptome ist eine kontinuierliche und gute Kommunikation zwischen Patienten und den Therapeuten. Vor diesem Lernprozess steht in der Zukunft weiterhin eine große Aufgabe. Das Lernen aus dem Erleben des Einzelnen kann Anderen nur helfen, wenn die Dokumentation als herausfordernde Verantwortung aller Beteiligten verstanden wird. Der Einzelne, dem geholfen wird, kann den Anderen mit seiner rückgemeldeten Erfahrung helfen. Dieser Zusammenhang erklärt, warum das Sammeln von Daten Hilfe für Alle sichert. Das Abwehren von Dokumentation und falsch verstandener Datenschutz gefährden die richtige Behandlung des kranken Menschen. Wie überwinden wir den Raum zwischen Einsamkeit des Wissens und dem Willen zu helfen.

Aus individuellem Leid kann Hilfe für Andere erwachsen. Vielleicht symbolisiert ein Gedicht von Heinrich Heine auch diese Last.

„Ich unglücksel'ger Atlas! Eine Welt,
Die ganze Welt der Schmerzen muss ich tragen,
Ich trage Unerträgliches, und brechen
will mir das Herze im Leibe.

Du stolzes Herz! du hast es ja gewollt,
Du wolltest glücklich seyn, unendlich glücklich
Oder unendlich elend, stolzes Herz,
und jetzo bis du elend."
(Aus dem Buch der Lieder, zwischen 1823 und 1824 verfasst)

Unser Kommen in die Welt – Wehenschmerz, von Dämmerschlaf bis zur schmerzarmen Entbindung

Der Text im Buch Genesis, Kapitel 3 beschreibt sehr treffend menschliches Leben. Dort wird zwar als Erklärungsversuch der Fluch genannt, doch fraglos sammelten die Autoren Erfahrung von Generationen. Diese Welt hier ist „jenseits von Eden", das meint Schmerz und Arbeit. Meist steht dann im Vordergrund Vers 16: „Und zum Weibe sprach er: Ich will dir viel Mühsal schaffen, wenn du schwanger wirst; du sollst mit Schmerzen Kinder gebären…". So formulierte Martin Luther seine Übersetzung. Aber den Bereich Mühsal, in Form der Härte des Ackerbaus, übertragen wir gegenwärtig sehr gerne an fremdländische Hilfskräfte. Dann können wir diese Mühe aus unserem Bewusstsein verdrängen. Wie gehen wir mit dem zweiten Teil des Textes um. mit der Last für Eva „der Leben Schenkenden"? Aus der Variabilität der Übersetzungen können wir auf das Denken von Übersetzern rückschließen, eben bei der Wortwahl für die Geburt. Im Englischen, also auch einer ursprünglich germanischen Sprache finden sich Begriffe wie toil, sorrow, grief, pain, labour, im deutschen wird dann Schmerz später durch Mühsal ersetzt. Das Affektive schließen wir mit dem Begriff Schmerz erst nach langerem Nachdenken ein.

Wehenschmerzen, diese nicht von Männern reproduzierbare Belastung, obwohl nachgespielte Experimente das versuchten, und die nicht bewiesene Behauptung unterstützten, Frauen seien weniger schmerzempfindlich, begleitet den Menschen seit Beginn seiner Selbstwahrnehmung, wenn nicht län-

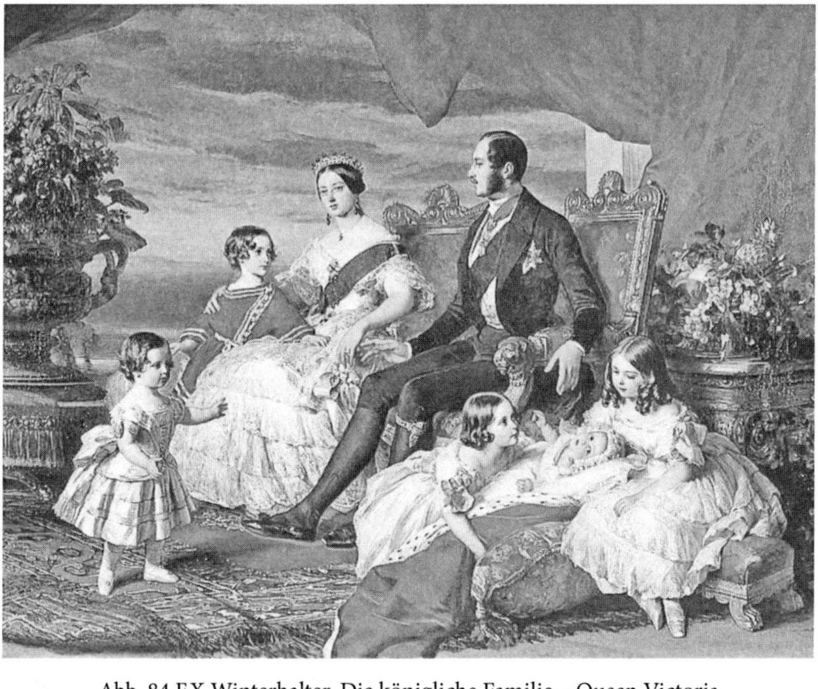

Abb. 84 F.X.Winterhalter. Die königliche Familie – Queen Victoria mit ihrer Familie 1846 (Gemälde im Buckingham Palast)

ger. Wie müßig ein solches Vergleichen von Frau und Mann und wie groß die Hochachtung von Männern für die weibliche Leistung ist, kommt für mich in einem Text des ehemaligen Direktors der Frauenklinik an der Charité, Professor Walter Stoeckel, zum Ausdruck: „Wer einmal beobachtet hat, wie sich das schmerzverzerrte, todesmatte Antlitz einer Mutter blitzartig erhellt, und wie es von einem fast überirdischen Glanz durchleuchtet wird, wenn der erste Kindesschrei ertönt, der weiß, dass das der Gipfelpunkt des Mutterglücks ist, und der begreift, dass es nicht die schlechtesten Frauen sind, die dieses gewaltige Wunder der Natur nicht verträumen oder verschlafen wollen." (Berlin 1930).

Es sei gleichzeitig an eine Kontrastversion erinnert. Von Ethnologen wurde in Neuguinea das Übertragen der Geburtslast auf den werdenden Vater in folgender Form beschrieben: Im Geburtshaus übernimmt der Mann das Stöhnen, als ob er die Schmerzen erleide. Eine symbolische Transposition, während die Mutter, ruhig wirkend, das Kind gebäre.

Ein gutes Beispiel zur Verdeutlichung sind also ethnomedizinische Befunde, denen zufolge bei Naturvölkern in Neuguinea der Geburtsschmerz bei den schwangeren Frauen auf der subjektiven und motorischen Ebene nicht wahrgenommen werde. Zur erfolgreichen Schmerzabwehr „delegieren" diese Frauen daher den Schmerz auf den Partner. Die Frauen bringen quasi „nebenbei" das Kind zur Welt, während der Ehemann stöhnend vor Schmerzen im Geburtshaus leidet. „Couvade" wird es auf Französisch genannt, das Hegen-Bemuttern wird zur Männersache. Diese Frauen befragte bisher niemand über ihre Erlebnisse, das würde vertraut Sein mit den feinen Varianten der Sprache unserer Gefühle voraussetzen. Keinem Europäer gelang das bisher. Also müssen wir Vorsicht für Schlussfolgerungen bewahren.

Lassen Sie uns aus dieser, teilweise wie in der Steinzeit lebenden Gesellschaft, einen Sprung ins 19.Jahrhundert machen. Beim Beschreiben von rückständiger Freiheit von Frauen in den vergangenen Jahrhunderten werden gesellschaftlich aktive Frauen mit großer Familie gerne aus dem Blickfeld verdrängt. Das seien, wie Kaiserin Maria Theresia mit 16 Kindern (1717–1780, Ausnahmen. Das sind sie auch, aber sie deuten doch auch an, dass Frauen unter diesen schweren Bedingungen durchsetzungsfähig sein konnten. Über die indirekte Macht von Frauen wagen Männer sowieso nicht gerne zu sprechen. Da bleiben wir gerne archaisch. Franz Xaver Winterhalter(1805–1873), unter König Louis-Philippe zum führenden Portraitmaler Europas aufgestiegen, „Fürstenmaler" tituliert, erhielt er in den 40er Jahren des 19.Jahrhunderts den Auftrag, die britische Königsfamilie zu malen. Das in der Royal Collection gehütete Gemälde zeigt Queen Victoria und Prinz Albert 1846 mit den 4 älteren Geschwistern und der im Mai 1846 geborenen Helena(„Lenchen"). Die für uns heute nicht mehr vorstellbare Belastung der Mütter als Grundlage für einen oft verklärten Blick auf das Familienglück steht sicher nicht im Blickfeld des Betrachters, das sollten wir im Bewusstsein halten.

John Snow- Äther im Königshaus und Chloroform

Nach der ersten, öffentlichen (!) Äthernarkose im Oktober 1846 im Bostoner Ätherdom durch William Thomas Green Morton besuchten viele Chirurgen im Dezember 1846 die ersten Vorführungen dieser Entdeckung in London. Verwendung von Äther ist mit einer Reihe von Nachteilen verbunden, insbesondere der langen Zeit zum Einschlafen sowie den Nachwirkungen, u.a. quälende Übelkeit. Auf der Suche nach besseren Alternativen probierten 3 Ärzte, arrangiert vom schottischen Gynäkologen Sir James Young Simpson das 16 Jahre zuvor von 3 europäischen Chemikern, darunter Justus von Liebig (1803–1873) synthetisierte Chloroform(„Chloräther") im Selbstversuch aus. Der Nachschlaf bei extrem hoher Dosis, ohne jede Überwachung, reichte bis zum nächsten Tag. Alle hatten dieses, die „vita" (das Leben) gefährdende Experiment überlebt. Simpson setzte kurze Zeit später Chloroform zur Betäubung während der Geburt ein, alle Beteiligten besaßen Mut in einem für uns nicht vorstellbaren Ausmaß. In sein Wappen setzte der später geadelte Simpson den Spruch Sieg über den Schmerz („victory over pain").

Es wirkte für diese Epoche wie ein Eingreifen in eine natürlich erscheinende Verbindung von Schmerz und Geburt. Einzelne Geistliche im anglikanischen Umfeld protestierten gegen diese schmerzerleichternde Medizin. Wir stoßen hier, wie bei anderen Situationen in der Naturwissenschaft auf Traditionen und auch die Geschichte von religiösen Interpretation. Vergleichbar gegenwärtig mit der Auffassung von Kreationisten, führt die wörtliche Annahme und Auslegung von Bibeltexten zu nur scheinbar theologisch begründbarer Ablehnung. Genesis 16,Vers 3 wurde in seiner härtesten Wortwahl buchstabengetreu zitiert, Liebe, strafende Geburt und Schmerz unauflösbar miteinander verknüpft. Geburtsschmerz und Strafe zu verknüpfen hat außer der jüdischen auch eine griechisch-römische Geschichte. Das Wort pain ist, wie schon erwähnt, vom lateinischen Wort poena-Strafe, abgeleitet. Das erklärt, dass auch traditionell orientierte Ärzte die Geburtshelfer angriffen, die ihren Beruf wirklich als in Pein Helfende auffassten.

Damals begann das Zeitalter der „Chloroformisten". Die nun möglichen Narkosen brachten die Londoner Chirurgen wie ihre Kollegen in der westlichen Welt in die, glücklich zu nennende Lage, Operationen sorgfältig und systematischer, nicht unter Zeitdruck auszuführen. Seit diesem Zeitpunkt entwickelten hervorragende Chirurgen, nicht nur in Deutschland, sondern überall in der westlichen Welt zahlreiche lebensrettende Operationsverfahren.

Der zunächst als Außenseiter gestartete, erst später auch als Chirurg tätige, ursprünglich war er Apotheken- und Heilgehilfe, John Snow(1813–1858) hatte sich mit der Atmung, Wirkung auf die Lunge und den Kreislauf beschäftigt und griff das Verfahren zur Verwendung in der Geburtshilfe auf. Nach heutigen Vorstellungen, es gab ja keine prüfende Arzneibehörde, war dieses Medizinverfahren mitten in einer experimentellen Phase. Welches Vertrauen und welche Hoffnung brachte die Königin zum Entschluss, um diesen Beistand bei den Geburten zu bitten? Die Geburten von Prinz Leopold und Prinzessin Beatrice (1853 und 1857) unter der Schmerzerleichterung in einer leichten Chloroformnarkose bedeutete in mehrfacher Hinsicht einen gesellschaftlichen Durchbruch. Geadelt wurde das Verfahren durch die journalistisch pointierte Namensgebung, „Geburt a la reine“ (nach Art der Königin).

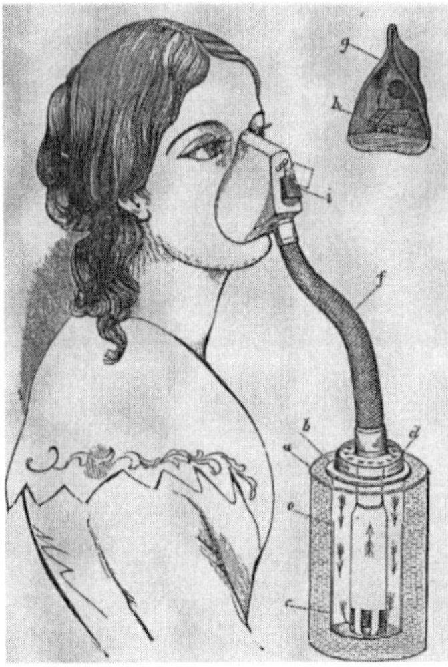

Abb. 85 Dr. John Snows Chloroforminhalator von 1848. Aus der Ästhetik der Darstellung spricht das „Viktorianische“ Zeitalter

Das Winterhaltersche Gemälde, kurz nach einer Geburt, die Familie in glücklicher, friedlicher Atmosphäre darstellend, täuscht darüber hinweg, dass Victoria unter den Geburten gelitten hat. Es besteht ja oft, auch unter wenig erfahrenen Ärzten die Vorstellung, dass vorausgegangene Geburten, die folgenden Geburten leichter erscheinen lassen. Ich erinnere mich an die Visite bei einer jungen Mutter, die zuvor von der 7. Tochter entbunden worden war. Ein junger Kollege fragte, leichtsinnig und unerfahren, „ diese Geburt war wohl für Sie die leichteste von allen“. Die Frau antwortete dem dann vor Verlegenheit rot werdenden Arzt : “Junger Mann, dies war die schwerste Geburt von allen. Denn man denkt bei 6 Kindern zuvor noch mehr über das Schwangerwerden und die Anstrengung der Geburt und die Mühe des Aufziehens nach!“ So können wir mit der Königin fühlen, ein wenig. Chloroform ist gefährlich und heute vergessen, die Steuerung mithilfe von Überwachung und Sauerstoffgabe fehlte völlig. Das Vertrauen lag in der Erfahrung des Arztes John Snow. Da er die Nebenwirkungen und Gefahren der damals bekannten Inhalationsmittel kannte, er hatte u.a. auch nach der kritischen Prüfung von amylene, einem Alkohol-Fusel für Nervenschmerzen, Erfahrung mit Äther sowie Chloroform. Letzteres verwandte er, das muss betont werden, in niedriger Dosis.

Es bedeutete in der späten Phase des Geburtsverlaufs, dass die Königin unter deutlicher Schmerzerleichterung noch pressen konnte. Snow entwickelte bereits ein Gespür und auch Erfahrung für diese spezielle Indikation seiner Narkose. Man muss dies als vorbildlich für das Zeitalter registrieren. Die Sicherheit des Verfahrens des Dr. Snow lag auch darin, dass er ein Inhalationsgerät konstruiert hatte. Das unkontrollierte Auftropfen des Mittels auf ein Handtuch, so war es in der königlichen Geburtshilfe versucht worden, übrigens durch Prinz Albert(!), hielt er, und das war sehr wichtig, für sehr gefährlich. Queen Victoria war somit in seiner Betreuung keine Testperson mehr.

Konkurrieren diese Methoden oder schaffen sie Unsicherheit? Sie stellen ebenso das Spektrum an Hilfe dar wie die Vielfalt eines Geburtsverlaufs. Entdeckung von helfenden Substanzen verbanden sich aber auch immer mit Risiken, wenn sie von Ungeübten, oft Moden folgend, nachgeahmt und angewandt wurden.

Viele Angebote mit Versprechungen zur Schmerzerleichterung können zugleich helfen wie verwirren: Hypnose, Akupunktur, intravenöse Medikamente, Inhalation von Narkotika, transkutane Nervenstimulation, u.v.m. Beherrscht wird das Bild von Individualerlebnissen und daraus abgeleitetem Maßstab und Ratschlägen, auch mit glaubensähnlichen Argumenten. Das öffnet den Blick darauf, dass Geburt für Mutter und Kind wirklich ein 2-faches Individualerlebnis einmaliger Besonderheit ist. So werden allgemein gültige Regeln nicht das Einzelerlebnis erfassen. Auch das Verhältnis von Hebammen und Geburtshelfern wird nicht erfolgreich durch jederzeit steuerbare Regeln geleitet, sondern verlangt immer auch gegenseitige Abstimmung und Rücksicht auf die Einzelsituation. Das Zeitalter von Interaktion über das Internet hilft kaum wirklich aufklärend und zugleich beruhigend, weil die Fülle an Meinungen überwältigt. Meinung bedeutet eben nicht zugleich Kenntnis. Zum Nachdenken über die Zusammenhänge mit der Geburt, besonders die Bedeutung der Vorbereitung haben Frederick Leboyer, Fernand Lamaze und Sheila Kitzinger beigetragen. Gerne werden diese Wege mit dem Begriff Psychoprophylaxe tituliert. In der Menschheitsgeschichte haben Hebammen, weise Frauen, Mütter, Großmütter Erfahrungen weitergegeben, aber auch viele Ängste, das sollte man nicht unterschätzen. Insofern sind die kritischen Einwände gegen ideologisch gefärbte „Bilder" und Empfehlungen notwendig. Wir sollten, wenn wir sie zitieren, wissen, dass die Natur zwar heilen kann, aber auch in biologischen Grenzsituationen eliminiert, dann ohne Rücksicht auf menschliche Gefühle. Der Hintergrund liegt bei Lamaze in seinen punktuellen Beobachtungen in der Sowjetunion während der Stalinschen Ära. Dahinter verbirgt sich die Umdeutung bedingter Reflexe, also das oben zitierte Modell von Pawlow, die zentrale Verdrängung von ankommendem Schmerz. Es ist letztendlich die Entkoppelung von Denken und Geburt. Ob das der richtige Weg ist? Dachte man an Pawlow, wenn die Aufforderung kam: „Hecheln wie ein Hund"? In der Vorstellung von Leboyer rückt die werdende Mutter in den Hintergrund, das Neugeborene steht im Mittelpunkt. Zuwendung und liebevolle Pflege, fraglos kann diese voraus gerichtete Methode die Motivation sehr positiv stimulieren. Zu den wirklichen Geburtsproblemen und Risiken für die werdende Mutter gelangte diese Vorstellungswelt aber nicht umfassend.

Übrigens, warum die Chinesen Akupunktur nicht zur Geburtshilfe nutzten, stellt hier bei uns auch niemand in den Fragekatalog. Könnte es dort auch auf unerfüllter Erfahrung beruhen, über die man schweigt. Die östliche Zurückhaltung reicht heute bis weit in die Medizin.

Daher beschrieb man die Jahre zwischen 1860 und 1940 auch als die „Finsteren Jahre der geburtshilflichen Anaesthesie". So lautet das Resümee von John Bonica, dem Begründer der Schmerztherapie, im letzten Jahrhunderts als Professor an der Universität Seattle tätig.

Ein Rückblick erinnert. Dämmerschlaf mit Medikamenten, intravenöse „Durchtrittsnarkosen", Opioidinjektionen hemmten die aktive Mitarbeit der Mutter. Unkritische Nutzung, unerfahrene Anwender, mangelnde Überwachung bedeuteten tödliche Risiken. Es war die Zeit unserer Großmütter oder Urgroßmütter.

Gefährlich wird in dieser Diskussion, dass gerne eine Hausentbindung als natürliche Voraussetzung aufgefasst wird. Dem Übertragen von Erfahrungen archaischer Gesellschaften auf unsere Zivilisation kann man die Frage gegenüberstellen, was ist in unserer Gesellschaft „natürlich". Interessanterweise lautet das 1950 erstmalig erschienene Buch von Grantley Dick-Read im englischen Titel „Childbirth without Fear", nicht wie im Deutschen „Mutter werden ohne Schmerz". Bereits 17 Jahre zuvor hatte der Autor mit der Überschrift „Natural Childbirth" auf einen zum Nachdenken zwingenden Weg gewiesen. Für Read sind Schmerzen während der Geburt wesentlich durch Ängste verursacht. Er hatte als Militärarzt Entbindungen im Kongo gesehen und die ruhige, friedliche Geburt als Zeichen der fehlenden Angst gedeutet. Bei Naturvölkern, er nennt sie im Stil der 30er Jahre „primitiv", das muss man als Leser konzedieren, werden Schmerzen sogar als Strafe für Ehebruch gedeutet. Er thematisierte damit seine Beobachtungen in Afrika. Dort hätten Schmerzen sistiert, wenn Frauen den Medizinmännern die Untreue zugegeben hätten. Seine Auffassung gipfelt in der Auffassung, Geburtsschmerz sei eine Zivilisationskrankheit. Die heftigen Proteste, sogar ärztlich-juristische Angriffe haben den Erfolg seiner Bücher, auch weltweit, nicht beeinträchtigt. Bis in die Gegenwart reichen die Einwände. Zuletzt in der Vorstellung, Read sei ein „Anti-Feminist" gewesen. Wir wissen inzwischen, eingehendere Beobachtungen ließen die scheinbare Schmerzfreiheit als die Folge einer Disziplinierung durch Medizinmänner erklären. Reads Suche nach „Innerer Ruhe", wo gewinnt man sie? Sicher nicht mit Hilfe männlichen Besserwissens wie bei diesen Medizinmännern.

Bei der Suche nach Antworten, kann das Bild des Baseler Anthropologen Adolf Portmann die Sicht erweitern. Nach seinen sorgfältigen Vergleichsstudien mit dem Menschen nahestehenden Säugetieren, beschreibt er uns als „frühgeborene Nestflüchter". Andere Anthropologen sehen den Menschen als „Traglinge". Aus phylogenetischer, entwicklungsgeschichtlicher Sicht stellt der Mensch ein „physiologisch völlig unspezialisiertes" Lebewesen dar. Es bedarf als entwicklungsgeschichtlich frühgeborenes Wesen der sozialen Bedingungen, besonders in der frühen Neugeborenenphase. Portmann spricht sogar von ei-

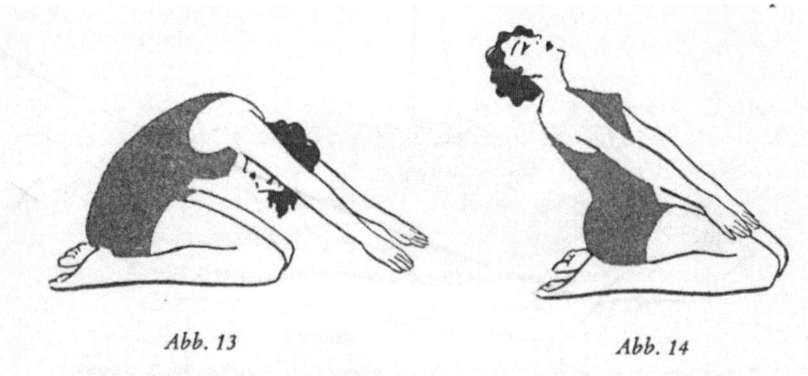

Abb. 86 Geburtsvorbereitung, Übungen in Grantley Dick-Read:
"Childbirth Without Fear: the Principles and Practice of Natural Childbirth".
1954 London (dt. Mutterwerden ohne Schmerz.1957 Hamburg)

nem „sozialen Uterus". Das Kommen des Kindes und die Bindung des Neugeborenen sind so einmalig eng mit der Mutter verbunden. Damit wird auch, so vielfältig wir Menschen sind, Geburt jedes Kindes einmalig. Im Begriff „natürlich" einen Vergleich zu anderen Primaten zu ziehen, wird dann noch weniger sinngebend. Der Mensch ist spätestens unter der Geburt, biologisch viel früher, ein eigenes Individuum mit Ansprüchen. Daher können das Einordnen, das Setzen einer Regel oder das sichere Voraussagen eine Illusion werden. Eine ideologisch ausgerichtete Geburtsvorbereitung erleichtert nicht die Realität. Auch das Zitieren der Worte von Hebammen oder auch Ärzten muss verstanden und kritisch hinterfragt werden. Es sind Zitate von Sätzen wie: „Wollen Sie ein totes Kind, wenn Sie jetzt nicht pressen". Es verbirgt sich auch hinter solchen verzweifelten Rufen die Angst der Hebamme, durch Geburtsverzug das Kind zu gefährden. Auch an diese Sorge einer engagierten Hebamme muss man denken. So lässt sich, zumindest oft, das leider „erschlagend" klingende Argument besser verstehen.

Wer auf den sich verändernden kulturellen oder genauer zivilisatorischen Einfluss auf psychische und körperliche Bedingungen der Geburt schaut, für den wird die neue Herausforderung nachvollziehbar. Wir haben, wenn wir uns um den Schmerz während einer Geburt, dessen Folgen und Vermeidung bemühen, die Gegenwart wahrzunehmen.

Schon beim flüchtigen Blick auf die Abbildungen aus Read'schen Büchern fällt gleich auf, welchen Körperbau die Dargestellten haben. Vergleicht man Zahlen zum Körpergewicht Schwangerer der 30-er Jahre mit der Gegenwart, sticht uns einer der vielen Unterschiede zur Gegenwart ins Auge. Gerne wird also natürlich als einfach, steuerbar oder regelhaft aufgefasst, kann das heute für das menschliche Kommen in diese Welt unverändert gelten? Weil das richtige Atmen unter der Geburt sehr große Bedeutung hat, legt Read auch großen Wert auf das Üben während der Schwangerschaft. Unsere menschliche Atmung ist infolge der Zivilisationsrhythmen nicht mehr große Anstrengungen gewohnt. Eine für den Geburtsverlauf angepasste Atmung hilft wesentlich beim Verarbeiten der Wehen. Doch das muss zuvor eintrainiert werden.

Daher wird die Frage nach einer Schmerzerleichterung in der von dem „Natürlichen" abweichenden Weg berechtigt. Das Kommen eines Individuums mit der Kraft der Gebärenden verlangt individuelle Entscheidungen, weil wesentliche Aspekte der Schmerzentstehung berührt werden, biologisch die Nozizeptoren, dann die Leitungsbahnen für den Schmerz, die Verarbeitung der Anstrengung und an erster Stelle der Affekt, der alles, gerade auch das gesellschaftlich Geprägte, einschließt.

Die Entscheidung für die Verwendung einer schmerzerleichternden Analgesie ist häufig nicht vorhersagbar. Wenn auch viele Faktoren wie Körperbau und Größe von werdender Mutter und Kind Hinweise über den erwarteten Verlauf geben können, bleibt der Verlauf der Geburt doch offen. Hormone, also Oxytocin und Serotonin, auch Adrenalin beeinflussen wesentlich den Ablauf und auch die Intensität der Empfindungen. Versprechungen über das Selbstverhalten der Mütter sind zweischneidig, wenn nicht sogar ein zu vermeidender Fehler. Die Entscheidung für eine Schmerzerleichterung unter der Geburt kann bei unvollständiger Aufklärung als persönliches Versagen gewertet werden. Das wäre bedrückend und muss verhindert werden.

In unserer Vorlesung sagte der Professor der Frauenklinik zu den Medizinstudentinnen und-studenten:„Eigentlich müssten Frauen zuerst das zweite Kind bekommen, dann hätten sie nicht so viel Mühe mit der Entbindung." Dahinter steckt die Erfahrung, dass oft die erste Geburt „den Weg bahnen könne". Anthropologisch wissen wir, dass der aufrechte Gang die Anatomie des Körpers unserer Spezies Mensch verändern musste. Wir sind, man nennt das „Zivilisierte Gesellschaft", in einer Welt, in der die Erstgebärende, eher die Regel als die Ausnahme bei Entbindungen wurde. Liest man in Zeitschriften mit Aufklärungstexten für werdende oder potentielle Mütter, scheint es, als ob Beschreibungen die Wehen, deren Last und Schmerzen vorsichtig umgehen, oder genauer gesagt, meiden. Diese Texte können oft wie Werbeprospekte klingen, schwierige Fragen werden klein gedruckt, weil das Wort „natürlich" nicht ausreichend wirklichkeitsnah, sondern eher modisch umkleidet wird. Geburt in der Natur unserer Vorfahren, oder bei Naturvölkern, ist nur scheinbar eine Folklore, es war und ist ein hohes Risiko. Es lassen sich in historischen Darstellungen ebenso wie in sorgfältigem Beobachten noch naturnah lebender Menschengruppen (wie beschrieben, meist als „primitiv" bezeichnet) viele Wege finden, die Geburten zu erleichtern: Psychologisch einzuordnende Beschwörungen, hypnotisch wirkende Gesänge, Massagen, Fixation der Gebärenden, sogar an Bäumen, Kräuter, aber auch analgetisch wirkende Mittel wie Bier, Wein, Brandy, auch Opium. Es war die Schmerztherapie der frühen Vorfahren. Wie umstritten Hilfen für die Schwangeren sein konnten, sehen wir in der Verfolgung der mit Heilmitteln vertrauten Frauen als Hexen, durch Männer, gerade auch in der frühen Neuzeit bis in die Epoche der Aufklärung! Nicht zu verdrängen ist die große Erfahrung der erfahrenen Hebammen, die bei Wehenschwäche seit Jahrhunderten Mutterkorn-Aufguss einsetzten, aus der Naturform entwickelt. Mutterkorn, Ergotamin, führte uns auch zu Therapien der Migräne. Moderne Pharmazie hat dieses historische, überlieferte Wissen in zuverlässige Praxis umgesetzt.

Spöttisch ließe sich in gegenwärtigen Zeiten der Aufklärung von einem Mann, der sich intim einer Frau nähert oder gar von ihr erwartet wird, verlangen, dass er sie aufklärt, Schwangerschaft könne gefährlich werden. Bei vergleichbaren Risiken verlangt heute die juristisch definierte Handlungsgesellschaft dazu sogar schriftliche Einwilligungsformulare. Denn wie wenig Väter über diese Fragen wirklich aufgeklärt sind, brächte beim Nachfragen sicher ein spannendes Ergebnis.

Von der Geschichte der Geschlechterasymmetrie zeugt die hohe Müttersterblichkeit als das deutlichste Symbol. Das Schicksal des Ehepaares Lessing verlangt unser Mitgefühl, wenn er, nach 5 Jahren Verlobungszeit und der Hochzeit 1777 von dem Glück der Geburt seines Sohnes und dem Schicksal schreibt. Das Kind bleibt 24 Stunden am Leben. Dem intelligenten Sarkasmus entspricht der Brief des traurigen Vaters „Und ich verlor ihn so ungern, diesen Sohn, .. er hatte so viel Verstand. War es nicht Verstand, dass man ihn mit eisernen Zangen auf die Welt ziehen musste? War es nicht Verstand, dass er die erste Gelegenheit ergriff, sich wieder davon zu machen? Freilich zerrt mir der kleine Wuschelkopf auch die Mutter mit fort." Eva König, seine Frau stirbt im Kindbett. Und Lessing dazu: „ Ich wollte es auch einmal so gut haben wie andere Menschen. Aber es ist mir schlecht bekommen." Die traurigen Worte Gotthold Ephraim Lessings (1729–1781). Heute hätte ein Kaiserschnitt sowohl Lessings Sohn wie das Leben seiner Mutter gerettet, mithilfe einer guten Anästhesie und dem Können von Geburtshelfern und Hebammen!

Geburtshilfe ist heute sicher geworden, sodass wir von einer glücklichen Gegenwart sprechen können. Doch das verlangt gegenseitigen Respekt und Geduld von Müttern, Hebammen und Ärzten. Organisatorische Voraussetzungen gehören auch dazu. Natürlich ist ein Kreissaal oder ein Operationssaal hygienisch zu halten, warum dann den gefliesten Raum in Frage stellen? In Skandinavien definierte man schon sehr früh die Bedingung, dass für Geburten eine Blutbank und die Möglichkeit der Anästhesie zur Verfügung stehe, rund um die Uhr. Geburt ist immer ein Ereignis, das mindestens 2 Menschen betrifft, Mutter und Kind. Als Anästhesist sieht man sich auch als Vertreterin des Neugeborenen, und das in Zusammenarbeit mit den neonatologisch erfahrenen

Kinderärzten. Das gesunde Kind bedeutet ebenso wie die Sicherheit der Mutter das Ziel. Schmerzen während der Geburt werden, wenn sie die Grenze des zu Ertragenden überschreiten, eine Gefahr. So vermag jede Mutter ihren eigenen Weg der Geburt suchen und finden, wenn Kooperation und Organisation gut aufeinander abgestimmt werden.

Ein in der Hand von gut ausgebildeten Ärzten sehr zuverlässiges Verfahren zur Schmerzerleichterung während der Geburt bezeichnet man als neuroaxial, also an den „Leitungswegen der Nerven", im Bereich des Rückenmarks wirkend. Bei dieser Schmerzerleichterung verwendet man örtliche Betäubungsmittel. Es handelt sich um die modernen Abkömmlinge von Kokain bzw. Procain, außerdem um besonders gut verträgliche Opioide. Diese regionale Analgesie begleitet auch eine eigene Geschichte, denn seit mehr als 100 Jahren kennen geburtshilflich tätige Ärzte örtliche Schmerzbetäubung. Anfänglich versuchte man eine vollständige Betäubung. Das schränkte jedoch die Mitarbeit der werdenden Mutter ein, weil der Ablauf der Wehen nicht mehr zu spüren ist. Mit den neuen örtlichen Betäubungsmitteln, auch in Kombination mit sehr niedrig dosiertem Opioid (z.B. Fentanyl) bleibt die Aktivität weitgehend erhalten, auch das Bewegen. Man gab dieser schonenden Methode auch die anschauliche Bezeichnung „Walking Epidural". Das untermalt die möglichst aktive Unterstützung.

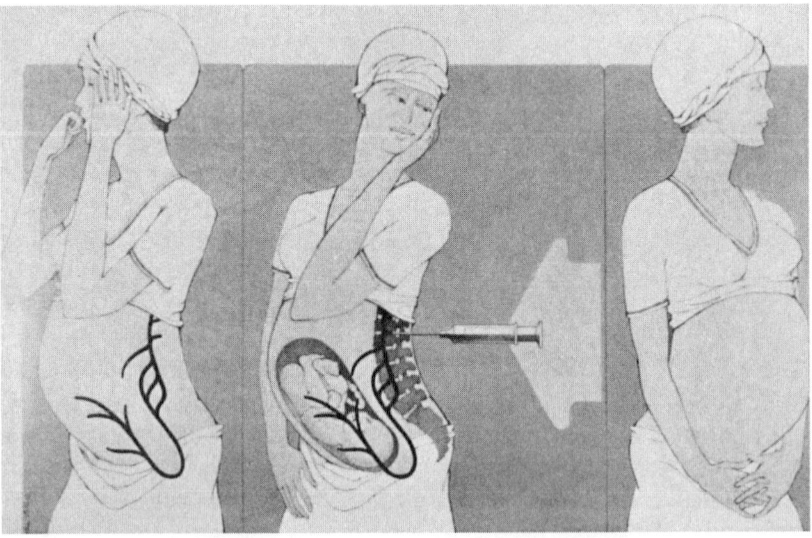

Abb.87 Abbildung aus einem älteren Aufklärungsformular zur Peri-(Epi-) duralanalgesie für die Entbindung. Die betroffene Schmerzzone ist angedeutet. Der fragende Ausdruck im Gesicht weist auf die Sorge, die Ängste hin.

Die Projektion und die Weiterleitung von Wehenschmerzen, und das Wahrnehmen, folgen der anatomischen Nervenanordnung. Die verläuft über Rückenmarksnerven vom Übergang von der Brust-zur Lendenwirbelsäule. Eine regionale Schmerzausschaltung hilft daher nicht nur den Schmerz zu reduzieren, je nach steuerbares Dosis, sondern beeinflusst entscheidend den Geburtsstress und mögliche Folgen. Das autonome Nervensystem vermittelt überschießende Reaktionen, auch durch Hormone wie Adrenalin, also plötzliche Blutdruckanstiege, Gefäßverengung und damit sogar Veränderungen in der Durchblutung der Gebärmutter. Selbst bei querschnittgelähmten Frauen, also ohne ein subjektives Schmerzempfinden, kann ein gefährlicher Blutdruckanstieg die Mutter gefährden, wie auch bei der Eklampsie, einer manchmal plötzlich auftretenden, meist aber sich mit Vorzeichen entwickelnden Kombination von schweren Symptomen (massiver Bluthochdruck, Blutgerinnungsstörungen, Krämpfe u.a.). Nicht nur für die werdende Mutter, die geschützt wird, sondern auch zugunsten des Feten kann dann eine regionale Schmerzerleichterung ernsthafte Komplikationen vermeiden.

Die Abbildung zeigt die mögliche Ausdehnung von schmerzfreien Zonen. Die sorgfältige Kunst der Anästhesie besteht darin, die Mutter aktiv zu lassen. Damit unterscheidet sich die heutigen Verfahren von früheren.

In der Diskussion um das Für und Wider einer Analgesie während der Entbindung sollten wir auch die Langzeitwirkung einer als schmerzhafte empfundenen Geburt, wenn sie unverarbeitet bleibt, nicht unterschätzen. Einen Hinweis kann man in folgender Beobachtung sehen: unter Müttern, die eine geburtshilfliche Schmerzerleichterung durch eine rückenmarknahe Anästhesie erhielten, wurden weniger häufig anhaltende Depressionen registriert. Eine Folgezeit von 2 Jahren wurde wegen dieser Fragestellung untersucht. Doch wo die Grenze liegt, hängt von vielen Faktoren ab und verlangt die Kunst und Er fahrung der Hebammen. Die Verarbeitung von Schmerz und Anstrengung während einer Geburt wird in der Regel als selbstverständlich angenommen, ist es aber nicht wirklich. Doch das zutiefst menschliche Ereignis, die Geburt, früher ein unausweichliche Gefahr ist heute, vergleicht man mit früheren Zeiten, ein sichere Phase im Leben.

Gesellschaftliche Entwicklung und operative Entbindung

Das Gehen aus der Welt und das Kommen in diese verkörpern die deutlichsten Berührungsorte vom Sein des Menschen im Prozess von Leben auf dieser Erde. Und wir können das in der Geschichte gut verfolgen. Medizinische Büchern des Altertums führen operative Schnittentbindungen nicht auf. Deutungen von alten Texten sind mit größter Vorsicht zu lesen, wenn man Abbildungen oder Texte, sogar zurück bis zu Keilschriften aus Mesopotamien interpretiert. Doch Vorstellungen einer Schnittentbindung begleiten die menschliche Geschichte bis zu Berichten Indigener. Denn die Hilflosigkeit der Heiler in der menschlichen Gesellschaft, besonders der Hebammen als dem ältesten Heilberufe, in der Situation des Geburtsstillstandes mit drohendem Tod von Mutter und Kind, unterstützte ärztliches forschendes Bemühen, sich nicht damit abzugeben.

Warum ist, bezogen auf die Geschichte der Menschheit, die operative Hilfe bei einer drohenden Geburtsgefahr erst so spät Wirklichkeit geworden? Zwei große medizinische Entwicklungen stellten Vorbedingungen, Schmerzfreiheit und operative Kunst.

Es verlangt viel Phantasie, den Begriff „Kaiserschnitt" auf Gaius Julius Caesar als Namengeber beziehen zu wollen. Denn dass die Mutter eines durch Schnittentbindung Geborenen überlebte, müssen wir nach allem medizin-historischen Wissen als nicht möglich resümieren. Caesars Mutter ist lange nach der Geburt ihres später berühmten Sohnes als lebend nachzuweisen. Diese Legende taucht schon bei dem lateinischen Schriftsteller Plinius dem Älteren (23–79) auf. Die lateinische Wortbeziehung zwischen Caesar und caedere-werfen, schneiden- führen manche Deutungen auch als Erklärung an. Caesar wird zum Namengeber für Kaiser oder Zar, jedoch sehr spät erst mit der Schnittentbindung verbunden. Diese Wortbildung beruht also auf einer falschen Übersetzung, nicht Caesar ist die Erklärung, sondern besser „heraus-schneiden".

Die Legende verknüpft nicht nur Caesar mit der Vorstellung des Besonderen, des „Nichtgeborenen-Nonnatus", eines „Herausgeschnittenen". Zuvor gilt auch das für Scipio Africanus, den erfolgreichen Feldherrn gegen Hannibal. Prominentester „Nichtgeborener" war der „Patron der Hebammen", der spanische Bischof Raimund Nonnatus. Der Graf von Cardona schnitt ihn laut der Legende mit dem Dolch(!) aus dem Leib seiner toten Mutter. Eine mithilfe eines aktiven Schneidens erfolgreiche Entwicklung eines Kindes erkauften Mutige immer mit dem Tod der Muttern. Diese Wirklichkeit klingt aus der Verordnung des oströmischen Kaisers Justinian um 533 n.Chr. Ein königliches Gesetz verbietet, dass eine Frau, die schwanger verstorben ist, beerdigt werde, „bevor die Leibesfrucht aus ihr herausgeschnitten wurde." Die in dieser Zeit zusammenfassenden Texte eines königlichen Rechts, „lex regio" auch „Lex Caesarea" genannt, wird sogar schon auf die Königszeit Roms nach seiner Gründung ab 753 v.Chr. mit dieser Wortwahl bezogen. Es war die Epoche des legendären Numa Pompilius. Das wären, hier wird es sehr spekulativ, bereits sehr frühe Anordnungen. Es handelt sich um juristische, zusammengestellte Fragmente, die Pandekten-Allumfassendes oder lateinisch Digesten genannt wurden.

Was sich dort andeutet, war ein „Kaiserschnitt“ und medizinisch verklausuliert, eine „sectio in mortua“.

Die Hoffnung des Menschen, ungeborene Kinder aus dem Leib der Mutter zu retten, ist bereits früh in die Mythologie der Griechen erzählerisch eingebettet. Koronis, die Geliebte des Apollon und schwanger von ihm, richtete aber ihre Zuneigung an einen Jugendlichen aus Arkadien. Nicht nur der weiße Rabe, der aufpassen sollte, es aber versäumte, wurde zum Schwarzwerden verdammt, sondern als Strafe erschoss der wütende Artemis die Schwangere. Hermes aber, nicht nur Symbolfigur für die Post, der universelle Gott, schnitt ihren Sohn aus dem Leib – Asklepios. Und so sind wir mitten in der medizinischen Mythenbildung. Für die griechischen Götter stellte sich in dieser Konstellation keine Frage der notwendigen Schmerzerleichterung. So einfach erscheint das – oder alles ist phantastisches Narrativ und Wunschdenken.

Dieses Tradieren einer möglichen römischen Königsordnung in das Mittelalter kann auch theologisch, christlich motiviert sein. Für einen Christen besitzt das Neugeborene, auch das noch nicht geborene Kind eine Seele. Erst wenn der Fötus menschliche Gestalt zeigt, besitzt er diese Seele, nicht schon bei der Konzeption, der Befruchtung. Für die Grenzen einer Schwangerschaftsbeendigung spielt das zum Beispiel bei Thomas von Aquin eine Rolle, dem Großneffen von Friedrich Barbarossa. Diese Interpretation weicht also deutlich von der gegenwärtigen Vorstellung ab. So wird die um 1310 synodal in Trier angeordnete Öffnung der nicht mehr lebenden Mutter verständlich, um das möglicherweise noch lebende Kind taufen zu können. Bis in das 19.Jahrhundert fehlen lebenssichernde Betäubung bzw. Anästhesie, besonders deutlich für die wichtigste Entwicklung der operativen Geburtshilfe, dem Kaiserschnitt. Dieser erscheint uns heute selbstverständlich.

Handwerkliche Medizin blieb bis in die Neuzeit Aufgabe „niederer Berufe“ wie des Feldschers oder des Baders. Dass sich akademisch ausgebildete Ärzte nicht mit Handwerklichem befassten, können wir beispielhaft in der Geschichte des Kaiserschnitts erkennen, wenn wir diesen nach heutigem Verständnis definieren. Die vermutlich erstmalig genauer beschriebene Schnittentbindung einer Mutter, die überlebte, und das ist das Besondere, wird aus dem Thurgau/Schweiz im Jahr 1500 berichtet. Das Revolutionäre klingt auch aus den Beschreibungen. Diese erschienen zuerst auf Französisch, wurden Jahrzehnte später ins Lateinische und aus dieser Sprache zuletzt wieder ins Deutsche übersetzt, der Sprache des Operateurs! Ausgeführt hat sie Jakob Nufer, ein Tierkastrator, an seiner eigenen Frau. Tagelange Wehen, wer kann sich das vorstellen(!), umgeben von 13 Hebammen, hilflos trotz allen Wissens dieses Berufsstandes. Der Mann denkt praktisch, aber ob er seiner Frau Wein einflößt, oder einen Schlafschwamm zur Tierbetäubung kannte, das vermag man sich kaum vorzustellen. Oder ob die abgekämpfte, werdende Mutter durch Schmerz und Verzweiflung die Grenze zur Bewusstlosigkeit erreicht hatte, kann nur unsere Phantasie beantworten. Jakob Nufer schickt 11 Hebammen aus dem Zimmer und schneidet den Bauch auf, anatomische Kenntnisse besaß er sicherlich, entwickelt dann das Kind. Und er näht den Bauch, vermutlich zuerst die Gebärmutter, „nur auff die Weise, wie man die alten Schuhe sticken pfleget, widerumb gehefftet und zugemacht". Alles geschieht mit kirchlichem Segen des örtlichen Prälaten, das vermittelt uns auch, wie die Gemeinde vor Ort mitgelitten haben muss. Wie sorgfältig und offenbar aus dem Schneiden an Tieren gelernt, Nufer vorging, können wir auch darin ablesen, dass 5 weitere normale Geburten von seiner Frau berichtet werden, darunter Zwillinge. Zwischen der „sectio in mortua" zur „sectio in vivo" lag trotzdem noch ein weiter und leidvoller Weg. Um 1850 liegt die Sterblichkeitsrate bei 80%, infolge Infektion und Blutung. Der italienische Chirurg Edoardo Porro (1842–1902) entfernte daher die Gebärmutter, eine als „bahnbrechend" bezeichnete Methode. Erst Chloroform- und Äthernarkose ließen eine sorgfältige Naht von Gebärmuttermuskel und den einzelnen Schichten der Bauchmuskulatur zu, so wie es möglicherweise Jacob Nufer, er war Handwerker im feinen Sinn, bei seiner Frau 400 Jahre früher ausführte.

Im Jahr 1881 führte Professor Ferdinand Adolf Kehrer (1837–1914) erstmalig eine doppelte Uterusnaht nach Entwicklung des Kindes aus. Die werdende Mutter lagerten Hebamme und Ärzte auf einem Tisch in ihrem Haus im Dorf Meckesheim bei Heidelberg. So wird voller Stolz später nach diesem Eingriff berichtet. Diese Mutter versorgte Kehrer „erstmalig durch zuverlässig ausgeführte Naht, mithilfe einer Chloroformnarkose". 25 Urenkel konnten voller Stolz auf ihre Vorfahrin zurückblicken. Bemerkenswert bleibt auch, dass Professor Kehrer auf der Fahrt von Heidelberg kommend, mit der öffentlichen Eisenbahn anreiste.

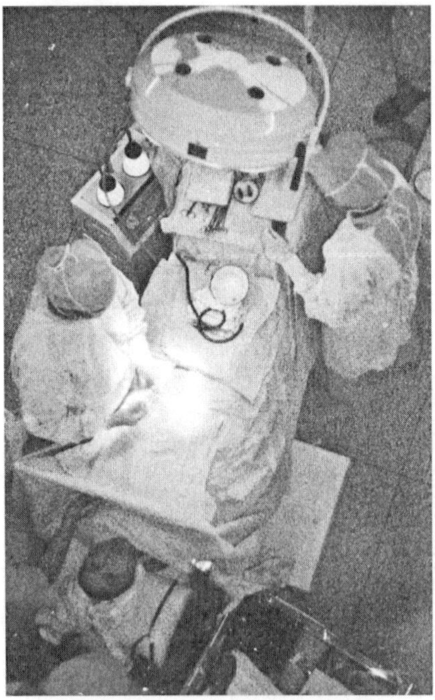

Abb.88 Beijing – Kaiserschnitt in scheinbarer Akupunkturanästhesie (Filmausschnitt). Kommentar s.Text

Lassen wir der Phantasie etwas Raum. Verzweifelte Ärzte riefen 22 Jahre zuvor den Frauenarzt Professor E.D.Martin von der Charité zu einer Hausentbindung, genau genommen einer „Schloßentbindung" (im Kronprinzenpalais). Geburtsstillstand lautete die Diagnose, bei Beckenendlage. Martin entwickelte das Kind, unter

Zeitnot wegen der komprimierten Nabelschnur auf natürlichem Weg, den Kopf also zuletzt. Aber er musste zuvor den nach oben weisenden Arm lösen, um Raum zu schaffen. Eine schwere Verletzung des Nervengeflechtes führte zu Lähmung und Wachstumsschädigung des Arms, sowie einem Schiefhals. Nüchtern lautet die Diagnose: Plexuslähmung vom Typ Duchenne-Erb. Dem späteren Kaiser Wilhelm II. wäre das mit einem Kaiserschnitt an seiner Mutter Victoria, der Tochter der englischen Queen erspart geblieben, sicher auch die folgende überharte Kindererziehung. Traumatisiert von seinem Leiden wendet sich der Junge von seinen liberalen Eltern ab und verdeckt später als Monarch seine ängstliche Schüchternheit mit forschem Auftreten. Psychisch instabile Menschen verbergen Schwächen gerne hinter Tradition und Macht, wenn nicht sogar Gewalt. Wäre Geschichte in Europa anders verlaufen, hätte man Mutter und Kind all das ersparen können? Aber der geburtshilflichen Medizin fehlte noch ein entscheidendes Element.

Heute kommen in Deutschland nahezu 30 Prozent aller Kinder mit Hilfe des Kaiserschnitts zur Welt, in vielen Fällen ist er für Mutter und Kind lebensrettend. Das Entdecken und Weiterentwickeln von Anaesthesie- bzw. Narkoseverfahren im 19.Jahrhundert bis zur Gegenwart machte gleichzeitig die Fortschritte operativer Schnitttechniken für die Gesundheit von Mutter und Neugeborenen möglich. Das Geschick, das Können der Beteiligten, Hebammen, Geburtshelfer, Anästhesisten und Kinderärzte bestimmen die Sicherheit für Mutter und Kind, aber auch wohlbegründete organisatorische Strukturen.

Die sicheren Methoden der Gegenwart für einen Kaiserschnitt sind Spinal- und Periduralanästhesie, also die örtlichen Betäubungsverfahren oder die Allgemeinanästhesie/Narkose. Vor einigen Jahren berührte ein weiteres Verfahren die breite Öffentlichkeit. Ließe sich ein für Mutter und Kind sicherer Kaiserschnitt auch anders realisieren?

Die Abbildung aus der Hochphase der Akupunktur-Illusion, eines typischen Falles von Medienhype, zeigt das Vorgehen bei einem Kaiserschnitt in der Universitätsklinik Peking(Beijing). Die Bildqualität, ein Ausschnitt aus meinem Film, ist eingeschränkt. Parallel zu meinen Aufnahmen, führte ein US-amerikanisches Televisionsteam Aufnahmen mit wechselnder Beleuchtung durch, um durch „optische Dramatik" das für Laien Sensationelle zu illustrieren. Da Akupunktur als gut steuerbar in der Wahrnehmung von Laien galt, habe ich einen Verlauf dokumentiert.

Auf dem Foto ist die Elektroakupunkturnadel, appliziert an der Hand, sowie auch am Bein sichtbar. Ein regelmäßiges Zucken zeigte die Effizienz der elektrischen Impulse. Doch das Entscheidende spielte sich im Operationsfeld ab, für den erfahrenen Operateur gut erkennbar, für Laien aber scheinbar bedeutungslos. Denn bevor die Operateurin den Unterbauch durch einen Schnitt öffnete, infiltrierte sie diese Schnittzone mit einem örtlichen Betäubungsmittel. Das läuft unbemerkt fast nebenher ab. Der Schnitt lässt sich damit völlig schmerzfrei ausführen. In der tieferen Schicht, nahe am Bauchfell folgte noch einmal das Einspritzen des lokalen Anästhetikums, es handelte sich um Lidocain(Xylocain), das damals weltweit meist benutzte Medikament. Danach konnte ich eine weitere Besonderheit registrieren. Der Weg in das Innere der Gebärmutter wurde mit einem Schnitt durch die Vorderwand der Muskulatur gelegt. Diese Schnittführung hinterlässt später ein Narbengewebe im Muskel. Mein Einwand an die mich begleitenden chinesischen Ärzte, dass dieser Zugang ein erhöhtes Risiko einer Ruptur, eines Muskelrisses für eine weitere Geburt bedeute, wurde klar im Sinne der Parteipolitik beantwortet: „Bei uns hat das keine Bedeutung, weil das 1-Kind-Prinzip eine 2. Schwangerschaft nicht zulässt!“. In der westlichen operativen Frauenheilkunde würde man dieses Vorgehen als falsche Operationstechnik ablehnen. In der Volksrepublik folgten alle Beteiligten den Richtlinien der „Partei“. Der Bauchraum, das Innere des Abdomens untersuchten die Ärztinnen nicht. Diese Revision des Bauchraumes ist mit Dehnung des Bauchfelles, also dem Ziehen an dessen Nerven verbunden. Das Schneiden ist weniger schmerzhaft als der Ziehen am Bauchfell, dem Peritoneum. Das vermied die feinfühlige Operateurin in der Kenntnis, dass die örtliche Betäubung nicht ausreicht. Als die junge Mutter wegen der unvollständigen Anästhesie zu stöhnen begann, half im weiteren Verlauf später nach Entwicklung des Kindes intravenös injiziertes Pethidin, das hochwirksame Opioid, zur Schmerzstillung.

Noch heute habe ich die bewundernden Ausrufe des US-amerikanischen Filmteams im Ohr, das die Elektroakupunktur mit ihren sichtbaren regelmäßigen feinen Kontraktionen an der betroffenen Muskulatur an Fuß und Hand in Nahaufnahme filmte, eigentlich nur darstellen wollte. Weder die Besonderheit der speziellen, sozialpolitisch erklärbaren Operationstechnik noch die Schmerzausschaltung durch Lidocain bzw. Pethidin verstanden die Journalisten. Letztendlich vertrat, und das habe ich an anderer Stelle sich wiederholend sehen können, bei der sorgfältigen regionalen Betäubung, meist ergänzt durch eine Opioid, die staatspolitisch angeordnete Akupunktur nur einen Statuswert. Die Worte des großen Führers, die „chinesische Medizin als reiche Schatzkammer“ zu nutzen, besaß quasi Gesetzcharakter.

Das beschriebene Vorgehen in dieser sehr gut geführten Musterinstitution zeigt, dass Akupunktur nur noch als „politisch korrekte“ Demonstration zur Anwendung kam. Die öffentliche Reflexion im Westen, in der Phase des abklingenden Mao-Kultes, hat das nur zögerlich wahrgenommen und bezogen auf das operative Vorgehens nie wirklich hinterfragt. Korrekte kritische Informationen verdrängen zu können, bildet bedauerlicherweise oft ein Charakteristikum von Medien. Das Reflektieren von falscher, weil unvollständiger Information ergänzt die Flut neuer Bilder.

Heute bevorzugen die chinesischen Kollegen die Spinalanästhesie für einen Kaiserschnitt als zuverlässige, vor Schmerz schützende Methode. Die Geburtshelfer, meist sind es Kolleginnen, pflegen die Muskulatur der Gebärmutter mit schonender Schnittführung. Medizin wirkt global über politische Intrigen hinweg.

Entbindung im Kaiserschnitt – Zeichen unserer Gegenwart

Heute werden in der Welt mehr als 18 Millionen Kaiserschnitte gezählt. Die Häufigkeitsrate, also der Anteil an der gesamten Zahl an Geburten variiert von 5% in der Subsahara Region Afrikas bis zu mehr als 40% in Lateinamerika. Weltweit liegt jetzt der Durchschnitt bei 21%. Zahlen aus 154 Ländern sind dabei erfasst. Die Weltgesundheitsorganisation (WHO) prognostiziert für das Jahr 2030 einen Zahl von 38 Millionen, das entspricht 28,5%. Dem gegenüber empfahl die WHO im Jahre 1980 eine Rate von 10–14% als regelhaft indiziert.

Den Sinn von Schmerzen zu ergründen, bleibt uns solange verwehrt, wie wir Schmerzen nicht in biologische Ordnungen einordnen können. Schmerzen als unabwendbar zu erklären, weil eine höhere Macht sie angekündigt habe, ist auch ein Zeichen von Hilflosigkeit. Wenn schon jenseitige Mächte zitiert werden, wissen wir auch in deren Fortsetzung den Auftrag zu schätzen: „Machet Euch die Erde untertan." Das ist uns aufgegeben. Zur Entwicklung des Menschen in Zivilisationen wurde der aufrechte Gang notwendig, denn unser Denken erhielt danach mit Hilfe der Hände die grenzenlos erscheinende Möglichkeit aktiven Handelns, auch und gerade in neuen biologischen Dimensionen. So stellt uns die Gegenwart in der Geburtshilfe vor die Aufgabe, biologische Limitationen zu verstehen und zu lösen. Wir haben uns in der Lebenskultur aus den biologischen Rhythmen gelöst. Anders als alle Generationen vor uns ist der Entschluss zum Kind in den organisierten Ablauf eines Menschenlebens eingeordnet und nicht mehr zufällig, zumindest gilt dies mehrheitlich für Frauen. Zufall ist verstanden als Beschreibung eines bisher wenig beeinflussbaren Verlaufs von Jugend, Erotik, Sexualität, Schwangerschaft, Kindesaufzucht und wirtschaftlicher und familiärer Sicherung durch Partnerschaft. Symbolisch können wir zitieren, dass man historisch eine Frau jenseits des 28.Lebensjahr als „alte Erstgebärende" definierte. Medizinisch assistierte Fortpflanzung, vereinfacht als künstliche Befruchtung bezeichnet, die Verschiebung der Gravidität in spätere Lebensphasen, pharmakologisch geordnete Planung, darunter verursachte Mehrlingsschwangerschaften, Übergewicht, Hypertonie als Begleitung unseres Ernährungsstils, seien beispielhaft angeführt. Obwohl über einer „Jugend" von 35 Jahren, das Wort ersetzt den Standardbegriff „Alter", der nicht zutrifft, das Risiko als erhöht gilt, ist dies nur eine Orientierung. Das nicht mehr so jung sein verpflichtet zu noch höherer Aufmerksamkeit. Verbesserte Bildung und die ihr folgende Aufklärung wirken sich deutlich positiv für die Sicherheit von Schwangerschaften aus. Über klassische Indikationen für einen Kaiserschnitt wie Geburtsstillstand, Gefahren für das Kind durch Beckenendlage, Plazentaveränderungen, Eklampsie hinaus sprechen also neue Gründe für eine schonende operative Geburt. Als Beispiel sei eine Übertragung genannt, jeder Tag kann das Risiko einer Totgeburt erhöhen. Das höhere Alter von Schwangeren wird weitgehend zur Regel. Wir sollten bedenken, dass in der Geschichte 13-jährige Frauen, die wir heute Mädchen nennen, Mütter wurden. Eine Re-Sectio, der erneute Kaiserschnitt oder die „traumatische Geburt“ sind heutige feste Begriffe, sie überstiegen aber alle Vorstellung unserer Vorgänger.

Die selbstbewusste Schwangerschaft bringt ein anderes Überlegen mit sich. Das schließt einerseits das Verantwortlichsein für ein gesundes Kind wie auch das Nachdenken über das Bevorstehende ein. Abhängig auch von Informationsquellen, die gab es immer, wird auch die eigene Belastbarkeit abgewogen, bewusst oder unbewusst. Denn das Selbstvertrauen, eigene Kräfte zu mobilisieren, stärkt das Recht zur eigenen Entscheidung. Daraus entsteht auch eine Tendenz zu dem „Wunschkaiserschnitt“, wie es herabwürdigend genannt wird. Der gesellschaftliche Druck darf nicht gering eingeschätzt werden. Was verstehen Außenstehende etwa davon „in guter Hoffnung zu sein.“

Das Geschehen eines Geburtsablaufs ist, sorgfältig bedacht, immer variabel und vor möglichen Überraschungen ist niemand gefeit. Das bewusste Übernehmen dieses bestimmenden biologischen Weges durch die werdende Mutter, wir hoffen auch des Vaters(!), verpflichtet Hebammen sowie Ärztinnen und Ärzte offen für individuelles Verhalten zu sein. Denn Verantwortung teilt sich heute zwischen der aktiven Frau und den Helfenden, Hebammen wie Ärzten.

Auch Ärztinnen und Ärzte haben deutlich differierende Meinungen. Besonderes Aufsehen zu diesem Thema erregte eine Umfrage bei Fachärztinnen für Geburtshilfe in London, nach der 31% der Befragten bei eigener unkomplizierter Schwangerschaft eine Entbindung per sectionem favorisierten. Doch nur 8% der männlichen Kollegen wünschte die primäre Schnittentbindung bei seiner Partnerin. Wer hat hier Recht, darf man fragen!

Bemerkenswert für die gegenwärtige Entwicklung ist die Zunahme von regionalen Betäubungsformen für einen Kaiserschnitt. Beispielsweise wird in Japan an vielen Stellen in weniger als 10% eine Allgemeinanästhesie(Narkose) durchgeführt. Es hat sich ein große Wandlung vollzogen. Als ich vor Jahrzehnten aus dem Ausland nach Deutschland zurückkehrte, wurde ich, unerwartet, in die Frauenklinik der Universität Freiburg gebeten. Eine junge Frau mit einem damals nicht operablen, angeborenen Herzfehler bereitete Frauenärzten, Hebammen und den vorbehandelnden Kardiologen große Sorgen. Unter dem während der Wehen auch unwillkürlich kommenden Zwang zum Pressen bestand das große Risiko einer Shuntumkehr, also dem Umkippen des Blutdruckes in den Gefäßen, die vom Herz ausgehen, in die umgekehrte Richtung. Dies wäre mit dem tödlichen Risiko des Herzversagens verbunden. Dieses Geschehen ließ sich durch eine örtliche Betäubung der Schmerznerven mithilfe einer Periduralanästhesie verhindern. Damals war ich als Einziger mit dem Verfahren vertraut. Mutter und Kind konnten wir gesund durch dieses bedrohliche Geschehen begleiten.

Mir begegnete damals erheblicher Widerstand gegenüber einem Ersetzen der Allgemeinanästhesie, also einer Narkose, durch eine regionale Betäubung für einen Kaiserschnitt. Die Narkose brachte zu Recht den großen Fortschritt für das biologisch notwendige operative Eingreifen. Der Ansprüche an die Ausbildung von Anästhesisten für die örtlichen Betäubungsverfahren sind sehr hoch. Die erfolgreiche spezielle Ausbildung von Anästhesisten(Narkoseärzten) sicherte auch in diesen Jahrzehnten die Sicherheit während der Kaiserschnitts. Die steuerbaren Schmerzerleichterung verlangt eine rund um die Uhr verfügbare Anwesenheit erfahrener Ärzte und neben der technischen Einrichtung auch die zeitlich organisatorische Sicherheit.

In den USA liegt das tödliche geburtshilfliche Risiko beim Mehrfachen unserer Verhältnisse. Das liegt auch an den vergleichsweise ungünstigen Möglichkeit fachärztlicher und anästhesiologischer Versorgung bei Notfällen, bei Hausgeburten beträgt die Sterberate von Neugeborenen das Doppelte von Klinikentbindungen. Zur Erklärung dieser Situation finden sich mehrere Ursa-

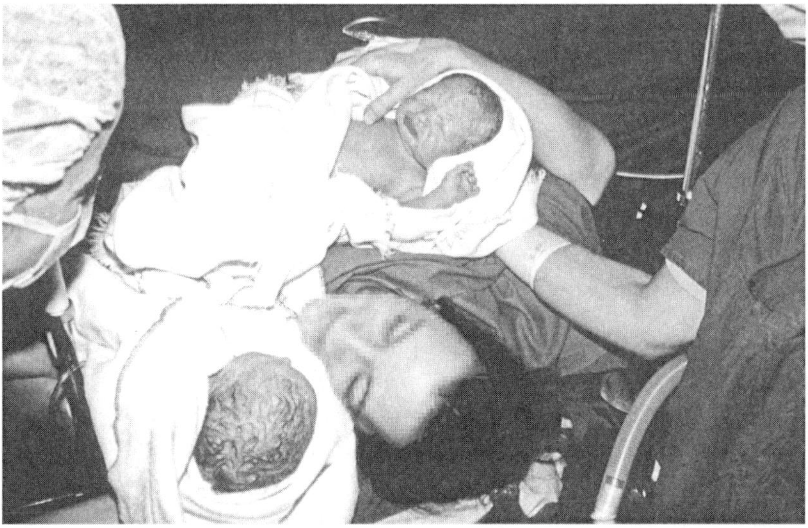

Abb. 89 Während des Kaiserschnitts in örtlicher Betäubung (hier Periduralanästhesie): Die Zwillinge in den Armen der Mutter

chen, wie widersprüchlicher Aufklärung, die Privatisierung des Gesundheitswesen und die belastenden Sozialbedingungen junger, unversicherter Frauen. Dies entspricht der Entwicklung des schon beschriebenen Drogenmissbrauchs. Wir könnten hierzulande auf unseren hohen Sicherheitsstandard stolz sein, gerade auch durch unser deutsches, auch europäisches Gesundheitssystem. Leider nehmen wir das zu wenig wahr, oder es spricht niemand laut aus. Pessimistische Klangfarben sind uns geläufiger als begründbares Selbstbewusstsein.

Vor mehr als 100 Jahren wurde zum ersten Mal eine Spinalanästhesie an der Universität in Basel zur geburtshilflichen Schmerzerleichterung, damals noch mit dem injektionsfähig produzierten Kokain durchgeführt. Heute stehen sehr gut verträgliche, moderne örtliche Betäubungsmittel zur Verfügung, die bei diesem Verfahren in den Liquor, das Nervenwasser, durch sehr, sehr dünne Nadeln injiziert werden. Bei einer Periduralanästhesie, im englischen Sprachraum als epi-oder extradural bezeichnet, wird über einen sehr feinen Katheter oder eine Nadel das Betäubungsmittel außerhalb der Rückenmarkshäute injiziert. Bis zum Beginn der Gefühllosigkeit dauert es dann mehrere Minuten. Führt der Anästhesist die Narkose durch, beginnt er mit einer intravenösen Injektion von Schmerz- und Schlafmitteln. Bei akuten Notsituationen wird oft die Narkose Methode der Wahl und Sicherheit sein. Denn jede Minute zählt, wenn wir gesund auf diese Erde kommen wollen, oder müssen(?). Einsatzfähige und verantwortungsbewusste Ärztinnen und Ärzte bilden die Voraussetzung für sicheres und schmerzfreies Operieren.

Diese wenigen Worte zur Beschreibung verlangen von dem handelnden ärztlichen Personal eine lange und gute Ausbildung. Erfahrung und sorgfältige gegenseitige Abstimmung sowie eine kurzfristig verfügbare Zusammenarbeit mit Kinderärzten gehören zum heutigen Sicherheitskonzept. Natur lässt sich nicht überlisten und verzeiht kein Fehlverhalten.

Die Fähigkeit, wach und aktiv bei der Geburt durch einen Kaiserschnitt mitzuwirken, trägt bei einer Spinal- oder Periduralanästhesie sicher wesentlich zum glücklichen Erleben für die werdende Mutter, und im Idealfall auch des Vaters bei. Für Väter wird, aber das ist natürlicherweise so, die passiv erscheinende Rolle bei der Anwesenheit einschränkend wirken. Aber das entspricht nicht der Realität, denn über liebenden Beistand in dieser Situation freut sich jede Frau!

Der Körper wird unterhalb der Brust taub sein, das wache Bewusstsein lässt alles miterleben. Sehen kann ein Vater sogar mehr als die Mutter. Ein grünes Tuch verdeckt die Sicht zum Bauch, doch der ist bei einer Geburt, wie sie auch ablaufen mag, nicht im Blick. Erklärende Worte begleiten das Geschehen für die Mutter. Der Vater sollte sitzen können, wenn ihn die Belastung überwältigt. Gerade das Passivsein in dieser aufregenden Situation fordert Kraft, Männer leiden mehr als sie zugeben können. Selbst Ärzte haben bei den eigenen Frauen unter der Geburt viele Hemmungen. Die regionale Betäubung, also die Ausdehnung der Betäubung wird vor dem Beginn der Operation geprüft. Für einen schmerzfreien Kaiserschnitt ist die Medikamentenmenge gering, daher auch für das Baby gut verträglich.

Wird unter eher seltenen Bedingungen eine Narkose notwendig, leitet der Anästhesist aus Rücksicht auf Mutter und Kind mit niedrig dosierten Medikamenten den schonenden Schlaf ein. In diesem Halbschlaf wird gelegentlich in Ausnahmesituationen ein vorübergehendes Wachsein beobachtet. Dieses intraoperatives Wachsein ist der Sicherheit geschuldet, nicht Fehler des Arztes. Narkose, besonders in extremen Einzelsituationen mit der Notwendigkeit zu Handeln innerhalb von Minuten, ist lebens- und gesundheitsrettend für beide, Kind und Mutter. Sie ist mit einer künstlichen Beatmung verbunden, um absolute Sicherheit zu gewährleisten.

Ein Wort wie „Urerlebnis“, darf das wirklich so verlangend, idealisierend gesagt werden? Das Gefühl, versagt zu haben kann provoziert werden. Einengende Vorurteile erschweren es, die vielen auch unerwarteten Varianten einer Geburt gut durchzustehen. Die körperliche und psychische Leistung der Mutter während einer Schnittentbindung unter einer regionalen Anästhesie ist die gleiche wie bei einer Geburt auf vaginalem Weg. Es wäre eine Illusion und ein Vortäuschen, der Kaiserschnitt sei einfacher als eine idealisiert dargestellte „natürliche“ Geburt.

Das Mithören, das Mitdenken und Mitfühlen bei der Entwicklung des Babys, das dann in die sorgende Hand einer Hebamme gelegt wird und dann von der wachen Mutter mithilfe des Vaters in den Arm genommen werden kann, ist eine sehr, sehr große Leistung.

Bei einer vorausgegangenen Kaiserschnitt in Narkose habe ich dagegen schon eine solche Äußerung gehört: “Ich habe das Gefühl, mir sei das Kind aus dem Leib geschnitten“. Eigentlich sehr traurig, wenn infolge fehlender Information bei der werdenden Mutter diese Wahrnehmung von sich selbst entsteht. Die Mutter nimmt diese Last auf sich, um einem gesunden Kind den Weg in die Welt zu sichern. Auch diese Möglichkeit ist Teil der guten Mutter-Kind-Bindung. Hier sollte nicht der Weg als das Ziel gesehen werden, sondern das Ziel ist gesundes Leben für Beide.

Schmerzerleichterung während der Geburt und eines Kaiserschnitts ist eine Frage der sozialen Kultur bzw. Zivilisation. Für das Leben der Menschen der wichtigste Fortschritt von Medizin. Geburt bringt neues Leben in die Welt und diese Welt des 21.Jhdt. verändert sich. Die hochachtungsvolle Verbeugung vor den Frauen der Gegenwart, die den Mut und die Kraft zum Mutterwerden haben, verlangt feinfühligen Umgang mit den neuen Herausforderungen.

Schmerzen begleiten menschliches Leben vom Kommen bis zum Gehen. Helfen zu können verpflichtet und bedeutet Glück, fordert zum Nachdenken auf.

Abbildungen Nachweis

1. Köhlers Medizinal-Pflanzen 1897
2. Karl Koller 1883 in Wien. Im Besitz des Verf.
3. Imagno/Sigm.Freud Priv.
4. pixabay (ohne weitere Angaben)
5. R. Muschaweck (1973) In: Killian H., Lokalanästhetika und Lokalanästhesie. Thieme Stuttgart 1973
6. a/b Wilhelm Busch Werke 1.-3.Bd. Eulenspiegel Verlag, Berlin 1966
7. Foto des Verf.
8. M. Zimmermann in Niesel HC, H.van Aken 2003.
9. Renė Descartes. L`Hommes de René Descartes 1664 Paris bzw. Tractatus de Homine,..Amsterdam 1677
10. M. Zimmermann: Physiologische Grundlagen des Schmerzes und der Schmerztherapie. In: Niesel HC, H.van Aken 2003
11. Genny Andersen. In: marinebio.net/marinescience/03ecology 2003
12. Rösch Harald: (2013) Das Gedächtnis hinterläßt Spuren. Max Planck Forschung I. 1/13

13a. Schaible H.G., Schmidt F.: Nozizeption und Schmerz. Abb. 13-10 In:Schmidt RF, G.Thews: Physiologie des Menschen. Springer Heidelberg, Berlin, New York 1995 S.246(Cajal S.R.y (1928) Degeneration & regeneratioin of the nervous system. Oxford)

13b. Niesel HC mit HG Auberger 1990

14. Exlibris für Ärzte. Hartmannbund-Verlag Bonn S.52; 1983
15. Wall P.D.1981)On the Origin of Pain Associated with Amputation. In Siegfried J, Zimmermann M.: Phantom and Stump Pain. S.6 (Cajal S.R.y (1928) Degeneration & regeneratioin of the nervous system. Oxford)
16. Foto des Verf.
17. Gray`s Anatomy of the Human Body (H.V.Carter) dt.Uwe Gille
18. Gustorff B., Hoerauf K.H. in Niesel H.C., van Aken H.2003).

19a. Janet Travell Foundation

19b. E. Dalton publ. “Therapie muskuloskelettaler Schmerzen“ o.D.

20. Foto des Verf.

21a. Zenz M., Donner B.: Niesel H.C. (1994) Regionalanästhesie, Lokalanästhesie, Regionale Schmerztherapie. Thieme Stuttgart New York

21b. Foto des Verf.

22. Foto der Originalseite (Faksimile) Andreas Vesalius „Aus den 7 Büchern“.
23. Aus „Feldtbuch der Wundarztney“. Ca.1517 bzw. 1528 Straßburg (Joannē Schott)
24. Kirschner M, A.Schubert (1927) Allgemeine und Spezielle Chirurgische Operationslehre. Springer, Berlin
25. Foto Galerie des Batailles Chateau de Versailles

26. Nach Kosambi D.D. (1967) „Living prehistory in India" Sci.Amer. 216, 105
27. Foto des Ver.
28. Foto des Verf.
29. WiBiLex
30. Kunsthalle Hamburg uspr. St.Petri, Grabow/Mecklenburg
31. Medical Library, Francis Wood Library-Museum, Massachusetts General Hospital, Boston
32. Medical Tribune, Bayer
33. Reinhardt, B. (1992) in Dittel R. Schmerzphysiotherapie.Fischer Stuttgart
34. Auberger/Niesel 1990
35. Mihatsch M.J., Zollinger H.U.: Definition des Analgetikasyndroms. In: Mihatsch J.M.(1985) Das Analgetikasyndrom. Thieme Stuttgart, New York
36. Zeichnung Anna Sommer, Information der Rigi Apotheke, Zürich.
37. Bildzeitung /Titelseite
38. Martin von Wagner Museum ,Würzburg
39. Verlag für fremdsprachige Literatur Peking
40. Foto des Verf.
41. Sanol Pharma Schwarz 1988
42. Humprey P.P.A, Feniuk W. et al.:(Preclinical Studies on the Anti-Migraine Drug, Sumatriptan. (1991)Eur Neurol 31:282
43. Prof.Dr.J.Baldauf, Universität Greifswald
44. Jänig W., Birbaumer N. (2019) Physiologische Grundlagen von Emotion und Motivation.In: Brandes R., Lang F.,Schmidt R.F. Physiologie des Menschen. Springer Heidelberg, Berlin, New York
45. Hermitage_Paintings 2017 (Wikimedia)
46. Mohnkopf und Kapsel, eigenes Foto/Infotext
47. John Murray (Publisher) London 2017
48. National Maritime Museum Greenwich. Geagea/Israel Wikimedia Common
49. Häbel T.,Gutwinski S. (2017) Opioide In: von Heyden M.,Jungaberle H., Majić T. Handbuch Psychoaktive Substanzen (eds.) Springer Heidelberg Berlin New York
50. Darstellung nach Bennett R.L.,Griffen W. O.: (1983) Contemp.Surg.23:75
51. Brandt L. (1997) Illustrierte Geschichte der Anästhesie. WVG Stuttgart
52. Foto des Verf.
53. The Cicely Saunders Society/ St.Christophers London
54. Dr. Mildred Scheel Stiftung/Deutsche Krebshilfe e.V.
55. Zielinski Titelseite der Dissertation KKS Universität Düsseldorf
56. Foto des Verf.
57. Eli Lilly Adam Wren. Eli Lilly`s Hazy Memory. In Indianapolis MONTHLY. 19.3.2019

58. Äztliche Fachzeitung-schmerzmedizin.springer (2021)
59. Janssen Pharmaceutica NV, Award.com
60. Janssen Pharmaceutica, Original Fentanyl-Pflaster
61. Im Besitz des Verf.
62. James Gillray publ.1799 „The Gout" National Portrait Gallery London.
63. ed. John Hsu, New York 2000. Zitiert bei Kümmell
64. Wellcome images.
65. Holzschnitt 16.Jhdt. unbekannter Künstler
66. Brügge-Sint Jans-Spital/Foto des Verf.
67. Sibylla van Niephusen. In:frauenruhrgeschichte.de
68. J. Hoffmann Nürnberg.
69. Deutsches Ärzteblatt vom 9.7.2018/dpa
70. Kremlin.ru/dyn_images v.12.06 2007
71. Kröller-Müller Museum Otterlo NL. Directmedia Publishing
72. Foto des Verf.
73. Münster LWL-Museum publ. N.Schnabel/Stendhal-Syndrom (2016)
74. The Yorck Project/Directmedia Publ.2002
75. Mettais, Publ.domain, La médiathèque Libre
76. Commons/wikimedia catholique-arras.cef.fr - Filles de la Charité, Arras
77. ULAB 21.12.21, Bangladesch
78. rkd.nl/en/explor/images wikimedia commons
79. WikiArt/zeno.org
80. Foto des Verf.
81. BUNTE (1994) Heft 13/10
82. Besitz des Verf.
83. Goff R, J H Spencer, P Laizzo MRI Reconstruction of Human Phrenic Nerve Anatomy and Computational Modeling of Cryoballoon Ablative Therapy. DOI:10.1007/s10439-015-1379-3 Corpus ID: 17833757. Published 14.July 2015. Annals of Biomedical Engineering, 44, 4 1097–1106 (2016)
84. Royal CollectionRCIN405413
85. Assoc. Med. Jour. 3 (1855) 313
86. Dick-Read G: Childbirth Without Fear: the Principles and Practice of Natural Childbirth. 1954 London
87.,88.,89. Foto des Verf.

Literatur, zitierte und weiterführende

Akupunktur-Anästhesie (o.N.). (1972). Verlag für fremdsprachige Literatur. Peking
Alicke W.: Matthioli P A et al. Vollkommenes Kräuterbuch von allerhand Gewächsen(1678). Catalogue 329, Interlibrum Buchantiquariat Vaduz: Mandragora

Altmann J. (2010). Johannes Eleemon – Ein vergessener Wohltäter. Göttingen
Angenendt A. (2007). Toleranz und Gewalt. Aschendorf Münster
Albaugh M.D., Ottino-Gonzales J., Sidwell A., Lepage C. et al. (2021). Association of Cannabis Use During Adolescence With Neurodevelopment. JAMA Psychiatry 2021; 78(9), 1031
Albrecht H.: Schmerz (2015). Eine Befreiungsgeschichte. Pattloch
Anton F. (2018). Wer ist schmerzempfindlicher – Männer oder Frauen? Interview Uwe Hentschel. Tageblatt Letzeburg. Science.lu vom 3.5.2018
Ansary T. (2010). Die unbekannte Mitte der Welt: Globalgeschichte aus islamischer Sicht. Frankfurt am Main
a-t 02/1993 (Arzneitelegramm) Sumatriptan(Imigran) – DAS "MILLIARDENDING" gegen akute Migräneattacken
Aulbert E., Niederle N.(1990) Die Lebensqualität des Krebskranken. Stuttgart New York
Baines M. (2011) From pioneer days to implementation: lessons to be learnt. European Journal of Palliative Care 18, 223
Basler H.D., Franz C., Kröner-Herwig B., Rehfisch H.P., Seemann H. (1999) Psychologische Schmerztherapie. Berlin Heidelberg New York Tokio
Bebel A., E. Bernstein (Hrsg.). (1913) Der Briefwechsel zwischen F.Engels und Karl Marx.Dietz Berlin. Auch teilweise im Internet publiziert.
Becker-Koller H.K. (1963) Carl Koller and Cocaine. Psychoanal Quart 32:309
Berger L. (2016) Die Entstehung des Islam. Die ersten hundert Jahre. München
Berger K., Nord C.(2017) Das Neue Testament. Übersetzung teilweise verwendet.
Berndt C. (2013) Resilienz Das Geheimnis der psychischen Widerstandskraft. München
Birke B. (2018) Ärzte als Exportschlager Nr.1; Deutschlandfunk 27.01.2018
Bochnik P.A.(1985) Die mächtigen Diener. Die Medizin und die Entwicklung von Frauenfeindlichkeit und Antisemitismus in der europäischen Geschichte. Reinbek bei Hamburg
Bonica J.J.(1990) Management of Pain. Philadelphia, London. (1.Edition 1953 Philadelphia)
Bonica J.J., McDonald JS. (1995) Principles and Practice of Obstetric Analgesia and Anesthesia
Borasio G.D. (2011) Über das Sterben. C.H.Beck München
Brandt Ludwig (Hrsg.) (1997) Illustrierte Geschichte der Anästhesie. WVG Stuttgart
Brednow W. (1961) Der Kranke und seine Krankheit. JABarth Leipzig
Bredsdorff E. (1980) Hans Christian Andersen: Des Märchendichters Leben und Werk. München
Bromm B., Wolf J.H. (eds.) (2017) Von der Freiheit, Schmerz zu spüren. Berlin Boston
Brudermüller G., Marx W., Schüttauf K. (2003) Suizid und Sterbehilfe. Würzburg
Bundesverfassungsgericht-Verbot der geschäftsmäßigen Förderung der Selbsttötung verfassungswidrig. Pressemitteilung Nr. 12/2020 vom 26. Februar 2020.
Burger Hotimir (1986) Anthropologie als Anhaltspunkt der Kritischen Theorie. In: Honneth A., Wellmer A. Die Frankfurter Schule und die Folgen. De Gruyter Berlin.179
Cannon, Walter (1929) Bodily changes in pain, hunger, fear, and rage. Appleton New York
Cepedo M.S. Fife D.,Kihm et al.(2014) Comparison of the risks of shopping behavior and opioid abuse between tapentadol and oxycodone and association of shopping behavior and opioid abuse. Clin J Pain 30:1051

Chan Cheris Shun-ching, Yao Zelin (2018) A market of distrust. Toward a cultural sociology of unofficial exchanges between patients and doctors in China. In: Theory and Society 47. DOI:10.1007/s11186-018-09332-2
Chandra S., Wang Z., Xu Tao, Chen O., Luo X., Ji R.R., Bortsov A.V. (2020) Computer-aided Discovery of a New Nav1.7 Inhibitor for Treatment of Pain and Itch. Anesthesiology 133(3):611
Coninx S., P.Stilwell (2021) Pain and the Fields of Affordances – An enactive approach to acute and chronic pain. Synthese doi:10.1007s11229-021-03142-3
Delbrück H. (1993) Krebsschmerz. Stuttgart Berlin Köln
Di Forti M., Quattrone D. et al. (2019) The contribution of cannabis use to variation in the incidence of psychotic disorders across Europe(EU-GEI):a multicentre case-control study. The Lancet Psychiatry; 6(5): 427
Diener H, Maier Ch. (1997) Das Schmerztherapiebuch. München Wien Baltimore
von Ditfurth H. (1976) Der Geist fiel nicht vom Himmel. Die Evolution unseres Bewusstseins. Hoffmann und Campe Hamburg
Dittel, R. (1992) Schmerzphysiotherape. Fischer Stuttgart Jena New York
Drèze J., Sen Amartya (2014) Indien. Ein Land und seine Widersprüche. Beck München
Elgood C. (1951) A Medical History of Persia and the Eastern Caliphate. Cambridge
Eming K. (2011) Schmerz in der antiken Ethik. in Schiltenwolf M, W.Herzog: Die Schmerzen. Würzburg
von Engelhard D., Schipperges H.(1980) Die inneren Verbindungen zwischen Philosophie und Medizin im 20.Jahrhundert. Darmstadt
Ensink F.B.M., Soyka D. (1994): Migräne. Berlin, Heidelberg, New York
Erlenmeyer, Albrecht 1885) Über die Wirkung des Cocain bei der Morphiumentziehung. Centralblatt für Nervenheilkunde, Psychiatrie und gerichtliche Psychopathologie, Jg. 8, Nr. 13,1. Juli 1885, S. 289
Erlenwein J. (2022) Chronischer Schmerz nach Akutschmerz–ein Problem. Anästh Intensivmed, 63; 62
Van Esch H.J. et al. (2021) Effects of subcutaneous Scopolamine Butylbromide on Death Rattle in Patients at the End of Life: The SILENCE Randomized Clinical Trial. JAMA 326(13):1268
Fränkel F., Benjamin D. (1932): Die Bedeutung der Rauschgifte für die Juden und die Bekämpfung der Suchten durch die Fürsorge. Jüdische Wohlfahrtspflege und Sozialpolitik 3; 21
Franck G. (1998) Ökonomie der Aufmerksamkeit. München Wien
Freye E. (2008) Opioide in der Medizin. Heidelberg
Freud, Sigmund (1887) Bemerkungen über Cocainsucht und Cocainfurcht. Wiener Medizinische Wochenschrift, 37/28, 929
Fülöp-Miller R. (1938) Kampf gegen Schmerz und Tod. Berlin
Gadamer H.G. (2002) Schmerz. Universitätsverlag Winter Heidelberg
Gahr M., Ziller J., Keller F., Schönfeldt-Lecuona C. (2020) Increasing Proportion of Cannabinoid-Associated Psychotic Disorders:Results of a single-Center Analysis of Treatment Data from 2011 to 2019.J Clin Psychopharmacol 40:642
Gross Dieter (1972) Therapeutische Lokalanästhesie. Hippokrates Stuttgart
Guglielminotti J., Li G. (2020) Exposure to General Anestesia for Cesarean Delivery and Odds of Severe Postpartum Depression. Anest Analg 10; 1213

Hagner M. (1994) Das proteushafte Antlitz der Migräne. In: Ensink FBM, D Soyka: Migräne. Berlin Heidelberg New York
Halm H. (2017) Die Assassinen. Beck München
Häuser W., Petzke F. (2020) Psychopharmakotherapie 27: 114 zit. Medical Tribune 55:6
Hernández Anabel (2021) Ihr Deutschen seid Heuchler…FAS 50;43
Hingson R.A., Hellman L.M. (1951) Organization of obstetric anesthesia on 24 hour basis in large and small hospitals. Anesthesiology12; 745
Holzer, B. (2018) Vertrauen gibt es nur geschenkt. Geringe Entlohnung der Ärzte In: Frankfurter Allgemeine Sonntagszeitung. 47: 68
Hormonersatztherapie:Autoren der WHI-Studie bedauern Fehlinterpretation von Studiendaten. (2016) Ärzteblatt RLP 67;5 / s. auch NEJM -New England Journal of Medicine 2015
Jage J. (1997) Schmerz nach Operationen. Stuttgart
Janin Jules. (1968) Der Marquis de Sade. München
Jones G.S. (2016) Karl Marx. Greatness and Illusion. London
Hickl, E.-J. (2002) Wandlungen in der Kaiserschnittindikation. Gynäkol Geburtshilfliche Rundsch 42:15
Huxley A. (1977) Die Pforten der Wahrnehmung. Himmel und Hölle. München
Jetter Dieter (1986) Das Europäische Hospital. Von der Spätantike bis 1800. Köln
Kafalas P.A. (2007) In Limpid Dream: Nostalgia and Zhang Dai's Reminiscens of the Ming. Norwalk
Kahnemann D.T. (2011) Thinking, fast and slow. Farrar, Strauss and Giroux New York (deutsch 2012)
Kahnemann D.T,. Sobiny O., Sunstein CR. (2021): Noise. Siedler München
Kant Immanuel (1798) Anthropologie in pragmatischer Hinsicht (Hg.Weischedel W.) Bd 6/359, 550 Darmstadt 1964
Kirschner M., Schubert A.(1927) Operationslehre. Springer Berlin
Klein-Weigel P. et al. (2021) Raynaud-Phänomen:vaskuläres Akrosyndrom mit langfristigem Versorgungsbedarf. Dtsch.Arztebl Int 118;273 und Lieber A. Diskussion zu dem Beitrag Raynaud-Phänomen: vaskuläres Akrosyndrom mit langfristigem Versorgungsbedarf. Dtsch.Arztebl Int 118;604
Kliewer A., Schmiedel F., Sianati S., A. Bailey A., J.T.Bateman, Levitt E.S., Williams J-T., Christie M.J., S.Schulz (2019) Phosphorylation-deficient G-protein-biased μ-opioid receptors improve analgesia and diminish tolerance but worsen opioid side effects. Nature Communications10, 367
Kohnen N. (2003) Von der Schmerzlichkeit des Schmerzerlebens. Pvv-Verlag, Ratingen
Kolling H., Pawlowa, H.. In : H.Kolling (Hrsg.) 2008 Lexikon zur Pflegegeschichte „Who was who in nursing history" Band 4, Elsevier München
Koller C. (1928) Historische Notiz über die ersten Anfänge der Lokalanästhesie. Wien Med Wochenschr 78:601
Korzilius H. (2004): Menschenrechte in Kuba: Schattenseiten der Sonneninsel. Dtsch. Ärztebl. 101(38) B-2117/C-2037
Kübler-Ross R. (1972) On Death and Dying (1969). Routledge, London. Deutsch: „Interviews mit Sterbenden" Stuttgart
Kümmel W.F. (1977) Musik und Medizin. Verlag Karl Alber Freiburg/München

Kümmel W.F.: Marin Marais(1656–1728) Le Tableau de l'Opération de la Taille – Die barocke Vertonung einer Blasenstein-Operation. In: Leben in Leichenpredigten. Personalschriften, Akademie der Wissenschaften und der Literatur Mainz, publ. 01.07.2013
Kupfer A.(1996) Göttliche Gifte. J.B.Metzler Stuttgart/Weimar
Kuschel K.J. (2017) Die Bibel im Koran. Grundlagen für das interreligiöse Gespräch. Ostfildern
Kuschel K.J (2012)Schwangerschaft und Geburt als Thema der Literatur. Festvortrag zur Eröffnung der 86.Tagung der Bayerischen Gesellschaft für Geburtshilfe und Frauenheilkunde (Originalmanuskript)
Larbig W. (1982) Schmerz. Grundlagen-Forschung-Therapie. Kohlhammer Stuttgart Berlin Köln Mainz
Larsson SE., Ålund M., Cai H., Öberg P.Å. (1994) Chronic pain after soft-tissue injury of the cervical spine: trapezius muscle blood flow and electromyography at static loads and fatigue. Pain 57(2):173
Leipold E., Liebmann L. et al. (2013) A de novo gain-of-function mutation in SCN11A causes loss of pain perception. Nature genetics 45:1399
Li Zhisui (1994) The Private Life of Chairman Mao. London
Long D.M. (1991) "Failed back surgery syndrome". Neurosurg. Clin. N. Am. 2;4: 899
Lüthy H. (1972) Fahndung nach dem Dichter Bertold Brecht. Zürich
Lyons I.M., Bellock S. (2012) When Math Hurts: Math Anxiety Predicts Pain Network Activation in Anticipation of Doing Math. PLOS One 7(10): e48076 https://doi.org/10.1371/journal.pone.0048076.https://doi/org/10.1371/journal .pone.0048076
Macrae W.A.(2001) Chronic pain after surgery. Br J Anaesth 87;88
Mann Thomas (1948) Nietzsches Philosophie im Lichte unserer Erfahrung. Suhrkamp vorm. Fischer Berlin
Marx-Engels-Gesamtausgabe (2018) MEW Berlin, speziell: Zur Kritik der Hegelschen Rechtsphilosophie. Zur Judenfrage (Paris 1843)
von Matt P. (1995) Verkommene Söhne, mißratene Töchter. Familiendesaster in der Literatur. Hanser München Wien
McCaffery M., Beebe A., Latham J(1997) Schmerz. Ein Handbuch für die Pflege. Ullstein Mosby Berlin Wiesbaden
Melzack R. (1973, dt.1978) Das Rätsel des Schmerzes. Hippokrates, Stuttgart
Metzinger T. (2009) Der Egotunnel. Berlin
Mihatsch M.J. (1986) Das Analgetikasyndrom. Thieme Stuttgart New York.
Miller A.C. (2006) Jundi-Shapur, bimaristans, and the rise of academic medical centres J R Soc Med December 99; 615
Miltner W,. Birbaumer N., Gerber W.D. (1986) Verhaltensmedizin. Berlin, Heidelberg, New York, Tokyo
Mormann Th. (2007) Bertrand Russell. München
Morris D.B. (1994) Geschichte des Schmerzes. Insel Frankfurt Leipzig
Müller-Vahl K.R. (2020) Behandlung des Tourette-Syndroms mit cannabisbasierten Medikamenten. Nervenheilkunde 39(05):314
Mukherjee N.(2016) In anderen Herzen München.568
Niesel H.C.: Die Geschichte der örtlichen Betäubung.(1994) In: Niesel H.C., Regionalanästhesie, Lokalanästhesie, Regionale Schmerztherapie. Stuttgart New York
Noll P. (1994) Diktate über Sterben&Tod. Mit Totenrede von Max Frisch. Zürich

Nuland S.B.(2007) Wie wir sterben. Ein Ende in Würde? Kindler, München 1994 (TB Knaur 2007)
Nunn J. F. (1997) Ancient Egyptian Medicine. London 1997
O'Brien M.E (1997). Spirituality in Nursing. Standing on Holy Ground. Sudbury Massachusetts
Oetzel E,. Mende G. (1962) Der sozialistische Humanismus als streitbarer Humanismus. Deutsche Zeitschrift für Philosophie 2/149
Olds J., Milner P. (1954) Positive reinforcement produced by electrical stimulation of septal area and other regions of the rat brain. In: Journal of Comparative Physiological Psychology. 47; 419
Oz Amos (2004) Eine Geschichte von Liebe und Finsternis. Berlin S.594, 622
Paracelsus: (Hg. Karl Sudhof) (1929–33) Berlin München
Parmia S., K.Spearpoint, G.de Vos, M.Farber, B.Greyson, E.R.Schoenfeld et al. (2015) AWARE-AWAreness during Resuscitation – A prospective study. Resuscitation 85,12; 1799
Peters Frederik (2010) Späte Mutterschaft als medizinischer Risikofaktor? Der Einfluss des Alters der Mutter auf das Risiko der Frühgeburt. SOEPpapers342; DIW Berlin
Polss H., Bartels M. (1908) Das Weib in der Natur-und Völkerkunde. Anthropologische Studien.Bd.1 und 2. Grieben Leipzig
Popper K.R. (1994) Alles Leben ist Problemlösen. Piper München
Portmann A. (1960) Der Pfeil des Humanen. Albers München 1960
Ramachandran V.S., Blakeslee S. (1998) Phantoms in the Brain. Probing the Mysteries of the Human Mind. New York
Randazzo S., Hopkins J.S (2019) Purdue Pharma Family Had Heavy Hand in Opioid Marketing, Complaint Says. Wallstreet Journal 15.01.2019
Rebreanu Liviu (1966) Der Wald der Gehenkten. Berlin S.161
Reichwein, Marc (2016) „Ihr, die ihr hier eintretet, lasst alle Hoffnung fahren." Il Dante di Guttuso. in Welt.de 23.05.2015.
Reinhardt, B. (1992) Schmerzsyndrome aus orthopädischer Sicht. In: Dittel, R: Schmerzphysiotherape:49. Fischer Stuttgart Jena New York
Reinhardt V. (2014) De Sade oder Die Vermessung des Bösen München
Rosenow D., Tronnier V., Göbel H. (2005) Neurogener Schmerz. Heidelberg
Russell Bertrand (2004) Philosophie des Abendlandes. München Zürich
Sandkühler J. (2001) Schmerzgedächtnis: Entstehung, Vermeidung und Löschung Dtsch Arztebl 98(42): A-2725
Sansal Boualem (2004) Erzähl mir vom Paradies. Merlin Gifkendorf (franz.: Dis-moi le paradis. Gallimard Paris 2003) S.95
Sauerbruch F., Wenke H. (1936) Wesen und Bedeutung des Schmerzes. Berlin
Scheel C. (2015) Mildred Scheel. Erinnerungen an meine Mutter. Reinbek bei Hamburg
Scheerer S., Vogt I.(Hrsg), Hess H. (1989) Drogen und Drogenpolitik. Campus Frankfurt/M
Schiefenhövel W., Sich D., Gottschalk-Batschkus C. (Hrsg.) (1995) Gebären – Ethnomedizinische Perspektiven und neue Wege. MPG. VWB Berlin
Schiltenwolf M., Herzog W.(Hrsg.) (2011) Die Schmerzen. Beiträge zur Medizinischen Anthropologie. Würzburg
Schimmel Annemarie (1990) Die Religion des Islam. Reclam Stuttgart
Schipperges H.(1990) Die Kranken im Mittelalter. München

Schipperges H. (1961) Ideologie und Historiographie des Arabismus. Steiner Wiesbaden

Schipperges H. (1976) Arabische Medizin im lateinischen Mittelalter. Springer Berlin, Heidelberg, New York

Schmidt-Semisch H., Nolte F. (2000) Drogen. Rotbuch 3000, Hamburg

Schmitt W. (1952) Die Novocainblockade des Ganglion Stellatum. A.Barth Leipzig

Schmitt-Sausen N. (2016) Chinesisches Gesundheitswesen. Patienten kontra Arzte. Aerzteblatt 2:20;

Schrödter W. (1997) Pflanzengeheimnisse. Reichl St.Goar, S. 169

Schulze-Maizier F., Möhle H. (1943) Schmerz (Texte und Bilder). Metzner Berlin

Seefelder M. (1990) Opium. Eine Kulturgeschichte. dtv München 1990

Seemann H.(2014) Mein Körper und ich-Freund oder Feind. Klett-Kotta Stuttgart

Seidler Eduard (1966) Geschichte der Pflege des kranken Menschen. Kohlhammer Stuttgart

Sen Amarthya(2006) Identity and Violence. Norton New York (dt. Die Identitätsfalle (2007) Beck München

Shephard R. (2015) An Illustrated History of Health and Fitness from Pre-History to our Post-Modern World. Heidelberg Berlin

Simonis W. (2001) Schmerz und Menschenwürde. Das Böse in der abendländischen Philosophie. Königshausen & Neumann Würzburg

Solschenizyn A. (1968) Krebsstation, Buch1 und 2. Luchterhand Neuwied, Berlin

Snow, John (1850) On the use of chloroform in surgical operations and midwifery. London Journal Med 1/50–55

Stoeckel W.(Hrsg.) (1930) Lehrbuch der Geburtshilfe. Fischer Jena

Stolberg M. (2007) "Cura palliative". Begriff und Diskussion der palliativen Krankheitsbehandlung in der vormodernen Medizin (ca. 1500–1850) Medizinhistorisches Journal 42: 007–029

Tibi Selma: (2006) The Medicinal Use of Opium in Ninth-Century Baghdad. Sir Wellcome Asian Series. 6

Tokarczuk Olga (2019) Die Jakobsbücher oder Eine große Reise über sieben Grenzen. Kampa Zürich, S.78

Travell J.,Simons D.G. (1983) The Trigger Point Manual, Williams&Wilkins Baltimore

Überall M.A., Müller-Schwefe G.H.H., Nolte T., Kletzko H. (2020) Chronische Rückenschmerzen:operieren oder nicht? Schmerzmedizin 36;52

Unschuld P.U. (1980) Medizin in China. Eine Ideengeschichte. Beck München

Unschuld P.U. (2003) Was ist Medizin? Westliche und Östliche Wege der Heilkunst. Beck München

Vicente R., M.Rizzuto, C.Sarica et al. (2022) Enhanced Interplay of Neuronal Coherence and Coupling in the Dying Human Brain. Front. Aging Neurosci 14:813531.20.February 2022; doi: 10.3389/fnagi.2022.813531

Voll, Barbara. (2019): Periphere arterielle Verschlusskrankheit: Amputationsrate ist ein Desaster. Dtsch Ärztebl 42, 116

Wakhloo D., Scharkowski F., et al .(2020) Functional hypoxia drives neuroplasticity and neurogenesis via brain erythropoietin. Nature Communications; Doi: 10.1038/s41467-020-15041-1

Waldvogel H.H. (Hrsg.). (1996) Analgetika Antinozizeptiva Adjuvanzien. Springer Berlin Heidelberg New York

Weidner K. (1953) Schlaftherapie. Acta Neurovegetativa 8, 234

Weinschenk Stefan(Hrsg.) (2022) Handbuch Neuraltherapie. Therapie mit Lokalanästhetika. Thieme Stuttgart New York
Weiss, Edoardo (1933) Körperschmerz und Seelenschmerz. Konversion so ausgedrückt. Zeitschrift für Psychoanalyse 19;1/2, 117
Weizsäcker von V. (1987) Die Schmerzen (1926). In: Gesammelte Schriften. Springer Berlin
Wenig C.M., Schmidt C.O., Kohlmann T., Schweikert B. (2009) Costs of Back Pain in Germany. Eur J Pain 13:280
Werner E.E., Smith R.S. (1971) The Children of Kauai: A longitudinal study from the prenatal period to age ten. University of Hawai Press Honolulu
Wilby M.J., A.Best, E.Wood et al. (2021) Surgical microdiscectomy versus transforaminal epidural steroid injection in patients with sciatica to herniated lumbar disc(NERVES): a phase 3, multicentre, open-label, randomised controlled trial and economic evaluation. Lancet Rheumatol 3: 347
Wilczek R. (1999) Nihilistische Lektüre des Zeitalters. Ernst Jüngers Nietzsche-Rezeption. WV Trier
Yang C.P. et al. (2021) Comparison of New Pharmacologic Agents With Triptans for Treatment of Migraine: A Systematic Review and Meta-analysis. JAMA Netw Open. 1;4(10):e2128544. doi: 10.1001/jamantworkopen 2921.28544
Zeberg H. et al. (2020): A Neandertal sodium channel increases pain sensitivity in present-day humans Current Biology. 23.07.2020 doi:10.1016/j.cub.2020.06.045
Zielinski Helmut R. (1974): Euthanasia in the Light of the Evens of 1939–45 in Germany. Cambridge. Reprint Düsseldorf
Zielinski Helmut R (1988) Wo Schmerzen ihre Schrecken verlieren. Grünewald. Mainz
Zimmermann M., Handwerker H.O. (1984) : Schmerz. Konzepte und ärztliches Handeln. Springer Berlin Heidelberg New York Tokyo
Zimmermann M. (2003) Physiologische Grundlagen des Schmerzes und der Schmerztherapie. In: Niesel HC, H van Aken: Lokalanästhesie, Regionalanästhesie, Regionale Schmerztherapie.(2.Aufl.) Thieme Stuttgart New York

Verzeichnis der Namen